全国中医药行业高等教育"十四五"规划教材

全国高等中医药院校规划教材（第十一版）

中西医结合肿瘤学

（供中医学、中西医临床医学等专业用）

主　审　吴勉华　仝小林
主　编　程海波　贾立群

U0201442

中国中医药出版社
·北 京·

图书在版编目（CIP）数据

中西医结合肿瘤学 / 程海波，贾立群主编 . —北京：
中国中医药出版社，2023.9（2024.5重印）
全国中医药行业高等教育"十四五"规划教材
ISBN 978-7-5132-8295-6

Ⅰ . ①中… Ⅱ . ①程… ②贾… Ⅲ . ①肿瘤—中西医
结合—诊疗—中医学院—教材 Ⅳ . ① R73

中国国家版本馆 CIP 数据核字（2023）第 127340 号

融合出版数字化资源服务说明

全国中医药行业高等教育"十四五"规划教材为融合教材。各教材相关数字化资源（电子教材、PPT 课件、视频、复习思考题等）在全国中医药行业教育云平台"医开讲"发布。

资源访问说明

扫描右方二维码下载"医开讲 APP"或到"医开讲网站"（网址：www.e-lesson.cn）注册登录，输入封底"序列号"进行账号绑定后即可访问相关数字化资源（注意：序列号只可绑定一个账号，为避免不必要的损失，请您刮开序列号立即进行账号绑定激活）。

资源下载说明

本书有配套 PPT 课件，供教师下载使用，请到"医开讲网站"（网址：www.e-lesson.cn）认证教师身份后，搜索书名进入具体图书页面实现下载。

中国中医药出版社出版

北京经济技术开发区科创十三街 31 号院二区 8 号楼
邮政编码　100176
传真　010-64405721
万卷书坊印刷（天津）有限公司印刷
各地新华书店经销

开本 889×1194　1/16　印张 19.5　字数 521 千字
2023 年 9 月第 1 版　2024 年 5 月第 2 次印刷
书号　ISBN 978-7-5132-8295-6

定价　75.00 元
网址　www.cptcm.com

服 务 热 线　010-64405510　　微信服务号　zgzyycbs
购 书 热 线　010-89535836　　微商城网址　https://kdt.im/LIdUGr
维 权 打 假　010-64405753　　天猫旗舰店网址　https://zgzyycbs.tmall.com

如有印装质量问题请与本社出版部联系（010-64405510）

全国中医药行业高等教育"十四五"规划教材
全国高等中医药院校规划教材（第十一版）

《中西医结合肿瘤学》
编委会

主审

吴勉华（南京中医药大学） 仝小林（中国中医科学院）

主编

程海波（南京中医药大学） 贾立群（中日友好医院/北京中医药大学）

副主编

由凤鸣（成都中医药大学） 林丽珠（广州中医药大学）

孙长岗（潍坊医学院） 杨国旺（首都医科大学）

李　平（安徽医科大学） 李和根（上海中医药大学）

蒋士卿（河南中医药大学） 唐东昕（贵州中医药大学）

编　委（以姓氏笔画为序）

王　维（重庆大学附属肿瘤医院） 冯　利（中国医学科学院）

刘丽坤（山西省中医药研究院） 李　艺（云南中医药大学）

李　柳（南京中医药大学） 李　晶（河北医科大学）

李仁廷（陕西中医药大学） 李泉旺（北京中医药大学）

张　越（吉林省肿瘤医院） 张洪亮（新疆医科大学）

陈武进（福建中医药大学） 郑　智（江西省人民医院）

郑红刚（中国中医科学院） 练祖平（广西中医药大学）

赵　林（北京协和医院） 胡作为（湖北中医药大学）

姚庆华（浙江省肿瘤医院） 耿　刚（内蒙古自治区中医医院）

夏小军（甘肃省肿瘤医院） 柴可群（浙江省立同德医院）

徐　巍（哈尔滨医科大学） 高　宏（辽宁中医药大学）

舒琦瑾（浙江中医药大学） 曾普华（湖南省中西医结合医院）

翟笑枫（海军军医大学）

学术秘书

王俊壹（南京中医药大学） 娄彦妮（中日友好医院/北京中医药大学）

《中西医结合肿瘤学》融合出版数字化资源编创委员会

全国中医药行业高等教育"十四五"规划教材
全国高等中医药院校规划教材（第十一版）

主　编

程海波（南京中医药大学）　　　　　　　贾立群（中日友好医院/北京中医药大学）

副主编

李　平（安徽医科大学）　　　　　　　　由凤鸣（成都中医药大学）

林丽珠（广州中医药大学）　　　　　　　孙长岗（潍坊医学院）

杨国旺（首都医科大学）　　　　　　　　李和根（上海中医药大学）

蒋士卿（河南中医药大学）　　　　　　　唐东昕（贵州中医药大学）

冯　利（中国医学科学院）

编　委（以姓氏笔画为序）

王　维（重庆大学附属肿瘤医院）　　　　王俊壹（南京中医药大学）

刘丽坤（山西省中医药研究院）　　　　　李　艺（云南中医药大学）

李　柳（南京中医药大学）　　　　　　　李　晶（河北医科大学）

李仁廷（陕西中医药大学）　　　　　　　李泉旺（北京中医药大学）

张　越（吉林省肿瘤医院）　　　　　　　张洪亮（新疆医科大学）

陈武进（福建中医药大学）　　　　　　　郑　智（江西省人民医院）

郑红刚（中国中医科学院）　　　　　　　练祖平（广西中医药大学）

赵　林（北京协和医院）　　　　　　　　胡作为（湖北中医药大学）

娄彦妮（中日友好医院/北京中医药大学）　姚庆华（浙江省肿瘤医院）

耿　刚（内蒙古自治区中医医院）　　　　夏小军（甘肃省肿瘤医院）

柴可群（浙江省立同德医院）　　　　　　徐　巍（哈尔滨医科大学）

高　宏（辽宁中医药大学）　　　　　　　舒琦瑾（浙江中医药大学）

曾普华（湖南省中西医结合医院）　　　　翟笑枫（海军军医大学）

学术秘书

孙　婷（安徽医科大学）　　　　　　　　周　蕾（上海中医药大学）

匡海学（黑龙江中医药大学教授、教育部高等学校中药学类专业教学指导委员会主任委员）

吕志平（南方医科大学教授、全国名中医）

吕晓东（辽宁中医药大学党委书记）

朱卫丰（江西中医药大学校长）

朱兆云（云南中医药大学教授、中国工程院院士）

刘　良（广州中医药大学教授、中国工程院院士）

刘松林（湖北中医药大学校长）

刘叔文（南方医科大学副校长）

刘清泉（首都医科大学附属北京中医医院院长）

李可建（山东中医药大学校长）

李灿东（福建中医药大学校长）

杨　柱（贵州中医药大学党委书记）

杨晓航（陕西中医药大学校长）

肖　伟（南京中医药大学教授、中国工程院院士）

吴以岭（河北中医药大学名誉校长、中国工程院院士）

余曙光（成都中医药大学校长）

谷晓红（北京中医药大学教授、教育部高等学校中医学类专业教学指导委员会主任委员）

冷向阳（长春中医药大学校长）

张忠德（广东省中医院院长）

陆付耳（华中科技大学同济医学院教授）

阿吉艾克拜尔·艾萨（新疆医科大学校长）

陈　忠（浙江中医药大学校长）

陈凯先（中国科学院上海药物研究所研究员、中国科学院院士）

陈香美（解放军总医院教授、中国工程院院士）

易刚强（湖南中医药大学校长）

季　光（上海中医药大学校长）

周建军（重庆中医药学院院长）

赵继荣（甘肃中医药大学校长）

郝慧琴（山西中医药大学党委书记）

胡　刚（江苏省政协副主席、南京中医药大学教授）

侯卫伟（中国中医药出版社有限公司董事长）

姚　春（广西中医药大学校长）

徐安龙（北京中医药大学校长、教育部高等学校中西医结合类专业教学指导委员会主任委员）

高秀梅（天津中医药大学校长）

高维娟（河北中医药大学校长）

郭宏伟（黑龙江中医药大学校长）

唐志书（中国中医科学院副院长、研究生院院长）

彭代银（安徽中医药大学校长）

董竞成（复旦大学中西医结合研究院院长）

韩晶岩（北京大学医学部基础医学院中西医结合教研室主任）

程海波（南京中医药大学校长）

鲁海文（内蒙古医科大学副校长）

翟理祥（广东药科大学校长）

秘书长（兼）

陆建伟（国家中医药管理局人事教育司司长）

侯卫伟（中国中医药出版社有限公司董事长）

办公室主任

周景玉（国家中医药管理局人事教育司副司长）

李秀明（中国中医药出版社有限公司总编辑）

办公室成员

陈令轩（国家中医药管理局人事教育司综合协调处处长）

李占永（中国中医药出版社有限公司副总编辑）

张峘宇（中国中医药出版社有限公司副总经理）

芮立新（中国中医药出版社有限公司副总编辑）

沈承玲（中国中医药出版社有限公司教材中心主任）

编审专家组

全国中医药行业高等教育"十四五"规划教材
全国高等中医药院校规划教材（第十一版）

组　长

余艳红（国家卫生健康委员会党组成员，国家中医药管理局党组书记、局长）

副组长

张伯礼（天津中医药大学教授、中国工程院院士、国医大师）

秦怀金（国家中医药管理局副局长、党组成员）

组　员

陆建伟（国家中医药管理局人事教育司司长）

严世芸（上海中医药大学教授、国医大师）

吴勉华（南京中医药大学教授）

匡海学（黑龙江中医药大学教授）

刘红宁（江西中医药大学教授）

翟双庆（北京中医药大学教授）

胡鸿毅（上海中医药大学教授）

余曙光（成都中医药大学教授）

周桂桐（天津中医药大学教授）

石　岩（辽宁中医药大学教授）

黄必胜（湖北中医药大学教授）

前　言

为全面贯彻《中共中央 国务院关于促进中医药传承创新发展的意见》和全国中医药大会精神，落实《国务院办公厅关于加快医学教育创新发展的指导意见》《教育部 国家卫生健康委 国家中医药管理局关于深化医教协同进一步推动中医药教育改革与高质量发展的实施意见》，紧密对接新医科建设对中医药教育改革的新要求和中医药传承创新发展对人才培养的新需求，国家中医药管理局教材办公室（以下简称"教材办"）、中国中医药出版社在国家中医药管理局领导下，在教育部高等学校中医学类、中药学类、中西医结合类专业教学指导委员会及全国中医药行业高等教育规划教材专家指导委员会指导下，对全国中医药行业高等教育"十三五"规划教材进行综合评价，研究制定《全国中医药行业高等教育"十四五"规划教材建设方案》，并全面组织实施。鉴于全国中医药行业主管部门主持编写的全国高等中医药院校规划教材目前已出版十版，为体现其系统性和传承性，本套教材称为第十一版。

本套教材建设，坚持问题导向、目标导向、需求导向，结合"十三五"规划教材综合评价中发现的问题和收集的意见建议，对教材建设知识体系、结构安排等进行系统整体优化，进一步加强顶层设计和组织管理，坚持立德树人根本任务，力求构建适应中医药教育教学改革需求的教材体系，更好地服务院校人才培养和学科专业建设，促进中医药教育创新发展。

本套教材建设过程中，教材办聘请中医学、中药学、针灸推拿学三个专业的权威专家组成编审专家组，参与主编确定，提出指导意见，审查编写质量。特别是对核心示范教材建设加强了组织管理，成立了专门评价专家组，全程指导教材建设，确保教材质量。

本套教材具有以下特点：

1.坚持立德树人，融入课程思政内容

将党的二十大精神进教材，把立德树人贯穿教材建设全过程、各方面，体现课程思政建设新要求，发挥中医药文化育人优势，促进中医药人文教育与专业教育有机融合，指导学生树立正确世界观、人生观、价值观，帮助学生立大志、明大德、成大才、担大任，坚定信念信心，努力成为堪当民族复兴重任的时代新人。

2.优化知识结构，强化中医思维培养

在"十三五"规划教材知识架构基础上，进一步整合优化学科知识结构体系，减少不同学科教材间相同知识内容交叉重复，增强教材知识结构的系统性、完整性。强化中医思维培养，突出中医思维在教材编写中的主导作用，注重中医经典内容编写，在《内经》《伤寒论》等经典课程中更加突出重点，同时更加强化经典与临床的融合，增强中医经典的临床运用，帮助学生筑牢中医经典基础，逐步形成中医思维。

3.突出"三基五性"，注重内容严谨准确

坚持"以本为本"，更加突出教材的"三基五性"，即基本知识、基本理论、基本技能，思想性、科学性、先进性、启发性、适用性。注重名词术语统一，概念准确，表述科学严谨，知识点结合完备，内容精炼完整。教材编写综合考虑学科的分化、交叉，既充分体现不同学科自身特点，又注意各学科之间的有机衔接；注重理论与临床实践结合，与医师规范化培训、医师资格考试接轨。

4.强化精品意识，建设行业示范教材

遴选行业权威专家，吸纳一线优秀教师，组建经验丰富、专业精湛、治学严谨、作风扎实的高水平编写团队，将精品意识和质量意识贯穿教材建设始终，严格编审把关，确保教材编写质量。特别是对32门核心示范教材建设，更加强调知识体系架构建设，紧密结合国家精品课程、一流学科、一流专业建设，提高编写标准和要求，着力推出一批高质量的核心示范教材。

5.加强数字化建设，丰富拓展教材内容

为适应新型出版业态，充分借助现代信息技术，在纸质教材基础上，强化数字化教材开发建设，对全国中医药行业教育云平台"医开讲"进行了升级改造，融入了更多更实用的数字化教学素材，如精品视频、复习思考题、AR/VR等，对纸质教材内容进行拓展和延伸，更好地服务教师线上教学和学生线下自主学习，满足中医药教育教学需要。

本套教材的建设，凝聚了全国中医药行业高等教育工作者的集体智慧，体现了中医药行业齐心协力、求真务实、精益求精的工作作风，谨此向有关单位和个人致以衷心的感谢！

尽管所有组织者与编写者竭尽心智，精益求精，本套教材仍有进一步提升空间，敬请广大师生提出宝贵意见和建议，以便不断修订完善。

国家中医药管理局教材办公室

中国中医药出版社有限公司

2023 年 6 月

编写说明

恶性肿瘤是严重威胁人类生命健康的重大疾病。党的二十大报告指出："推进健康中国建设，把保障人民健康放在优先发展的战略位置上，促进中医药传承创新发展。"中西医结合是当前医学发展的重要方向，在恶性肿瘤治疗中显示出强大生命力。中西医结合肿瘤学是一门衔接传统医学和现代肿瘤学的特色显著的交叉学科，是中西医结合学科建设体系中的重要组成部分，旨在推动专业化人才的培养。

本教材具有以下特点：

1.突出中西融合

本教材在吸收既往教材精华的基础上，立足"中西融合，守正创新"的目标，突破目前"中医＋西医"简单结合的治疗模式，重点加强中西医的紧密联系，创新恶性肿瘤中西医结合治疗新模式，即中西医协同治疗、中医防变治疗、中医姑息治疗，在恶性肿瘤全程治疗中合理有序地将中西医深度融合，从而真正凸显中西医结合治疗特色，达到优势互补、取得最佳疗效的目的。

2.注重理论结合实践

本教材由上篇总论和下篇各论两部分构成。上篇总论着重介绍中西医关于肿瘤学病因、病机、诊断、治疗与预防等基础知识；下篇各论选取22种常见恶性肿瘤，每个病种按概述、中医病因病机、西医病因病理、诊断、中西医治疗、中西医结合治疗模式、预防调护等进行论述；最后介绍恶性肿瘤常见并发症的中西医结合治疗。本教材注重基本理论、基本知识、基本技能的传授，充分体现对临床实践的指导作用。

3.融入课程思政

在教材中融入课程思政内容，引导学生始终把人民群众生命健康放在首位，落实教材服务教育"立德树人"的根本任务，培养德才兼备、德艺双馨的高素质的中西医结合肿瘤事业的时代新人。

4.加强数字化建设

为适应新型出版业态，满足广大师生对中西医结合肿瘤学教学资源多样化、数字化的需求，编写团队开展融合出版数字化资源编创工作。本教材以纸质教材为基础，融合PPT、视频、复习思考题等丰富的数字化资源，以期打造出符合时代特点的精品教材。

本教材由全国多所医学院校经验丰富的教师和临床一线资深的专家共同编写。上篇总论部分中，绪论由贾立群编写，中医对肿瘤病因与病机的认识由凤鸣编写，西医对肿瘤病因与发病机制的认识由赵林编写，肿瘤的中医辨证由李和根编写，肿瘤的西医诊断由杨国旺编写，肿瘤的中医治疗由林丽珠编写，肿瘤的西医治疗由孙长岗编写，肿瘤中西医结合治疗由程海波编写，肿瘤的三级预防与治未病由蒋士卿编写，肿瘤的康复由唐东昕编写。下篇各论部分中，头颈部肿瘤中脑瘤由李泉旺编写，鼻咽癌由王维编写，口腔癌由刘丽坤编写，甲状腺癌由曾普华编写；胸部肿瘤中原发性支气管肺癌由舒琦瑾编写，乳腺癌由冯利编写；消化系统肿瘤中食管癌由胡作为编写，胃癌由李晶编写，结直肠癌由李柳编写，原发性肝癌由练祖平编写，胆管癌由郑智编写，胰腺癌由徐巍编写；泌尿及男性生殖系统肿瘤中肾癌由姚庆华编写，前列腺癌由张洪亮编写，膀胱癌由陈武进编写；妇科肿瘤中卵巢癌由李平编写，宫颈癌由高宏编写，子宫内膜癌由张越编写；血液系统肿瘤中恶性淋巴瘤由李艺编写，白血病由夏小军和孙长岗编写；其他肿瘤中骨肉瘤由柴可群编写，恶性黑色素瘤由郑红刚编写；肿瘤的常见并发症部分，癌性疼痛和癌性发热由翟笑枫编写，癌性胸水和癌性腹水由耿刚编写，癌因性疲乏和癌性恶病质由李仁廷编写。总论由由凤鸣审稿，头颈部肿瘤由唐东昕审稿，胸部肿瘤由李和根审稿，消化系统肿瘤由杨国旺审稿，泌尿及男性生殖系统肿瘤由蒋士卿审稿，妇科肿瘤由李平审稿，血液系统和其他肿瘤由孙长岗审稿，肿瘤的常见并发症由林丽珠审稿。全书由南京中医药大学程海波和中日友好医院贾立群负责统稿审修，由南京中医药大学吴勉华和中国中医科学院广安门医院仝小林负责主审。

本教材融合出版数字化资源编创工作由贾立群负责，《中西医结合肿瘤学》编委会全体成员共同参与完成。

本教材供全国高等医药院校中医学、中西医临床医学等专业本科生使用，也可供相关专业研究生使用。

由于时间紧迫及编者水平有限，若有疏漏不足之处，恳请读者在使用过程中提出宝贵意见，以便再版时修订完善。

《中西医结合肿瘤学》编委会
2023 年 5 月

目　录

扫一扫，查阅
本书数字资源

各　论

总　论

扫一扫，查阅本章数字资源，含PPT、音视频、图片等

恶性肿瘤严重威胁我国人民健康与生命，2022年全国癌症报告显示，我国新发癌症病例约406.4万人，新发死亡病例241.4万人，约占全球癌症发病和死亡总数的23.7%和30.2%，并呈持续增长态势。近10年我国癌症的5年生存率从30.9%提高到40.5%，但与发达国家相比仍有差距。中西医并重是我国卫生工作的基本方针，面对肿瘤防治的严峻形势，坚持中西医结合，不仅有利于肿瘤预防、治疗和康复水平的提升，充分满足民众的健康需求，也可进一步凸显我国卫生健康事业的特色和优势。

第一节　中西医结合肿瘤学发展历史与现状

一、中医对肿瘤认识

早在我国殷墟甲骨文中就有"瘤"的记载。先秦时期《周礼·天官》记载："疡医掌肿疡、溃疡、金疡、折疡之祝药……""肿疡"就包括现代的肿瘤疾病。《黄帝内经》（以下简称《内经》）对"瘤"进行了分类记载，提出昔瘤、筋瘤、噎膈、石瘕等与肿瘤相关的病名，将"瘤"的病因病机概括为"营气不通""寒气客于肠外，与卫气相搏""邪气居其间""正气虚""邪气胜之"等。《难经·五十五难》则鉴别了"积""聚"，云："气之所积，名曰积，气之所聚，名曰聚，故积者，五脏所生，聚者，六腑所成也。积者，阴气也，其始发有常处，其痛不离其部，上下有所终始，左右有所穷处；聚者，阳气也，其始发无根本，上下无所留止，其痛无常处。故以是别知积聚也。"

晋隋唐时期，皇甫谧《针灸甲乙经》记载针灸治疗"噎膈""反胃"。葛洪《肘后备急方》记载了海藻"疗颈下结囊……成瘿者"，而"瘿"与现代甲状腺肿瘤类似，且海藻至今仍为治疗甲状腺肿瘤的常用药；书中"红升丹""白降丹"等药物则对肿瘤的治疗起到了推动作用。巢元方《诸病源候论》对"癥瘕""食噎""反胃""瘿瘤"等肿瘤相关病证进行了详细论述，如将噎膈分为"气、忧、食、劳、思"五噎和"忧、恚、气、寒、热"五膈。书中还记载了"缝亦有法"的外科手术方法，对肿瘤治疗具有重要意义。孙思邈《备急千金要方》和《千金翼方》将"瘤"分为"骨瘤""脂瘤""石瘤""肉瘤""脓瘤"和"血瘤"；记载了多种治疗"瘤"的虫类药物，如蜈蚣、全蝎、僵蚕等，为后世使用虫类药物治疗肿瘤提供了重要参考。

宋金元时期，医学界学术争鸣促进了人们对肿瘤类疾病的认识。"癌"最早在东轩居士《卫济宝书》中以"嵒"字记载。杨士瀛《仁斋直指方论·癌》言："嵒者，上高下深，岩穴之状，颗颗累垂……毒根深藏，穿孔透里……"对癌进行了大体的描述。窦汉卿《疮疡经验全书》曰：

"若未破可疗，已破难治，捻之内如山岩……早治得生，迟则内溃肉烂，见五脏而死。"对乳岩进行了细致的描述。张从正《儒门事亲·五积六聚治同郁断》言："且积之成也，或因暴怒、喜、悲、思、恐之气。"指出情志因素与肿瘤发病的关系，并被现代医家所重视；同时善用汗、吐、下三法攻邪消瘤。在张从正提出"养正积自除"的基础上，李杲强调"养胃气为本"，开创脾胃论并创立补中益气汤、通幽汤等方剂，对后世以"扶正固本"干预肿瘤提供了理论指导。朱丹溪《丹溪心法·痰十三》："凡人身上中下有块者，多是痰。"强调肿瘤病机中痰的因素，主张祛痰法治肿瘤，并提出"乳岩"为七情所致，创制"青皮甘草汤"治疗。

明清时期的医家继承前人经验，对各类肿瘤的临床症状观察更细致，辨证更清晰，治疗更具体。张景岳《类经》较全面地总结了前人关于肿瘤相关病证的病因病机，将治疗积聚的药物归纳为攻、消、补、散四大类，提出对噎膈、反胃等病的不同治法。陈实功《外科正宗·乳痈论》细致描述了乳岩"坚硬木痛，近乳头垒垒遍生疙瘩"等特征，提出治疗肿瘤应以"调理脾胃"为要。《本草纲目》载有大量治疗瘿瘤、噎膈等病证的药物，如贝母、黄药子、海带、夏枯草、半夏、南星、三棱、莪术等。王洪绪《外科证治全生集》中有内服、外敷药物治疗乳岩、恶核、石疽等的记载，西黄丸、小金丹、阳和汤等方药传承至今，是肿瘤临床常用药物。

随着医学技术的发展，现代中医肿瘤学术思想不断丰富和完善。众多医家学者总结先贤的学术思想和临床经验，结合现代科学研究成果，传承创新，形成了丰富的理论成果。郁仁存教授提出"内虚"是肿瘤发生发展的关键，此"内虚"指因先天禀赋不足或后天调摄失养使脏腑亏虚，尤以脾肾不足为主。周岱翰教授归纳肿瘤病机为"虚、瘀、痰、毒"，治疗上强调辨证与辨病结合，重视"治未病"思想。刘嘉湘教授的"扶正治癌"思想及林洪生教授的"固本清源"思想，强调扶正治法在肿瘤治疗中的重要地位。周仲瑛教授提出"癌毒"学说，认为"癌毒"是导致癌病的一种特异性病邪，得到广泛认同。程海波教授在传承周仲瑛教授"癌毒"学术思想的基础上，创建癌毒病机理论，已成为中医肿瘤领域最具代表性的病机学说之一，近年来被广泛应用于指导恶性肿瘤的临床辨治。

二、西医对肿瘤的认识

古希腊医师 Hippocrates 和古罗马医师 Galen 都对恶性肿瘤进行过描述和分类，Hippocrates 将发生于胃和子宫的恶性肿瘤称为"cancer"（蟹）；Galen 将肿瘤分为遵循自然规律的肿瘤、超出自然规律的肿瘤和违反自然规律的肿瘤。1775 年，英国医师 Pott 报道了清扫烟囱的儿童阴囊癌的发病率显著高于一般人群，从而提出肿瘤的发生与环境因素有关。19 世纪 50 年代，显微镜的出现促使肿瘤研究进入细胞水平，人类开始对肿瘤的病因进行探讨，提出了"物理致癌""化学致癌"和"病毒致癌"学说，对恶性肿瘤的病因和发病机制有了初步认识。1931 年电子显微镜的出现，使医学研究深入到亚细胞水平。1953 年 DNA 分子结构的发现为分子肿瘤学奠定了基础，使癌症诊断由"病理学基础"向"病理 – 生物学基础"转化。1969 年，美国 Huebner 等科学家提出了"癌基因"假说，至今已分离了 100 多种癌基因。1971 年，美国 Knudson 提出了癌发生的"二次打击"学说，"癌症是基因突变性疾病"的观点成为了科学家们的共识。20 世纪 80 年代以来对表观遗传学的研究，使人们对肿瘤发生发展的认识进入了基因层面。

肿瘤治疗已发展到包括手术、放疗、化疗、生物治疗和介入治疗等多学科综合及精准诊治时代。肿瘤外科治疗可追溯到 19 世纪初，1809 年 McDowell 成功实施卵巢肿瘤切除术拉开了外科治疗肿瘤的序幕。1882 年 Halsted 首创乳腺癌根治术，奠定了肿瘤外科治疗的两大基本原则，即整块切除和淋巴结清扫，成为肿瘤外科发展史上的里程碑事件。放射治疗始于 20 世纪初，主要得益于 1895 年德国物理学家 Roentgen 发现 X 线及 1898 年居里夫妇发现镭元素，1902 年首次报道了放射线成功用于皮肤癌的治疗。随着放射物理、放射生物与肿瘤学研究的深入，医学影像及计算机、精密机械技术的快速发展，放射治疗从一维、二维时代，向着三维、四维、五维时代迈进。1946 年 Gilman 和 Philips 将氮芥用于治疗淋巴瘤，揭开了现代肿瘤化疗的序幕。20 世纪 80 年代，不同作用机制的药物不断问世，如蒽环类、紫杉类、拓扑异构酶抑制剂等，大大丰富了化疗的选择，提高了临床疗效。近二十年来，以细胞因子、过继性免疫治疗、单克隆抗体和肿瘤疫苗为基础的肿瘤生物治疗异军突起。甲磺酸伊马替尼片的上市标志着肿瘤内科治疗进入分子靶向时代。心理、营养支持和姑息治疗等也逐渐融入肿瘤的综合治疗中。

21 世纪以来，各种新理念、新技术、新方法的出现和发展为阐明肿瘤发病机制、肿瘤诊断、治疗选择和预后判断提供了新的技术手段，如生物芯片、质谱及组学技术的进步推动了分子标志物的研究，提高了肿瘤诊疗水平；腔镜的普及、机器人辅助技术的应用使肿瘤外科治疗更加精细、准确、微创化；物理新技术与电子计算机的结合，促进了影像医学和肿瘤局部治疗的快速发展，肿瘤的微创技术和放疗技术也从中受益；分子生物学的发展则促使分子靶向治疗的应用。人类对肿瘤的认识从过去的单一因素致癌，发展到多因素、多阶段、多基因突变的综合致癌理论，免疫治疗、分子靶向治疗等联合应用也明显提高了临床疗效，患者 5 年生存率明显提升。随着系统生物学的发展，肿瘤发生机制更加明确，形成医防融合、标本兼治的诊疗模式。

三、中西医结合肿瘤学的发展与现状

1918 年张锡纯编著《医学衷中参西录》开创了中西医汇通之先河。中华人民共和国成立后，国家提出"要大力号召和组织西医学习中医"。1958 年，毛泽东同志作出了"西学中"重要批示，开创了中西医结合的新局面。此后，中西医并重成为我国一以贯之的医疗卫生工作政策。中西医结合融汇中医学及西方医学，各取所长，包括肿瘤在内的各专业学科得到迅猛发展。1963 年在上海、北京建立了中西医结合肿瘤学科及人才队伍，成为中西医结合肿瘤学科的先行者。1976 年全国肿瘤工作会议后，确立和丰富了中西医肿瘤学科内涵，经过几代中西医专家的共同努力，取得了丰硕的中西医结合防治肿瘤成果。70 年代末，高等院校开设中医肿瘤病学课程，中医学开始与现代肿瘤学深入结合。自 20 世纪 70 年代起，余桂清、张代钊等名老专家牵头国家"六五"至"八五"攻关课题，开创中西医结合肿瘤治疗先河，中医药在改善放化疗不良反应、提高生活质量方面疗效显著，取得了丰硕成果。80 年代，以张亭栋、陈竺为首的中西医结合团队研究发现，砒霜（三氧化二砷）联合维 A 酸治疗可将急性白血病 M3 型（急性早幼粒细胞白血病）的 5 年生存率从 10% ～ 15% 提高到 90% 以上，是中西医结合肿瘤学的标志性成果。1995 年孙燕院士和余桂清教授合编《中西医结合防治肿瘤》一书，概括了中西医结合肿瘤基本理论与方法，提出中西医结合肿瘤临床诊疗模式与优势。进入 21 世纪，放化疗、靶向治疗、介入治疗等治疗手段与中医整体理论和辨证治法结合，进一步助力中西医结合防治肿瘤的创新与发展。

中西医结合充分发挥了"辨病与辨证相结合、整体与局部相结合、扶正与祛邪相结合"的特色与优势，取长补短、相辅相成，逐渐形成具有我国特色的肿瘤防治体系。从预防到治疗、基础到临床，都显示出中西医结合肿瘤学的科学性和实用性，成为我国卫生健康事业的重要特征和显著优势。

第二节 中西医结合防治肿瘤的特色与意义

中、西医的认识差异贯穿了整个医学史和医学模式的转变，从理论基础到临床思维，各自形成了不同的诊疗模式。相对而言，中医关注整体、宏观，西医重视局部、微观，二者结合，优势互补，更有助于肿瘤的防治，体现了中西医结合防治肿瘤的特色。

一、防治结合

"未病先防，既病防变"是中西医预防恶性肿瘤发生发展的主导思想，早在《素问·上古天真论》中就有预防疾病发生的记载："上古之人，其知道者，法于阴阳，和于术数，食饮有节，起居有常，不妄作劳，故能形与神俱，而尽终其天年，度百岁乃去。"以古人"无病早防、有病早治"的思想为指导，可以降低恶性肿瘤的发病率，提高恶性肿瘤的治愈率，改善患者的生活质量。世界卫生组织提出：三分之一的癌症可以预防；三分之一的癌症可以通过早期发现得到根治；三分之一的癌症可以运用现有医疗措施延长生命、减轻痛苦、改善生活质量。大庆糖尿病研究 30 年随访分析发现糖尿病患者的癌症风险增加了 3.34 倍，证明控制糖的摄取可以明显降低乳腺癌、卵巢癌等恶性肿瘤的发生率。我国约 45% 的癌症死亡可归因于 23 个可改变的危险因素，以控制行为、饮食、代谢和环境因素及传染源为重点的一级癌症预防在减轻中国癌症负担方面具有巨大潜力。

《难经·七十七难》载："所谓治未病者，见肝之病，则知肝当传之与脾，故先实其脾气，无令得受肝之邪，故曰治未病焉。"其理念是防止疾病向深层次发展。肿瘤的发生是一个多阶段、漫长的过程，很多癌前疾病是可以控制和治愈的。及时查体、早期发现和积极治疗癌前疾病可以预防恶性肿瘤的发生。我国食管癌高发区，如河北、河南、山西等地区，在半个世纪几代中西医肿瘤专家的共同努力下，通过筛查、早诊、早治使食管癌的发生率得到明显控制，降低了我国食管癌的死亡率，成为中西医结合防治肿瘤的范式。应用中医药对手术、放疗、化疗后的恶性肿瘤患者进行三级预防，有助于防止其复发转移，还可以减轻肿瘤并发症，提高生活质量。在中医审因论治基础上，扶正解毒、标本兼治是中西医结合防治肿瘤的指导原则与特色。

二、病证结合

病证结合是将西医诊病与中医辨证相结合，形成病证一体的诊治方法，是体现中西医结合、提高临床诊疗水平的主要模式。证候是机体的病理反应，病是症状发生的根源，两者有机地结合，充分发挥中西医诊治疾病的优势。中医辨证是认识疾病、治疗疾病的方法论，具有整体观和动态观的特点，是病证结合的关键环节。西医辨病是运用现代科技手段，诊察疾病的病位、病理并确立规范的治疗方案，目前精准医学从分子和基因层面揭示疾病的分子生物学机制及其精准的治疗靶点，在肿瘤临床上已经广泛应用靶向药物及免疫治疗，显著提高了疗效。中西医病证结合是理论的结合，是整体与局部、宏观与微观的结合，在预防、诊断、治疗、康复等方面将中西医理论和技术有机地融为一体，从而更全面地认识疾病，提高疗效。在循证的基础上，制定优势病种中西医诊疗方案，成为中西医结合肿瘤临床重要指导原则。

病证结合不仅是单一病种的诊疗模式，也可以是一病多证，或一证共病的诊治方法，如甲状腺结节、乳腺结节、子宫肌瘤联合发病都是肝郁痰凝之证。因此，病证结合是异病同治、同病异治理念在临床实践的具体表现，也是将预防与治疗、康复相结合的基础。随着系统生物医学的发展，现代精准医学已转向系统诊治疾病模式，从疾病的发生、发展过程中探索其证的本质，以求建立异病同治、异病同防的群医学体系。应用病证结合思维与方法在中西医结合诊治肿瘤道路上需要不断地发展和创新，中医文献中对肿瘤认识有其历史局限性，胰腺癌、子宫内膜癌等恶性肿瘤，在古代医书记载中尚缺少其病因病机和证候的论述，特别是一些肿瘤并发症如化疗周围神经毒性、放射性肠炎、靶向药物皮肤不良反应得都是新的病证，需要我们运用中医理论，在审因辨证基础上，探索其病因、病机与治则，创新病证结合的诊疗方法。

三、态靶辨证

"态靶辨证"是由仝小林院士提出的中医临床辨治新方略，其特点在于将传统中医的辨证与现代医学对疾病的认识相结合，将中医调态疗法与现代药理的研究成果相结合，重新构建基于中西医结合思想的现代中医诊疗体系和现代中医本草体系。基于"态靶辨治"理论构建恶性肿瘤辨治体系，首先辨识恶性肿瘤之"态"，即虚实两态，实态辨"郁、寒、热、瘀、痰、湿、风"基本态，虚态辨气血阴阳亏虚态和脏腑功能虚损态；其次，辨识恶性肿瘤之"靶"，即病靶、症靶和标靶，肿瘤的核心病靶为不同类型的癌毒，症靶为肿瘤相关临床症状，标靶即肿瘤标志物。治疗分为调态和打靶，调实态重点在于祛除肿瘤"郁、寒、热、瘀、痰、湿、风"等非特异性病邪，以恢复机体环境平衡，即祛邪复衡；调虚态则根据机体气血阴阳亏虚和脏腑功能虚损的不同，分别予以补益气血阴阳和调补脏腑功能，即扶正固本。打靶方面，针对病靶，抗癌解毒是肿瘤治疗的关键；针对症靶，需根据患者具体临床症状进行随症用药；针对标靶，虽然尚无对肿瘤标志物起直接效应的靶方靶药，但临床可结合中医脏腑辨证、中药归经理论及药理学研究，有针对性地选择不同抗癌解毒类中药。恶性肿瘤态靶辨治体系的构建，可以充分发挥中医宏观调态、西医微观打靶优势。如英国学者 Paget 提出的"种子 - 土壤"学说，认为肿瘤即"种子"，肿瘤微环境即"土壤"决定肿瘤的发生发展。肿瘤微环境包括免疫抑制、乏氧、炎症、高酸等多种因素，影响放化疗、靶向和免疫治疗的疗效。基于中医理论调节微环境状态，重塑肿瘤微环境，调节阴阳平衡，可能是中西医协同治疗肿瘤、提高疗效的关键，为恶性肿瘤诊疗开启新思路。

第三节 中西医结合防治肿瘤的展望

中医以整体论为主，体现了身心融合、见微知著的认知体系；医学发展正在从"疾病"为中心转向以"健康"为中心，逐步形成"生物、社会、心理、环境"的健康模式，体现了中医"以人为本"的整体论观念。人工智能、大数据及系统生物学方法的发展与应用，为中西医结合提供了创新平台。中医舌诊、面诊与 AI 识别技术相结合，为肿瘤早期预警、治疗决策、转归预测及健康指导提供辅助决策支持，已成为交叉创新的热点和方向。以整体论为指导，积极吸纳和利用现代科学技术，"说清楚，讲明白"是中西医结合防治肿瘤的发展方面。

2022 年国家公布的《"十四五"中医药发展规划》提出全面推进健康中国建设，强调需要坚持中西医并重和优势互补，提高肿瘤等重大疑难病、危急重症的临床疗效。2023 年国务院印发《中医药振兴发展重大工程实施方案》，统筹部署实施中西医协同推进工程，明确为肿瘤等重大疑难疾病中西医临床协同建设提供机制支撑。以中西医结合服务于全民健康，是实现 2030 健康中国战略目标的重要举措。创新是中西医结合发展的动力源，人才是中西医结合发展的根本，必须充分利用现代科学技术手段，发挥中西医结合优势，在中西医防治肿瘤的实践中传承精华、守正创新，建设理论性、思想性、技术性兼融的中西医结合防治体系。

第二章
肿瘤的病因与发病机制

扫一扫,查阅本章数字资源,含PPT、音视频、图片等

第一节　中医对肿瘤病因与病机的认识

中医病因病机学说认为,疾病的发生、发展都受正邪盛衰的影响。肿瘤是由于气血、津液、经络、脏腑等功能、结构和形态发生异常改变而形成新生物的一类全身性疾病,可随正邪双方斗争而消长变化于局部。全面、系统地认识中医肿瘤的病因病机,对于肿瘤的预防及辨证论治有着十分重要的指导意义。

一、中医对肿瘤病因的认识

(一) 正气亏虚

正气亏虚是肿瘤发生发展的内在基础。《本草纲目·陈藏器诸虚用药凡例》载:"夫众病积聚,皆起于虚也,虚生百病。积者五脏之所积,聚者六腑之所聚。"清·余听鸿《外证医案汇编·乳岩附论》言:"正气虚则成岩。"提示了正气亏虚在肿瘤发病中的作用。明·李中梓《医宗必读·积聚篇》言:"积之成也,正气不足,而后邪气踞之。"则强调了正气亏虚不仅是肿瘤发病的内在基础,也为其他致病因素致使肿瘤发生发展提供了条件。正气亏虚具体包括精、气、血、津液亏虚等,精、气、血、津液是人体生命活动的物质基础,通过经络、血脉等持续供给脏腑组织而被消耗,同时又不断地从水谷精微中得到滋养补充,各种精微物质协调运转,从而维系人体的内在平衡,若多种因素打破这一平衡状态,则脏腑功能失调、气血运行郁滞、病理产物蓄积,进而成为肿瘤发生的内在因素。先天禀赋不足、宿有旧疾及年高体衰均属正气亏虚。先天禀赋不足则元气不济、肾精亏损;宿有旧疾则久病正虚、毒邪内生;年高体衰则五脏虚弱、气血亏虚,上述皆可致机体阴阳失衡、脏腑失调,从而促进肿瘤的发生发展。肿瘤的生长会进一步损耗机体正气,正不能遏邪又导致了肿瘤的发展,形成正虚则癌盛,癌愈盛则正愈虚的恶性循环,可见正气亏虚贯穿肿瘤发生发展始终。

(二) 情志内伤

情志内伤是肿瘤发生发展的重要因素。情志即七情五志,七情是对怒、喜、忧、思、悲、恐、惊七种正常情志活动的概括;五志则是根据五行学说分属于五脏的五种情志活动,即心志喜,肝志怒,脾志思,肺志悲,肾志恐,表明情志与脏腑功能密切关联。情志属"神",形气神作为构成人体的三个要素,不是孤立的,而是在生理、病理、心理上相互关联、互相影响的一个

整体，三者相互协调，共同维系人体生命活动。正如《淮南子·原道训》言："夫形者生之舍也，气者生之充也，神者生之制也。一失位则三者伤矣。"肿瘤是形、气、神三者俱损的复杂疾病，其有形病变的背后往往存在气、神的无形失调。情志太过或不及则脏腑气机紊乱、功能失调，由神变致气变、终致形变，成为肿瘤发生发展的重要因素。早在《素问·通评虚实论》就指出噎膈为"膈塞闭绝，上下不通，则暴忧之病也"。宋·陈自明《妇人大全良方·乳病证治》认为乳岩的发生属"肝脾郁怒，气血亏损"。元·朱丹溪《格致余论·乳硬论》亦指出乳岩为"忧怒郁闷，昕夕累积，脾气消阻，肝气横逆"所致。此外，清·高秉钧《疡科心得集·辨舌疳牙岩舌疔论》言："舌疳者……因心绪烦扰则生火，思虑伤脾则气郁，郁甚而成斯疾，其证最恶。"可见历代医家皆强调了情志因素的肿瘤发病观。情志内伤不仅在一定程度上促使肿瘤的发生，还直接影响肿瘤的转归。肿瘤患者常面临身心两方面的巨大压力，多伴有焦虑、恐惧、抑郁、悲伤、绝望等情志异常，进一步影响了机体的气血阴阳及脏腑功能，脏腑功能异常又反过来影响情志状态，从而加剧肿瘤传变并影响肿瘤的治疗效果。

（三）饮食劳伤

饮食内伤是肿瘤发生发展的常见因素。脾主运化而升清，为后天之本，气血生化之源；胃主受纳腐熟而降浊，为水谷气血之海。脾胃共居中焦协调完成饮食的消化吸收，同时调节全身脏腑气机升降。长期饮食不节或饮食偏嗜均可累及脾胃，使脏腑功能失调、气机升降紊乱，痰湿瘀毒内聚，伤及气血，正虚不能御邪，导致病理产物堆积，变生癌肿。历代医家都对饮食内伤变生肿瘤有过叙述，宋·严用和《重订严氏济生方·宿食门》记载："或过餐五味、鱼腥、乳酪，强食生冷果菜，停蓄胃脘……久则积聚，结为癥瘕。"《金匮要略·禽兽鱼虫禁忌并治》中记载："秽饭，馁肉，臭鱼，食之皆伤人……则有毒，不可食之。"清·何梦瑶《医碥·反胃噎膈》言："酒客多噎膈，饮热酒者尤多，以热伤津液，咽管干涩，食不得入也。"明·陈实功《外科正宗·唇茧》言："茧唇乃阳明胃经症也……因食煎炒、过餐炙煿。"说明饥饱不调，或常食腐败霉变、腌制熏烤之物，或饮酒无度、恣食肥甘厚味，均与肿瘤的发生发展密切相关。

肿瘤的发生尚与劳伤密切相关。劳逸结合、动静相兼是人体健康的重要条件。长时间过劳过逸导致脏腑经络及精气血津液神的失常即为劳伤。劳伤包括劳力、劳神和房劳，《素问·举痛论》曰："劳则气耗。"肺主气、朝百脉，脾为气血生化之源，劳力过度耗伤肺脾之气，伤及血络；心藏神，脾主思，劳神过度耗伤心脾气血；肾藏精主生殖，房劳过度耗伤肾精，损及筋骨；三者日久皆能耗气伤精，致机体气血失调，阴阳失衡，脏腑功能受损而内生毒邪，或易受邪毒入侵，而变生肿瘤。《金匮要略·血痹虚劳病脉证并治》言："五劳虚极羸瘦，腹满不能饮食，食伤、忧伤、饮伤、房室伤、饥伤、劳伤、经络荣卫气伤，内有干血，肌肤甲错，两目黯黑。"指出五劳七伤，正虚血瘀，可结为癥瘕肿块。《外科正宗·瘿瘤论》曰："房欲劳伤，忧恐损肾，致肾气弱而骨无荣养，遂生骨瘤。"指出"房劳损肾"是骨瘤的成因。

（四）邪毒外侵

邪毒外侵亦可导致肿瘤的发生发展。邪毒泛指外界致病因素，包括六淫邪气与特殊致癌毒邪。六淫邪气即风、寒、暑、湿、燥、火六种外感病邪的统称，其实际包含了季节、气候、居住环境等因素，在肿瘤发病的外界因素中占重要地位。中医学很早就认识到肿瘤的发生与六淫邪气有关。如《灵枢·九针论》曰："四时八风之客于经脉之中，为瘤病者也。"指出外邪"八风"停留于经络之中，损及相应脏腑，则可为瘤病。又如《灵枢·百病始生》指出："积之始生，得寒乃生，厥乃成积也。"认为"积"是感受寒邪所致。隋·巢元方《诸病源候论·恶核肿候》亦指出："恶核者，肉里忽有核，累累如梅李，小如豆粒……此风邪挟毒所成。"可见六淫之邪乘虚而入，蕴结于经络、脏腑，使机体阴阳失调，气血功能障碍，导致痰凝、血瘀、毒聚相互胶结，积久而为肿瘤。特殊致癌毒邪则泛指各类特征性致癌毒邪，主要包括化学毒邪（烟毒、药毒、各种污染等）、物理毒邪（电离辐射、紫外线等）及生物毒邪（细菌、病毒、真菌及寄生虫等）。此类毒邪与六淫邪气有本质区别，六淫致病大多始于皮毛肌肤，渐至脏腑经络，特殊致癌毒邪则没有一定的传变次第，具有强侵袭性、快进展性、高致癌性等病理性质。如长期、过量的紫外线照射与皮肤癌的发生密切相关；EB病毒（EBV）可促生Burkitt淋巴瘤及鼻咽癌；黄曲霉毒素可促进或导致原发性肝癌的发生。

　　肿瘤是正气亏虚、情志内伤、饮食劳伤、邪毒外侵等内外多因素综合作用的结果，上述病因常常相互影响。肿瘤的发生发展也是正邪双方多阶段、多步骤斗争的复杂病理过程，正虚贯穿肿瘤发生发展的始终，其基本病机是在正虚基础上，痰、瘀、毒等病理因素相互搏结，日久蕴结而成。

二、中医对肿瘤病机的认识

（一）病理因素及其关系

　　肿瘤的主要病理因素为虚、痰、瘀、毒。其中，正虚是肿瘤发生发展的基本病理因素，痰、瘀是肿瘤形成的直接病理因素，癌毒则是导致肿瘤发生发展的特异病理因素。在正虚基础上，脏腑功能失调，气血津液运行失常，津凝为痰，血滞为瘀，痰瘀搏结，久而成积，积渐生变，内生癌毒，从而导致肿瘤的发生发展。在此过程中，各病理因素并非孤立存在，痰之流窜性，瘀之成形性，毒之消耗性，相互渗透、胶结，形成痰中有瘀、瘀中蕴毒、毒中又夹痰瘀的杂合状态，共同构成肿瘤的复合病机。具体表现在：各种病理因素之间相互兼夹，无痰瘀不成形，癌毒常依附痰、瘀，形成痰毒、瘀毒等复合病理因素，且随体质、机体状态而从化，临床表现证类多端；各种病理因素又可相互转化，正虚是痰、瘀、毒产生的基础，痰、瘀、毒三者互结又可影响气血、津液运行而加重正虚，因虚致实，由实致虚，如此反复形成恶性循环。肿瘤的病理性质为本虚标实、虚实夹杂。由于肿瘤病情复杂、变化迅速，兼之临床治疗手段多样，在不同阶段及不同治疗手段前后正虚与邪实各有侧重，虚、痰、瘀、毒等病理因素亦主次有别。

（二）基本病机及其演变规律

　　肿瘤的形成受诸多因素的影响，不同肿瘤或同一肿瘤在不同阶段的病机亦有差异，但从整体上来说，肿瘤的基本病机可概括为气虚精亏，痰积浊聚，瘀踞络阻，癌毒传舍四个方面，其背后实质是癌毒从无到有、积渐生变的漫长演变过程。

　　1. 气虚精亏，郁滞生毒　　气和精是脏腑功能活动的物质基础，也是构成机体和维持生命活动的精微物质。先天禀赋不足、宿有旧疾、年高体衰则正气亏虚，情志内伤、饮食劳伤或邪毒外侵等也可伤精耗气，久则气虚精亏、脏腑运化不足，气血运行不畅，气郁津凝血滞而生痰、瘀等病理产物。痰瘀留着又可致精微转化失调，加重脏腑机能衰减。如此反复，气机失司为郁，痰瘀稽留则滞，形成表里不得透达、内外不相交通的"郁滞"状态，导致物质代谢和能量转化失衡，脏腑功能及气机升降紊乱，为癌毒的产生创造条件。这种物质代谢与能量转化失衡，以及机体内环境的紊乱，即是肿瘤微环境的异质性。

2. 痰积浊聚，胶着蕴毒 凡机体郁滞之处，皆为痰生浊聚之所。痰浊为人体水谷精微代谢紊乱所产生的具有黏滞、秽浊、胶着特性的病理产物，主要包括过度积聚的精微物质和因排出不畅而蓄积的代谢产物。《丹溪心法·痰》言："凡人身之上、中、下，有块物者，多是痰。"痰浊既是病理产物，又是致病因素。其性黏滞，阻气机、碍血行，秽浊害清、不易正化，又易与其他病理产物裹结、胶着，或痹阻经络，或深藏脏腑，渐蓄渐积，久蕴难解，化生癌毒。正如清·尤在泾《金匮要略心典·百合狐惑阴阳毒病证治》言："毒者，邪气蕴蓄不解之谓。"

3. 瘀踞络阻，迁延毒结 "瘿瘤者，非阴阳正气所结肿，乃五脏瘀血浊气痰滞而成也。"（《疡科心得集·辨瘰瘿瘤论》）痰为瘀之始，瘀为痰之渐。瘀的形成与多方面因素有关，虚、痰、毒皆可致瘀，如气虚导致精津失运可郁滞成瘀、痰浊困阻可结聚成瘀、毒邪附着则留著成瘀，亦可互相胶结成瘀。络脉具有贯通表里上下、环流气血津液、渗灌脏腑组织等生理功能，对认识肿瘤血管生成在肿瘤生长、侵袭及转移中的作用有着指导意义，肿瘤新生血管不循常道、形态扭曲、吻合杂乱、内部血流紊乱缓慢等特点与中医对"瘀踞络阻"状态的认识极为相近。癌毒既生，毒损络脉，络因瘀阻，搏结成瘤，迁延日久，盘踞不移，毒势乃炽。

4. 癌毒传舍，噬精耗血 传舍是癌毒的固有特性，"传"即癌毒脱离原发部位，发生播散；"舍"指扩散的癌毒停留于相应部位，滋生成形。《灵枢·百病始生》记载："留而不去，传舍于胃肠之外，募原之间，留著于脉，稽留而不去，息而成积。"癌毒隐匿流注而善变不居，常沿血脉、经络传舍，继而侵犯其他脏腑、组织。癌毒极易噬精耗血，伤及五脏六腑，表现出失荣、鼓胀，甚则形销骨立的虚损状态，如癌性疼痛、恶性积液及肿瘤恶病质等。晚期终致五脏皆衰、气血耗竭，甚至阴竭阳亡。正如《素问·玉机真藏论》中"大骨枯槁，大肉陷下……期一月死"的描述。

肿瘤病证全身属虚为本、局部属实为标，其病因病机复杂多变，临证常数证兼见，但癌毒始终是肿瘤发生发展的核心病机，也是肿瘤有别于其他病证的根本所在。辨析癌毒从无到有、积渐生变的演变过程，认识癌毒隐匿传舍、噬精耗血的性质特点，是临证得效的关键。中西医结合肿瘤学作为新兴学科，应在传承中医经典的基础上，充分汲取现代肿瘤学的研究成果。

第二节 西医对肿瘤病因与发病机制的认识

恶性肿瘤已成为严重威胁人类健康的重要疾病。目前普遍认为，肿瘤是多因素共同作用的结果，肿瘤的发生发展是众多基因共同参与的复杂过程。

一、肿瘤的病因

肿瘤的病因是指肿瘤发生的启动因素，包括环境因素（化学、物理、生物因素等）和机体内在因素（遗传因素、精神及免疫因素、代谢因素等）。

（一）环境因素

90%以上的肿瘤与环境致癌因素有关，其关联性主要通过大量流行病学研究确定。

1. 化学因素 化学致癌因素是人们最先认识的致癌因素，最早是从观察特殊职业人群的肿瘤发病率开始的。1775 年英国医生 P. Pott 观察到伦敦扫烟囱工人阴囊皮肤癌发病率明显增加，从而推断烟煤是阴囊癌的致病因素。到目前为止，国际癌症研究机构（International Agency for Research on Cancer，IARC）已对 7000 多种化学物进行动物致癌实验，发现 1700 多种为阳性结果，其中约 500 种与人类癌症相关或可能相关，约 500 种可疑对人致癌。

化学致癌物种类繁多、结构各异，化学致癌物直接或激活后进入细胞，与细胞 DNA 反应造成 DNA 损伤进而引起肿瘤相关基因结构和功能的各种改变，这是体细胞恶变的分子学基础。根据化学致癌物与人类肿瘤的关系强度将其可分为 1 类、2A 类、2B 类、3 类。按是否需要活化分为直接致癌物、间接致癌物和促癌物 3 种。

（1）按关系强度分类　1 类，对人具有致癌性，指经严格的肿瘤流行病学调查证实具有剂量 - 效应关系，另有调查资料验证或动物实验支持其致癌作用的化学物质，如煤焦油、乙醇、氮芥、石棉等（见表 2-1）。2A 类，对人很可能致癌，指动物致癌实验证据充分，对人类致癌性证据有限的化学物质，如丙烯酰胺、硝基联苯等。2B 类，对人可能致癌，指对人类致癌性证据有限、对动物致癌实验证据不充分，或对人类致癌性证据不足、对实验动物致癌性证据充分的化学物质，如钴、苏铁素。3 类，对人的致癌性尚无法分类，不属于以上任何类别的化学物质通常被放在这个类别中。

表 2-1　国际癌症研究机构（IARC）公布的 1 类致癌物（部分）

序号	英文名称	中文名称	时间（年）	类型
1	Acetaldehyde associated with consumption of alcoholic beverages	与酒精饮料摄入有关的乙醛	2012	1 类
2	Acheson process, occupational exposure associated with	与职业暴露有关的艾其逊法（用电弧炉制碳化矽）	2017	1 类
3	Acid mists, strong inorganic	强无机酸雾	2012	1 类
4	Aflatoxins	黄曲霉毒素	2012	1 类
5	Alcoholic beverages	含酒精饮料	2012	1 类
6	Aluminium production	铝生产	2012	1 类
7	4-Aminobiphenyl	4- 氨基联苯	2012	1 类
8	Areca nut	槟榔果	2012	1 类
9	Aristolochic acid	马兜铃酸	2012	1 类
10	Aristolochic acid, plants containing	含马兜铃酸的植物	2012	1 类
11	Arsenic and inorganic arsenic compounds	砷和无机砷化合物	2012	1 类
12	Asbestos（all forms, including actinolite, amosite, anthophyllite, chrysotile, crocidolite, tremolite）	石棉（各种形式，包括阳起石、铁石棉、直闪石、温石棉、青石棉、透闪石）	2012	1 类
13	Auramine production	金胺生产	2012	1 类
14	Azathioprine	硫唑嘌呤	2012	1 类
15	Benzene	苯	2018	1 类
16	Benzidine	联苯胺	2012	1 类
17	Benzidine, dyes metabolized to	染料代谢产生的联苯胺	2012	1 类
18	Benzo [a] pyrene	苯并 [a] 芘	2012	1 类
19	Beryllium and beryllium compounds	铍和铍化合物	2012	1 类
20	Betel quid with tobacco	含烟草的槟榔嚼块	2012	1 类

（2）按是否需要活化分类　直接致癌物是指进入机体后能与体内细胞直接作用，且不需要代谢活化就能诱导细胞癌变的化学致癌物。间接致癌物是指化学物质进入机体后需经代谢活化或生

物转化才具有致癌作用的致癌物。促癌物是指单独暴露无致癌作用，但能促进其他致癌物诱发细胞癌变。

（3）与日常生活相关的化学致癌物　①吸烟：烟草烟雾中至少含 69 种致癌物，与全球癌症总数的 21% 密切相关。吸烟者的肺癌风险升高 10 ～ 20 倍，吸烟是肺癌最强危险因素。吸烟除了与肺癌相关，还与很多实体肿瘤如口腔癌、食管癌、胃癌，甚至白血病相关。吸烟引发癌症的机制包括致癌物的直接作用、炎症反应、损伤人体免疫功能等。②饮酒：酒精中的乙醇是明确致癌物。饮酒与多种癌症风险增加相关，大量饮酒者风险更高。研究表明，大量饮酒者癌症风险明显升高，特别是上呼吸道、消化道，其中口咽癌患病风险为不饮酒人群的 5.13 倍，食管癌为4.95 倍，喉癌为 2.65 倍。③空气污染：包括柴油尾气和颗粒物污染等，其与肺癌风险增加有关，研究结果表明，颗粒物空气污染和肺癌发病率显著相关，多项研究也证实，暴露于内燃机废气可增加肺癌风险。④水污染：长期饮用含砷的饮用水会增加发生癌症的风险，如膀胱癌等。

2. 物理因素　人类对物理因素致癌的认识已有近百年，目前通过肿瘤流行病学调查和实验研究已经确定的物理致癌因素包括电离辐射、紫外线和某些矿物纤维等。

（1）电离辐射　电离辐射是指具有足以驱逐靶原子或靶分子中一个或多个轨道电子的能量辐射。电离辐射的暴露可来自天然或人为因素。天然的射线主要来自自然界的土壤、岩石及植物等。人源性辐射暴露是另一重要的辐射来源，绝大多数来自影像诊断、核医学和肿瘤放射治疗等医疗领域。电离辐射可分为电磁辐射和粒子辐射；电磁辐射属于电磁波，如 X 线和 γ 线，粒子辐射包括质子、中子、α 粒子和电子等。一个正常人每年可接收的辐射量在 3 ～ 4 毫希沃特（mSv）之间，过度接受电离辐射照射可诱发多种肿瘤，如皮肤、肺、乳腺、骨、甲状腺肿瘤及白血病等。

（2）紫外线　日光中的紫外线是诱发皮肤肿瘤的主要原因。紫外线由 UVA、UVB、UVC 三部分组成，其中波长 280 ～ 320nm 的 UVB 是皮肤肿瘤的主要致癌因素。紫外线主要使相邻两个嘧啶形成二聚体，阻碍 DNA 的复制和转录，从而引发癌症，如皮肤的基底细胞癌和鳞状细胞癌，而恶性黑色素瘤与紫外线的关系尚不十分明确。

（3）矿物纤维　石棉是主要的致癌矿物纤维。石棉与肺癌、恶性间皮瘤的病因学关系已确定，1986 年我国政府已将暴露于石棉而致的肺癌和恶性间皮瘤定为职业性肿瘤。石棉致癌的主要机制是石棉纤维中的铁离子产生的氧自由基导致 DNA 的损伤。

3. 生物因素　微生物感染是生物致癌的重要因素之一。据估计，全球 13% ～ 20% 的新发癌症由传染性病原体感染引起。人类常见的致癌微生物包括 EBV、HPV、HBV、幽门螺杆菌等，其与鼻咽癌、子宫颈癌、肝癌、胃癌的发病明确相关。

（1）病毒感染　早在 1911 年 Peyton Rous 发现一种在鸡体内引起癌症的病毒—劳氏肉瘤病毒，由此发现病毒可导致肿瘤。致瘤病毒根据所含核酸的类型可分为 RNA 病毒和 DNA 病毒。致瘤病毒一个重要的特征是病毒具有感染却不杀伤宿主细胞的能力。致瘤病毒可将遗传物质整合到宿主细胞，破坏细胞周期调控、增加细胞更新、抑制免疫功能等，从而引发癌症。人类常见的致瘤病毒包括与原发性肝癌相关的肝炎病毒 HBV、HCV；与 Burkitt 淋巴瘤、鼻咽癌、口咽癌和胃癌相关的 EBV；与宫颈癌、肛门癌、外阴癌和口咽癌相关的人乳头瘤病毒（HPV），其中感染 HPV 患者发生宫颈癌相对风险增加 20 ～ 100 倍。

（2）细菌　随着对幽门螺杆菌（HP）研究的深入，细菌致癌的机制逐渐得到揭示。幽门螺杆菌已被列为胃癌的"有充分证据的人类致癌物"。幽门螺杆菌致癌可能与 CagA、VacA、BabA2 基因有关。CagA（＋）的幽门螺杆菌菌株诱发胃体癌的能力显著高于 CagA（－）菌株，CagA 蛋白能通过多种途径促进细胞的恶性转化。

（3）寄生虫　少数寄生虫也可引起肿瘤，主要有肝吸虫和裂体吸虫，其中裂体吸虫中的埃及血吸虫和日本血吸虫与人类肿瘤关系最为密切。埃及血吸虫可诱发膀胱癌；日本血吸虫与结直肠癌发病相关；华支睾吸虫与肝细胞癌和胆管细胞癌相关。

（4）霉菌与霉菌毒素　霉菌致癌主要通过其产生的霉菌毒素引起。目前已知的霉菌毒素有200余种，其中相当一部分有致癌性，如黄曲霉毒素、杂色曲霉毒素、灰黄霉毒素等。霉菌毒素主要可诱发肝癌、肾癌、皮肤癌、淋巴瘤等。

（二）遗传因素

除环境因素外，个体的遗传易感性在肿瘤的发生发展中具有重要作用。某些肿瘤有家族聚集现象，包括癌家族和家族性癌。遗传性肿瘤遗传的是对肿瘤的易感性，但也可以终生不发生肿瘤。常见的遗传性肿瘤综合征及其对应的基因改变，见表2-2。

表2-2　常见的遗传性肿瘤综合征及其对应的基因改变

遗传性肿瘤综合征	原发肿瘤	伴发肿瘤	抑癌基因
家族性视网膜母细胞瘤	视网膜母细胞瘤	骨肉瘤	Rb
Li-Fraumeni 综合征	肉瘤、乳腺癌	白血病、脑肿瘤	TP53
Wilms 瘤	肾母细胞瘤	WAGR 综合征	WT1
神经纤维瘤病Ⅰ型	神经纤维瘤	恶性神经鞘瘤、脑肿瘤、急性粒细胞性白血病	NF1
神经纤维瘤病Ⅱ型	听神经瘤、脑膜瘤	胶质细胞瘤、室管膜瘤	NF2
遗传性非腺瘤病性结直肠癌	结直肠癌	子宫内膜癌、输尿管癌	错配修复基因
家族性乳腺癌 1	乳腺癌	卵巢癌	BRCA1
家族性乳腺癌 2	乳腺癌	胰腺癌	BRCA2
家族性恶性黑色素瘤	黑色素瘤	胰腺癌	P16
多发性内分泌肿瘤Ⅱ型	甲状腺癌	嗜铬细胞瘤、甲状旁腺腺瘤	RET

相关研究表明肿瘤患者的一级亲属发生肿瘤的风险增加。就遗传易感因素而言，目前认为至少有三种机制导致个体对肿瘤易感：①通过遗传获得突变基因，这种突变基因是癌变通路的关键基因，如癌基因和抑癌基因。②通过遗传获得的突变基因使携带者对环境因素敏感性增高，如DNA 修复基因。③通过遗传获得的突变基因有利于癌变克隆的选择和生长，如生长因子基因。人类特定的遗传学改变会驱动正常组织向肿瘤转化。在人类染色体上存在癌基因、抑癌基因及DNA 修复基因，自20 世纪70 年代第一个癌基因 SRC 基因和第一个抑癌基因 Rb 基因先后被鉴定以来，已有数百个癌基因和抑癌基因得到克隆和鉴定。

1. 癌基因　癌基因是指其表达产物可以引起正常细胞转化，引起癌症的一类基因。细胞癌基因在正常情况下是以非激活状态存在，故又称原癌基因。细胞癌基因普遍存在于各种细胞中，在生物进化上呈高度保守，其表达的蛋白质具有多种生物学功能。癌基因的突变会导致基因组成性激活，从而引起细胞增殖失控。常见癌基因包括 RAS、SRC、MYC 等。

2. 抑癌基因　抑癌基因是指一组其编码的蛋白能抑制细胞增殖或促进其凋亡的基因，又被称为"肿瘤抑制基因"。正常情况下对细胞周期有抑制作用。一旦这些基因缺失或功能降低，细胞生长将不受约束。目前已发现多个抑癌基因，如 APC 基因、TP53 基因等。抑癌基因与癌基因不同，抑癌基因的作用往往都是隐形的，抑癌基因通过突变、杂合性缺失和启动子甲基化等方式失活。Rb 和 TP53 是研究相对透彻的两个抑癌基因，其中 Rb 编码蛋白主要影响细胞周期，TP53 编码蛋白影响细胞周期和细胞凋亡。

3.DNA 修复基因　错配修复基因负责纠正 DNA 复制过程中较为普遍的核苷酸碱基错配和小的插入或缺失，对保护整个基因组的稳定性和完整性至关重要，包括 hMLH1，hMSH2，hMSH6，hPMS2，hMLH3 等。DNA 修复基因表达异常或突变，可造成染色体基因组不稳定，甚至发生癌变。

（三）精神及免疫因素

肿瘤的发生亦与精神及免疫因素有关。人体的内分泌系统可随精神情绪变化而波动，若精神和情绪刺激长期存在，超过机体本身调节适应的范围时，就会使内分泌系统紊乱，促使肿瘤的发生。除内分泌系统外，免疫系统也受精神因素影响，机体反复或长时间地处于应激状态，可使肾上腺皮质功能亢进，引起胸腺和淋巴组织萎缩，免疫功能下降，对异常细胞不能进行有效监控和及时清除，进入癌启动阶段的异常细胞就可能逃避监视，从而导致肿瘤的发生。

（四）代谢因素

代谢异常也是诱发肿瘤的危险因素之一，如肥胖可增加多种癌症的发病风险。2014 年美国数据提示 40% 的癌症由超重和肥胖引起，肥胖与至少 13 种癌症的风险增加有关，包括子宫内膜癌、胃癌、结直肠癌等。肥胖引起癌症的机制包括性激素代谢变化、胰岛素和胰岛素样生长因子水平改变和脂肪因子通路改变等。糖尿病也是诱发肿瘤的常见危险因素，一项 10 年的调查显示空腹血糖高与胰腺癌、食管癌、肝癌、结直肠癌等密切相关。糖尿病诱发恶性肿瘤的机制可能与胰岛素抵抗、无氧糖酵解加强、血管内皮生长因子升高、免疫功能低下等相关。

二、肿瘤发病机制

肿瘤的发病机制是多方面的，不仅包括基因突变，还包括细胞生长调节机制失控、细胞周期调控失常、细胞凋亡异常、细胞能量代谢异常、细胞侵袭和转移的能力、血管生成异常、免疫逃逸等。

1.基因突变　正常细胞的恶变是一个多步骤过程，也是基因组动态改变的结果，其中包括癌基因显性功能的获得和抑癌基因隐性功能的丧失等。原癌基因转化为癌基因的过程称为激活，激活后的癌基因具有恶性转化细胞的能力，使细胞生长、分化失控，增加了癌症的风险。抑癌基因只有当其基因座上的两个等位基因都发生缺失或失活时才会影响细胞的生长和分化，最终导致癌变。

2.细胞生长调节机制失控　肿瘤细胞增殖与正常细胞增殖最主要的区别在于肿瘤细胞增殖不受机体的调控，具有自给自足的能力，它通过与细胞表面受体结合的生长促进信号，来调节细胞周期的进展和细胞生长；这些信号还会影响其他细胞生物学特性，如细胞存活和能量代谢。例如，表皮生长因子受体（epidermal growth factor receptor，EGFR）在胃、脑和乳腺肿瘤中上调，表皮生长因子受体-2（human epidermal growth factor receptor-2，HER-2）在胃和乳腺癌中过度表达。

3.细胞周期调控失常　正常组织中有多种抗增殖信号发挥作用，以维持细胞静止和组织停滞，也可以通过诱导细胞不可逆地进入有丝分裂后的分化状态，使细胞永久放弃增殖潜能，而肿瘤细胞使用各种策略来逃避细胞增殖的负性调节机制。这些机制多数依赖抑癌基因的活性而发挥作用，如 APC 基因激活阻断了结肠隐窝中肠上皮细胞进入分化的有丝分裂后状态，从而诱发癌变。

4. 细胞凋亡异常　获得对凋亡的抵抗是大多数肿瘤的标志。肿瘤细胞群的数量扩张，不仅取决于细胞增殖率，还取决于细胞损耗率。肿瘤细胞可以通过多种策略获得对凋亡的抵抗力。50%以上的肿瘤细胞在凋亡机制上存在缺陷，凋亡异常导致本该死亡的细胞被保存下来，其中有些突变的细胞增殖失控，最终形成肿瘤。细胞凋亡信号识别、整合和执行的相关分子突变均可导致细胞凋亡的异常。TP53 蛋白可诱导多种促凋亡蛋白的表达（PUMA、NOXA、Bax 等）来启动凋亡，而 TP53 的功能失活使肿瘤细胞丧失了细胞周期阻滞和细胞凋亡的能力，也增加了肿瘤细胞对化疗药物和放射治疗的抵抗。

5. 细胞能量代谢异常　肿瘤的能量代谢重编程也是肿瘤发生发展的重要机制。肿瘤细胞无论氧气是否充足，仍主要以糖酵解方式进行葡萄糖分解，获得能量并产生大量的乳酸。肿瘤细胞这种能量代谢特点，被称之为 Warburg 效应。Warburg 效应使肿瘤细胞更易获得能量，用于肿瘤快速生长的需要，也可避免有氧氧化通路所产生的自由基，逃避细胞凋亡，使肿瘤细胞具有更强的增殖能力。

6. 细胞侵袭和转移的能力　侵袭指肿瘤细胞通过各种方式破坏周围正常组织结构，脱离原发肿瘤，异常地分布于周围组织。转移是指肿瘤细胞脱离原发部位，通过各种途径的转运，到达与原发部位不连续的组织继续增殖生长。转移是临床绝大多数肿瘤病人的致死原因。E- 钙黏蛋白为研究最多的细胞与环境相互作用分子，通过 E- 钙黏蛋白桥在相邻细胞之间的耦合导致抗生长和其他信号通路的活化。

7. 血管生成异常　血管系统提供的氧气和营养物质对细胞功能和生存至关重要。恶性肿瘤生长到一定程度，必须依赖新生血管为其提供物质以供其进一步增殖。肿瘤细胞和宿主的内皮细胞、上皮细胞等均可分泌释放具有血管生成能力的血管内皮生长因子（vascular endothelial growth factor, VEGF）、成纤维细胞生长因子（FGF1/2）、血小板衍生内皮细胞生长因子（PD-ECGF）等。肿瘤通过改变血管生成诱导剂和抑制剂的平衡来激活血管生成开关。与正常组织相比，许多肿瘤的 VEGF 和 / 或 FGF 表达增加。不同类型的肿瘤细胞使用不同的分子策略来激活血管生成开关。

8. 免疫逃逸　许多类型的肿瘤都具有逃避免疫监控的能力。肿瘤的免疫逃逸机制涉及多个免疫应答环节，包括肿瘤细胞免疫原性的减弱或缺失、肿瘤细胞表面抗原的减少或消失，肿瘤抗原被覆盖或封闭、肿瘤抗原诱导免疫耐受、诱导免疫细胞凋亡等。肿瘤逃避免疫监控的能力使癌变的细胞无法被机体的免疫系统识别，成为优势细胞群，进而形成肿瘤。

扫一扫，查阅本章数字资源，含PPT、音视频、图片等

第一节　肿瘤的中医辨证

辨证论治是中医学的灵魂，是中医治疗肿瘤的主要原则之一。肿瘤的病因病机复杂，受先天禀赋、外因、内因及治疗手段等多种因素影响，患者的临床表现随病程进展更加错综纷繁。通过准确的辨证，可以从中医视角揭示关键病机、归纳诊治规律，进行预后评估。正确地辨证论治，是提高临床疗效的关键。

一、肿瘤中医辨证的基本原则

（一）整体察病

整体观是中医学的重要特点之一，肿瘤的发病是整体与局部关系失调的表现，整体虚损是内因，局部癌瘤为结果。《素问·生气通天论》中记载："阴平阳秘，精神乃治。"肿瘤的中医辨证应以人为本，把握好局部与整体、邪气与正气、病与证的辨证关系，形神兼顾，天人相应，整体察病，综合考虑社会、体质、心理等因素对辨证的影响。此外，除了传统意义的四诊合参外，将现代的影像检查、理化指标、分子病理诊断等微观指标纳入辨证系统，具体分析肿瘤的种类、病理类型、病型病期、病程长短等一系列情况，可以弥补传统辨证的不足，亦是整体察病在中医肿瘤临床辨证中的实践应用。

（二）辨证求本

《素问·阴阳应象大论》言："治病必求于本。"辨证求本，就是从整体出发，以四诊所得资料为依据，去粗取精，去伪存真，见微知著，抓住主要矛盾，找到疾病的本质。①在整体和局部的关系上，以人为本，局部为标，肿瘤发展的任何阶段都不可只见瘤不见人，不能孤立地、片面地去观察疾病和局部症状。②在正邪关系上，正气为本，邪气为标，正气的盛衰决定了肿瘤的发生、发展和变化，肿瘤的防治全程都要重视正气，未传先防，这样才能防止病情恶化，祛邪勿伤正，同时扶正以逐邪，攻补兼施。③在病因和症状关系上，病因为本，症状为标，必伏其所主，而先其所因。辨证时，综合病情轻重缓急，确定标与本的病机主次，才能正确指导临床准确立法处方。

（三）病证结合

"病"是对疾病全过程的特点与规律的概括，"证"是反映疾病阶段性的病机特征。《兰台轨范·序》记载："欲治病者，必先识病之名，能识病名，而后求其病之所由生……一病必有主方，一方必有主药。"临床中，将辨证与辨病有机地结合，有助于预判疾病的发展趋势，提升中医诊断准确性。肿瘤病情虽然错综复杂，但每种肿瘤都有其基本病机和传变规律，基本病机贯穿于疾病全程，各阶段的主要病机表现为不同的证候特点。因此，辨病与辨证的结合互补，既有整体观念的全局认识，体现共性治疗的用药特色，又有随证变化的阶段性认识，体现个体化治疗特点。此外，在肿瘤发展初期，症状多为隐匿，结合现代医学检测手段进行微观辨证或辨病治疗，可以为临床的无证可辨提供解答思路。

二、肿瘤中医辨证常用方法

四诊合参是中医精确辨证的重要前提，具体内容和方法可以参照《中医基础理论》和《中医诊断学》教材相关内容。然而，由于肿瘤疾病的特殊性，四诊提示的信息又较内科有所不同，根据中西医结合的观点，可以将临床表现、体格检查、实验室检查、影像学检查、病理学检查、分子病理学检测等病史资料和中医望、闻、问、切四诊结合在一起，用八纲辨证、气血辨证、脏腑辨证等方法，进行综合分析，既能明确诊断肿瘤的部位、病理类型、临床分期等情况，又能掌握肿瘤患者所反映出来的阴阳、表里、寒热、虚实的辨证类型及气血、脏腑功能失调的状况。

（一）八纲辨证

八纲，即阴阳、表里、寒热、虚实，是辨证的基本纲领，是从各种疾病具体证候的个性中抽象出来的带有普遍规律的共性，对于疾病的本质和治疗有指导意义。对于任何一种疾病，从病证类属来分，或阳或阴；从病位深浅来看，或表或里；从病性特点来说，或寒或热；从邪正关系来看，或实或虚。八纲之间，相互联系，密不可分。临床运用八纲辨证对肿瘤复杂病机和纷繁症状进行辨别归类，起到了秉要执本，纲举目张的作用。

1. 阴阳　《素问·阴阳应象大论》曰："善诊者，察色按脉，先别阴阳。"阴阳是八纲辨证的总纲，其余六纲均可分阴阳，如表、热、实三纲属阳；里、寒、虚三纲属阴。"审其阴阳，以别柔刚。"临床上抓住疾病的本质，方能有效指导辨证。

（1）辨阴证阳证　中医学认为毒邪"在脏在骨者多阴毒，在腑在肤者多阳毒"，阳毒"其来速者，其愈亦速"，而阴毒"其来不骤，其愈最难"。肿瘤初起漫肿，不红不痛，经久不消，消瘦神疲，往往是毒邪尚未形成，而全身正气开始逐渐衰败，最终不治。故肿瘤多属于阴毒，表现为精神萎靡，目光无神，面色晦暗，身冷畏寒，语声低微，动作迟缓，口不渴，尿清白，大便清，舌质淡，苔白滑，脉沉细无力等。

在肿瘤的发病过程中，也可见到阳证，如合并感染、疼痛、呕吐等情况，毒邪炽盛，郁而化热也会表现出阳证证候，如神志亢奋，发热口渴，声高气粗，面红目赤，便秘溲黄，甚则神昏谵语，舌质红，苔黄燥，脉弦滑，数而有力等。

（2）辨阴阳虚损　《素问·调经论》云："阳虚则外寒，阴虚则内热。"阳虚证临床上常表现为畏寒肢冷，四肢不温，口淡不渴，倦卧嗜睡，小便清长，大便溏薄，面色白，舌淡胖，苔白润，脉沉迟无力等症。肿瘤临床上常见的阳虚证型有脾阳虚证、肾阳虚证及脾肾阳虚证等。阴虚证临床上常表现为形体消瘦，口燥咽干，潮热颧红，五心烦热，小便短黄，大便干结，舌红苔少或无苔少津，脉细数等症。肿瘤临床上常见的阴虚证型有肺阴虚证、胃阴虚证、肾阴虚证、肺胃阴虚证和肝肾阴虚证等。

（3）辨预后　"以平为期"延长生存时间，是肿瘤患者的主要治疗目标。人体阴阳的盛衰平衡状态，对于肿瘤的预后发展趋势有直接的影响，若救治不及时，病情进展，在肿瘤晚期常有亡阴、亡阳证表现，如肿瘤恶病质，患者虚烦躁动，大肉尽脱，尿少面赤，口舌干红，光剥苔为阴液极度虚衰之候；而肿瘤患者伴有大量失血，或严重吐下之后，症见面色苍白，四肢逆冷，精神萎靡，畏寒蜷卧，脉微欲绝，大汗淋漓，此谓阳气衰败欲脱之象。以上均为危象，预后较差。

2. 表里　表即肌肤体表，里指体内脏腑，是辨别病邪部位和病情深浅的方法。肿瘤病因复杂，病机自内而发，伤及脏腑，故一般属里证，治疗难度大。肿瘤发病特点是全身属虚，局部属实，因虚致实，由实致虚。恶性肿瘤病程迁延，病机时有虚实夹杂，如感受六淫邪气，亦可出现发热、恶寒等表证，临床要辨明主次，抓住主要矛盾。

3. 寒热　寒热是辨别疾病性质的纲领，是机体阴阳偏盛或偏衰的表现。《素问·调经论》记载："阳盛则外热，阴盛则内寒。""阳虚则外寒，阴虚则内热。"阴盛或阳虚的表现为寒证，阳盛或阴虚的表现为热证。肿瘤患者之寒证多为虚寒，为久病耗伤阳气，或素体阳虚，或年老肾虚所致，证见畏寒怕冷，手足不温，面色苍白，口淡不渴，小便清长，大便溏薄，舌淡苔白，脉沉迟无力。肿瘤患者之热证可有虚实之分。偏实热证者，常由邪毒内蕴、湿热内阻、郁久化热所引起，证见发热，面赤烦躁，渴喜冷饮，便秘溲黄，舌质红，苔黄，脉数。偏虚热证者，多因久病重病，气阴耗伤，津亏液少，虚火内生。晚期患者病情十分复杂，常常寒热错杂，虚实相兼，须要结合病程长短、体质及年龄状况详为辨别。

4. 虚实　虚实是辨别正邪盛衰的纲领，《素问·通评虚实论》曰："邪气盛则实，精气夺则虚。"虚常指正气而言，实常指邪气存在。从整体观来看，恶性肿瘤的本质是全身属虚，局部属实，正虚邪实贯穿始终。虚证有气虚、血虚、阴虚、阳虚等不同虚候，实证有气滞、血瘀、痰凝、毒聚等不同邪实。由于癌症病情复杂、变化迅速，在不同时期邪正的消长往往不断变化，虚实病机往往在同一时期杂合致病。因此，正确处理扶正与祛邪、整体与局部之间的关系，在肿瘤治疗中是非常重要的环节。

（二）气血辨证

《素问·调经论》："人之所有者，血与气耳。血气不和，百病乃变化而生。"气血失和是肿瘤发病的重要原因之一，有形积块的形成也会加重气血失和状态，导致多种继发病理产物，影响疾病发展。因此，关注气血的盈亏、各自功能状态的异常，以及气血之间互滋互用的关系，对于肿瘤的辨治有重要的意义。

1. 气病　常有气虚、气滞、气逆、气陷、气闭、气脱等。

（1）气虚　于肿瘤初起即存在，人体正气不足，卫外功能减退，外邪得以侵犯人体，正虚邪恋，久驻体内而逐步演变成积聚之病。肿瘤初期患者气虚状态可能尚不明显，随着病情的发展和西医手术、放化疗等治疗干预，气虚进一步加重，出现少气懒言、呼吸气短、食少腹胀、便溏等症状。肿瘤临床以肺、脾、肾三脏之气虚多见。

（2）气滞（郁）　是肿瘤过程中最常见的病证之一，情志不舒、气机郁结，或邪毒阻滞、腑气不通、经络不畅，可见局部胀闷或隐痛、嗳气、喜叹息的症状。肿瘤临床以肝郁气滞、脾胃气滞、肺气壅滞多见。

（3）气逆　是由于邪气阻滞，影响气机升降，使得气逆而上，出现一系列症状，肿瘤临床多见胃气上逆导致恶心呕吐，肝气上逆导致目眩头晕等。

（4）气陷、气闭和气脱 多见于肿瘤晚期或伴有严重并发症，如脑转移、消化道出血、剧烈腹泻等。正气衰惫，升举无力则见二便不禁，内脏下垂；阳气闭阻，则气闭神昏，情志异常，四肢厥逆，二便不通，饮食不下。病情严重者可见阳衰气脱的危象。

2.血病 常有血虚、血瘀、血寒、血热、血脱等。

（1）血虚 是由于肿瘤久病，脾胃气血生化乏源，或各种出血等原因导致，可见面色萎黄、心悸失眠、头晕眼花、爪甲毛发失养等，肿瘤临床常见肝血亏虚、心血不足。

（2）血瘀 在肿瘤各个阶段均可见到，积病总属血分，以有形而不移、局部积块、刺痛为特点，伴见肌肤甲错、舌质紫黯、舌下脉络曲张、脉细涩或结代等。

（3）血寒 是指寒邪直中血分，血脉运行瘀滞，出现疼痛，遇寒加重，得温则减，临床以妇科肿瘤或肠道肿瘤多见。

（4）血热 多由瘀血郁久化热，或热毒炽盛，迫血妄行，常可引起各种出血症状，如胃癌呕血、便血，肺癌咯血，鼻咽癌衄血等。

（5）血脱 多见于肺癌大咯血、消化道肿瘤出血等情况，肿瘤患者大量出血，可见面色苍白、肢冷汗出、晕厥等血脱危象。

3.气血同病 肿瘤患者病机复杂，具体辨证需综合考量气血之间的相互关系，灵活应用。如气虚行血无力而为血瘀，气虚生血无源而为血虚，气虚摄血无权而表现为出血，血虚气失濡养而为气虚等。

（三）脏腑辨证

脏腑辨证是以脏腑为纲，对肿瘤进行辨证的模式，是中医肿瘤辨证最重要的方法之一。中医其他辨证方法如八纲辨证、六经辨证、三焦辨证等，都要与脏腑辨证相结合，基于具体脏腑的生理功能和病变特点、脏腑之间的协调关系，将四诊信息和有关病情资料进行综合分析，判断疾病的部位、性质、病因、病机等。肿瘤归属于内伤疾病，故此处不考虑肿瘤合并外感的脏腑辨证。常见肿瘤的脏腑辨证分类见表3-1。

表 3-1 常见肿瘤的脏腑辨证分类

原发部位	虚证病机	实证病机	主要关联脏腑
肺系 （肺癌、喉癌）	肺气虚证 肺阴虚证 气阴两虚	痰湿蕴肺 瘀毒阻肺 阴虚内热	脾、肾
脾系 （胃癌、结直肠癌）	脾胃气虚 脾阳亏虚	脾虚气滞 脾虚痰湿 胃气上逆	肝、肾
肾系 （肾癌、输尿管癌、膀胱癌）	肾气虚 肾阴虚 肾阳虚 阴阳两虚	湿热下注 瘀毒蕴结 阴虚火旺	肝、脾
肝系 （肝癌、胆囊癌、胰腺癌）	肝阴不足 肝血亏虚	肝郁气滞 肝胆湿热 肝血瘀滞	脾、胃、胆、肾
生殖系统 （子宫内膜癌、卵巢癌、前列腺癌）	肝肾阴虚 脾肾阳虚	气滞、湿热 寒湿、瘀毒	肾、肝、脾

三、肿瘤的中医辨证思维

中医辨证思维是通过四诊，从症收集资料，对疾病当前的病因、病位、病性、病势等本质作出判断，并概括为具体证型的诊断思维过程，准确地辨证是论治的前提。

1. 以主症为中心 主症反映病机的本质，对病情发展起着关键性的作用。肿瘤病证尽管纷繁复杂，但从核心病机的角度分析，其证候总不离乎标与本。通过辨析病证之标本，抓住主症，才能掌握当下最主要的矛盾。例如，肺癌症见干咳少痰，低热盗汗，恶心呕吐，乏力，便溏，夜寐欠安。患者既有干咳少痰、低热盗汗等肺阴不足，阴虚内热之证候，又见呕吐、便溏等脾虚胃逆之表现。从病机分析，抓住干咳少痰主症，结合次症，辨证应为气阴不足为主，治拟益气养阴润肺，余症则皆归为兼证，可视具体情况适当佐以健脾和胃，理气降逆，养心安神等法。因此，以主症为中心，则辨证思维清晰，治疗主次分明，更容易取得预期疗效。

2. 以常见辨证分型为基础 "知常达变"是中医辨证思维的基本特征之一，以常规的辨证思维为基础，以非规律性的变法思维为调整和补充，尽可能全面认识疾病。临床辨证时应首先考虑由于脏腑生理功能失调出现的常见症状和代表证型，这种方法可以简化初步辨证的复杂性。但是，由于肿瘤病证的复杂性，中晚期患者常常出现虚实寒热错杂的疑难、急危重证候，在常见辨证的基础上，应考虑特殊辨证的情况，如上热下寒、上盛下虚、寒热错杂等复合证候。对恶性肿瘤终末期患者，尤应考虑真寒假热、真热假寒、亡阴亡阳等危重证候。

3. 辨证的动态修正和补充 中医学的标本辨析是一个相对的概念，证候也并非一成不变，通常在体质、气候、饮食、情志、治疗方式等因素的影响下，标本主次和主证均可发生转化，表现出由简单到复杂的过程，辨证过程需要进行不断修正和补充。如肺癌患者气阴两虚为常见证候，若行化疗，出现恶心呕吐、乏力纳呆，系药邪损伤脾阳，脾胃气虚，胃气上逆为主证，治法也要相应调整，若仍一味固守原法，疗效也必有偏差。临床诸多因素皆能导致主证转化，需仔细观察，厘清主次，一旦主证发生转化，则"证变治亦变"，需及时采取相应的治疗措施。辨证是一个从表到里、从现象到本质、从感性到理性的认识过程，需不断修正和补充完善。

第二节 肿瘤的西医诊断

肿瘤的诊断以病史和查体为最基本、最重要的诊断手段，通过全面、系统地询问病史，详尽细致地查体，必要的辅助检查及其他特殊检查，然后进行综合分析。在不影响肿瘤的发展和对病人不造成危害的前提下，尽量获得病理诊断，从而对肿瘤的部位（定位）、病理组织学类型（定性）及生长播散状况（定期）进行综合评估。

一、肿瘤的初步临床诊断

（一）定义

初步临床诊断是根据临床病史和体格检查所获得的临床症状和体征等资料，结合肿瘤基础知识和临床实践经验，在排除其他非肿瘤疾病后所做出的诊断，是肿瘤综合诊断的基础。

（二）诊断方法

1. 病史采集 包括肿瘤相关的全身症状、局部症状、伴随综合征、家族史、生活习惯、婚育史、职业环境因素及诊疗经过等。

2. 体格检查　包括全身系统检查和局部重点检查，局部检查主要是对体表肿块的部位、大小、形状、表面光滑度、边界、硬度、活动度、压痛、搏动度、皮温等特征进行检查，以及对浅表淋巴结的部位、大小、质地、活动度、与肿瘤关系等进行判别。

二、肿瘤的影像学诊断

（一）X 线诊断

1. X 线检查方法的选择　X 线检查对乳腺、胸部、胃肠道及骨骼系统等部位肿瘤应用价值较大，主要包括 X 线摄片、造影检查等。随着计算机体层成像（computed tomography，CT）、磁共振成像（magnetic resonance imaging，MRI）等检查普及，X 线检查的应用受到一定影响，更多用于体检筛查、基层单位及特定人群的检查。

2. X 线在常见恶性肿瘤中的应用

（1）肺癌及纵隔肿瘤　凡疑似肺和纵隔肿瘤（包括转移瘤）时，可考虑行常规 X 线检查，必要时行侧位、斜位及体层摄影。

（2）胃肠道肿瘤　食管、贲门、胃肿瘤行钡餐造影，结肠肿瘤可考虑行钡灌肠或气钡双重对比造影，可从整体上显示病变部位、大小及范围，再根据情况考虑是否行内窥镜检查。

（3）骨原发性肿瘤　发现和确定骨肿瘤的存在，鉴别良、恶性骨质病变，以及确定肿瘤侵犯范围，选择活检部位，确定治疗方案等，均应首先行病变部位常规 X 线检查。

（4）骨转移癌　常规骨 X 线检查是发现骨转移灶最为简单经济有效的方法。

（5）乳腺癌　X 线检查诊断乳腺肿瘤的准确率高，乳腺 X 线钼靶摄影是目前用于乳腺癌早期筛查的常用且可靠手段，可以与乳腺超声检查形成互补，有效提高早诊早治率。

（二）CT 诊断

1. 常用 CT 检查方法

（1）普通 CT 平扫　CT 检查多采用横断面扫描，能将扫描部位的断面解剖结构图像显示出来，对密度改变的病变敏感；还可通过图像重建，从任意方位显示组织或器官，更全面地显示病变与临近器官关系。扫描时患者多采用仰卧位，屏气检查可以减少胸腹部的呼吸运动伪影。

（2）增强 CT 扫描　是指静脉内使用造影剂后进行的 CT 扫描。

1）普通增强 CT 扫描：通过静脉内注射对比剂，可显示平扫不能显示的等密度结构及肿瘤病变，增加肿瘤与临近肌肉、淋巴组织及血管等组织的对比度，进而明确肿瘤大小、范围与邻近组织的关系等。

2）动态增强扫描：是在注射对比剂后短时间内进行某一区域或某一层面的反复扫描，能提高病灶的检出率，有助于检出平扫和普通增强不能发现或难以定性的病灶，同时可根据病灶的动态增强特征和时间密度曲线进行病灶的鉴别诊断，如对肝血管瘤与肝癌的鉴别。

3）延迟扫描：一般是指静脉一次注射大剂量的对比剂后，延迟一定时间后重复进行扫描，它是对其他扫描的补充，能够获得更加全面的影像学信息。

（3）CT 血管造影扫描　是经静脉注射造影剂强化靶血管，通过螺旋 CT 容积扫描结合计算机三维重建多角度、多方位观察，显示血管的技术。CT 血管造影扫描是 CT 扫描与血管造影两种技术相结合的检查方法，如 CT 血管造影（CT angiography，CTA）、经动脉门静脉造影 CT

（CT arterial portography，CTAP）及肺动脉 CT 血管造影（CT pulmonary angiography，CTPA）等。CTA 和 CTAP 常用于肝脏占位性病变的诊断，目前认为是直径小于 1cm 小肝癌的最敏感诊断方法；CTPA 主要用于肺动脉栓塞等肺血管疾病的检查。

2. CT 的临床应用 CT 的临床应用主要包括以下几个方面：①占位性病变的诊断与鉴别诊断。②肿瘤的临床分期。③指导临床进行手术方案设计。④肿瘤治疗后的疗效评价与随访。⑤介入性 CT 穿刺活检和消融治疗。

（三）核磁共振诊断

核磁共振诊断又称磁共振检查（MRI），是利用原子核在磁场中共振产生信号、重建成像的一种技术。

MRI 检查临床应用：可用于病灶的定位、定性诊断及功能成像，具有良好的软组织分辨率、多参数、任意方向成像等优点。其多方向的显示对临床手术、肿瘤放疗的定位、肿瘤放疗后评估具有重要的作用，并可通过不同的扫描序列及不同的参数显示病变和瘤周水肿，准确地判断肿瘤范围，对软组织肿瘤、头颈部肿瘤、骨肿瘤的临床分期较 CT 更加准确。

（四）超声诊断

1.B 型超声 B 型超声是采用灰度调制、光点显示人体二维切面图像的超声诊断法，其通过回声的有无和强弱来反映人体内器官和组织的信息。不同组织在声像图上表现为无回声、低回声、等回声、高回声、强回声、混合回声几种类型，可对正常脏器、肿瘤组织、结石、钙化、含液体结构、脂肪变性等进行区分。

2. 彩超 彩超可显示肿瘤内部及周围的血管分布，通过瘤内血流特征进行良恶性鉴别诊断，观察抗肿瘤治疗的疗效等。

3. 超声造影 超声造影（contrast-enhanced ultrasound，CEUS）也称声学造影，经静脉注射超声造影剂，在探头扫查区域可获得高于普通超声波一千倍的谐波信号，能大大提高灰阶信号的显示程度，可以观察正常组织和病变组织的血流灌注情况、肿瘤血管分布和灌注特点，用于良恶性肿瘤鉴别及疗效评价。

（五）正电子发射断层成像诊断

正电子发射断层成像（positron emission tomography，PET）利用 ^{11}C、^{13}N、^{15}O、^{18}F、^{68}Ga 等正电子核素标记的显像药或示踪剂，注射到人体中，经代谢后定位于靶器官，由计算机处理获得正电子核素在人体三维断层分布图，显示病变的位置、形态、大小、代谢和功能信息，从而对疾病进行诊断。

PET-CT 诊断临床应用：PET-CT 整合了 PET 功能代谢与 CT 解剖学信息的优势，可以在一次检查中获得肿瘤原发灶和全身转移灶的信息，还可用于评估疗效、预后，以及放疗生物靶区的定位等。

（六）单光子发射计算机断层成像诊断

单光子发射计算机断层成像（single photonemission computed tomography，SPECT）通过把示踪核素（如 ^{99m}Tc、^{131}I、^{201}Tl 等单光子显像药）注射入体内，由探测器将示踪核素在机体内的吸收代谢在器官或组织中的分布测出，经计算机处理并重建图像。

SPECT 的临床意义：可用于了解心、肾、肺、肝、胆囊、甲状腺等主要脏器功能，亦可用于肿瘤诊断及疗效评估。

1. 脏器功能监测 包括腮腺功能测定、肾功能测定、心功能测定、肺通气和血流灌注功能评估等。

2. 肿瘤诊断和疗效评估 主要应用有骨显像、肾上腺髓质组织肿瘤、甲状腺及甲状旁腺肿瘤、前哨淋巴结显像、受体显像、放射免疫显像等方面。

三、肿瘤的内镜诊断

内镜是用于直接观察、诊断和治疗人体体腔或管腔内病变的重要手段，可同时采集体液、组织标本进行生化、细胞学及病理学检查，显著提高疾病的诊断水平，常用内镜见表 3-2。

表 3-2　常用内镜

系统	名称
消化系统	食管镜、胃镜、十二指肠镜、胆管镜、子母型胰胆管镜、小肠镜、结肠镜
呼吸系统	鼻窦镜、喉镜、支气管镜、胸腔镜、纵隔镜
生殖泌尿系统	宫腔镜、阴道镜、输尿管镜、膀胱镜
其他	关节镜、脑室镜、电子（纤维）乳腺导管镜、血管镜

内镜下微创治疗，可避免非必要性手术，亦可进行姑息治疗，缓解患者痛苦，提高生活质量。胃肠肿瘤的早期恶变可以通过内镜进行治疗，如内镜下黏膜剥离术（endoscopic submucosal dissection，ESD）、内镜下黏膜切除术（endoscopic mucosal resection，EMR）等。

四、肿瘤标志物检测

肿瘤标志物在辅助诊断肿瘤、判断治疗效果、监测肿瘤复发转移等方面有较大实用价值。理想的肿瘤标志物应具有以下特点：①特异性强、敏感性高。②血清中水平与肿瘤负荷、临床分期关联性强。③可反映肿瘤的动态变化，监测治疗效果、复发和转移。④测定方法精密度和准确性高，操作方便。

（一）肿瘤标志物的分类

1. 蛋白质类

（1）甲胎蛋白（alpha-fetal protein，AFP） 原发性肝癌最灵敏、最特异的肿瘤标志物，可用于原发性肝癌的诊断和鉴别诊断。

（2）癌胚抗原（cancer embryonic antigen，CEA） 属于非器官特异性肿瘤相关抗原。血清 CEA 显著升高见于结直肠癌、胃癌和肺癌。

（3）前列腺特异性抗原（prostate specific antigen，PSA） 几乎全部由前列腺分泌，对诊断前列腺癌意义重大，也可用于高危人群前列腺癌的筛查和早期诊断。

（4）细胞角蛋白 19 片段（cytokeratin 19 fragment antigen21-1，CYFRA 21-1） 非小细胞肺癌最有价值的血清肿瘤标志物，尤其对鳞癌患者早期诊断、疗效观察、预后监测有重要意义。

2. 糖类抗原

（1）糖类抗原 125（carbohydrate antigen 125，CA125） 卵巢癌和子宫内膜癌的首选标志物，

尤其对卵巢上皮腺癌有重要诊断价值，特异性高。血清 CA125 在其他妇科恶性肿瘤、胃肠道恶性肿瘤、肺癌、乳腺癌患者中也可升高。

（2）糖类抗原 199（carbohydrate antigen 199，CA199） 胰腺癌、胃癌、结直肠癌、胆囊癌的相关标志物。胰腺癌根治性手术后，血清 CA199 水平迅速降至正常范围，如术后血清 CA199 降低后再升高，往往提示肿瘤复发或远处转移。另外，CA199 还能用来鉴别胰腺癌和胰腺炎。

（3）糖类抗原 724（carbohydrate antigen 724，CA724） 目前诊断胃癌的常用肿瘤标志物之一，对胃癌具有较高的敏感性及特异性，其与 CA199 及 CEA 联合检测可以监测 70% 以上的胃癌。其在卵巢癌、结肠癌、胰腺癌和非小细胞肺癌中也可增高。

（4）鳞状上皮癌细胞抗原（squamous cell carcinoma antigen，SCCA） 特异性较强，多用于诊断鳞癌，对子宫颈癌有较高的诊断价值，可用于监测宫颈癌复发、转移及评估治疗效果。在非小细胞肺癌、头颈部癌、食管癌、鼻咽癌等病人中亦可增高。

3. 酶类

（1）神经元特异性烯醇化酶（neuron specific enolase，NSE） 一种糖酵解酶，存在于神经组织、神经内分泌系统等，在神经内分泌器官相关性肿瘤中升高。NSE 被认为是小细胞肺癌等神经内分泌肿瘤的首选标志物。

（2）乳酸脱氢酶（lactate dehydrogenase，LDH）及其同工酶 糖酵解的主要酶，作为肿瘤标志物敏感性高，但特异性较差，血清中水平与实体瘤负荷相关。

4. 激素类

（1）绒毛膜促性腺激素（human chorionic gonadotropin，HCG） 是胎盘滋养层细胞分泌的糖蛋白类激素，在葡萄胎、绒毛膜癌病人尿中的含量可急剧增高。

（2）胃泌素前体释放肽（pro-gastrin releasing peptide，ProGRP） 存在于胃肠道细胞、支气管肺泡细胞和神经元中。小细胞肺癌的特异性标志物之一，具有特异性高、可靠性强等特点。

（3）降钙素（calcitonin，CT） 是甲状腺髓样癌较特异和敏感的肿瘤标志物，且其表达水平与分化程度、侵袭情况相关。此外，肺癌、肝癌、乳腺癌、胃肠道癌等也可见 CT 升高。

5. 病毒相关类

（1）EB 病毒抗体 EB 病毒是一种人疱疹病毒，目前临床上常用的 EB 病毒抗体有抗 EB 病毒 IgM 抗体、抗 EB 病毒 IgA 抗体等，对诊断鼻咽癌具有较高特异性。

（2）人乳头状瘤病毒（human papilloma virus，HPV）-DNA HPV 目前已检出 100 余种，高危型 HPV16、HPV18 等感染具有潜在的致癌性，与宫颈癌发生关系密切。

（二）肿瘤标志物的临床意义

肿瘤标志物可用于：①肿瘤早筛检查。②肿瘤诊断与鉴别诊断。③肿瘤疗效与预后判断。④肿瘤生物特点和疾病阶段判定。⑤手术、化疗、放疗及其他治疗后随访。⑥协助判断不明来源转移肿瘤的原发部位。

肿瘤标志物不是肿瘤诊断的唯一依据，临床上需结合临床症状、影像学检查等综合考虑。肿瘤确诊仍要有病理学的诊断依据。某些肿瘤标志物在生理情况下或某些良性疾病时也可异常升高，需注意鉴别。

五、肿瘤病理学及分子生物学诊断

病理学在肿瘤诊断中起决定性作用。近些年，随着肿瘤分子生物学研究的不断深入，发现某些特定基因与肿瘤发生及治疗敏感性密切相关，因此肿瘤分子诊断在肿瘤的基础研究及临床应用中占据日益重要的地位。

（一）肿瘤细胞病理学诊断

1.肿瘤细胞病理学的意义　肿瘤细胞病理学包括脱落细胞学和穿刺细胞学检查，其取材方便、操作简单、创伤小、制片和检查过程时间短，易于推广和重复检查。因取材量少及可能存在的细胞变形，阴性结果并不能否定肿瘤的存在。

2.肿瘤细胞病理学的应用

（1）肿瘤高危人群的筛查　细胞学检查适用于宫颈癌和食管癌的普查，高危人群的定期检查有助于早诊断、早治疗。

（2）肿瘤的定性诊断　肿瘤的细胞学诊断可确定肿瘤的组织学类型，其对宫颈癌、食管癌和淋巴结转移癌诊断的准确率高达90%以上，对乳腺癌、肺癌、肝癌和淋巴瘤的诊断的准确率高达80%～90%。

（二）肿瘤组织病理学诊断

肿瘤组织学是最具价值的肿瘤诊断方法，也是临床医生确定诊疗方案的重要依据。①肉眼描述：包括大小、送检淋巴结数目等。②常规微观观察：组织切片最常用的染色方法是苏木素－伊红（hematoxylin and eosin，HE）染色，用于判断组织的类型、病理分级、浸润深度、切缘有无肿瘤浸润、脉管神经及淋巴结累及情况等。③其他：若需要进一步研究时，可采用特殊染色（如PAS染色）、免疫组化和其他观察技术。

1.肿瘤组织病理标本获取方法　肿瘤组织病理标本获取方法包括同轴穿刺针活检、咬取活检、切开活检、切除活检，临床依据患者疾病情况选取适宜活检方式。

2.肿瘤组织病理学切片的分类

（1）常规石蜡切片　是病理学中最常用的制片方法，其优点为取材范围广、可永久保存、制片较为稳定、组织结构清晰等。

（2）冰冻切片　采用恒冷切片机制作切片，主要用于术中病理会诊，优点为出片速度快，但存在误诊和延迟诊断的可能。

（三）肿瘤病理诊断的特殊技术

1.免疫组织化学　该方法特异性强，灵敏度高，依据抗原抗体特异性结合原理，通过化学反应使标记抗体的显色剂显色来确定组织或细胞内抗原，对其进行定位、定性及相对定量的研究。

2.流式细胞术　是一种利用流式细胞仪进行细胞定量分析和细胞分类研究的技术，为肿瘤的诊断、疗效评价和预后提供了重要的参考指标。

3.透射电子显微镜　不同组织起源或分化的肿瘤具有各自超微结构特征，透射电子显微镜常用于光镜下难以明确诊断的情况。

（四）肿瘤分子生物学检测

肿瘤分子检测是采用分子生物学原理，从分子或基因水平研究疾病的发生发展及病理变化规律的技术，是传统组织病理学的有益补充和发展。常用的检测标本多为体液、分泌物、病灶组织等。

1. 常用检验技术

（1）荧光原位杂交（fluorescence in situ hybridization，FISH）　应用核酸原位杂交技术，将荧光素直接或间接标记的核酸探针与待测样本中的核酸序列按照碱基互补配对的原则进行杂交，经荧光显微镜下观察，对 DNA 进行定性、定量或相对定位分析。如检测 HER-2/neu 基因的扩增表达水平，有利于乳腺癌临床诊断及疗效监测。

（2）实时荧光定量 PCR（real-time quantitative PCR，qPCR）　应用原位聚合酶链反应技术，在 DNA 扩增反应中，以荧光化学物质测每次聚合酶链式反应（PCR）循环后产物总量的方法。通过内参或外参法对待测样品中的特定 DNA 序列进行定量分析的方法。可用于检测肿瘤突变，操作简便，但只能对已知序列进行检测。

（3）DNA 测序（DNA sequencing）　DNA 测序能检出 DNA 序列中是否发生点突变、缺失及重复。高通量第二代测序技术（next generation sequencing，NGS）目前临床应用广泛，通过 NGS 检测肿瘤基因组信息，为相应靶向治疗提供依据。与 qPCR 相比，NGS 操作相对复杂，但可以检测未知序列。

2. 肿瘤分子生物学的应用

（1）肿瘤的易感基因检测　通过测序、基因分型等技术检测肿瘤致病基因或易感基因，评估受检者罹患肿瘤的风险，用于肿瘤的早发现、早诊断、早治疗，如 BRAC 1/2、Rb1 等。

（2）肿瘤的鉴别诊断　可以对临床上的良、恶性疾病进行鉴别诊断，如 Bcr 区基因重排检测，对诊断恶性血液系统疾病尤其是慢性粒细胞性白血病具有高度的敏感性，对良、恶性血液系统疾病有一定鉴别意义。

（3）组织起源评估　对于复发性肿瘤和转移性肿瘤的来源判定较为准确。

（4）肿瘤的预后评估和监测　肿瘤预后常常与肿瘤基因突变、扩增及过度表达密切相关，如 HER-2 过度表达的乳腺癌患者预后差。

（5）为肿瘤个体化治疗提供依据　肿瘤发生、发展的不同时期可涉及不同的基因变化，某些变化与临床治疗的敏感性相关，因此可指导个体化治疗，如乳腺癌 HER-2 基因扩增患者可采用曲妥珠单抗治疗。

六、肿瘤的综合诊断

肿瘤综合诊断是临床医生在临床初步判断的基础上，通过辅助检查加以确证，最终综合考量作出判断的过程。

（一）定性诊断

定性诊断是肿瘤诊断的基石，包括确定疾病性质是不是肿瘤及对肿瘤良性、恶性、交界性的鉴别和对肿瘤组织学或细胞学的病理诊断。

（二）定位诊断

肿瘤的定位诊断即确定恶性肿瘤的原发、侵犯和转移部位，大部分肿瘤通过影像学、内镜、肿瘤标志物等检查确定原发及转移部位，准确定位是定性诊断的前提，对临床诊疗决策具有十分重要的价值。

（三）定量诊断

肿瘤的定量诊断即对肿瘤进行正确精准的临床分期。目前大多数实体瘤采用的是国际抗癌联盟（Union for International Cancer Control，UICC）和美国癌症联合委员会（American Joint Committee on Cancer，AJCC）的 TNM 分期法，见表 3-3。

表 3-3　TNM 分期法

名称	含义
T（Tumor）	表示原发肿瘤范围，用 $T_1 \sim T_4$ 表示浸润范围的递增，T_0 表示未发现原发瘤，T_{is} 表示原位癌
N（Node）	表示区域淋巴结情况，用 $N_1 \sim N_3$ 表示转移程度的递增，N_0 表示无区域淋巴结转移
M（Metastasis）	表示远处转移情况，M_0 表示无远处转移，M_1 表示有远处转移

（四）肿瘤患者的功能状态诊断

评估肿瘤患者的功能状态有助于了解患者生存质量、活动水平及心理状态等，帮助临床医生合理评价患者病情及制定诊疗方案。目前常用的用于功能状态评估的量表包括：生活质量评估的量表，如 EORTC QLQ-C30 量表等；体力状态评估的量表，如 ECOG 评分量表和 Karnofsky 评分量表等；心理状态评估的量表，如 SCL-90 症状自评量表等；睡眠质量评估的量表，如匹兹堡睡眠质量量表等。

第一节　肿瘤的中医治疗

　　肿瘤的中医治疗原则与方法是在整体观念和辨证论治思想指导下，经过长期反复临床实践总结而成的宝贵经验。肿瘤中医治疗原则主要有治病求本、扶正祛邪、标本缓急、三因制宜、未病先防等，治疗方法主要有中医内治法、中医外治法、饮食疗法、心理疗法及康复疗法等。临床上须将辨病与辨证相结合，明确肿瘤的病因病机、证候特点等，才能正确地应用中医治则，决定治疗方法和手段。同时也要综合考虑西医手术、放疗、化疗及靶向、免疫治疗等治疗方法，采用相应的辨证论治方法，以取长补短、增效减毒，提高临床疗效。

一、肿瘤的中医治则

（一）治病求本

　　恶性肿瘤病情错综复杂，现代医学常过度重视局部瘤体的控制而忽略了患者整体，中医肿瘤治疗观不仅关注肿瘤局部的控制，更注重患者的整体状况。通过综合分析肿瘤患者的全身状况、脏腑功能、肿瘤特点、疾病阶段、既往治疗及病情发展趋势等，寻找疾病本质，采取正确的治本方法，因此治病求本为重要的肿瘤中医治则。

（二）扶正祛邪

　　肿瘤的发生发展是机体正邪交争的结果。正即正气，指脏腑组织的正常功能活动和抗病能力，以及机体生命活动的物质基础，如精、气、血、津液；邪即邪气，指各种致病因素及其病理产物，如六淫、疫气、气滞、痰饮、瘀血。扶正是指通过药物或其他方法补充脏腑的气血阴阳不足、提高机体抗病能力的治疗原则。祛邪是指通过药物或其他方法祛除各种致病因素及其病理产物的治疗原则。在肿瘤的治疗过程中，扶正祛邪相辅相成。此外，现代医学广泛使用的手术、放化疗、营养支持等肿瘤治疗手段的运用，也应在扶正祛邪原则指导下进行。

（三）标本缓急

　　恶性肿瘤病证错综复杂，应辨明标本及主次缓急，急则治其标，缓则治其本，若标本并重，则应标本兼顾。从致癌因素与临床症状来说，致癌因素是本，临床症状是标；从机体与肿瘤来说，机体为本，肿瘤为标；标本不仅具有相对性，而且在一定条件下可以转化。因此，标本缓急原则要动态辨证地应用。

1. 急则治其标 急危重症危及生命，其虽为标，应当先治，如肝癌等引起的消化道大出血，若不能及时止血可能引起患者休克死亡，故应先以止血，抗癌暂缓；又如结直肠癌导致大便闭结，此时应先行气通腑，再据虚实辨证施治。

2. 缓则治其本 当患者的病情较稳定时，则应根据全身状况、肿瘤情况、病势转归进行综合诊治。如患者正未虚，邪尚存，瘤块仍存，则以攻坚为主，软坚散结，佐以扶正为主要治疗原则。

3. 标本兼治 当标急本虚时，应当标本兼治。如患者因肿瘤导致的恶性胸腔积液压迫而出现呼吸困难时，应泻肺利水与扶正抗癌并用，既可改善呼吸困难的症状，又可控制恶性肿瘤的发展，减少胸腔积液的产生。

（四）三因制宜

三因制宜即因人因地因时制宜。由于肿瘤的发生、发展、转归不仅与个人体质和精神状况密切相关，也与地理环境、气候、时令有关。因此，治疗时须综合考虑，制定个体化的治疗方案。

1. 因人制宜 因人制宜是指根据肿瘤患者年龄、性别、体质、生活习惯等不同特点来考虑对其治疗的原则，主要从以下4点进行考虑。

（1）因年龄制宜 人在生、长、壮、老的不同阶段，其气、血、津、液、形质各有特点，病理表现和治疗反应亦有不同，因此治疗用药应有所区别。老年人使用攻邪用药时应较青壮年者力缓量轻；小儿生机旺盛，脏腑娇嫩，易变善变，故用量宜轻，果断精准。

（2）因性别制宜 男女有异，男子以精气为主，女子以血为主，并有经、带、胎、产的生理特点，因此，不同性别的肿瘤患者在病位脏腑上有所不同，病因病机亦有所区别，治疗时应结合不同性别的生理病理特点而辨证用药。

（3）因体质制宜 人的体质是影响肿瘤发生、发展、转归的重要因素。不同体质的患者常表现出不同的临床证候，故辨证用药时应重视患者体质差异。

（4）因生活习惯制宜 饮食习惯及某些嗜好可明显影响肿瘤的发生发展及转归，如长期嗜食腌制食品易诱发食管癌、胃癌；长期抑郁、作息不规律与甲状腺癌、乳腺癌的发病相关；长期暴晒则增加皮肤癌的发病风险。故治疗时也应调摄患者的某些不良习惯和偏嗜。

2. 因地制宜 地理环境、气候的不同可对人的生理活动和病理变化产生影响，肿瘤发病及其证候表现亦有不同，辨治应有差异。例如南方气候潮湿，多见脾虚湿重体质，用药注重健脾祛湿；北方干燥寒冷，多见寒实内积体质，用药注重温通阳气。临床时应综合考虑地理、气候因素对肿瘤患者的影响，施以针对性的治疗。

3. 因时制宜 人与自然界密切联系，时令变化对人体生理、病理有一定影响。因时制宜应贯穿到肿瘤诊断、预防及治疗等各个阶段，其运用有两大方面：一是遣方用药与时令节气相结合；二是用药施针时注意四时气血之浮沉。人体春夏阳气多阴气少、秋冬阴气盛阳气衰，根据时气的寒热，用药需"用寒远寒""用热远热"。针灸治疗应当迎合经络的子午流注开合，择时行针。

（五）治未病

治未病理念在肿瘤治疗中具有重要意义。未病先防主要指采用干预措施，防止肿瘤的发生。平素应注意修身养性，顺应四时气候变化，饮食有节，起居有常，劳逸适度，从而保证正气内存，提高抗病能力。既病防变包括已病早治和既病防传两部分。肿瘤早期，病变局限，正气未衰，应积极治疗，防止病变由局部蔓延至全身。肿瘤既除，应根据肿瘤发生的脏腑组织及其传变趋势、正气强弱程度及临床证候特点，施法用药，防止复发和转移。

二、肿瘤的中医治法

中医理论特有的整体论治、辨证论治体系凸显了肿瘤中医治法的特色和优势。常用的肿瘤中医治法包括中医内治法、中医外治法、饮食疗法、心理疗法、康复疗法等。临床上须依据具体病情，在中医治疗原则的指导下，结合西医的诊疗手段进行选择和运用。

（一）中医内治法

中医内治法是临床中最常用的治疗手段，是以药物为主进行施治的方法。除汤剂和丸、散、膏、丹、酒、露等传统剂型外，片剂、颗粒、胶囊、口服液等多种现代制剂亦在临床广泛应用。为便于归纳，将肿瘤的常用治法分为扶正培本法和祛邪攻邪法。

1.扶正培本法 恶性肿瘤患者多具有进行性消瘦乃至恶病质的特点，并出现阴、阳、气、血偏虚的症状。扶正培本包括扶助补养五脏气血阴阳，常用治法如健脾温肾、补血养血、养阴生津等。临证时，应辨清气血阴阳盛衰和脏腑虚实，调节脏腑间的相互关系，五脏重点在于脾肾二脏。常用的扶正类治法有以下四种。

（1）健脾补肾法 脾主运化，为气血生化之源，为后天之本；肾主藏精，为一身元气之根，为先天之本。肿瘤日久，必伤脾胃，症见头昏乏力，精神困倦，纳呆食少，腹胀腹泻，舌淡胖边有齿痕，苔白，脉细缓，用药如人参、党参、黄芪、白术、茯苓、山药、薏苡仁等，方如四君子汤、补中益气汤。大剂量化疗时协同健脾补肾之法，往往可以减少化疗所致的胃肠道反应，减轻化疗对造血功能的损害。肿瘤损及肾精阳气，临床常见神疲乏力，头晕目眩，腰膝酸软，偏肾阴虚者可见耳鸣耳聋，遗精盗汗，五心烦热，骨蒸潮热，舌红少苔，脉细数，用药如熟地黄、何首乌、女贞子、枸杞子、紫河车等，方如六味地黄丸、左归丸。偏肾阳虚者可见畏寒肢冷，腰重脚肿，小便清长、夜尿多，舌淡，脉虚弱，用药如杜仲、锁阳、巴戟天、鹿角胶、淫羊藿等，方如右归丸、金匮肾气丸。

（2）补血养血法 肿瘤属于消耗性疾病，或因肿瘤病灶出血、放化疗及手术治疗耗气伤血，尤其妇女更易致阴血亏虚。临床常见头昏乏力，心悸气短，面白少华，唇甲淡白，舌质淡，脉细等症。常用阿胶、熟地黄、当归、何首乌、鸡血藤、大枣、龙眼肉、紫河车等，方如四物汤、八珍汤等。

（3）养阴生津法 肿瘤患者常因病久耗伤，尤其是放疗和化疗治疗后出现阴津耗伤，尤以肺肾两脏阴虚为主，症见口干舌燥，形瘦乏力，手足心热或伴低热、盗汗，舌红嫩瘦，苔少，脉细或细数等。常用药物有天冬、西洋参、麦冬、百合、知母、鳖甲、生地黄等，方如生脉散、青蒿鳖甲汤、知柏地黄丸等。

（4）益气升阳法 肿瘤病久或手术、化疗后易损伤人体阳气，临床常见精神萎靡，畏寒肢冷，四肢乏力，少气懒言，低热，久泻久痢，脱肛，子宫下垂，大便溏薄、小便清长，舌淡，脉沉微无力。常用益气升阳药如升麻、黄芪、人参、干姜等，方如补中益气汤、升阳益胃汤等。

2.祛邪攻邪法

（1）清热解毒法 热毒蕴结是肿瘤的重要发病机制之一，治宜清热解毒。常用的清热解毒药如夏枯草、半枝莲、石见穿、猫爪草、金荞麦、蒲公英、山慈菇、浙贝母、仙鹤草、藤梨根、蛇莓等。应根据病人的热毒轻重和体质的强弱投以适当的清热解毒之药，以免热毒未解而寒凉伤正。

（2）理气开郁法　肿瘤的形成是从无形到有形，由气及血的过程，因此理气开郁法是恶性肿瘤的常用治法，常用中药如柴胡、香附、佛手、川楝子、八月札等。肺癌患者常因肿瘤压迫引起肺气郁闭，可用紫苏叶、麻黄、桔梗等药以宣肺理气；肠癌患者出现腹胀腹痛，常用厚朴、枳实、槟榔、木香等以行气消胀；肝癌胁痛者，可用延胡索、川楝子等以理气止痛；胸腔肿瘤压迫引起的疼痛，可用薤白、麝香等宽胸止痛。

（3）活血化瘀法　癥瘕积聚与瘀血有关，"气为血帅"，故活血化瘀药常与行气药同用，以增强活血化瘀的功效。活血化瘀法可改善肿瘤患者血液的高凝状态、减轻或预防放疗后出现的纤维化、改善实体瘤局部的缺氧状态，提高放疗敏感性。常用活血化瘀药如当归、川芎、赤芍、红花、桃仁、三七、地龙、三棱、莪术等，方如血府逐瘀汤、桃红四物汤等。在使用活血化瘀法时要注意机体情况，切不可拘于"温则行之"而一味温通，亦不可拘泥于"遇寒则凝"而忌用寒凉。活血化瘀法对于出血患者及孕妇等，需谨慎使用。

（4）除痰散结法　肿瘤与"痰滞作祟"有关，其胶着黏腻之性是肿瘤难以消散的原因之一。不同的除痰散结药可针对治疗不同部位的肿瘤，如半夏、瓜蒌、天南星、浙贝母、海蛤壳、瓦楞子等可用于治疗胃癌；海藻、昆布、夏枯草、黄药子、山慈菇等可用于治疗甲状腺癌；天南星、白附子、白芥子可用于治疗脑肿瘤；肿节风、半枝莲可用于治疗肝癌等。

（5）以毒攻毒法　癌毒是肿瘤发生发展之根本，其根深蒂固，胶着难清，需用性峻力猛的有毒之品以攻顽除坚，即是以毒攻毒法。常用的以毒攻毒药有蟾蜍、全蝎、蜈蚣、水蛭、雄黄、砒石、轻粉、生半夏、生天南星、生附子等。不同的以毒攻毒药可针对治疗不同部位的肿瘤，如全蝎、蜈蚣常相须用于脑癌、肝癌、胃癌、肠癌等；蟾蜍可治疗卵巢癌、下颌癌、间皮瘤、胃癌、肝癌等；砒石治疗白血病，守宫治疗食管癌等。由于以毒攻毒药多为辛温大热有毒之品，一些药物的有效剂量与中毒剂量很接近，需谨慎使用，"衰其大半而止"，同时密切观察毒性反应。

（二）中医外治法

1. 中药外治法　部分肿瘤位于体表，常选用金石矿物类及芳香走窜类药物配制疗效显著的外治膏、丹、丸、散，通过外治敷贴，以化散其毒，消瘤溃坚。可用熏、洗、敷、贴、滴、吹等外治方法，如十枣汤制膏穴位贴敷治疗恶性胸水；地肤子、白鲜皮、金银花、蒲公英、牡丹皮、鸡血藤、威灵仙、生地黄等外洗用于肿瘤治疗导致的不良反应，如皮疹、手足综合征等。

2. 针灸推拿疗法　针灸推拿疗法立足于整体调节，适用于改善肿瘤临床症状、减轻放化疗副反应、癌性疼痛及肿瘤的康复治疗等，具有较好的临床疗效。

（1）针刺法　选用适宜针具，刺入经络腧穴并施以相应手法，具有疏通经络、宣散气血、协调脏腑、平衡阴阳的作用，从而改善临床症状，抑制肿瘤，但位于表浅部位的肿瘤应慎用。

（2）灸法　是指采用艾炷或艾条，在体表腧穴或患部点燃，产生温热或灼痛感觉，艾绒等药物经穴位透入皮肤经络，产生温阳益气，散寒温经，活血化瘀的作用。灸法治疗肿瘤时，须把握患者为寒凝血瘀、阳气虚衰或阴阳两虚之证，需注意避免直接艾灸瘤体。

（3）推拿疗法　推拿治疗肿瘤具有疏通经络，活血散瘀等作用。但骨肿瘤或骨转移瘤应慎用，避免造成骨折或转移。

（三）饮食疗法

食物具有寒、热、温、凉之性和酸、苦、甘、辛、咸之味，并归经不同脏腑，因此中医强调辨证施食。如肿瘤术后或放化疗后易出现津液耗伤、口干舌燥等不良反应，可食用绿豆、雪梨、沙参、玉竹、麦冬、百合、绿茶等滋阴生津之品。如有消化不良，食欲不振等情况，可食用红枣、鸡内金、赤豆、山楂、陈皮、萝卜等以开胃健脾，增强食欲。饮食疗法的调养目的在于以食物性味调脏腑阴阳之偏，复机体阴阳平衡、气血调和，以疗疾养生，防治肿瘤。

（四）心理疗法

情志因素是肿瘤发生发展的重要因素。中医对肿瘤患者的情志治疗，主要包括心理治疗和中药治疗。心理治疗要求通过沟通、共情等方式，及时发现患者生活环境中能够诱发其情绪抑郁、狂躁、焦虑的因素，并对此进行干预，给予来自家庭与社会的心理帮助。中药治疗则讲求对患者整体状态的调理，需辨证用药，重在疏肝理气，清心降火。肿瘤的心理疗法需要医生、患者、家庭、社会的共同参与，坚定生存信念，使患者心理和躯体免受伤害，获取最大的治疗效益。

（五）康复疗法

中医肿瘤康复治疗以辨证康复观为指导，以提高肿瘤患者生存质量为目的。常用的康复疗法有针灸推拿、中药、导引、膳食、音乐、调神等。各康复疗法之间可以有机配合，杂合而治，提高肿瘤康复治疗的整体疗效，具体内容介绍详见第五章第二节。

第二节 肿瘤的西医治疗

内科治疗、外科治疗和放射治疗是肿瘤西医治疗的三大主要手段，也是肿瘤综合治疗的核心方法。随着癌症生物学、免疫学等多个基础领域研究的迅速发展，基于靶点的新药研发速度大大加快，不断丰富了靶向治疗、免疫治疗和内分泌治疗等肿瘤内科治疗手段，使恶性肿瘤的临床治疗水平得到了不断提高。

一、手术治疗

手术治疗在肿瘤综合治疗中占有不可替代的地位，仍是实体瘤的首选治疗方法。目前，建立在以解剖学、病理生物学和免疫学基础上的现代肿瘤外科学，已经替代了以解剖学为基础的传统肿瘤外科学。

肿瘤手术治疗不同于一般的外科手术治疗，需要将肿瘤和周围一定范围的正常组织及所属区域淋巴结一并切除，是在明确肿瘤病理类型、分化程度、临床分期、患者体质状况等综合评估下进行的。同时，肿瘤手术需符合根治性、安全性、功能性的三条基本原则，注重综合治疗，最大限度减少损伤，维护患者机体免疫功能，以达到防止肿瘤复发、转移的目的。

恶性肿瘤情况复杂，肿瘤外科手术治疗根据不同的治疗目的，大体上可分为诊断性手术、根治性手术和姑息性手术。诊断性手术是以明确肿瘤位置、术中分期及病理类型为目的，获得组织标本而进行的外科手术，常用方法包括细针针吸活检、针穿活检、切取活检、切除活检等。根治性手术以彻底切除肿瘤为目的，也是实体肿瘤治疗的主要治疗方式。凡肿瘤局限于原发部位和邻近区域淋巴结，或虽已侵犯邻近脏器但尚能与原发灶整块切除者，应施行根治性手术。晚期肿瘤已失去手术治愈的机会，但在许多情况下，为了减轻肿瘤负荷、延长生存期，或为下一步其他治疗创造条件，可采用姑息性手术。

肿瘤手术存在一定的风险，治疗后容易出现感染、淋巴水肿、静脉血栓及脏器损伤等并发症，严重影响肿瘤的治愈率和肿瘤患者的康复。上述并发症主要是手术对机体组织及免疫系统创伤所致，因此，患者在手术前应向医生提供详细的病史，并完善术前检查，排查潜在风险。外科医师也必须在肿瘤综合治疗的框架下，基于患者根本获益的原则，评估选择手术的具体方案、实施时机和临床价值。术前预防性使用抗生素治疗可降低术后感染风险；对于乳腺癌术后出现的上肢淋巴水肿可采取综合消肿治疗（complex decongestion therapy，CDT）及短期利尿剂治疗；皮下注射低分子肝素或配穿弹力袜可预防或治疗术后静脉血栓。

二、化学治疗

化学治疗是使用抗肿瘤细胞毒药物杀伤肿瘤细胞、抑制肿瘤细胞生长或促进肿瘤细胞分化的一种治疗方法，是目前恶性肿瘤全身治疗的主要方法之一。

根据传统分类法，化疗药物可分为烷化剂、抗代谢药、植物类、抗肿瘤抗生素、杂类化疗药物等，见表4-1。化疗药物通过影响DNA、mRNA、蛋白质的合成或者干扰细胞的有丝分裂发挥作用，对原发灶、转移灶和亚临床转移灶均有一定的治疗作用。

表 4-1 常见化疗药物分类及相关副反应

分类		名称	主要副反应
烷化剂	典型	环磷酰胺、异环磷酰胺、苯丙氨酸氮芥、氮芥、塞替派	骨髓抑制、恶心、呕吐、脱发、出血性膀胱炎
	非典型	亚硝脲类：卡莫司汀，洛莫司汀	肺毒性、静脉炎
抗代谢药	抗叶酸类	甲氨蝶呤、培美曲塞	骨髓抑制、黏膜炎
	抗嘌呤类	巯嘌呤、硫鸟嘌呤	骨髓抑制
	抗嘧啶类	氟尿嘧啶、卡培他滨、阿糖胞苷、吉西他滨	氟尿嘧啶：骨髓抑制（静脉注射时易发生）、胃肠道溃疡（连续静脉滴注时易发生） 卡培他滨：手足综合征（手掌足底变红、起疱） 阿糖胞苷：骨髓抑制、结膜炎、小脑毒性 吉西他滨：骨髓抑制、恶心呕吐、过敏
植物类	微管抑制剂	长春碱类：长春碱、长春新碱、长春瑞滨	外周神经毒性（手指、脚趾麻木，感觉异常等）、骨髓抑制（长春碱毒性最大）
		紫杉类：紫杉醇、多西紫杉醇（多西他赛）、白蛋白结合型紫杉醇、紫杉醇脂质体	骨髓抑制、周围神经毒性、过敏反应（白蛋白结合型紫杉醇过敏反应较轻，不需预处理，其他三种均需进行预防过敏处理，但白蛋白结合型紫杉醇神经毒性较大）
	拓扑异构酶抑制剂	喜树碱类：羟喜树碱、伊立替康、拓扑替康、卢比替康	骨髓抑制、腹泻（伊立替康）
		依托泊苷、替尼泊苷	骨髓抑制、黏膜炎、第二原发肿瘤
抗肿瘤抗生素	蒽环类	柔红霉素、伊达比星、多柔比星、表柔比星、吡柔比星	心脏毒性、渗出血管外可致局部红肿坏死
	博来霉素		肺毒性：肺纤维化、间质性肺炎等
杂类	铂类	顺铂、卡铂、奥沙利铂	顺铂：恶心、呕吐（高度致吐风险）；肾毒性、耳毒性和外周神经毒性 卡铂：血小板减少；外周神经毒性 奥沙利铂：外周神经毒性（遇冷加重）

由于肿瘤细胞分别处于不同的周期时相，对药物敏感性各有差异，因此常采用两药或多药联合组成化疗方案的形式进行抗肿瘤治疗，杀灭处于不同增殖周期的细胞，以发挥最大的治疗效果。随着分子生物学的发展，基因相关分子标志物的出现为预测化疗药物敏感性及副作用提供了可能，如 UGT1A1 基因多态性检测可预测伊立替康的不良反应。

化疗的适应证包括：①各种类型的白血病、多发性骨髓瘤、霍奇金淋巴瘤和非霍奇金淋巴瘤及恶性组织细胞瘤。②化疗高度有效的恶性肿瘤，如绒毛膜上皮癌、恶性葡萄胎、精原细胞瘤、卵巢癌和神经母细胞瘤。③实体瘤术前、放疗前的新辅助化疗、术后的辅助化疗。④实体瘤广泛转移或治疗后复发转移。⑤恶性积液，如胸腔、腹腔、心包腔内化疗。⑥肿瘤急症，如上腔静脉压迫综合征、脊髓压迫、脑转移颅内高压。⑦对一些不敏感肿瘤，局部用药可提高疗效，如介入治疗、膀胱内灌注和鞘内注射。

由于肿瘤细胞与正常细胞间缺少根本性的代谢差异，因此绝大多数的化疗药物可不同程度地损伤正常细胞，从而出现各种毒副反应。化疗的常见不良反应主要包括骨髓抑制、胃肠道反应、肝肾毒性、心肺毒性、神经毒性、皮肤黏膜毒性、脱发、过敏反应、局部反应等。合理使用造血细胞集落刺激因子（G-CSF 和 GM-CSF）可防治化疗引起的中性粒细胞减少所继发的感染；血小板输注、白细胞介素 -11（IL-11）和促血小板生成素（TPO）可用于治疗化疗导致的血小板减少症。甲氧氯普胺、地塞米松、5- 羟色胺受体拮抗剂（如昂丹司琼、格拉司琼、托烷司琼）可缓解化疗相关恶心呕吐。

三、放射治疗

肿瘤放射治疗是指利用放射性物质治疗恶性肿瘤的一种局部治疗方法，是肿瘤重要的治疗手段之一。其分子生物学机制为通过射线剂量的累积使肿瘤细胞的 DNA 双链断裂，导致细胞凋亡、肿瘤缩小甚至消失。研究表明放疗具有重塑肿瘤免疫微环境的作用，将放疗和免疫治疗相联合也是目前放疗领域研究的热点。放疗被广泛应用于多数实体肿瘤和部分血液系统肿瘤，其中以皮肤鳞状细胞癌、鼻咽癌、头颈部肿瘤、早期霍奇金淋巴瘤等对放射线敏感的癌种为代表。

根据放疗的目的不同可将其分为根治性放疗和姑息性放疗。根治性放疗主要适用于肿瘤生长在重要器官或邻近重要器官，手术难度大或无法彻底切除，同时肿瘤对放射线敏感且周围正常组织耐受良好的情况。这类患者经过适当剂量的放疗后，局部肿瘤可得到不同程度的控制，患者得以获得长期生存。而姑息性放疗则常用于癌症晚期患者，包括局部晚期或已发生远处转移，治疗目的在于缓解肿瘤引起的临床症状，提高患者生活质量。例如，恶性肿瘤脑转移、肺转移、脊髓压迫、骨转移等均可以通过局部放疗得到姑息性治疗的效果。

此外，在许多情况下，单纯放疗并不能获得最佳的治疗效果，需要放射治疗和手术、化学治疗综合应用。因此，放射治疗作为癌症综合治疗的一部分还可将其分为新辅助放疗和辅助放疗等类型。例如，常用于直肠癌治疗的术前、术中、术后放疗及术后的放化疗联合，辅助放疗的参与极大地降低了疾病局部复发和淋巴结转移的风险。

随着对肿瘤放射物理学与放射生物学研究的不断深入，传统体外照射方式如固定源皮距（source to surface distance，SSD）照射技术在临床上应用越来越少。随着直线加速器技术、放射影像技术、放射治疗计划系统和计算机网络的发展，已形成集影像、计算机、加速器为一体的现代放疗技术，如三维适形放疗（3D-CRT）、调强放疗（intensity modulated radiation therapy，IMRT）、影像引导放疗（image guided radiation therapy，IGRT）、立体定向放疗（stereotactic body radiation therapy，SBRT）、螺旋断层放射（tomotherapy，TOMO）等。这些放疗技术明显提高了肿瘤照射的精确性，显著增强了对正常组织和器官的保护，使临床肿瘤放射治疗渐趋精准化模式发展。在此基础上，放疗计划的设计及治疗方案的制订将更加规范，治疗技术设备的选择也将更加合理。

放疗能治疗肿瘤，但也能引起放射反应及损伤。在放疗期间或放疗后，由于辐射对正常组织功能和 / 或结构完整性的破坏，可导致全身或局部的放疗副反应。全身反应多表现为疲乏、头晕、失眠、食欲下降、恶心、呕吐和血象改变。其中，血象改变主要以白细胞下降为主。而局部反应主要包括照射部位的放射性皮炎及黏膜反应，如放疗局部皮肤的丘疹、红斑，甚至水疱坏死，以及放射性直肠炎、放射性食管炎等黏膜损伤。放射治疗过程中可配合使用黏膜保护剂、多种维生素、升高白细胞和增强免疫功能等药物对症处理。针对血象改变，可予以造血细胞集落刺激因子（G-CSF 和 GM-CSF）或成分输血对症治疗，严重者应停用放疗。

四、靶向治疗

随着基因遗传学和分子生物学技术等领域的发展，对肿瘤发生发展的关键分子机制，包括染色体异常、癌基因扩增、生长因子及其受体的过表达、肿瘤相关信号转导通路的激活等的认识不断深入，从而发现了在癌症发生、侵袭、转移中起关键作用的诸多分子靶点。靶向治疗即在细胞分子水平上，针对已明确的致癌位点、驱动基因或肿瘤微环境的关键靶点开展特异性治疗，促使靶向药物与致癌位点特异性结合，进而阻断肿瘤生长和扩散的治疗手段。

根据作用靶点机制的不同，肿瘤靶向治疗可分为以下 3 种：①调节细胞信号转导通路，干扰或阻断与细胞分裂、迁移等调控细胞基本功能相关的分子，代表药物：针对 RAF/MERK/ERK 信号转导通路抑制剂索拉非尼；间变性淋巴瘤激酶（anaplastic lymphoma kinase，ALK）抑制剂克唑替尼；对 c-kit、血管内皮细胞生长因子受体（vascular endothelial growth factor receptor，VEGFR）、血小板源性生长因子受体（platelet-derived growth factor receptor，PDGFR）等双靶点或多靶点起作用的药物舒尼替尼等。②直接作用于与凋亡相关的分子，诱导肿瘤细胞的凋亡，代表药物：针对细胞凋亡调节因子 TRAIL 受体 1 蛋白的靶向药物马帕木单抗。③抑制肿瘤血管新生，破坏肿瘤生长微环境，如抗肿瘤血管和新生血管的贝伐珠单抗、重组人血管内皮抑制素等。

按照药物的化学结构分类，靶向药物可分为单克隆抗体类药物和小分子化合物两大类。单克隆抗体类药物分子量较大且多数不能穿透细胞膜，主要通过作用于细胞微环境或细胞表面的分子发挥作用。例如，靶向表皮生长因子受体（EGFR）的西妥昔单抗、靶向表皮生长因子受体 -2（HER-2）的曲妥珠单抗、靶向血管内皮生长因子（VEGF）的贝伐珠单抗等。与单克隆抗体类药物相比，小分子化合物则可以穿透细胞膜，通过与细胞内的靶分子结合发挥作用。例如，靶向 BCR-ABL 融合蛋白的伊马替尼；以 EGFR 为靶点的酪氨酸激酶抑制剂（tyrosine kinase inhibitor，TKI），如吉非替尼等药物。

尽管与传统细胞毒类化疗药物相比，靶向药物的选择性更强、毒性反应较轻，但靶向药物本身存在一些特殊的不良反应，如出血、血栓、高血压、局部皮肤毒性反应、肺间质病变等。例如，肿瘤抗血管生成药物常见出血、血栓、高血压等毒副反应，在使用过程中需监测凝血功能，对症应用止血或抗凝药物；针对高血压可使用钙离子拮抗剂类药物。针对靶向药物相关的皮肤毒性反应，可予以抗组胺类药物、糖皮质激素类药物对症处理。此外，部分口服酪氨酸激酶抑制剂，有时会引起非常严重的间质性肺炎综合征，应对症予以氧疗，严重者给予高剂量的肾上腺皮质激素进行治疗。

五、免疫治疗

肿瘤免疫治疗是利用人体的免疫机制，通过主动或被动的方法来增强患者的免疫功能，以达到杀伤或抑制肿瘤细胞的目的，是肿瘤生物治疗的方法之一。随着肿瘤免疫学和分子生物学的发展，肿瘤免疫治疗的新思路、新途径、新方法及新药物不断涌现，给恶性肿瘤患者带来了显著临床获益，延长了患者生存期，成为肿瘤治疗中的热点领域。

肿瘤免疫治疗主要包括肿瘤疫苗、免疫调节剂、过继性细胞免疫治疗、肿瘤免疫检查点治疗等4大类。①肿瘤疫苗属于特异性主动免疫的范畴，其基本原理是通过主动方式诱导机体产生针对肿瘤抗原的特异性抗肿瘤免疫应答，达到治疗肿瘤或预防复发的作用。肿瘤疫苗包括细胞疫苗、病毒疫苗、蛋白/多肽疫苗、核酸疫苗、抗独特型疫苗和糖类疫苗等。②免疫调节剂是指增强及调节免疫功能的非特异性生物制品，包括非特异性免疫刺激（如卡介苗、短小棒状杆菌）、细胞因子［如干扰素（interferon，INF）、肿瘤坏死因子（tumor necrosis factor，TNF）、白介素 -2（interleukin 2，IL-2）］等。③过继性细胞免疫治疗指从患者外周血中分离的单个核细胞经过体外诱导、激活和扩增后输入患者体内，诱导或直接杀伤肿瘤细胞，或调节和增强机体的免疫功能，从而达到治疗肿瘤的目的，包括肿瘤浸润淋巴细胞治疗、基因修饰型 T 细胞治疗（如 CD19 CAR-T 治疗）、非特异性细胞治疗（LAK 细胞、CD3AK 细胞、CIK 细胞、NK 细胞、NKT 细胞）。④免疫检查点是免疫系统中起保护作用的分子，在正常情况下能够抑制活化的 T 细胞功能。肿瘤细胞则会通过过度表达免疫检查点分子，抑制人体免疫系统，从而完成免疫逃逸。常见的免疫检查点包括程序性死亡受体/配体 1（programmed cell death 1/ programmed cell death-ligand 1，PD-1/PD-L1）、细胞毒性T 淋巴细胞抗原4（cytotoxic T-lymphocyte-associated protein 4，CTLA-4）。免疫检查点抑制剂（immune checkpoint inhibitors，ICIs）可以通过抑制此类靶点，解除免疫系统对肿瘤细胞的清除抑制，从而让免疫系统重新识别和攻击癌细胞。从 2011 年首个 ICIs 药物 Ipilimumab 获批至今，全球已有 30 余种免疫治疗药物陆续上市，用于治疗 20 余个瘤种。

免疫治疗引起的不良反应可累及皮肤、肝、肺、胃肠道、内分泌器官和其他组织器官。毒性发生的时间跨度较长，在用药后的任何时间节点均可发生。此外，不同类型的免疫检查点抑制剂引起的不良反应不同，其中 CTLA-4 抑制剂常引起免疫相关性肠炎、皮肤不良反应和内分泌功能异常（如垂体功能低下）；PD-1/PD-L1 抑制剂常引起免疫相关性肺炎和内分泌功能异常（如甲状腺功能紊乱）。控制其不良反应的关键在于提高警惕、密切监测、早期诊断及使用糖皮质激素等免疫抑制剂。

六、内分泌治疗

内分泌治疗是指通过调节和改变机体内分泌环境和激素水平治疗肿瘤的方法。目前内分泌治疗已经成为肿瘤综合治疗的重要手段，尤其对激素依赖性肿瘤，如乳腺癌、前列腺癌、子宫内膜癌、甲状腺癌等疗效显著。同时内分泌治疗毒性低、耐受性好，在肿瘤的治疗中起到不可或缺的作用。

内分泌治疗的作用机制主要为：降低激素水平和阻断激素与受体结合。其中降低激素水平可通过两种途径实现：一种是在中枢水平抑制激素产生，具体包括：①通过促性腺激素释放激素类似物和拮抗剂减少激素的产生，常用药物有促黄体生成素释放激素、促黄体生成素释放激素类似物（如亮丙瑞林）。②通过负反馈调节机制减少激素的产生，常用药物为甲状腺素、雌激素和雄激素。二是在外周水平抑制激素产生，具体包括：①手术去势。②放射去势。③抑制雄激素向雌激素转化，常用药物为芳香化酶抑制剂（如来曲唑、阿那曲唑、依西美坦等）。另一种作用机制为阻断激素与受体的结合，常用药物为选择性雌激素受体调节剂（如他莫昔芬）、雄激素受体拮抗剂（如比卡鲁胺、氟他胺等）。

虽然内分泌治疗在乳腺癌、前列腺癌、子宫内膜癌等恶性肿瘤的综合治疗中占据重要地位，但仍存在一定不良反应。临床常用药物芳香化酶抑制剂、他莫昔芬可导致内分泌失调引起类似绝经期的症状，如月经周期改变、潮热等，可予以低剂量雌激素（环丙孕酮和甲羟孕酮）及去甲肾上腺素等药物进行治疗。此外，芳香化酶抑制剂、戈舍瑞林、他莫昔芬均可降低患者骨密度，导致骨质疏松，可予以钙剂和维生素 D 对症治疗。内分泌治疗的不良反应常是内分泌药物停药的主要原因，对其提前进行干预和对症处理，有利于增加患者对内分泌治疗的依从性。

第三节　肿瘤中西医结合治疗

恶性肿瘤的中西医结合治疗模式是将中医、西医治疗恶性肿瘤的方法、药物、技术有机结合，在恶性肿瘤不同治疗阶段充分发挥各自特色，达到最佳疗效。众所周知，西医治疗恶性肿瘤以手术、放化疗等"杀伤性""对抗性"手段为特点，具有缩小瘤体、延长生存期、作用机制明确的优势，但同时亦可导致一系列毒副反应；中医治疗恶性肿瘤以"整体观念""治未病"为特色，具有综合调理机体功能、预防复发转移、实现带瘤生存的优势，但缩小瘤体效果弱于西医。既往恶性肿瘤的中西医结合治疗模式多停滞在中医加西医的简单结合，未真正充分发挥中西医结合优势，从而影响整体疗效。因此在恶性肿瘤全程治疗中合理有序地将中西医深度融合、优势互补是构建恶性肿瘤综合治疗新模式、力争取得最佳疗效的关键。根据治疗阶段的不同，恶性肿瘤中西医结合治疗主要分为 3 种治疗模式，分别为中西医协同治疗、中医防变治疗和中医姑息治疗。

一、中西医协同治疗

恶性肿瘤的中西医协同治疗是指中医药治疗与手术治疗、化学治疗、放射治疗、靶向治疗、免疫治疗、内分泌治疗等西医治疗同步进行，以减毒增效为治疗目的。该阶段病机复杂，既涉及肿瘤本身病理变化，同时与西医治疗的毒副反应及相关并发症密切相关，总体治疗原则以扶正为主，兼顾抗癌解毒（减毒）治疗。

（一）中医协同手术治疗

中医协同手术治疗适用于恶性肿瘤围手术期，具有调整机体功能、促进术后快速康复的优势。中医学理论认为手术耗伤气血，导致机体气血亏虚、脏腑失养，同时，由于恶性肿瘤术后器官结构发生变化，手术部位所属脏腑往往功能失调，故中医协同手术治疗的基本原则为益气养血、调理脏腑功能，具体治法视恶性肿瘤手术部位而异。如肺癌术后肺脏受损，症见声低懒言、胸闷气短、咳嗽咳痰，病机多为肺体受损、宣肃失司，治以补益肺气、宣降气机；结肠癌手术虽在肠腑，常易损及脾土功能，症见乏力体虚、脘腹胀满、纳食欠佳，病机多为脾气虚弱、肠腑失调，治以健脾益气、调气通腑。此外，中医对于恶性肿瘤术后其他并发症可进行针对性治疗，如术后淋巴水肿，其病机涉及气虚血瘀、阳虚水停、湿阻络脉等，主要治法有益气活血、温阳利水、利湿通络等，同时配合中药敷贴、局部熏蒸及经络针刺可取得较好疗效。

（二）中医协同化学治疗

中医协同化学治疗适用于恶性肿瘤化疗期，具有减轻化疗毒副反应、增加肿瘤细胞对化疗药物敏感性的作用。中医学理论认为，化疗药物虽然种类繁多、机制各异，但均属"药毒"范畴，可侵犯机体、耗伤气血、损伤脾胃，故中医协同化学治疗的基本原则为益气养血、健脾和胃。同时针对化疗药物导致的具体不良反应进行辨证施治。如化疗后恶心呕吐的病机多为脾失健运、胃失和降、气逆于上，治以理气健脾、和胃降逆，配合针刺足三里、内关、合谷等，耳穴压贴胃、交感、神门、皮质下等；化疗后骨髓抑制的病机多为脾肾亏虚、髓海失养，施以健脾补肾，养血生髓，配合艾灸足三里、命门、神阙、关元等；奥沙利铂、紫杉醇等化疗药物常导致外周神经毒性，其中医病机与气虚血瘀、寒凝络脉相关，治以益气活血、温经通络，并予中药熏洗及艾灸涌泉、三阴交、合谷、十宣等。中医在减轻化疗毒性的同时，亦具有化疗增敏作用，如黄芪提取的活性成分黄芪甲苷可以通过抑制肿瘤干细胞的增殖及促进细胞凋亡增强紫杉醇的敏感性。

（三）中医协同放射治疗

中医协同放射治疗适用于恶性肿瘤放疗期，具有减少放疗毒副反应、增强肿瘤细胞对放射线敏感性的作用。中医学理论认为放射线属于"热毒"，可由外入内，搏血为瘀，毒壅血脉，损阴烁津，故中医协同放射治疗的基本原则为清热解毒、活血祛瘀、益气养阴。中医对于放疗导致的消化道反应、骨髓抑制处理原则与化疗基本一致，对于放疗引起的局部反应则根据具体放射部位施治。如放射性皮炎的病机多为火热炽盛、毒壅肌腠、瘀滞脉络，治以清热泻火、凉血解毒、祛瘀生肌，配合中药外敷可改善局部炎性反应并促进皮肤修复；放射性直肠炎的病机多为湿热蕴结、毒伤肠络、气血壅滞，治以清热解毒利湿、调和气血，配合中药灌肠、肛门熏洗可缓解肠道黏膜水肿、便血、肛门疼痛等症状；放射性食管炎的病机多为热毒瘀结、耗气伤阴、脾胃受损，治以清热解毒散瘀、益气养阴生津，临床可以将中药粉碎调糊以延长药物在食管停留的时间而充分发挥效应。此外，中药亦具有放射增敏作用，如从活血化瘀类中药姜黄根茎中提取的姜黄素能增强肺癌、乳腺癌等多种肿瘤细胞放射敏感性，机制可能与增加肿瘤细胞含氧量、抑制缺氧诱导因子和血管内皮生长因子表达等有关。

（四）中医协同靶向治疗

中医协同靶向治疗适用于恶性肿瘤靶向治疗期，具有减少靶向毒副反应、提高药物耐受性、延缓耐药发生的作用。中医学理论认为靶向药物亦属于"药毒"范畴，应针对各种靶向药物引起的具体不良反应辨证施治。如恶性肿瘤抗血管生成靶向药物常导致出血、高血压、肺间质病变等。其中，靶向药物引起的鼻衄、便血、尿血等出血症状，其病机多与脾不统血、瘀血阻络相关，当治以健脾益气、祛瘀止血；高血压病机多属肝阳上亢、痰湿内阻，治以平肝潜阳、化痰祛湿，配合耳穴贴压内分泌、神门、降压沟或者针刺曲池、内关、足三里等；肺间质病变病机多属肺肾亏虚、痰瘀热结，治以补肺益肾、清热化痰、理气化瘀。表皮生长因子受体酪氨酸激酶抑制剂最常引起皮肤毒性反应，多见分布于面部、躯干、四肢的痤疮样皮疹，其病机多为阴虚血燥在内，毒邪结聚在外，常治以疏风清热、养阴润燥，配合清热解毒类中药外敷或浸泡皮疹处收效更佳。此外，中医药立足整体，通过调控机体内环境，改善整体免疫功能，下调多重耐药蛋白水平，对延缓靶向药物获得性耐药具有一定作用。

（五）中医协同免疫治疗

中医协同免疫治疗适用于恶性肿瘤免疫治疗期，具有调节机体免疫功能、增强抗肿瘤能力及减轻免疫治疗副反应的作用。中医扶正抗癌治疗策略与恶性肿瘤免疫治疗理念一致，中医学理论认为恶性肿瘤机体免疫抑制状态与正气亏虚、阴阳失衡密切相关，基本治疗原则为扶正固本、调整阴阳，常用治法包括健脾、补肾、益气、温阳、养血、滋阴等。由于中医扶正并非单纯使用补益药物，而是通过"强者折之、弱者济之"双向调节使机体气血、阴阳、脏腑功能达到平衡协调的状态，恢复并维持免疫稳定，所以中医协同免疫治疗发挥增效作用的同时，对于免疫激活相关不良事件亦具有一定防治作用。如免疫相关性肺炎，其病机与肺气亏虚、痰热瘀毒有关，因此在应用糖皮质激素免疫抑制的同时，综合使用益肺祛痰、清肺解毒、活血祛瘀类中药可降低脏器炎症反应，改善咳嗽咳痰、气喘憋闷等症状。对于内分泌功能异常，如免疫相关性甲状腺功能减退，中医理论认为其关键病机为脾肾阳虚，在西医常规补充激素疗法的基础上使用补益脾肾、温阳散寒中药可以明显改善疲乏、畏冷、水肿、脱发等症状。

（六）中医协同内分泌治疗

中医协同内分泌治疗适用于恶性肿瘤内分泌治疗期，具有改善内分泌药物不良反应、提高生活质量的作用。以乳腺癌内分泌治疗为例，临床常用药物他莫昔芬可导致月经紊乱、头目晕眩、失眠易惊、潮热汗出、五心烦热、性欲减退等类绝经期综合征，严重降低患者生活质量，影响治疗依从性。中医学理论认为其病机多属肾精不足、阴虚内热，常治以补肾填精、滋阴清热，同时配合针灸或穴位贴敷三阴交、太冲、太溪、肾俞、神阙等，可显著改善上述症状。而对于内分泌治疗药物导致的骨质疏松，中医常从"骨痿"论治，其病机多见肝肾亏虚、瘀血阻滞，治疗以补益肝肾、活血化瘀为主，同时可配合耳穴压贴肝、肾、内分泌、神门或针灸肝俞、脾俞、肾俞、大杼、悬钟等，能改善腰膝酸软、下肢乏力等症状并调节骨代谢。

总之，恶性肿瘤中西医协同治疗期间强调中西医并用，中医发挥扶正补虚、减少毒副反应、提高西医疗效及治疗完成率的同时，针对恶性肿瘤本身亦具有抗癌解毒作用。由于癌毒是肿瘤发生、发展、复发、转移的关键病机，抗癌解毒应贯穿肿瘤治疗始终，但由于西医化疗、放疗、靶向治疗等均属于"攻伐性"治疗，故同期配伍抗癌解毒类中药用量不宜过大，药味不宜过多，以免进一步戕伤人体正气。

二、中医防变治疗

中医防变治疗是指采取中医手段对恶性肿瘤根治性治疗后患者进行巩固性治疗及预防性治疗，适用于恶性肿瘤根治性治疗后无需辅助治疗或已经完成辅助治疗的随访时期，治疗目的是预防恶性肿瘤复发与转移。中医学理论认为恶性肿瘤复发转移的基本病机是正气亏虚、余毒未尽、痰瘀互结，总体治疗原则以扶正为主，兼顾抗癌解毒、化痰祛瘀，结合辨证论治。

恶性肿瘤患者经过西医根治性治疗后可达到临床完全缓解，但仍具有较高的复发转移率，严重影响患者长期生存。此阶段西医通常以规律随诊检查为主，缺乏有效积极的抗肿瘤复发转移措施，属于西医治疗的"空窗期"。中医具有"既病防变""标本兼治"的突出优势，成为恶性肿瘤防变治疗期的主体治疗手段。恶性肿瘤发病基础在于正气亏虚，西医手术、放化疗等"攻伐性"治疗又进一步导致脏腑虚损，机体防御功能下降，为肿瘤复发转移提供了适宜的内环境。同时，虽然影像学检查无明显病灶，但体内可能残存某些微小病灶或肿瘤细胞，即中医所谓"余毒未尽"，若不加遏制，潜藏的癌毒伺机复萌流注容易导致肿瘤复发转移。

因此，针对恶性肿瘤复发转移的基本病机，中医防变治疗的重点一方面在于扶正补虚，恢复机体阴阳协调平衡，改善整体功能状态，提高抵御肿瘤的能力。扶正包括补益五脏气血阴阳等多个具体治法，临床应辨清患者气血阴阳何种亏虚而选择益气、养血、滋阴、温阳等不同治法，同时还应根据虚损脏腑差异而采取针对性治疗。其中，补虚尤应注重补益脾肾二脏，《景岳全书·积聚》云："凡脾肾不足及虚弱失调之人，多有积聚之病。"脾为后天之本、气血生化之源，肾为先天之本、五脏阴阳之根，故健脾益气、补肾培元是中医防变治疗期的重要治法。另一方面，在合理扶正的同时，应当兼顾抗癌解毒、化痰祛瘀以祛除恶性肿瘤复发转移的重要因素。虽然此阶段癌毒之势已减，余毒量少力弱，但其性顽固难除，故需持续性使用抗癌解毒药以祛除残毒。一般根据恶性肿瘤所属脏腑部位、传统归经理论、现代药理学研究针对性选择抗癌解毒类中药，同时配伍化痰祛瘀药物以消癌毒生长之附，复津液输布运行之序，使得局部不易停滞结聚成块。

三、中医姑息治疗

中医姑息治疗是指采取中医手段对西医规范治疗后的带瘤患者进行姑息性治疗，适用于恶性肿瘤稳定或缓解的晚期患者，治疗目的是带瘤生存、提高生活质量、延长生存期。中医理论认为姑息治疗阶段的基本病机为毒邪蕴结、正气亏虚，总体治疗原则是抗癌解毒与扶正并重，结合辨证论治。

晚期恶性肿瘤患者经手术、放疗、化疗、靶向、免疫等各种西医治疗达到最大临床获益后进入带瘤生存期，此阶段不以清除恶性肿瘤为目的，而是强调人与恶性肿瘤和平共处。2006年世界卫生组织将恶性肿瘤定义为可以治疗、控制甚至治愈的慢性疾病，临床上也逐渐将晚期恶性肿瘤疗效的终极指标过渡到提高生活质量与延长生存时间上，中医学遵循"整体观念"，强调通过祛邪扶正、整体调节使机体达到正邪平衡的状态，进而改善患者症状、提高生存质量以及延长生存期，这也是中医针对晚期恶性肿瘤姑息性治疗的特色和优势。邪正斗争贯穿恶性肿瘤病程始终，带瘤生存阶段已属肿瘤晚期，此时瘤体未除，癌毒深重，多种病理因素互结、交错复杂。同时癌毒伤正，耗伤气血阴阳、损伤脏腑功能，导致机体处于邪盛正衰的状态。

因此，治疗过程中需时时注意邪正关系，调节机体脏腑功能、阴阳平衡。如《医宗必读·积聚》言："用之有度，补中数日，然后攻伐，不问其积去多少，又与补中，待其神壮则复攻之，屡攻屡补，以平为期。"一方面，注重扶正，既可补益五脏虚损，又可防止攻伐之品伤正。另一方面，由于癌毒亢盛是晚期恶性肿瘤的关键病机，故中医姑息治疗尤重抗癌解毒，而非一味补益。正如《素问·至真要大论》提出："坚者削之，结者散之，留者攻之。"抗癌解毒是积极主动的抗癌策略，邪去方可正安。具体应用抗癌解毒法时，一方面，根据癌毒兼夹的病邪选用相应的治法及对应的抗癌解毒类中药，如癌毒兼夹痰邪，则应治以化痰解毒法，选用山慈菇、猫爪草、泽漆、天南星、白芥子等化痰解毒药；另一方面，应结合不同病位恶性肿瘤的病机特点，针对性地选择不同的抗癌解毒法配伍应用，如肠癌核心病机为"湿热瘀毒"，则应联合应用化湿解毒法、清热解毒法、祛瘀解毒法等。

四、总结与展望

中西医协同治疗、中医防变治疗、中医姑息治疗等3种模式是在现代医学背景下的恶性肿瘤创新治疗模式，实现了中西医深度有机融合、取长补短、达到最佳疗效的目的。不同的中西医结合治疗模式具有"中""西"主次差异，协同治疗期以西医为主体、中医协同西医减毒增效；防变治疗期、姑息治疗期则以中医为主体，防治复发转移、提高生活质量、延长生存期。不同治疗模式里中医药的治疗目的、治疗原则以及针对性的治疗方法均有区别，临床应结合患者具体治疗阶段、病情特点选择最佳治疗策略。

第五章

肿瘤的预防与康复

扫一扫，查阅本章数字资源，含PPT、音视频、图片等

第一节　肿瘤的三级预防与治未病

肿瘤预防是以人群为对象、以降低肿瘤发病率和死亡率为目的的肿瘤学分支，是人类抗肿瘤活动的重要组成部分。从世界范围看，肿瘤的发病率和死亡率均呈逐年上升的趋势，肿瘤防控已成为世界各国政府的卫生战略重点。中医学在长期发展过程中，形成了以"未病先防""已病早治""既病防传"为核心的治未病体系，成为预防和治疗疾病的重要原则。世界卫生组织（WHO）提出的三级预防策略与中医学治未病理念一致，两者有机结合是中西医结合防治肿瘤的必然路径。

一、一级预防与未病先防

一级预防即病因预防，指对一般人群采取有效措施，控制或消除各种致癌因素，引导民众形成健康的生活方式，以降低肿瘤发生率，是肿瘤预防的第一道防线，也是最直接、最理想的肿瘤预防途径。未病先防的理念是增强机体自身正气以避免邪气侵袭，强调通过各种预防措施来降低肿瘤的发病风险。"正气存内，邪不可干"，中医结合中国古代哲学思想，将"天、地、人"统一起来进行分析认识，强调人的社会背景、人文环境、生存状态、精神心理和人体生命的协调性、统一性，利用各种方法颐养生命、增强体质，以预防肿瘤的发生。

（一）控制吸烟

控烟是降低肺癌发病率的重要举措。80% ～ 90% 的肺癌患者有吸烟史，口腔癌、咽癌、喉癌、食管癌、胰腺癌、膀胱癌的发生也与吸烟密切相关。烟草烟雾中含有多环芳烃类化合物、焦油、亚硝基化合物、砷、尼古丁等多种致癌物质，主动及被动吸烟者长期处于致癌物的暴露中，增加了罹患肿瘤的风险。清·吴澄《不居集·烟论》系统地论述了吸烟的危害，成为我国最早阐述烟害的专文。文中指出吸烟者"频频熏灼，津涸液枯，暗损天年"，提出了"虚损之人，最宜戒此""养生者当细思之"的倡议。

（二）调整膳食结构和饮食习惯

建立合理膳食结构，改变不良的饮食习惯是预防肿瘤发生的有力举措。"病从口入"，肿瘤发病与饮食密切相关。大量进食高盐、高脂、高碳水化合物，过饮烫食、嗜食油炸、烧烤及腌制食物等不良饮食习惯及微量营养元素、维生素、粗粮摄入不足的失衡膳食结构皆为肿瘤发病的危险

因素。《金匮要略·禽兽鱼虫禁忌并治》云："秽饭、馁肉、臭鱼，食之皆伤人……则有毒，不可食之。"生活中应当积极调整不良饮食习惯，饥饱适当，避免暴饮暴食、偏食、过食，保持良好的膳食结构，足量摄入蔬菜、瓜果类食物，适当进食富含膳食纤维的食物，有助于预防肿瘤。

节制饮酒是养成良好饮食习惯的重要内容，与饮酒相关的恶性肿瘤有口腔癌、鼻咽癌、喉癌、食管癌、结直肠癌等。WHO 早已将酒精列为 I 类致癌物。《诸病源候论·饮酒大醉连日不解候》指出饮酒过度则"令人烦毒昏乱，呕吐无度，乃至累日不醒，往往有腹背穿穴"。《本草求真·酒》中记载："若恣饮不节，则损胃烁精，动火生痰，发怒助欲，湿热生病，殆不堪言。"中医学的酒伤理论是历代医家对"饮酒致病"这一思想的概括和总结。

（三）坚持体育锻炼

流行病学发现，与不经常运动的人群相比，积极参加体育锻炼的人群发生恶性肿瘤的风险降低，至少可降低罹患 7 种肿瘤（结肠癌、乳腺癌、肾癌、子宫内膜癌、膀胱癌、胃癌和食管癌）的发生风险。《素问·宣明五气》："久视伤血，久卧伤气，久坐伤肉，久立伤骨，久行伤筋。"健康的生命活动应该动静结合、劳逸适度。起源于庄子时期的"吐纳术"、秦汉时期的"导引术"、东汉华佗创编的"五禽戏"，以及自古就流传的太极拳、八段锦等，都是古人利用运动防治疾病的体现，亦有益于预防肿瘤的发生。

（四）保持乐观情绪

心理因素与肿瘤的发病直接或间接相关，长时间的抑郁、焦虑、恐惧、沮丧等不良情绪是肿瘤发病的危险因素。不良情绪会降低身体免疫功能，导致机体抵抗致病微生物和清除癌变细胞的能力下降；还可以引起神经、内分泌功能失调，造成机体损伤、修复功能紊乱，促使恶性肿瘤的发生。此外，不良情绪容易诱导不良的生活习惯，如暴饮暴食、嗜烟嗜酒等都会增加罹患肿瘤的风险。《素问·上古天真论》曰："恬淡虚无，真气从之，精神内守，病安从来。"保持乐观平静的情绪，是肿瘤未病先防的重要内容。

（五）保持正常作息

不规律的作息与肺癌、结直肠癌、淋巴瘤、卵巢癌及黑色素瘤等发病密切相关。长期睡眠不足会影响正常的免疫功能，昼夜节律的破坏将会促进肿瘤发生。"子时不睡耗其阴，午时不睡耗其阳。"《黄帝内经》的十二时辰养生法指导人们作息应顺天时、接地气、合干支。我们应根据每日的时间变化和每季的气候变化及时调整饮食、作息、运动及情志，做到"法于阴阳，和于术数，起居有常"。

（六）加强职业防护与环境保护

消除职业致癌因素，尤其对已明确可引起肿瘤的物质进行检测、控制和消除是预防职业性肿瘤的重要措施。目前我们已知肺癌的发生可能和工作环境中接触大量粉尘、石棉相关；血液病的发生可能与油漆、皮革等工作环境中的化学致癌物有关；膀胱癌可能与从事橡胶、添加剂或者原料生产的工作有关。此外，日益严重的环境污染（空气污染、土壤污染、水污染等）也给人们生存健康带来了巨大的挑战，世界卫生组织认为超过 90% 的肿瘤发病与环境污染因素密切相关。"人与天地相参也，与日月相应也"，中医学强调疾病的发生与自然环境相关联，生活环境与肿瘤的发病关系更为密切。因此，通过严格管理和限制消除已知的环境致癌因素对预防肿瘤具有重要意义。

（七）进行肿瘤疫苗接种

肿瘤疫苗的基本原理是通过接种肿瘤抗原疫苗激活患者自身免疫系统，产生抗肿瘤免疫应答反应，以达到预防、治疗肿瘤的目的。近年来，肿瘤预防性疫苗研究取得突破性进展，如明确乙型肝炎疫苗对原发性肝癌、人乳头瘤病毒疫苗对宫颈癌的预防作用。我国古代预防天花接种的"痘苗"是现代疫苗的雏形。肿瘤疫苗接种符合中医学"不治已病治未病"的理念，也是"未病先防"的重要体现。

二、二级预防与已病早治

二级预防又称临床前预防，主要是指在肿瘤发病的前期做好早发现、早诊断、早治疗的"三早预防"，是肿瘤预防的第二道防线。肿瘤二级预防要求用有效的手段进行早期筛查，对肿瘤症状出现前潜在或隐匿的病患，及时采取措施，阻止其发展；对筛查发现的可疑病人，医生应尽可能及时准确的给予诊断和治疗，降低肿瘤的病死率；一般人群可结合一些肿瘤发生的危险信号，密切关注自身情况的变化；高危人群则需要定期进行体检筛查。目前可进行大规模人群筛查的肿瘤主要包括：宫颈癌（HPV感染的检测和宫颈细胞学检查）、乳腺癌（自检、X线钼靶和乳腺超声）、大肠癌（大便隐血、肛门指检和结肠镜检查）、胃癌（胃镜）、肺癌（胸部薄层CT平扫）等。中医学十分重视已病早治，如晋·王叔和云："凡人有疾，不时即治，隐忍冀差，以成痼疾。"提倡在邪毒侵犯人体早期就加以干预控制，及时诊治，防止肿瘤进展。

（一）一般人群的自检

肿瘤早期症状的识别，对于肿瘤的早期发现、早期诊断意义重大，这些症状和体征称之为"征兆"或"警告"，见表5-1。

表5-1　一般人群肿瘤早期症状自检表

肿瘤常见的早期症状
1. 身体浅表可触及肿块并且逐渐增大，如乳腺、口腔、皮肤等部位
2. 持续性消化功能异常，如长期反酸、进食后上腹饱胀感，胃部隐痛或者灼热感等
3. 吞咽困难，吞咽时胸骨不适感或者哽咽感、异物感等
4. 持续咳嗽、咳痰或伴有声音嘶哑，痰中带血等
5. 排便习惯改变包括排便时间、次数或者大便的形状变化、大便带血、血尿等
6. 经期外或者绝经期不规则阴道出血，接触性出血等
7. 皮肤新发黑痣、疣，短期内增大，色泽加深，伴有脱毛、瘙痒或者溃破等
8. 不明原因的持续性疼痛，可以出现在身体任何部位，包括隐痛、阵痛、刺痛、钝痛等
9. 短期内不明原因的体重减轻，消瘦明显或伴有乏力
10. 久治不愈的溃疡
11. 长期不明原因的低热

（二）高危人群的筛查

罹患不同恶性肿瘤的高危人群有所区别，现将此类人群一般特征归纳总结如下，见表5-2。

表 5-2　高危人群一般特征筛查表

高危人群一般特征
1. 中老年人群
2. 有不良的生活习惯，如长期吸烟，酗酒，熬夜，嗜食烫食、辛辣肥甘及油炸食物等
3. 特定的职业环境暴露，如长期接触石棉、砷化物、苯胺类物质、放射线等
4. 有肿瘤家族遗传史
5. 长期罹患慢性炎性疾病（病毒、细菌感染）
6. 长期处于不良情绪中，情绪波动明显等

（三）癌前病变的阻断

癌症的发生发展过程包括癌前病变、原位癌、浸润癌、转移癌 4 个阶段。癌前病变作为一种病理学诊断，是一个双向环节，可控可逆。通过及时发现、积极处理癌前病变，可一定程度上阻断癌病的发生。目前常见的癌前病变包括肺结节（非典型腺瘤样增生）、乳腺非典型增生、胃黏膜的异型增生和肠上皮化生、腺瘤性肠息肉、Barrett 食管、肝硬化、口腔白斑、宫颈上皮内瘤变等。《素问·阴阳应象大论》云："善治者治皮毛，其次治肌肤，其次治筋脉，其次治六腑，其次治五脏，治五脏者，半死半生也。"癌前病变阶段，一般病位较浅，病情较轻，正气未衰，邪气未盛，中医学通过扶正祛邪、标本同治，可遏制癌前病变进一步发展，达到欲病救萌、防微杜渐的目的。

三、三级预防与既病防传

三级预防又称临床预防或康复预防，是指对已经确诊的肿瘤病人进行合理的临床医学治疗，争取获得最佳疗效，治疗后积极进行康复使其并发症减少，防止肿瘤复发转移，防止病情恶化、致残，尽量保留基本生活功能，提高生存率和生存质量。手术、放化疗、内分泌治疗、免疫、靶向、介入及中医药等多手段、多学科综合治疗作为肿瘤治疗的基本原则，是三级预防的重要内容，体现了既病防传思想。《金匮要略·脏腑经络先后病脉证》言："夫治未病者，见肝之病，知肝传脾，当先实脾。"《温热论·逆传入营》曰："务在先安未受邪之地。"故立足于既病防传思想，把握恶性肿瘤发病、传变的基本规律，积极利用中医协调脏腑、平衡阴阳，调动免疫，调整体质，可有效阻止肿瘤的转移、复发。

第二节　肿瘤的康复

一、肿瘤康复的概述

（一）概念

肿瘤康复是以肿瘤患者需求为中心，症状控制为导向，功能障碍康复为目标，基于中西医多学科合作团队，从器官、个体、社会三个层次减轻或消除患者功能障碍，提升患者生活质量，延缓肿瘤复发转移，促使患者回归自我、回归家庭、回归社会的医学学科分支。

（二）原则

康复医学的三项基本原则是功能锻炼、全面康复、重返社会。结合肿瘤患者的特点，肿瘤康复的原则应包括以下四项。

1. 全程干预　肿瘤康复应贯穿患者从疾病诊断到生命终结的一系列疾病发展过程，以帮助患者减轻不良症状，改善功能障碍，提高生存质量。

2. 全面康复　肿瘤康复应从症状康复、运动康复、营养康复、心理康复、康复护理等多个维度进行全面管理，为肿瘤患者制订一套完整的个体化康复方案。

3. 多学科协作　肿瘤康复是一项全面系统的工作，不仅需要内科、外科、康复医学科、中医科、营养科、心理治疗科、康复工程科等多学科紧密协作，也需要专业康复小组内各成员的密切沟通，才能获得最佳效果。专业康复小组成员及职责见表5-3。

表 5-3　专业康复小组成员及职责

成员	职责
肿瘤康复医师	发挥主导性作用，与其他学科康复人员协作，为肿瘤患者制定一套完整的康复计划，并检查督促该计划的执行
肿瘤康复护士	协助、指导患者日常生活活动等各种康复训练，执行医嘱，密切配合康复医师工作，帮助和督促患者完成康复治疗计划
传统中医师	重点针对患者因肿瘤本身或治疗所致的各类不良症状，采用中医药治疗手段进行辨证康复，以控制症状，改善生存质量为目的
物理治疗师	针对肿瘤本身和治疗后所引起的肢体、器官或其功能方面的缺陷，实施各种物理治疗
体疗师	制定体疗计划，并指导医疗体育锻炼
作业治疗师	为患者制定各种日常生活活动训练、职业劳动能力训练、家庭生活适应能力训练等作业治疗，帮助患者回归生活，回归职业岗位
心理医师	提供必要的心理咨询和治疗，使患者能够愉快地接受治疗和生活
社会工作者	帮助患者重新回到家庭、社会、工作单位应有的位置，使患者在精神上、经济上、职业上、医疗上和社会政治文化生活等方面得到照顾和支持
家庭照顾护士	在患者出院后或终末期，帮助患者及家属执行康复护理计划，并陪同患者家属度过沮丧期
非专业志愿者	由一批热心公益事业、富有同情心的志愿人员组成。他们不受专业限制，尽自己所能为癌症患者提供康复服务

4. 综合治疗　肿瘤康复应以功能障碍康复为目标，采取包括心理治疗、物理治疗、运动治疗、作业治疗、康复工程、言语矫治、营养支持及康复护理等综合性治疗措施。同时充分利用中医药康复治疗手段，包括中药内治法、中药外治法、针灸推拿、中医食疗、中医心理疗法、传统功法、音乐疗法等。

（三）目标及其分期

肿瘤康复的目标是控制症状，改善躯体功能，减轻心理困扰，提高生活质量，延缓肿瘤复发转移，促进患者回归家庭、回归社会。根据肿瘤患者所处的疾病状态及康复目标的不同，肿瘤康复可以分为以下4个时期。

1. 预防性康复期　在肿瘤治疗前和治疗过程中对患者及其家属进行防癌、治癌知识的健康宣教和心理疏导，以减轻患者心理负担，积极配合临床治疗，预防继发性功能障碍的发生或减轻程度。专业的心理干预和必要的医疗护理措施是预防性康复的重要手段。

2. 恢复性康复期　当肿瘤治疗达到控制或者根治目的，即进入恢复性康复阶段，应采取综合性的康复措施，使患者受损的躯体和心理功能障碍得到最大限度的恢复或得到代偿，生活可以自理，从而提高生存质量。

3. 支持性康复期　当患者的肿瘤不能完全控制或功能障碍不能完全恢复，而带瘤生存或病情继续进展时，应通过系统康复治疗和训练，尽最大可能延缓肿瘤发展，减轻功能障碍程度，预防或减轻并发症，使患者能够基本或部分生活自理。

4. 姑息性康复期　当治疗后患者的肿瘤未得到控制，病情持续进展，并有严重功能障碍时，重点围绕减轻疼痛、舒缓情绪、预防并发症、改善营养状况等问题，给予姑息性康复支持，同时给予必要的心理支持。

（四）肿瘤康复治疗与临床治疗的异同

肿瘤临床治疗是以疾病为主体，以控制疾病为主，目标是治愈疾病；肿瘤康复治疗则是以患者为主体，以提高生存质量为主，目标是使康复对象再适应社会。肿瘤临床治疗的手段主要是手术与各种药物，往往诊断明确后，会有较为统一的治疗方法；而肿瘤康复治疗所使用的手段主要是各种功能训练、物理因子治疗、特殊教育以及必要的药物和手术治疗，需要根据不同时期的评定结果，选用不同的手段。

二、肿瘤康复评定

现代肿瘤康复评定体系是以肿瘤患者生活质量为中心，涉及躯体功能、心理、社会和症状的多维度评估系统。该评估系统至少包括肿瘤分期、肿瘤症状群、机体功能损伤、心理、营养、日常生活活动能力、肿瘤"慢病共病"等方面的评定。而中医康复评定则是在中医学理论指导下，通过中医四诊望、闻、问、切等手段收集评定对象的病史和相关资料，全面认识各种症状、体征的特点，采用司外揣内、见微知著、以常衡变的思维方法，进行分析、归纳，从而判断患者的残存功能情况。证候诊断是中医辨证康复的前提，辨证即是对内在生理功能障碍物化的过程，很难反映功能障碍的性质和程度，以及由此而引起的社会不利影响；而现代康复评定的过程是对外形及行为等功能障碍的量化过程，两者没有可替代性，具有互补性。

三、现代肿瘤康复治疗

肿瘤患者至少需要从身体、心理、社会 3 个层面全面寻求支持，因此肿瘤康复治疗应涵盖症状康复、特异性功能损伤康复、运动康复、心理康复、营养康复、健康宣教、社会支持等方面。最大限度地改善患者因肿瘤及其治疗导致的躯体和心理功能障碍、社会属性受损、职业能力下降等问题。

（一）症状康复

肿瘤患者常常被肿瘤疾病本身和 / 或治疗的毒副作用所产生的一系列临床症状所困扰，难以解除的痛苦是影响患者生存质量的重要因素。控制不良症状的发生、进展，直接影响患者的生存质量，同时能增强患者战胜疾病的信心，对病情的转归与预后也会产生积极的影响。如控制癌痛、改善疲乏、抑制呕吐、促进食欲等对症治疗，可有效减轻或消除患者的痛苦，改善生活质量。

（二）特异性功能损伤康复

肿瘤本身及其治疗措施均可导致肿瘤患者出现特异性的功能障碍，如乳腺癌患者术后出现的上肢淋巴水肿，前列腺癌患者术后引起的尿失禁，头颈部肿瘤放疗后导致的局部功能障碍等。这些后遗症带给患者的不仅是身体上的痛苦，还有精神上的打击。采用科学的康复手段，使患者从心理、功能上得到改善或恢复，可以大大提高肿瘤患者的生存质量。如乳腺癌术后上肢水肿的恢复，直肠癌术后瘘口的护理，截肢患者残肢功能的重建等。

（三）运动康复

适当的运动可提高机体抗病能力，疏导精神压力所引起的各种生理和病理反应，具有预防和治疗肿瘤的作用。通过运动干预，可以减轻癌症治疗常见副作用，改善患者生活质量，缓解癌症相关性疲劳及降低癌症复发的风险。肿瘤患者应根据自身基本情况及兴趣爱好拟定运动康复方案，尽量避免高危运动项目，合理控制运动时长及强度。

（四）心理康复

肿瘤心理学随着医学模式的转变而快速发展，人们逐渐认识到社会心理因素在肿瘤发生、发展和预后中的重要作用。肿瘤患者从怀疑诊断起，普遍存在着不同程度的心理压力，这种心理压力作为应激源可引起机体强烈的应激反应，并通过降低机体免疫力、影响进食和睡眠等，大大减低机体的抗病能力，降低治疗效果、促进肿瘤发展。适当的心理康复对于提高肿瘤患者的治疗效果和生活质量可起到关键指导作用。心理康复措施包括认知疗法、心理疏导、音乐、放松、暗示、催眠、心理支持等。

（五）营养康复

肿瘤患者由于疾病本身的高代谢状态导致人体细胞对营养素需要量增加，以及放化疗药物对消化系统的影响导致营养素吸收减少，极易导致营养不良，甚至出现恶病质。营养不良不仅影响肿瘤治疗的临床决策，还会影响患者的临床结局。营养康复可起到预防和减轻恶病质、帮助患者尽快恢复体质、增强抗病能力的作用，且尚无临床资料表明营养治疗可以导致肿瘤细胞生长加速。因此，加强早期营养的筛查、评定及干预对改善肿瘤患者的生存质量和预后具有重要意义。

四、中医肿瘤康复治疗

中医肿瘤康复治疗是在中医学理论指导下，综合运用针灸、推拿、中药、导引、膳食、调神等中医药所独有的康复方法，以改善疾病状态，减轻肿瘤患者临床症状及身心功能障碍带来的影响，从而提高生活质量，预防复发转移。"杂合以治"是中医肿瘤康复治疗的基本原则，是以中医辨证论治为基础，针对不同的病证，采取综合性的康复治疗手段。

（一）针灸、推拿

针灸、推拿是通过对一定腧穴经络进行适当刺激，以激发经络气血的运行，进而宣通经脉，调和阴阳，协调脏腑，补虚泻实，从而达到扶正祛邪、身心健康的目的。针灸法主要有毫针刺法、灸法、拔罐法、其他针法（包括头针、电针、穴位注射、耳针、三棱针、火针、皮肤针等）。

推拿又称按摩，是用双手在体表施行手法来防治疾病的方法。针灸、推拿康复的原则涉及两个方面：①辨证施术，即根据康复辨证的结果，分别施以相应针灸、推拿的方法。如肿瘤患者辨证为肝肾阴虚者，针刺用补法并取肝俞、肾俞，以滋肝肾之阴。②辨病施术，即所患病种不同，康复治疗所施的针灸、推拿方法也应有所侧重。如胃癌康复应以健脾和胃、理气化痰、行瘀止痛为原则，常选中脘、足三里、内关、公孙、膈俞、丰隆、太冲等。

（二）中药

在康复医疗中辨证运用中药。首先，肿瘤患者在康复治疗时其病证以虚为多，并常兼有痰瘀郁阻，故中药内治亦常在补益法的前提下，适当配合疏通祛邪之法。其次，病人不仅有形体之伤，而且伴神情之损，药治当形神兼顾。再者，肿瘤康复期患者多久病，往往非旦夕能取效，只要辨证准确，遣方用药得当，应坚持守方，切忌朝令夕改，信手更方。在辨证施药的前提下，还应结合辨病施药，即根据病种不同而选用不同的方药。此外，可选择经炮制加工后的某些中药，在有关穴位施以敷贴、熏蒸、烫洗、熨敷等，进行中药外治康复治疗，达到调理脏腑、温经散寒、活血化瘀、通络消肿、宣水利湿等作用。

（三）导引

导引是以阴阳、气血、脏腑、经络及筋骨为机体基础，顺应天时地利，结合精神意识，引动内外之气，使机体内气血调和，达到"阴平阳秘，精神乃治"的状态。导引具有调"身"、调"息"、调"心"的作用，从根本来讲是对"形""气""神"的调节。对肿瘤患者进行适当导引，可使中枢神经的兴奋和抑制得到相应的调节，从而提高肿瘤患者的生存质量。我国传统导引方式丰富多彩、各具特色，如五禽戏、太极拳、八段锦、易筋经、六字诀等。

（四）膳食

肿瘤膳食康复即按照中医学的阴阳五行、四气五味、脏腑经络、辨证施治等理论，在辨明肿瘤类型的基础上根据患者的体质、性别、年龄的不同综合分析，辨证施食。膳食康复要达到以下目的：①供给患者各种必需的营养，以保证机体提高抗病能力。②选用对肿瘤有治疗作用的食物，以达到抑制或杀灭肿瘤的作用。③选择健运、调理脾胃功能的食物，以维护脾胃功能。应忌食肥甘厚味和辛辣刺激之物，以及霉变、熏制食物，如熏肉、咸鱼、泡菜等。

（五）调神

情志内伤是肿瘤发生发展的重要因素。在肿瘤患者的康复过程中，可通过语言、表情动作、行为来向患者施加影响，解决心理上的矛盾而达到肿瘤康复的目的。常用的中医心理疗法有言语开导法、移情异性法、情志相胜法、顺情从欲法等。此外，中医颇具特色的"五音疗法"可直接或间接影响人的情绪和脏腑功能，起到"调神"的作用，故可根据肿瘤患者的性格、情绪、心理障碍等特点，依据五行相生相克的规律，运用角、徵、宫、商、羽等不同音调对症下乐，怡情易性。

各　论

第一节　脑　瘤

脑瘤（intracranial tumor）指生长于颅内的新生物，又称颅内肿瘤或脑肿瘤，包括原发性和继发性两大类。原发性脑瘤是发生于脑膜、脑组织、脑神经、颅骨及脑的附件，如脉络丛、脑垂体、松果体等处的肿瘤。继发性脑瘤指生长于身体其他部位的恶性肿瘤转移或侵入到颅内。脑瘤临床以头晕、头痛，呕吐，视觉、运动、感觉功能障碍，癫痫发作等为主要表现。

国际癌症研究机构（IARC）发布的 2020 年全球癌症数据显示，原发性脑瘤的年发病率为（3～4）/10 万人。我国国家癌症中心发布 2022 年全国癌症报告显示，近年来我国原发性脑瘤年发病率逐年上升，为（5～6）/10 万人，死亡率为（2～3）/10 万人。发病率位于前 4 位的原发性脑瘤分别是脑膜瘤、胶质细胞瘤、垂体瘤和神经鞘瘤。脑膜瘤病理学表现大多为良性肿瘤，可见于任何年龄，中老年患者多见。胶质细胞瘤是原发恶性脑肿瘤中最常见的组织学类型，占所有恶性脑肿瘤 80% 左右，男性发病率高于女性。

传统中医典籍中无"脑瘤"病名，但在对"真头痛""癫痫""中风""眩晕""厥逆"等疾病的论述中有类似脑瘤症状的描述。如"真头痛，头痛甚，脑尽痛，手足寒至节，死不治。"（《灵枢·厥病》）"头目久痛，卒视不明者，死。"（《中藏经·察声色形证决死法》）

【中医病因病机】

脑瘤多在肝肾亏虚的基础上，因外感邪毒、饮食不节、情志不遂等多种因素相互作用，导致脏腑功能失调，经络运行不畅，气血津液输布失常，痰浊、瘀血、癌毒痹阻脑络而发病。

（一）病因

1. 感受外邪　起居不慎，外感风、寒、暑、湿、燥、热（火）之邪，可致气机不利，气血阴阳失调，清阳不升，浊阴不降，外邪、痰瘀互结于脑内，壅阻脑络，癌毒内生而发病；头部外伤等可致局部脉络不利，痰浊瘀血形成，酿生癌毒，发为脑瘤。

2. 饮食失宜　饮食不节，暴饮暴食，嗜酒太过，或过食生冷、辛辣及肥甘之品，伤及脾胃，水谷精微运化、输布失常，则气血生化之源不足，营血亏虚，不能上荣脑髓脉络；或脾失健运，痰浊内阻，上蒙清窍，痹阻脑络，癌毒蕴生，发为脑瘤。

3. 情志不遂　若忧郁恼怒，情志失调，可致肝失条达，气郁化火，肝火上炎，或肝阴亏虚，阳亢风动，均可导致肝疏泄失常，气滞血瘀，阻滞脑络；或木横乘土，肝脾失和，湿浊内生，湿聚成痰，风痰上扰，积于清窍，滋生癌毒，发为脑瘤。

4. 肾精亏虚　肾主骨生髓，髓上通于脑，脑为髓海，脑髓的充养有赖于肾精的化生。先天禀赋不足、年老体虚或房劳太过导致肾精亏损，精不生髓，髓海空虚，则脑窍失养，影响脑的正常生理功能，外邪乘虚而入，变生脑瘤。

（二）病机

脑瘤的基本病机是肝肾亏虚，痰瘀阻络，癌毒内生，清阳失用。病性多属本虚标实，虚实夹杂。本虚在全身，以肝肾亏虚为主；标实在脑，以痰浊、瘀血、癌毒痹阻脑络为主。本病初起以痰浊、瘀血、癌毒等实邪为主，疾病进展则肝郁化火、风痰上扰与肝肾阴虚并见，晚期虽见气阴两虚，但仍属虚实夹杂。

脑瘤的病位在脑，与脾、肝、肾密切相关。饮食失宜，脾失健运，或情志不遂，肝脾失和，致痰浊内生，气机阻滞不畅，血行瘀阻，经络闭塞。病久木郁化火，肝风内动，清阳失用。故脑瘤发病与肝、脾关系密切。脑为髓海，肾主骨生髓，故脑瘤的发生也与肾对脑髓的荣养密切相关。

【西医病因病理】

（一）病因

原发性脑瘤的西医病因尚不完全清楚，目前认为诱发脑瘤的因素有遗传因素、物理因素、化学因素和病毒等。

1. 遗传因素　绝大多数原发性脑瘤以散发为主，神经纤维瘤、血管网状细胞瘤和视网膜母细胞瘤等有明显的家族发病倾向，如40%的视网膜母细胞瘤有家族遗传性，该肿瘤常在一个家族的几代人中出现。原始胚胎细胞在颅内残留和异位生长也是原发性脑瘤形成的重要原因，如颅咽管瘤、脊索瘤、畸胎瘤等。

2. 物理因素　电离辐射能诱发脑瘤，并与所接受射线的剂量呈正相关，特别是脑膜瘤和神经鞘瘤。

3. 化学因素　多环芳香烃类化合物和亚硝胺类化合物均可诱发实验动物产生中枢神经系统肿瘤。将多环芳香烃类化合物种植到脑的不同部位，可以诱发不同类型的脑肿瘤。亚硝胺类化合物口服和静脉注射都容易使神经系统产生肿瘤。

4. 病毒　巨细胞病毒、疱疹病毒、反转录病毒和腺病毒等可诱发动物脑胶质细胞瘤。将乳头状瘤多瘤空泡病毒种植到动物脑室内可诱发髓母细胞瘤、胶质母细胞瘤等，但人类脑瘤与病毒的关系尚须进一步证实。

（二）病理

1. 好发部位　原发性脑瘤多发生于大脑半球，其次为蝶鞍区、小脑（包括小脑蚓部）、桥小脑角、脑室内、脑干内。

2. 大体病理形态

（1）扩张型　肿瘤生长活跃，瘤细胞集结成块状。脑膜瘤及生长较快的胶质细胞瘤常呈扩张型。

（2）浸润型　肿瘤与正常组织混杂没有清晰边界，常循神经纤维延伸浸润。大多数胶质瘤属这一类型。

（3）弥散或多灶型　肿瘤细胞同时或先后在多处生长，病灶彼此独立。继发性脑瘤常呈多灶型。

3. 组织学类型　2021 年世界卫生组织（WHO）中枢神经系统（CNS）第 5 版肿瘤分类，将脑瘤分为更多生物学和分子定义的病理类型，更好地体现了疾病特征，并引入了新的肿瘤类型和亚型。WHO 对原发中枢神经系统肿瘤分类如下：①胶质瘤、胶质神经元肿瘤和神经元肿瘤。②脉络丛肿瘤。③胚胎性肿瘤。④松果体肿瘤。⑤颅神经和椎旁神经肿瘤。⑥脑膜肿瘤。⑦间叶性非脑膜上皮来源的肿瘤。⑧黑色素细胞肿瘤。⑨淋巴和造血系统肿瘤。⑩生殖细胞肿瘤。⑪鞍区肿瘤。⑫转移性肿瘤。

【诊断】

（一）诊断要点

1. 临床表现

（1）症状　早期无典型症状，临床表现取决于肿瘤的位置、病理类型、生长速度、邻近组织的情况和患者年龄。①头痛：脑瘤的主要症状。初期为逐渐加剧的间歇性头痛，额部或两颞部呈搏动性钝痛或胀痛。颅后窝肿瘤常呈枕颈部头痛，并放射至眼眶部。咳嗽、用力、喷嚏、俯身、低头等活动时头痛加重。②呕吐：常见于剧烈头痛时，呕吐常呈喷射性，与饮食无关，在呕吐之前多无恶心。老年人多有脑萎缩，脑瘤较长时间内可无颅内压增高表现，待有颅内压增高症状时，肿瘤体积已经较大，病情已严重，且头痛、呕吐反应较迟钝，因而不易早期发现。③其他：颅内压增高还可引起头晕、记忆力减退、情绪淡漠、反应迟钝、意识障碍甚至昏迷等。

（2）体征　①运动障碍：脑瘤累及内囊时，出现三偏症状（偏瘫、偏侧感觉障碍及同向偏盲）。脑干肿瘤可出现患侧颅神经麻痹和对侧偏瘫，即交叉性麻痹。小脑内肿瘤一般表现为共济失调和协同失调性运动障碍，步态不稳，眼球震颤，轮替性运动不能，肌张力减退，辨距过宽等。②感觉障碍：大脑顶叶皮质感觉区肿瘤，常出现皮质感觉障碍，包括形体觉、重量觉等。肿瘤损害丘脑时常出现偏侧感觉障碍。③视盘水肿：因颅内压增高，眼底静脉回流障碍可致视盘水肿。日久可导致视神经萎缩，视力减退，视野向心性缩小，最后失明。视神经乳头水肿是颅内压增高最重要的客观体征。④视野的改变：肿瘤导致一侧视神经损害时产生该侧视野全盲；视交叉部肿瘤引起双颞侧偏盲；视束以后损伤者表现为对侧同向性偏盲；枕叶肿瘤往往表现为对侧同向性偏盲，而中心视野保存。⑤癫痫发作：一般有先兆，起病急促，持续时间长，发作后有局部异常。靠近中央区肿瘤常表现为局限性癫痫；额叶前部肿瘤常表现为全身性大发作；顶叶肿瘤可出现感觉性发作；颞叶内侧肿瘤影响海马钩回时，常出现嗅觉先兆，称"钩回发作"。间脑部位肿瘤可产生自主神经发作。小脑幕下肿瘤可产生强直性发作。癫痫发作的先兆或发作后的暂时性肢体轻瘫，对判断病位有参考意义。

2. 实验室检查

（1）血液学检查　血清中泌乳激素（PRL）、生长激素（GH）、促肾上腺皮质激素（ACTH）、促甲状腺激素（TSH）、促性腺激素［GTH，包括促卵泡激素（FSH）和促黄体生成素（LH）］分泌的异常，提示可能存在分泌相应激素的垂体瘤。胶质瘤患者血清中碱性磷酸酶（ALP）、γ-谷氨酰转移酶（γ-GT）活性增高，但恶性胶质瘤脑脊液（CSF）中 ALP 和 γ-GT 活性降低。血清神经元特异性烯醇化酶（NSE）水平升高可见于神经母细胞瘤。血清和（或）脑脊液甲胎蛋白（AFP）异常升高的颅内生殖细胞肿瘤考虑诊断为卵黄囊瘤（内胚窦瘤）或混合性生殖细胞肿瘤，也可用于疗效观察和病情预后评估。

（2）脑脊液检查 脑脊液检查包括测颅压、常规检测、生化及肿瘤标志物检测、病原学检测、细胞学涂片等，一般不作为必要的常规检查。

3. 影像学检查

（1）CT CT可以分辨颅内不同组织对X线吸收的细微差别，可清晰显示脑室和脑池系统，以及灰质、白质结构和病变组织，能直接显示病灶的部位、大小，有无坏死、囊性变、出血、钙化等，对脑瘤的定位诊断准确率可达98%。

（2）MRI 磁共振检查对肿瘤立体定位定性更加准确，对不同神经组织和结构的细微分辨能力优于CT，尤其对颅底、脑干和小脑的病损区域，比CT具有更高的敏感性和特异性，无射线辐射，可同时进行多方向多层面扫描。此外，磁共振血管造影（magnetic resonance angiogram，MRA）技术可不向血管内注射造影剂而清楚地显示血管状况，特别是近年来应用功能磁共振成像（fMRI）、磁共振波谱分析（MRS）可对颅内肿瘤的性质做出倾向性诊断。

（3）脑血管造影 近年对可疑颅内肿瘤多行数字减影血管造影（digital subtraction angiography，DSA）检查，包括颈内动脉造影和椎动脉造影，其病理征象可分为两类：一类是正常血管移位或曲度改变；另一类是可见新生血管网，即病理性血循环。

（4）PET-CT 与CT和MR的成像原理及临床应用显著不同。PET-CT能提供组织代谢变化的生理信息，是关于组织和细胞功能的成像，可以区分和鉴别肿瘤组织及正常组织。

4. 病理学诊断

（1）细胞学检查 可通过腰椎穿刺行脑脊液检查。颅内肿瘤的脑脊液一般为无色透明，其蛋白含量可增高，细胞的数量也可以轻度增加。部分病例可检出肿瘤细胞，以髓母细胞的阳性率最高。高颅压的情况下行腰椎穿刺术有诱发脑疝的危险。

（2）组织病理学检查 是脑瘤诊断的金标准。获取病理学标本的主要手段为肿瘤活检术或病灶切除术。

（3）分子病理检测 分子病理检测在脑瘤临床诊疗中具有确定分型、判断预后的重要作用，常见检测指标包括IDH、1p/19q、ATRX、TERT、TP53、H3F3A、HIST1H3B、MGMT启动子甲基化和BRAF等。

（二）鉴别诊断

1. 癫痫 癫痫为脑瘤的常见并发症之一，故需与特发性癫痫鉴别。脑瘤以癫痫为首发症状者，其发病年龄一般较晚，诱发的癫痫一般有先兆，起病急促，持续时间长。颅内不同部位肿瘤所诱发的癫痫具有不同的特点。特发性癫痫起病较早，多见于20岁前的年轻患者，没有颅内压增高症状及局灶性体征。脑电图中可见痫样放电，对不典型病例应通过影像学检查加以鉴别。

2. 脑卒中 脑卒中和脑瘤都可能出现中枢神经系统症状。脑卒中患者一般年龄较大，发病急，常无前驱症状，多突然出现昏迷或偏瘫等症状，伴有高血压及动脉硬化病史，病情稳定后可有不同程度的恢复。因脑出血、缺血以至脑坏死、水肿也可引起颅内压增高，甚至发生脑疝，但出现视乳头水肿者较少。脑瘤患者也可因瘤体内及其周围血管的改变产生水肿、出血、坏死和囊性变而突然昏迷，但绝大多数病情进展较慢，且多有视乳头水肿。老年人患脑瘤，因颅内空间较大，中枢神经系统症状时好时坏，需要通过MRI扫描以免漏诊。

3. 慢性硬脑膜下血肿 慢性硬脑膜下血肿有颅内高压的症状、进行性意识障碍及偏瘫等，与脑瘤相似，但其患者头部在数周或数月前有外伤史，典型病例中枢症状发展慢且多，为间歇性，局限性体征不明显，需行影像学检查或脑血管造影明确诊断。

4. 脑寄生虫病 包括脑血吸虫病、脑囊虫病、脑棘球蚴幼病及脑肺吸虫病。患者均有颅压增高、抽搐、癫痫等神经系统局灶症状。凡来自疫区与感染源有接触史者均应考虑寄生虫病的可能性。大便检查、虫卵孵化、痰液检查可发现寄生虫卵；血清及脑脊液的特殊补体结合试验在囊虫及肺吸虫病中可呈阳性反应。如有皮下结节，进行活检有助于诊断。CT、MRI 等影像学检查有助于鉴别诊断。

5. 脑脓肿 发病急，病程短，主要表现为颅内感染的症状，病初多伴有发热、畏寒、头痛、呕吐、脑脊液白细胞增多和脑膜刺激征。可有颅内压增高表现，但局限性体征不明显，常伴有中耳炎、肺脓肿、败血症等原发性感染灶。CT 表现为薄而光滑的环状强化、中心低密度及周围有明显的脑水肿。脑瘤发病缓慢，病程长，中枢神经系统症状逐渐出现，并且缓慢加重，CT 一般表现为颅内不均匀强化灶。

（三）肿瘤分期

目前主要采用 WHO 中枢神经系统肿瘤分类标准（2021 版）。

（四）中医辨证

1. 痰湿内阻证 临床表现：头痛昏蒙，恶心，呕吐痰涎，或伴有喉中痰鸣，身重肢倦，纳呆食少，舌淡胖，苔白腻，脉滑或弦滑。

2. 瘀毒阻络证 临床表现：头痛剧烈呈持续性或阵发性加剧，痛有定处，固定不移，面色晦暗，或见肢体偏瘫，大便干，舌质紫暗或有瘀点、瘀斑，舌底脉络色紫增粗或迂曲，苔薄白，脉细涩而沉。

3. 肝热风动证 临床表现：头痛头胀，如锥如刺，烦躁易怒，面红耳赤，呕吐频作，或呈喷射状，轻则抽搐震颤，重则颈项强直，或偏瘫，或神昏谵语，口苦尿黄，大便干结，舌红，苔黄或白而干，脉弦数。

4. 肝肾阴虚证 临床表现：头痛隐隐，时作时止，眩晕耳鸣，视物不清，肢体麻木，四肢抽搐或震颤，五心烦热，小便短赤，大便偏干，舌质红，少苔，脉细数或虚细。

5. 气阴两虚证 临床表现：体倦乏力，气短自汗，口干舌燥，饮食减少，大便干结，或有盗汗，面色无华，舌红或淡，苔薄，脉细弱或虚数。

【中西医治疗】

（一）中医治疗

1. 辨证论治

（1）痰湿内阻证

治法：燥湿祛痰，涤痰开窍。

代表方：涤痰汤（《奇效良方》）加减。

常用药：半夏、制南星、橘红、枳实、竹茹、茯苓、石菖蒲、党参等。

加减：头晕目眩、肢颤、肢麻者，加白附子、僵蚕、钩藤、全蝎祛风痰、通经络；头痛明显者，加地龙、蜈蚣通络定痛；见血瘀征象，如舌质有瘀斑，舌底脉络增粗者，加赤芍、川芎、水红花子活血化瘀。

（2）瘀毒阻络证

治法：活血化瘀，通络散结。

代表方：血府逐瘀汤（《医林改错》）加减。

常用药：桃仁、红花、川芎、当归、赤芍、生地黄、牛膝、桔梗、柴胡、枳壳、甘草等。

加减：瘀血征象明显者，加三棱、莪术、水红花子破血消癥化积；头痛严重者，加全蝎、蜈蚣息风通络止痛；呕吐者，加旋覆花、代赭石、姜半夏和胃降逆止呕；夜寐不安者，加夜交藤、龙骨、牡蛎镇惊安神。

（3）肝热风动证

治法：清肝泄热，解毒散结。

代表方：龙胆泻肝汤（《医方集解》）加减。

常用药：龙胆草、黄芩、栀子、柴胡、泽泻、车前子、木通、当归、生地黄等。

加减：呕吐甚者，加旋覆花、代赭石、姜竹茹和胃降逆止呕；气滞明显，胸胁作胀者，加枳壳、香附、川楝子疏肝理气，行气和中；湿盛热轻者，可去黄芩、生地黄，加滑石、生薏苡仁以增利湿之功；午后身热者，加知母、玄参、天花粉滋阴清热。

（4）肝肾阴虚证

治法：滋阴补肾，疏肝清热。

代表方：一贯煎（《柳洲医话》）合杞菊地黄丸（《医级》）加减。前方以滋阴疏肝为主，后方以滋阴清热明目为主。

常用药：沙参、麦冬、生地黄、当归、枸杞子、菊花、山药、山茱萸、泽泻、茯苓、牡丹皮等。

加减：头痛者，加川芎、全蝎、钩藤活血通络止痛；头昏、肢麻者，加僵蚕、全蝎、白附子搜风化痰通络；虚烦不眠者，加酸枣仁、知母、远志养心安神；盗汗者，加玄参、龙骨、牡蛎敛阴止汗；大便干结者，加火麻仁、瓜蒌仁润肠通便。

（5）气阴两虚证

治法：益气养阴，解毒散结。

代表方：四君子汤（《太平惠民和剂局方》）合生脉饮（《医学启源》）加减。前方以补气健脾为主，后方以益气养阴为主。

常用药：人参、茯苓、白术、五味子、麦冬、甘草等。

加减：神疲倦怠，口干引饮甚者，加西洋参、石斛以增益气养阴生津之力；自汗盗汗者，加糯稻根、煅龙骨、煅牡蛎收敛固涩；烦躁，心烦不宁者，加玄参、远志、酸枣仁清热除烦。

2. 辨病用药

（1）僵蚕　味咸、辛，性平；归肝、肺、胃经；功效息风止痉，祛风止痛，化痰散结，用于肝风夹痰，惊风抽搐，中风等。《本草思辨录·卷四》记载其善"劫痰湿而散肝风"；《本草汇言·虫部》言："善治一切风痰、相火之病。"《本草蒙筌·虫鱼部》云："散风痰并结滞痰块。"现代药理研究证明，僵蚕黄酮类化合物和多糖在体外可抑制肿瘤细胞增殖，诱导肿瘤细胞凋亡。本品适用于脑瘤风痰上扰证。常用剂量5～10g，入汤剂。

（2）蜈蚣　味辛，性温，有毒；归肝经；功效息风镇痉，通络止痛，攻毒散结。《医林纂要·介部》曰："旁达经络。"《医学衷中参西录·蜈蚣解》云："走窜之力最速，内而脏腑，外而经络，凡气血凝聚之处皆能开之。"现代药理研究证明，蜈蚣主要有效成分多糖－蛋白质及蜈蚣抗菌肽 AMP-scolopin2 对肿瘤有抑制作用。本品适用于脑瘤肝风内动之顽固性头痛，常用剂量 3～5g，入汤剂。

（3）石菖蒲 味辛、苦，性温；归心、胃经；功效开窍豁痰，醒神益智，化湿开胃，用于神昏癫痫，健忘失眠。《神农本草经百种录·草部》谓："力能通心利窍，开郁豁痰，为惊痫气闭专药。"《本草思辨录》曰："辛温芳烈，有阳毕达，有阴悉布，故凡水液浑浊为神明之翳者悉主之。"《本草正义·芳草类》云："芳香清冽，以气用事，故能振动清阳，而辟四时不正之气。"现代药理研究证明石菖蒲对中枢神经系统具有兴奋和抑制的双向调节作用。本品适用于脑瘤清阳失用，无论虚实病机均可使用，常用剂量 3～10g，入汤剂。

（二）西医治疗

1. 手术治疗 手术治疗是大多数原发脑瘤的首选治疗，手术治疗的原则是最大范围安全切除，其基本目的包括：切除肿瘤、减轻颅内高压；解除或缓解因肿瘤引发的相关症状，如继发性癫痫等；获得肿瘤组织行组织病理检查，明确诊断；降低肿瘤负荷，为综合治疗提供条件。

（1）肿瘤切除手术 按手术切除的范围又可分为肿瘤全切除或根治手术和肿瘤部分切除或姑息手术。根治手术切除的范围除肿瘤外，还应包括周围一切可能受侵犯的组织。

（2）内减压手术 当肿瘤不能全切除时，可将肿瘤周围脑组织中的非功能区进行大块切除，以达到降低颅内压的目的。

（3）外减压手术 切除颅骨，剪开硬脑膜，扩大颅腔容积，达到降低颅内压目的。

（4）脑脊液分流术 其目的是治疗脑积水以及脑瘤所致颅内高压缓解。常用侧脑室-枕大池分流术、终板造口及第三脑室底部造口、侧脑室-心房或腹腔分流术。

2. 放射治疗 控制肿瘤局部复发，延长患者生存期，同时最大限度减少正常组织受量是放疗的基本原则。手术不能彻底切除的肿瘤，术后辅以放射治疗可推迟肿瘤复发，延长患者生命。适用于各种胶质瘤、垂体腺瘤、胚胎细胞瘤、脊索瘤的治疗。对于恶性脑胶质瘤、髓母细胞瘤、脑生殖细胞肿瘤等高度恶性肿瘤即使肿瘤完整切除，也需要辅以术后放疗。

脑肿瘤放疗以外照射为主，目前临床常采用立体定向使用 X 刀、γ 刀精确放疗。下丘脑、脑干等重要功能区肿瘤，以及放疗敏感或易播散肿瘤（如髓母细胞瘤、原发性恶性淋巴瘤、室管膜瘤等）应首选放疗。

3. 化学治疗 血-脑脊液屏障的存在限制了化学治疗在脑瘤患者中的应用。化疗药物应选择脂溶性高、分子量小、非离子化、对正常脑组织毒性较小的药物或者直接鞘内给药，需要多药联合时应选择作用于不同细胞周期的药物联合应用。脑瘤常用联合化疗方案见表 6-1。

目前，高风险低级别脑胶质瘤化疗方案包括 PCV 方案、TMZ 单药化疗等。高级别脑胶质瘤经典化疗方案包括 Stupp 方案、PCV 方案等。以铂类为主的方案（如顺铂、依托泊苷/替尼泊苷、博莱霉素联合方案）可用于颅内生殖细胞肿瘤的化疗。PCV 方案，即甲基苄肼、环己亚硝脲、长春新碱联合应用，主要用于少突胶质细胞瘤。

表 6-1 脑瘤常用联合化疗方案

方案	药物	推荐剂量	用法	用药时间	周期
	甲基苄肼	$60mg/m^2$	口服	d8～21	
PCV	环己亚硝脲	$110mg/m^2$	口服	d1	q6w 或 q8w
	长春新碱	$1.4mg/m^2$	静脉注射	d8、d29	

续表

方案	药物	推荐剂量	用法	用药时间	周期
VP	替尼泊苷	60mg/m²	静滴	d1～5	q3w
	顺铂	30mg/m²	静滴	d1～3	

4. 电场治疗 电场治疗的原理是通过中频低场强的交变电场持续影响肿瘤细胞内极性分子的排列，从而干扰肿瘤细胞的有丝分裂，发挥抗肿瘤作用。脑胶质瘤的电场治疗系统通过贴敷于头皮的电场贴片发挥作用，用于新诊断的胶质母细胞瘤和复发的高级别脑胶质瘤的治疗。电场治疗可与 TMZ 联合应用。

5. 分子靶向药物治疗 近年来，许多不同机制的分子靶向药物已用于脑胶质瘤的治疗。贝伐珠单抗是一种人源化的抗 VEGF 的单克隆抗体，可用于胶质母细胞瘤的治疗。对于肿瘤组织检测有 BRAF V600E 激活突变或 NTRK 融合的患者也可选择合适的靶向药物，如达拉非尼、拉罗替尼。

【中西医结合治疗模式】

外科手术是原发性脑瘤首选的治疗手段。综合治疗模式将在提高患者生活质量、延长生存期方面起到重要作用。以脑胶质瘤为例的中西医结合治疗模式，见表 6-2。

表 6-2　脑胶质瘤中西医结合治疗模式

分级		脑胶质瘤中西医结合治疗模式	
Ⅰ～Ⅳ级	可切除	手术治疗	中医协同手术
		同步放化疗	中医协同放化疗
		随诊观察	中医防变治疗
	无法切除	PS 0～2 分	放化疗 ± 靶向治疗　中医协同治疗 带瘤生存　中医姑息治疗
		PS 3～4 分	单纯中医治疗

1. 中西医协同治疗 脑瘤中西医协同治疗时，中医治疗以补益肝肾、益气养阴为主，兼燥湿化痰、祛瘀解毒，同时针对不同西医治疗手段进行中医减毒治疗以缓解相关不良反应。①脑瘤术后气血损伤、脑络失养，应治以益气健脾、养血荣络。②脑瘤放疗期运用益气养阴、清热解毒等治法，协同放疗增敏减毒。③脑瘤化疗期多见胃肠道反应及骨髓抑制，此阶段多运用健脾和胃化湿、补肾益气养血之法恢复脾胃功能，协同增强化疗效果、减轻毒副反应。

2. 中医防变治疗 中医防变治疗适用于Ⅰ～Ⅳ级可切除脑瘤患者手术后及辅助治疗结束后的随诊期，基本治法以健脾益气、补益肝肾为主，兼祛瘀通络、平肝息风、燥湿化痰等，并结合辨证论治，以期降低复发、转移风险。

3. 中医姑息治疗 中医姑息治疗适用于无法手术或术后复发转移的经西医系统治疗后病情稳定的脑瘤患者，基本治法以燥湿化痰、息风止痉、祛瘀通络与健脾益气、益精填髓并重，并采用针灸、推拿等多种中医非药物治疗的方法，提高患者生存质量、延长生存期。

【预防调护】

（一）预防

1. 一级预防 保持心情舒畅，合理健康饮食，减少腌制食品摄入，戒烟，远离电离辐射，防止颅脑外伤，提高机体免疫力，消除可控致癌因素。

2. 二级预防 高发人群、有家族史、有头晕头痛症状持续不能缓解者，应及时影像学检查，尽量做到早发现、早诊断、早治疗。

3. 随访 随访内容包括全身情况、认知和精神心理状况、神经系统体征及体格检查、必要的辅助检查及影像学复查。通常高级别胶质瘤患者常规随访间隔为 1～3 个月，低级别胶质瘤为 3～6 个月，同时还应该结合肿瘤组织病理学、切除程度和肿瘤残余情况等定出个体化的方案。成人低级别胶质瘤应每 3～6 个月随访一次，持续 5 年，以后每年至少随访一次。高级别胶质瘤在放疗后 2～6 周应随访一次，以后每 1～3 个月随访一次，持续 2～3 年，以后随访间隔时间可适当延长。

（二）调护

颅内压增高者应限制液体入量，供给机体最低限度液体，及时行电解质检查，预防电解质紊乱。对头痛、恶心、呕吐者，需要防止颅内压过高引起脑疝。对有癫痫发作史者，要远离水火，禁止攀爬，做好防护。脑瘤患者术后大多存在不同程度的生理功能和社会心理障碍，合理适度的康复治疗能够有效降低脑胶质瘤相关的致残率，在康复过程中需要多学科共同介入，中医药物治疗、针灸、推拿、拳操等对脑瘤患者术后的功能恢复、生活质量提升起到重要作用。

第二节 鼻咽癌

鼻咽癌（nasopharyngeal carcinoma，NPC）是一种多发于鼻咽顶壁及侧壁，尤其咽隐窝的鼻咽部黏膜上皮恶性肿瘤，是我国常见恶性肿瘤之一。临床以鼻塞、涕中带血，耳闷堵感，听力下降，复视，头痛，面麻，颈部肿块为主要表现。

鼻咽癌在世界大部分地区发病率较低，一般在 1/10 万以下，以男性为多，男女性发病率之比为（2～10）：1。我国鼻咽癌的发病率和死亡率高于全球平均水平，根据 2022 年全国肿瘤登记中心数据显示，2016 年中国鼻咽癌新发病例约为 5.2 万例，占全部恶性肿瘤发病的 1.28%，居我国恶性肿瘤发病第 20 位。总体分布趋势是南部和东部发病率高，北部和西部发病率低，广东、海南、广西、福建、湖南和江西 6 省为鼻咽癌的高发区。其中，广东省最高（男 12.46/10万，女 5.00/10 万），甘肃省最低（男 0.56/10 万，女 0.50/10 万）。

传统中医典籍中没有"鼻咽癌"病名，根据其临床表现可归属于"鼻渊""控脑砂""耳鸣""上石疽""失荣"等范畴。如"鼻渊者，浊涕下不止也。传为衄蔑瞑目。"（《素问·气厥论》）"鼻窍中时流黄色浊涕……若久而不愈，鼻中淋沥腥秽血水，头眩虚晕而痛者，必系虫蚀脑也，即名控脑砂。"（《医宗金鉴·鼻部》）

【中医病因病机】

鼻咽癌的发生多是在正气不足的基础上，因热毒犯肺、饮食失调、情志不畅等多因夹杂，导致肺气失宣，上扰于窍，痰瘀热毒凝结，阻滞于鼻咽而成癌。

（一）病因

1. 外感热毒 外感风邪热毒，内蕴于肺，肺经受热，宣发肃降失调，热灼津伤，炼液成痰，热毒与痰湿凝结，形成癌毒，阻滞经络，肺络不通，肺开窍于鼻，肺气郁闭，气道不通则邪火循太阴之经而至鼻，聚集而成肿块。

2. 饮食失调 饮食不节，或素嗜烟酒炙煿之品，中焦脾胃受伤，运化无权，水湿内停，凝集而成痰。痰湿内困于体内，阻滞经脉，日久肿块乃生。正如《丹溪心法·痰十三》所言："痰之为物，无处不到。"肺开窍于鼻，痰浊阻滞于鼻，则引起"鼻窍中时流黄色浊涕"。如《医学准绳六要·病机部》中明确指出："至如酒客膏粱，辛热炙煿太过，火邪炎上，孔窍壅塞，则为鼻渊。鼻中浊涕如涌泉，渐变鼻蔑、衄血，必由上焦积热郁塞已久而生。"

3. 情志失调 平素情志失调，情志抑郁，郁久化火或气滞血瘀形成瘀热癌毒。暴怒气乱，肝胆火热内蕴，炼液为痰，阻滞经脉，化为痰热癌毒。日久痰热瘀毒凝结而成肿块。

4. 正气不足 先天元气不足，禀赋薄弱，或后天失养，戕伐太过，脾胃生化乏源，正气渐趋不足，外感热毒或肝胆火热日久灼伤津液，易为痰瘀毒等邪气所侵。邪毒入侵机体，邪气久羁，正气耗伤，正不胜邪，日久渐积而成肿块。

（二）病机

鼻咽癌的基本病机为正气亏虚，痰瘀热毒凝结，阻滞于鼻咽。病性多属本虚标实，以正气虚弱为本，热毒、痰浊、瘀血为标。观其病程发展，是因虚而致实，因实而更虚，终致虚实夹杂。疾病初期以热毒、痰浊、瘀血等邪实为主；中期阴液亏虚，正虚与邪实并存；晚期正气虚弱，以气阴两虚为主，瘀血阻于经络，虚实夹杂，缠绵难愈。

病位在鼻咽，与肺密切相关，涉及肝、胆。鼻咽为呼吸之通道，肺开窍于鼻，热邪内蕴于肺则肺气失宣，上扰于窍；情志内伤，肝郁气逆，热毒内阻，肝胆热毒循经上扰。若痰火郁于少阳经脉，阻塞络脉，凝结成块可致耳前颈项痰核。

【西医病因病理】

（一）病因

鼻咽癌特征性的地理学和人口统计学分布、发展趋向和移民中的发病模式，反映了鼻咽癌病因中遗传易感性、EB 病毒感染和环境饮食因素之间的相互作用。

1. 遗传易感性 鼻咽癌是一种地区分布不均衡的恶性肿瘤，其发病具有种族特异性和家族遗传易感性，中国是鼻咽癌的高发地区。研究发现鼻咽癌的发病风险与人类白细胞抗原（human leukocyte antigen，HLA）的表型具有相关性。中山大学肿瘤防治中心通过对鼻咽癌高发家族的遗传连锁分析，发现鼻咽癌的易感基因在 4p15.1–q12 的 14.21–cM 的区域。随后通过对散发鼻咽癌的全基因组进行研究，发现人类白细胞抗原（HLA）和其他三个基因（TNFRSF19、MDS1–EVI1 及 CDKN2A/2B）是鼻咽癌的易感基因。

2. EB 病毒感染 EB 病毒感染与鼻咽癌的发病密切相关，目前已有足够证据表明 EB 病毒为 I 类致癌物质，与鼻咽癌关系密切。相关证据如下：①鼻咽癌细胞均表达 EB 病毒的 DNA 或 RNA。②鼻咽癌患者血清中可检测到 EB 病毒相关抗体，其抗体阳性率和抗体效价均比正常人和其他肿瘤患者明显增高，且其抗体效价水平随病情的好转或恶化而相应地下降或升高，与肿瘤负荷呈正相关。③EBV 呈克隆性附加体的形式，表明 EB 病毒是克隆性增生之前已进入肿瘤细胞内。④鼻咽癌先兆区域中 EB 病毒阳性，而正常的鼻咽上皮内 EB 病毒呈阴性。

3. 环境饮食因素　鼻咽癌发病呈地区聚集性。高发区人群嗜食腌肉、腌菜、咸鱼，腌制食品中的亚硝酸盐是鼻咽癌发生中的致癌物质。其他可能的环境因素包括吸烟、化学气体、粉尘、甲醛的暴露、职业性烟雾和既往接受过放射线照射等。

（二）病理

1. 好发部位　鼻咽癌常发生于咽隐窝，其次是鼻咽侧壁、顶壁。

2. 大体病理形态　鼻咽癌的大体形态分为 5 种，即结节型、菜花型、黏膜下型、浸润型和溃疡型，其中结节型最常见。结节型：肿瘤呈结节状；菜花型：肿瘤呈菜花状，血管丰富易出血；黏膜下型及浸润型：肿瘤向腔内生长，表面覆盖正常黏膜组织；溃疡型：肿瘤表面凹凸不平，边缘隆起。

3. 组织学类型　鼻咽癌的常见组织学类型有鳞状细胞癌、腺癌、未分化癌、泡状核细胞癌。2003 年 WHO 将鼻咽癌的病理类型分为三型，分别为：角化型鳞状细胞癌、非角化型癌和基底细胞样鳞状细胞癌。不同地区鼻咽癌的病理类型差异较大，在鼻咽癌高发区，如广东、香港地区，95% 以上属于非角化型癌，而在鼻咽癌低发区，如美国，角化性鳞状细胞癌的比例高达25%。

【诊断】

（一）诊断要点

1. 临床表现

（1）症状　①涕血与鼻衄：多见于肿瘤位于鼻咽顶后壁，用力吸鼻腔或鼻咽部分泌物时，轻者可引起涕血，重者可致大量鼻衄（即鼻出血）。②鼻塞：肿瘤浸润后鼻孔区可致机械性堵塞，肿瘤侵犯鼻咽顶前壁也可引发鼻塞。③耳鸣与听力减退：因肿瘤浸润，压迫咽鼓管咽口，出现如耳鸣、听力下降、耳痛、耳闷胀堵塞感等分泌性中耳炎的症状。④头痛：最常见的初发症状，约占 26.9%，临床上多表现为单侧持续性疼痛，部位多在颞、顶部。⑤眼部症状：鼻咽癌侵犯眼眶或与眼球有关的神经时，多数已是晚期，临床约有 78% 的患者患侧眼球受累，19.8% 双侧受累。鼻咽癌侵犯眼部后可引发视力障碍（重则失明）、视野缺损、突眼、复视、眼球活动受限等。⑥脑神经损害：鼻咽癌在向周围浸润的过程中可压迫 12 对脑神经的任意一支，从而表现出相应的症状和体征。其发生率在确诊时为 33.9%，其中 19.7% 的患者 X 线片显示颅底骨质破坏。需注意的是，鼻咽癌患者的脑神经损害部位主要发生在各条脑神经离颅（或更低）的部分，而非中枢性损害。临床上常见多对脑神经相继或同时受累，常见的有三叉神经、展神经、舌咽神经和舌下神经，而嗅神经、面神经和听神经则受累较少。

（2）体征　①局部侵犯所致的综合征：鼻咽癌侵犯不同的部位，可产生一系列综合征。除上述眼部引起的综合征外，还有 Trotter 三联征、腮腺后间隙综合征、颈静脉孔综合征等。②颈部淋巴结转移：主要表现为扪及颈部淋巴结肿大。初诊时有 45% ～ 50% 的患者以"发现颈部肿块"为主诉，体检发现有颈部淋巴结转移而进一步检查确诊的占 70% 以上。

2. 实验室检查

EB 病毒血清学检查：EB 病毒壳抗原（viral capsid antigen，VCA）滴度 ≥ 1 ∶ 10；EB 病毒早期抗原滴度 ≥ 1 ∶ 5；EB 病毒脱氧核糖核酸酶（DNA 酶）滴度 ≥ 25% 等，可协助诊断。

3. 影像学检查

（1）CT　对于早期鼻咽癌，CT 主要用来发现病变位置，对于中晚期的鼻咽癌主要提示病变侵犯局部及全身的情况。肿瘤组织在平扫时与肌肉、黏膜和血管均呈等密度，只能用于判断肿瘤大致轮廓，而增强扫描可加强肿瘤与周围组织结构密度的差异，从而准确提示肿瘤的侵犯范围。

（2）MRI　MRI 可准确显示病变侵犯范围，鼻咽癌 MRI 表现为 T1 加权像呈中等、较低信号，T2 加权像信号增高，注射造影剂后可见病灶实质部分强化。肿瘤咽旁侵犯，表现为咽旁间隙正常高信号的脂肪组织变窄、消失，低信号的肌肉被较高信号的肿瘤取代。颅底骨质受累，表现为正常高信号的脂肪组织在 T1 加权像被中、低信号的肿瘤所取代。

（3）ECT　全身骨 ECT，判断是否存在骨转移，在 X 光片检查出骨质破坏前的 3 ～ 6 个月或出现骨转移症状前 3 个月，可见异常的放射性浓聚，灵敏度高。

（4）PET-CT　PET-CT 是一种结合了 PET 的功能代谢显像与螺旋 CT 的结构显像的检查，通过检测肿瘤细胞内 ^{18}F-FDG 的摄取，有效地反映细胞的糖代谢水平。中晚期鼻咽癌合并颈部、锁骨上淋巴结肿大患者，可直接行 PET-CT 检查，明确是否有远处转移。

4. 病理学诊断

（1）细胞学检查　用鼻咽脱落细胞涂片诊断鼻咽癌，检出率约为 90%，但是由于脱落细胞学诊断难于对鼻咽癌进行准确病理分型，因而目前仍未常规用于鼻咽癌的诊断。

（2）组织病理学检查　组织病理学检查是诊断鼻咽癌最常用的方法。可通过间接鼻咽镜检查鼻咽活检法（包括经鼻活检和经口活检两种方式）、鼻咽纤维镜检查鼻咽活检法获取病理，尤其是后者可更好地观察咽部，可避免间接鼻咽镜检查的盲区，易发现微小及隐匿病灶，病检的阳性率高。

（3）分子病理检测　建议对鼻咽癌组织标本进行 EGFR 表达、PD-L1 表达检测，检测结果有助于指导靶向及免疫治疗。

（二）鉴别诊断

1. 鼻咽恶性淋巴瘤　鼻咽恶性淋巴瘤临床不少见，主要发生于 20 ～ 50 岁人群，以青少年居多。肉眼难以和鼻咽癌鉴别，但鼻咽恶性淋巴瘤表面常伴有凝固性坏死，多发生于中线位置。鼻咽小圆形细胞和部分大圆形细胞未分化癌镜下很难和恶性淋巴瘤鉴别，需要借助免疫组织化学染色、网状纤维染色（银染）及淋巴瘤基因重排技术，才能做出正确诊断和分型。鼻咽癌细胞角蛋白标记阳性，淋巴瘤标记阴性，银染示癌细胞间无网状纤维生成。

2. 鼻咽结核　鼻咽结核多见于青壮年，好发年龄 20 ～ 40 岁。鼻咽检查见鼻咽顶部黏膜糜烂，伴有肉芽样隆起，肉眼难于和鼻咽癌鉴别。大部分鼻咽结核可见到增生的上皮样细胞巢、干酪样坏死和朗格汉斯多核巨细胞等典型结核特征病变。

3. 坏死性肉芽肿　主要发生在鼻腔、上腭的中线区，局部坏死，有肉芽组织隆起并导致鼻中隔和上腭穿孔。本病有特殊的恶臭，可伴高热，病理检查可见炎症坏死。详细询问病情发展过程不难鉴别。

4. 颈淋巴结炎　多位于颌下（由咽部或牙齿疾患引起）。若中老年患者在颈深上组或副神经链处有质地较硬的淋巴结时，须及时排除肿瘤转移的可能。

5. 颅内病变 颅咽管瘤、脊索瘤、小脑脑桥角肿瘤需与鼻咽癌鉴别。

6. 其他 其他需要和鼻咽癌鉴别的疾病包括鼻咽纤维血管瘤、鼻咽嗅神经母细胞瘤、鼻咽混合瘤、鼻咽腺样体增生等，结合临床病史、病理活检及免疫组化检查，可以明确诊断。

（三）肿瘤分期

目前主要采用 UICC/AJCC TNM 分期标准（2017 年第 8 版）。

（四）中医辨证

1. 热毒犯肺证 临床表现：鼻塞流脓涕或涕中带血，头痛，发热，心烦失眠，咽干口苦，耳鸣耳聋，小便短赤，大便干结，鼻咽黏膜充血，甚至溃疡，舌质红，苔薄白或少苔，脉弦细或细数或滑数。

2. 瘀血阻络证 临床表现：鼻塞脓涕，涕血色紫黑，头痛，耳鸣，复视，口干喜冷饮，鼻咽部肿块，颈部肿块凸出，质坚硬，舌质紫暗或有瘀斑、瘀点，苔薄黄，脉弦细或涩。

3. 痰浊内阻证 临床表现：鼻塞涕多，头晕头重，胸闷痰多，恶心欲吐，纳呆，口干不欲饮，耳内胀闷，大便溏薄，鼻咽黏膜水肿，分泌物多，颈部有转移性肿块，舌质淡暗或淡红，舌体胖边有齿印，苔白腻，脉弦滑或细滑或濡细。

4. 气阴两虚证 临床表现：神疲乏力，少气懒言，自汗，头痛，五心烦热，失眠，口干咽痛，间有涕血，唇焦舌燥，形体消瘦，吞咽困难，尿赤便干，口咽黏膜充血、糜烂，舌质红，少苔或无苔，或有裂纹，脉细滑或细数。

【中西医治疗】

（一）中医治疗

1. 辨证论治

（1）热毒犯肺证

治法：清热解毒，软坚散结。

代表方：五味消毒饮（《医宗金鉴》）加味。

常用药：金银花、野菊花、蒲公英、紫花地丁、紫背天葵、重楼、山豆根、山慈菇、法半夏等。

加减：鼻衄者，加三七粉、茜草炭、血余炭化瘀止血；头痛、视力模糊或复视者，加僵蚕、蜈蚣、全蝎、钩藤平肝息风。

（2）瘀血阻络证

治法：行气活血，祛瘀散结。

代表方：通窍活血汤（《医林改错》）加减。

常用药：赤芍、川芎、桃仁、红花、泽兰、牛膝、柴胡、郁金、桔梗、浙贝母、天南星、橘红、牡蛎、夏枯草等。

加减：头痛者，加钩藤、白芷平肝止痛；血瘀发热者，加连翘、黄芩、重楼、白花蛇舌草等泄热解毒。

（3）痰浊内阻证

治法：化痰解毒，软坚散结。

代表方：清气化痰丸（《医方考》）加减。

常用药：胆南星、黄芩、瓜蒌仁、杏仁、半夏、陈皮、枳实、山慈菇、鸡内金、党参、茯苓、辛夷、苍耳子、土茯苓、土贝母、半枝莲等。

加减：头痛者，加蜂房、蜈蚣、全蝎平肝息风；咽干痛、牙龈肿痛者，加射干、石斛解毒利咽；口苦、胸胁痛者，加八月札、郁金解郁止痛。

（4）气阴两虚证

治法：益气养阴，托毒散结。

代表方：生脉散（《医学启源》）加减。

常用药：太子参、麦冬、五味子、半夏、胆南星、山慈菇、仙鹤草、石上柏、牡丹皮、苍耳子、辛夷等。

加减：肢倦乏力，纳减便溏者，加党参、黄芪、白术、炙甘草健脾益气；胸闷不畅，胃纳不佳者，加枳壳、陈皮等理气和胃；颈部肿块未控制者，加生南星、生半夏、僵蚕、浙贝母等化痰散结。

2. 辨病用药

（1）山慈菇　味甘、微辛，性凉；归肝、脾经；功效清热解毒、消痈散结。《本草纲目·草部》谓："主疗肿，攻毒破皮，解诸毒蛊毒。"现代药理研究证明，山慈菇中多糖、醇提物、乙酸乙酯萃取物对肿瘤细胞具有杀伤作用，高浓度可直接杀死肿瘤细胞。本品适用于鼻咽癌痰热壅盛者，常用剂量 3～9g，入汤剂。

（2）黄药子　味苦，性寒，有毒；归肺、肝经；功效化痰散结消瘿，解毒消肿。《开宝本草辑复本·木部下品》记载："主诸恶肿疮瘘，喉痹，蛇犬咬毒。"现代药理研究证明，黄药子有效成分二萜内酯类物质黄独素 A、黄独素 B 对于小鼠 S180 实体瘤有抑制作用。本品适用于鼻咽癌中痰浊内阻者，常用剂量 5～15g，入汤剂。本品内服可对肝功能产生不良影响，故长期用药者应注意观察肝功变化，单次用量过大有时亦能引起中毒反应。

（3）山豆根　味苦，性寒；有毒；归肺、胃经；功效清热解毒，利咽消肿。《开宝本草辑复本·草部下品之下》："主解诸药毒，止痛，消疮肿毒。"现代药理研究证明，山豆根总黄酮及其单体化合物如槲皮素、三叶豆紫檀苷、高丽槐素、芒柄花素等都具有一定抗肿瘤作用，主要机理可能是通过诱导肿瘤细胞凋亡、调控肿瘤细胞周期、干扰肿瘤细胞信号传导及抑制肿瘤细胞侵袭和转移。本品适用于鼻咽癌热毒郁结者，常用剂量 3～6g，入汤剂。

（4）天冬　味甘、苦，性寒；归肺、肾、胃经；功效养阴润燥，清肺生津。《备急千金要方·养性》："治虚劳绝伤，年老衰损羸瘦，偏枯不随，风湿不仁，冷痹，心腹积聚，恶疮痈疽肿，癞疾……"现代药理研究证明，天冬提取物天冬总皂苷对肿瘤细胞的增殖有抑制作用。本品适用于鼻咽癌气阴两虚者，常用剂量 6～12g，入汤剂。

（二）西医治疗

1. 放射治疗

（1）放射治疗原则　依据病理检查明确诊断，完善相关检查明确肿瘤分期后制定个体化的放疗计划。以体外照射为主，必要时辅以腔内后装近距离放射治疗。射线类型推荐使用光子线（X线），必要时有条件可考虑质子或重离子射线。临床 Ⅰ～Ⅲ 期患者采取根治性放疗，Ⅳ期无远处转移患者可采用姑息性放疗。体外放射治疗范围不仅包括肿瘤侵犯范围，还要包括亚临床区域及颈部淋巴引流区。适当调整放疗计划，照射范围先大后小，利用多野、缩野、改变入射角度等放疗技术，保护正常组织。

（2）常用放射治疗方法

1）常规体外放射治疗：常规照射范围包括鼻咽、颅底骨和颈部3个区域，照射野以面颈联合野、耳前野及颈部切线野为主，根据病变外侵情况可选择配用鼻前野、耳后野等。鼻咽癌的放疗总剂量根据肿瘤病理类型、分化程度、肿瘤大小、放疗目的及放疗中肿瘤退缩情况而定。照射的分割方法包括常规分割照射、超分割照射、后程加速超分割照射、连续加速分割照射等，临床可根据病情选择使用。

2）腔内后装近距离放射治疗：为鼻咽残留病灶、局部浅表复发病灶常用的治疗方法，但鼻咽腔有活动性出血、坏死、溃疡者禁用。

3）调强适形放射治疗：为鼻咽癌推荐的放疗方式之一，适用于各期的初治鼻咽癌患者及常规放射治疗后复发者。可产生高度适合肿瘤靶区形状的剂量分布，对鼻咽癌进行高剂量照射的同时保护邻近重要结构，降低放疗对周围组织的影响。

2. 化学治疗

（1）新辅助化疗　又称诱导化疗，指放射治疗前使用的化疗，适用于疾病分期偏晚、肿瘤或转移淋巴结较大的患者，可减少肿瘤负荷，减轻肿瘤引起的各种临床症状，改善血供，提高放射敏感性，有利于消灭亚临床病灶。诱导化疗通常用于Ⅲ～ⅣA期（$T_3N_0M_0$除外）初始鼻咽癌患者，以铂类为主的新辅助化疗方案最常用，方案可选用GP、TPF、PF等。鼻咽癌常用化疗方案见表6-3。

表6-3　鼻咽癌常用化疗方案

方案	药物	推荐剂量	用法	用药时间	周期
单药方案					
DDP	顺铂	$100mg/m^2$ 或 $40mg/m^2$	静滴	d1	q21d 或 qw
联合化疗方案					
TPF	顺铂	$60mg/m^2$	静滴	d1	q21d
	多西紫杉醇	$60mg/m^2$	静滴	d1	
	氟尿嘧啶	$600mg/m^2$	静滴	d1～5	
GP	顺铂	$80mg/m^2$	静滴	d1	q21d
	吉西他滨	$1000mg/m^2$	静滴	d1、d8	
PF	顺铂	$100mg/m^2$	静滴	d1	q21d
	氟尿嘧啶	$1000mg/m^2$	静滴	d1～4	

（2）同期放化疗　指在放射治疗期间同时联合化学治疗，可提高肿瘤的杀伤作用，有助于消灭远处的亚临床转移灶，提高放疗敏感性，但需考虑患者耐受情况，一般采用单药化疗，若采用联合用药，则适量调整剂量。局部晚期鼻咽癌应采取同期放化疗的治疗模式，其中顺铂是最常用的药物。顺铂可选择单次方案（每3周一次）或者每周方案，不适宜用顺铂者可选择卡铂、奈达铂或奥沙利铂。

（3）辅助化疗　指在放射治疗后进行的化疗，其目的是消灭放射区域残留的肿瘤细胞及全身亚临床病灶，减少远处转移的发生率。方案可选用 PF、卡铂＋氟尿嘧啶等。

（4）姑息性化疗　适合于转移性鼻咽癌患者或复发不能接受再放射或手术治疗的患者，可减轻症状，延长生存期。常用一线治疗方案可选用 GP、顺铂＋多西他赛、卡铂＋紫杉醇、PF、顺铂＋卡培他滨；常用的二线或挽救治疗方案可选用化疗药物吉西他滨、多西他赛、卡培他滨。

3. 外科手术治疗　对于鼻咽癌放射治疗后鼻咽局限性的残留病灶及复发病灶可选择手术治疗。局部鼻咽手术治疗方法包括鼻外径路开放手术和经鼻内镜手术。对于鼻咽癌放疗后原发灶消失，残留的颈部淋巴结未控制或者颈部淋巴结复发病灶可选择手术治疗。区域淋巴结手术治疗的方法包括根治性颈淋巴结清扫术、改良型根治性颈淋巴结清扫术、择区性颈淋巴结清扫术、内镜下颈淋巴结清扫术。

4. 靶向治疗

（1）表皮生长因子受体（EGFR）抑制剂　鼻咽癌组织多高表达 EGFR，EGFR 单克隆抗体通过特异性结合 EGFR 的外周区域，阻止 EGFR 的自身磷酸化，从而抑制信号通路的活化，降低细胞增殖、转移和侵袭的能力，对鼻咽癌的治疗具有重要作用。目前常用药物有西妥昔单抗和尼妥珠单抗。

（2）血管生成抑制剂　抗血管生成药物通过多种途径抑制肿瘤血管生成，从而降低肿瘤的生长和转移。目前鼻咽癌常用抗血管生成药物有贝伐珠单抗、阿帕替尼、安罗替尼及重组人血管内皮抑制素等。

5. 免疫治疗　鼻咽癌组织中高表达程序性死亡配体 1（PD-L1），且富含淋巴细胞，预示着鼻咽癌可能从免疫治疗中获益。目前抗 PD-1 单抗已经应用于鼻咽癌临床治疗中，常用药物如帕博利珠单抗、纳武利尤单抗、特瑞普利单抗、卡瑞利珠单抗，可用于复发或转移的鼻咽癌患者。

【中西医结合治疗模式】

放疗、化疗是鼻咽癌的主要治疗手段，中西医结合的综合治疗可以进一步提高其治愈率。鼻咽癌中西医结合治疗模式见表 6-4。

表 6-4　鼻咽癌中西医结合治疗模式

分期	鼻咽癌中西医结合治疗模式	
Ⅰ期	根治性放疗	中医协同放疗
	随诊观察	中医防变治疗
Ⅱ期	根治性放疗 / 同期放化疗	中医协同治疗
	随诊观察	中医防变治疗
Ⅲ～ⅣA期	放疗 ± 化疗	中医协同治疗
	随诊观察	中医防变治疗
ⅣB期	PS 0～2 分 全身治疗（化疗 / 靶向 / 免疫）± 局部治疗（手术 / 放疗）	中医协同治疗
	带瘤生存	中医姑息治疗
	PS 3～4 分	单纯中医治疗

1. 中西医协同治疗 鼻咽癌中西医协同治疗时期，中医治疗以益气养阴为主，兼清热解毒、活血祛瘀、化痰软坚等，同时针对不同的西医治疗手段进行相应的中医减毒治疗以缓解相关不良反应。①鼻咽癌放疗期运用益气养阴、清热凉血、活血解毒等治法协同放疗增敏减毒。②化疗期运用补气养血、健脾和胃、滋补肝肾等治法以协同化疗增强疗效、减轻毒副反应。③围手术期运用补气养血、健脾益胃等治法，促进机体恢复。④靶向或免疫治疗期可以运用清热宣肺、理气健脾、补益肝肾等法治疗皮疹、消化道副反应及肝肾损害等，佐以祛湿化痰、化瘀解毒、通窍利窍之品助于祛邪，标本兼治。

2. 中医防变治疗 中医防变治疗适用于Ⅰ～Ⅳ期鼻咽癌根治后的随访期，基本治法以益气养阴为主，兼活血祛瘀、清热解毒、化痰燥湿，同时结合辨证论治，以期降低复发转移风险。

3. 中医姑息治疗 中医姑息治疗适用于晚期鼻咽癌患者系统治疗后的病情稳定期，基本治法以清热解毒、活血祛瘀、化痰软坚与益气养阴并重，同时结合辨证论治，提高生存质量，延长生存期。

【预防调护】

（一）预防

1. 一级预防措施 在人群中进行宣传教育以提高人们对鼻咽癌的认识及防治意识。改善生活环境，远离致癌危险因素，倡导以健康生活方式为基础对高危人群或癌前病变者进行干预。生活中应注意气候变化，预防感冒，增强体质，避免 EB 病毒感染；减少空气污染，改善生存环境，尽量减少粉尘、油烟等的接触，戒烟、戒酒，少吃或不吃腌熏食物，例如熏肉、熏鱼、腊肉等，多食新鲜水果和蔬菜以补充丰富的维生素。

2. 二级预防措施 鼻咽癌高发地区和有鼻咽癌家族史的高危人群应定期进行鼻咽癌筛查，主要是 EB 病毒抗体和鼻咽镜检查。对于有鼻咽疾病者需要尽早就医诊治，发现有鼻涕带血、不明原因的颈部淋巴结肿大及中耳积液等情况，需要对鼻咽部进行详细检查。

3. 随访 为了评估鼻咽癌治疗疗效、早期发现复发转移灶、监测处理相关并发症及促进患者康复，需要进行鼻咽癌治疗后随访。首次影像学检查推荐在治疗结束后 1 个月进行，进一步随访包括治疗后第一年内，每 3 个月随诊一次；治疗后 2～3 年内，每 6 个月随访一次；3～5年，每年随访一次；治疗后 5 年以上，有症状出现及时来就诊，无症状时每 1～2 年随访一次。患者每次随访内容包括体格检查、鼻咽镜检查和相关的影像学检查，推荐每次随访均进行外周血 EBV DNA 拷贝数检测。

（二）调护

鼻咽癌治疗期间，患者应注意个人局部卫生，每日需要漱口数次，必要时行鼻咽冲洗。在患病一年内，患者应避免拔牙。鼻咽癌康复期间应避免重体力劳动、过度体育锻炼和熬夜等，防止免疫力下降导致复发转移。平时应注意饮食合理均衡，忌食辛辣刺激的食品，戒烟酒等。采取听音乐、散步、八段锦锻炼等方式调节情志，平时应保持开朗乐观良好的心境。鼻咽癌的康复需要多学科协作，根据患者情况以制定个体化方案，促进其早日康复。

第三节　口腔癌

口腔癌（oral cancer，OC）主要指发生于口腔（包括颊黏膜、上下颌牙龈、磨牙后三角、口底、硬腭及舌前 2/3）黏膜上的上皮癌，是头颈部常见恶性肿瘤之一。临床以口腔内肿块，疼痛，张口受限，反复溃疡难愈或伴有口腔黏膜红斑、白斑等为主要表现。

近年来，口腔癌的发病率上升且呈年轻化趋势，而且存在明显的性别和地域差异。国际癌症研究机构（IARC）发布的 2020 年全球癌症数据显示，全球每年新增近 37.8 万口腔癌病例，占全球新增恶性肿瘤的 2%；男性发病率明显高于女性，40 岁以上人群居多；受经济发展和饮食习惯影响，南亚地区和低发展指数国家（如印度、斯里兰卡和巴基斯坦）发病率较高。口腔癌的死亡率占全球癌症死亡率的 1.8%，5 年生存率低于 50%。我国口腔癌的发病率和死亡率相对较低，但由于人口基数大、老龄化等原因，发病率和死亡率呈上升趋势，应引起社会重视。

中医古籍中无"口腔癌"病名，但根据口腔癌的发病部位和临床表现，常将其归于"舌疳""舌岩""口疮""牙疳"等范畴。如"舌疳心脾毒火成，如豆如菌痛烂红，渐若泛莲难饮食，绵溃久变瘰疬风。"（《医宗金鉴·外科心法要诀》）"牙疳者，因毒热攻胃而成，故热毒上发，龈肉赤烂痛疼，口臭血出，牙枯脱落，穿腮蚀唇，病势危急。"（《医宗金鉴·幼科心法要诀》）

【中医病因病机】

中医认为本病的发生多由邪毒侵袭、饮食失节、情志失调、体虚久病等多种因素复合引起，以致脏腑功能失调，痰热瘀毒结于口腔而成。

（一）病因

1. 邪毒侵袭　脾胃素有积热，又外感风寒或热邪，入里化火，内外邪毒搏结，火毒循经上炎，熏蒸口舌，邪毒结聚口腔而发病。正如《疡科心得集·辨口疮口糜论》记载："夫口疮与口糜者，乃心脾气滞，更外感风热所致。"

2. 饮食失节　过食肥甘厚味或炙热之品、嗜好醇酒，脾胃蕴热；饮食生冷，湿浊不化，郁而化热，酿生癌毒，湿热痰毒久滞于口而成。如《洞天奥旨·口疳》载："口生疳疮，皮破涎流，重者每每血出，甚而唇吻腮颊俱烂。此乃胃中有热，又食生冷水果，重添其湿，湿热相兼，因其生疳而至烂。"

3. 情志失调　情志不畅，气机郁结，久则致使气滞血瘀，郁久化火，火邪循经上行，灼津成痰，阻塞脉络，癌毒内生，痰火瘀毒之邪互结于口舌而生赘物。又或思虑劳神过度，损伤心脾，导致心脾气血两虚，正气亏虚，则易感外邪或易致客邪久留。如《外科证治全书·舌菌》曰："多缘心境不佳，元气亏损，若误服寒凉，则致烂开，透舌穿腮……总因偏执清火败毒故耳。"

4. 体虚久病　久病、年老及先天禀赋不足者，肾阴不足，水不济火，心火肝阳上灼口舌而发病。如《兼益斋外科医案·面部》载："舌为心之苗，肾阴不足，心火肝阳上升，发为舌菌。"又或素体虚寒或病后体虚，阳气不足或起居失常、劳累过度耗伤元阳，虚阳上越发而为病。如《秘传证治要诀及类方·口舌》亦载："下虚上盛，致口舌生疮。"

（二）病机

本病的基本病机为痰热瘀毒互结，阻滞口舌脉络。病性多属本虚标实，以气血阴阳亏虚为本，热毒、痰浊、气滞、血瘀蕴结于口为标，两者相互影响，互为因果，由虚而致积，因积而愈虚。初期以热毒、痰浊、气滞、血瘀等邪实为主，中晚期由于癌毒耗伤人体气血津液，因此多以气血亏虚、阴阳两虚等虚证为主。

病位在口，与心、脾、胃、肝、肾等密切相关。脾主口，心主舌。《灵枢·脉度》有"脾和则口能知五谷矣""心和则舌能知五味矣"等记载，且足太阴脾经"连舌本，散舌下"，手少阴心经"系舌本"，心脾有热，气冲于口与舌，可令口舌发病；心火为肝木之子，若肝郁化火，则母病及子，肝火上炎于心；脾胃共处中焦，为人体气机升降之枢纽，脾胃损伤，则升降运输功能失常，又或肝气郁结阻碍脾土运化，从而痰浊内生。心属火，肾属水，肾阴虚则肾水不能上济于心，可使心火上亢；齿舌有赖于肾精滋养，肾虚则髓弱骨枯，若为邪毒侵犯，则滞留口舌牙龈而发病。

【西医病因病理】

（一）病因

口腔癌的病因至今尚未明确，可能与长期嗜好烟酒、不良饮食习惯、口腔卫生差、长期异物刺激、黏膜白斑与红斑等密切相关。

1. 长期嗜好烟酒　吸烟和饮酒是引起口腔癌的重要诱因，多数口腔癌患者有长期吸烟饮酒史。烟草对口腔黏膜有刺激作用，可导致口腔发生氧化应激，并通过激活一系列信号通路参与细胞凋亡、炎症反应或细胞功能改变等，促进癌变；酒精能使口腔黏膜对烟草的刺激更为敏感，协同烟草促进口腔癌发生。

2. 不良饮食习惯　不良饮食习惯包括食用致癌食物（如槟榔）及食用烫热食物等。槟榔为Ⅰ类致癌物，咀嚼槟榔可不同程度地损伤口腔黏膜，是引起口腔黏膜下纤维变性的最主要因素，与口腔鳞状细胞癌的发生密切相关。此外，长期进食烫热食物亦会增加口腔癌变风险，这是由于烫热食物会烫伤口腔黏膜，新生的黏膜很快会覆盖受损黏膜，如此长期反复造成黏膜的异常增生，从而诱发癌变。

3. 口腔卫生差　口腔卫生习惯差，则口腔内容易滋生细菌或霉菌，为亚硝胺及其前体的形成创造了有利条件。口腔炎使一些细胞增生，对致癌物更敏感，以上原因均可促使口腔癌发生。

4. 长期异物刺激　不良修复体（如劣质假牙）、锐利的牙尖、牙结石、牙齿残冠或残根等因素都会刺激口腔黏膜，长期的慢性刺激会损伤黏膜屏障，降低黏膜对口腔的保护作用，从而诱发口腔黏膜产生慢性溃疡乃至癌变。

5. 黏膜白斑与红斑　口腔黏膜白斑与增生性红斑是口腔黏膜最常见的潜在恶性病变，舌是白斑的好发部位，口腔黏膜红斑的恶性程度和癌变率比白斑更高。

6. 其他　其他需要考虑的因素还包括人类乳头瘤病毒（human papillomavirus，HPV）、疱疹病毒（herpesvirus，HV）等病毒感染、营养因素、家族遗传因素、基因突变及放射线损伤等。

（二）病理

1. 好发部位　口腔癌的发生部位主要为颊黏膜和舌，其次为腭，另可少见于前庭、口腔底及牙龈。

2. 大体病理形态　口腔癌病理形态可分为三种类型：①菜花型：向外生长为主，浸润较轻，边界较清楚，其大小的确定可较精确。②浸润型：主要向深部生长，肿块边界不太清楚，肿瘤实际大小一般大于检查所见大小。③溃疡型：介于菜花型和浸润型之间。

3. 组织学类型　口腔癌绝大多数为鳞状细胞癌，占 90% 左右，其次为腺癌，其他类型则较少见。

【诊断】

（一）诊断要点

1. 临床表现

（1）症状　口腔癌一般病史较短，生长较快，早期多无明显症状，病情发展到一定阶段可出现以下症状。①疼痛：前期仅有轻微疼痛，病情发展到一定阶段始发生明显疼痛，口腔癌中舌癌与牙龈癌早期疼痛者较多，若疼痛位于非肿块及溃疡处，则需考虑肿瘤有无向其他部位扩散，口腔癌肿块溃破合并感染时，常伴随剧烈疼痛。②邻近器官不适：当其向周围浸润生长时，会破坏邻近器官，使邻近器官发生功能障碍，如舌体活动受限等。③全身症状：晚期患者可有进行性消瘦等。

（2）体征　①肿块、溃疡及斑块：口腔癌初期病变仅在黏膜表层，极早期者，触之质地较柔软，与正常组织相似，病变进一步发展可形成质地较硬的肿块；口腔鳞癌的肿瘤区可见溃疡，典型的表现为质硬、边缘隆起不规则、基底部可见凹凸不平的浸润肿块；口腔鳞癌位于浅表时，可见呈浅表浸润的不均质斑块。②颈部及颌下淋巴结肿大：病灶转移时可引起颈部及颌下淋巴结肿大，此时颈部及颌下常可扪及肿大淋巴结。③舌体运动受限：张口及咀嚼困难、口齿不清、流涎等。

2. 实验室检查　肿瘤标志物：鳞状上皮癌抗原（SCCA）是一种特异性很好而且最早用于诊断鳞癌的肿瘤标志物，可应用于口腔鳞状细胞癌检测。此外，癌胚抗原（CEA）作为口腔癌的标志物有一定的灵敏度，可用于口腔癌的检查。

3. 影像学检查

（1）X 线、CT 及 MRI 等检查　可了解口腔癌的定位信息和肿瘤侵犯范围。对于口腔癌的分期、治疗、评效及随访监测病情有重要价值。

（2）超声检查　超声检查可以清晰显示腮腺和颌下腺的形态轮廓，对正常唾液腺组织和肿瘤组织有较高的分辨率，能较好地分辨肿块与腺体的关系，对肿瘤的定位、大小、质地等都有一定的参考价值。

（3）PET-CT　不做常规应用，但为了解有无远处转移，可推荐使用。

4. 病理学诊断

（1）细胞学检查　适用于病变浅表的无症状的癌前病变或癌前病变范围不清的早期口腔鳞癌，一般作为筛查手段，对一些癌前病变还可以进行细胞学诊断的随访。

（2）组织病理学检查　组织病理学活检是口腔癌确诊依据，可以通过手术切除、细针穿刺、刮片等方式获取组织样本，以判断是否存在癌变，确定癌变的类型、分级、分期和预后。

（3）分子病理检测　复发转移性口腔鳞癌可进行 PD-L1 免疫组化检测，有助于免疫治疗选择。

（二）鉴别诊断

1. 黏膜白斑　白斑为略高于黏膜表面的白色斑块，由黏膜上皮增生并过度角化所形成，与颊黏膜癌症状相似，但本病无明显呈肿瘤状的外生肿块，病理学检查无癌细胞，故活检可以有效鉴别。

2. 创伤性溃疡　创伤性溃疡多见于老年人，患者因佩戴不合适的假牙或齿缘过利等长期异物刺激导致牙侧缘损伤，引发溃疡，但无硬结，刺激去除后短期内可自愈。口腔癌引起的溃疡典型表现为质硬、边缘不规则及基底呈凹凸不平的浸润肿块，溃疡面可覆盖整个肿瘤区。

3. 口腔结核性溃疡　结核性溃疡多见于舌，患者多有口腔外结核病史或结核患者接触史，结核性溃疡一般质地不硬，边界清楚，但伴有疼痛，与舌癌有相似症状，活检可有效鉴别。

4. 舌乳头状瘤　舌乳头状瘤常为慢性刺激导致，多位于舌背或舌侧缘，瘤体表面有细小乳头状突起，边界清楚，无基底部浸润，与舌癌症状相似，病理学检查无癌细胞，故活检可以有效鉴别。

5. 急性冠周炎　急性冠周炎初期患病部位会出现胀痛感，咀嚼、开口活动时疼痛加剧，其最常见的部位是智齿，与牙龈癌症状相似，影像学检查有助于鉴别。

（三）肿瘤分期

目前主要采用 UICC/AJCC TNM 分期标准（2017 年第 8 版）。

（四）中医辨证

1. 热毒蕴结证　临床表现：口腔内肿物红肿质硬，或糜烂出血，流涎臭秽，口干或苦，口渴喜饮，大便秘结，小便短赤，舌质红或绛，苔黄，脉数。

2. 痰浊凝滞证　临床表现：口腔肿物污浊，表面不光滑或溃破，边界不清，压之隐痛，咳吐痰涎，体倦肢重，嗜睡乏力，头重头痛，脘腹痞满，纳呆恶心，舌质淡暗或暗红，舌体胖或边有齿痕，苔白或黄腻，脉滑或滑数。

3. 气滞血瘀证　临床表现：口腔肿物质地坚硬，疼痛持续，夜间加重，头痛，面色晦暗，胸胁胀痛，舌质紫暗或有瘀点、瘀斑，脉细弦或细涩。

4. 气血两虚证　临床表现：口腔内肿块肿大或溃疡明显，局部触之易出血，甚者透舌穿腮，面色苍白，头晕目眩，身困乏力，心悸气短，动则汗出，舌质淡，苔薄白，脉沉细无力。

5. 阴虚火旺证　临床表现：口腔肿块溃烂或周围微红，隐痛或热痛，口渴不欲多饮，手足心热，虚烦不寐，或午后低热，盗汗，心悸，便干溲赤，舌红苔少，脉细数。

6. 阴阳两虚证　临床表现：肿物破溃腐烂，潮热盗汗或自汗，面浮肢冷，颧红，耳鸣，腰膝酸软或冷痛，舌淡而少津，苔白或光剥，脉微细而数或虚大而迟。

【中西医治疗】

（一）中医治疗

1. 辨证论治

（1）热毒蕴结证

治法：清热泻火，解毒散结。

代表方：五味消毒饮（《医宗金鉴》）加减。

常用药：金银花、野菊花、蒲公英、紫花地丁、紫背天葵、黄芩、夏枯草、大青叶、连翘等。

加减：溃疡出血者，加仙鹤草、白及收敛止血；口舌疼痛者，加生地黄、竹叶养阴清热，痛甚者，加延胡索、五灵脂等活血止痛或外用冰硼散（《外科正宗》）；大便干结者，加生大黄、芒硝泄热通便。

（2）痰浊凝滞证

治法：化痰泄浊，软坚散结。

代表方：清气化痰丸（《医方考》）加减。

常用药：胆南星、瓜蒌仁、黄芩、枳实、陈皮、茯苓、杏仁、半夏、石菖蒲、郁金等。

加减：胸脘痞闷、纳呆者，加薏苡仁、豆蔻健脾化湿；颈部及颌下肿物者，加山慈菇、海藻、夏枯草化痰散结；痰黄稠而黏者，加鱼腥草、芦根清热化痰。

（3）气滞血瘀证

治法：活血化瘀，行气散结。

代表方：桃红四物汤（《医宗金鉴》）加减。

常用药：桃仁、红花、川芎、当归、赤芍、乳香、没药、大黄等。

加减：疼痛剧烈难忍者，加全蝎、蜈蚣活血定痛；久治不愈，疮口不收，反复流脓者，加黄芪、人参、白芷益气敛疮；瘀滞化热，耗伤气津，见口舌干燥者，加沙参、天花粉、生地黄清热养阴生津。

（4）气血两虚证

治法：益气养血，扶正固本。

代表方：八珍汤（《瑞竹堂方》）加减。

常用药：人参、白术、茯苓、当归、川芎、白芍、熟地黄、黄芪、仙鹤草、甘草。

加减：肿块出血较甚者，加紫珠草、白及、白茅根收敛止血；头晕目眩者，加柴胡、升麻升气举陷；自汗较多者，加牡蛎、麻黄根固涩收敛止汗。

（5）阴虚火旺证

治法：滋阴养血，清热降火。

代表方：知柏地黄丸（《医宗金鉴》）加减。

常用药：知母、熟地黄、黄柏、山茱萸、山药、牡丹皮、茯苓、泽泻、石斛、麦冬、女贞子等。

加减：烦躁失眠者，加酸枣仁、合欢花养心安神；心火亢盛者，加莲子心、竹叶、黄连清心泻火；口干口苦者，加龙胆草、青黛、栀子等清肝泄热；潮热盗汗者，加地骨皮、煅牡蛎敛汗除蒸。

（6）阴阳两虚证

治法：滋阴补阳，扶正祛邪。

代表方：肾气丸（《金匮要略》）加减。

常用药：附子、桂枝、熟地黄、山药、山茱萸、泽泻、茯苓、牡丹皮。

加减：口干舌红，光剥无苔者，加生地黄、玄参、芦根滋阴清热；肾阳不足，肢冷欠温，加干姜温肾助阳；大便溏薄者，去熟地黄、牡丹皮，加吴茱萸、补骨脂补肾壮阳，温脾止泻。

2. 辨病用药

（1）姜黄　味辛、苦，性温；归肝、脾经；功效活血行气，通经止痛。姜黄散（《杂病源流犀烛》）治风热虫牙痛：姜黄、细辛、白芷，上为末，擦牙，须臾吐出，盐汤漱口。方中姜黄止痛，为君药。药理研究显示姜黄素可抑制口腔鳞癌细胞增殖，抑制炎症代谢通路，促进癌细胞凋亡。本品可用于口腔癌气滞血瘀者，常用剂量 3 ～ 10g，入汤剂。

（2）漏芦 味苦，性寒；归胃经；功效清热解毒，消痈散结，通经下乳，舒筋通脉。如漏芦汤（《千金方》）记载漏芦可治疗热毒壅聚，痈肿疮毒。药理研究显示漏芦乙酸乙酯提取物可抑制口腔癌进展。本品可用于口腔癌热毒蕴结者，常用剂量 5 ～ 9g，入汤剂。

（3）山豆根 味苦，性寒，有毒；归肺、胃经；功效清热解毒，消肿利咽。《本草求真·杂剂》载："山豆根，功专泻心保肺，及降阴经火逆，解咽喉肿痛第一要药……治当用此以降上逆之邪，俾火自上达下，而心气因尔以除。"药理研究显示山豆根可减少黏膜细胞 DNA 损伤而预防口腔癌发生。本品可用于口腔癌热毒蕴结者，常用剂量 3 ～ 6g，入汤剂。

（二）西医治疗

1. 外科手术治疗 对于早期口腔癌患者应采用手术作为主要的根治手段，手术应至少保证 > 5mm 的安全切缘，否则可能影响治疗效果。同时应根据临床实际情况决定是否进行淋巴结清扫；对于局部晚期口腔癌患者，手术仍然是主要的根治手段，手术方式包括经口、下颌骨舌侧松解和下颌骨切开入路，同时对手术缺损采用必要的修复重建。颈部手术应采用改良性或根治性清扫淋巴结，如为 N_{2c} 期（双侧或对侧淋巴结转移，最大径 ≤ 6cm，并且淋巴结包膜外侵犯呈阴性）或原发灶位于或靠近中线，应考虑对侧颈部清扫；对于复发性口腔鳞癌患者，无论是对于原发病灶或颈部淋巴结，挽救性手术是常用的根治性治疗手段，而手术方式需要根据病灶的部位进行调整。

2. 化学治疗 不适宜手术的局部晚期口腔癌患者，单药顺铂联合放疗是常用的治疗模式。对于肿瘤负荷大，无法切除者，可考虑诱导化疗联合放疗，常用诱导化疗方案是 TPF。姑息性化疗是复发转移性口腔鳞状细胞癌的治疗手段，顺铂联合 5-FU 或联合紫杉醇是常用的一线化疗方案，若患者不适宜接受顺铂，可用卡铂替代。如果一线未接受过紫杉醇类药物，二线使用紫杉醇或多西他赛具有一定的效果。口腔癌常用化疗方案见表 6-5。

表 6-5 口腔癌常用化疗方案

方案	药物	推荐剂量	用法	用药时间	周期
单药方案					
DDP	顺铂	$100mg/m^2$	静滴	d1	q21d
联合化疗方案					
PF	顺铂	$100mg/m^2$	静滴	d1	q21d
	5-FU	$1000mg/m^2$	静滴	d1 ～ 4	
CF	卡铂	AUC 5	静滴	d1	q21d
	5-FU	$1000mg/m^2$	静滴	d1 ～ 4	
TP	顺铂	$75mg/m^2$	静滴	d1	q21d
	紫杉醇	$175mg/m^2$	静滴	d1	
TC	卡铂	AUC 2.5	静滴	d1, d8	q21d
	紫杉醇	$100mg/m^2$	静滴	d1, d8	
DP	顺铂	$75mg/m^2$	静滴	d1	q21d
	多西他赛	$75mg/m^2$	静滴	d1	

3. 放射治疗　早期口腔癌行手术者，若术后需行放疗或放化疗，术后放疗的剂量通常为 60～66Gy；不适宜手术的患者，可以考虑局部放疗。对于局部晚期口腔癌术后患者，辅助放疗应在术后 6 周内进行，具有一般高危因素者（T_3～T_4、N_2～N_3、淋巴结位于IV或V区、脉管侵犯、周围神经浸润），建议术后单纯放疗，切缘阳性/不足或淋巴结包膜外侵者，建议同期放化疗；对于不适宜手术的局部晚期口腔癌患者，放疗联合顺铂是常用的治疗模式，放疗剂量通常为 66～70Gy，不适宜使用顺铂或高龄患者（＞70 岁）可给予单纯放疗。肿瘤负荷过大无法切除的患者，建议行诱导化疗联合放疗的序贯治疗。

对于复发性口腔鳞癌不适宜手术的患者，挽救性放疗适用于既往未接受过放疗的患者，而再程放疗由于对放疗技术有较高的要求和较严重的并发症，推荐在有经验的中心有选择的进行。

4. 靶向治疗　表皮生长因子受体（EGFR）是头颈部鳞癌重要的预后因素和治疗靶点，常用 EGFR 抑制剂有西妥昔单抗。对于一线无法耐受联合化疗的复发转移性口腔鳞癌患者，可以选择顺铂联合西妥昔单抗；对于一线无法耐受铂类药物（如高龄）的复发转移性口腔鳞癌患者，可以选择紫杉醇单药联合西妥昔单抗。阿法替尼作为抗 EGFR 的小分子药物也可用于部分患者的挽救治疗。

5. 免疫治疗　近年来，免疫检查点抑制剂如 PD-1 单抗，在晚期头颈部鳞癌的治疗中得到了迅速发展，对于一线铂类药物治疗失败的复发转移性头颈部鳞癌，目前的标准治疗是 PD-1 单抗单药治疗，如帕博利珠单抗和纳武利尤单抗。

【中西医结合治疗模式】

外科手术治疗是口腔癌的主要治疗手段，但单一手术治疗已不能提高治愈率，综合治疗可以发挥更大的作用。口腔癌中西医结合治疗模式见表 6-6。

表 6-6　口腔癌中西医结合治疗模式

分期		口腔癌中西医结合治疗模式	
I～II期	适宜手术	手术	中医协同手术
		随诊观察	中医防变治疗
	不适宜手术	单纯放疗	中医协同放疗
		随诊观察	中医防变治疗
III～IV期	适宜手术	手术 ± 放疗 ± 化疗	中医协同治疗
		随诊观察	中医防变治疗
	不适宜手术	放疗 ± 化疗 ± 靶向 ± 免疫治疗	中医协同治疗
		带瘤生存	中医姑息治疗

1. 中西医协同治疗　口腔癌中西医协同治疗时期，中医治疗以扶正补虚为主，兼清热化痰、活血解毒等，同时根据不同西医治疗手段进行中医减毒治疗，以减轻西医治疗的毒副反应，增加其疗效。①口腔癌围手术期运用补气养血、养阴生肌、托毒疗伤等治法促进术后口腔黏膜修复。②放疗期间运用养阴增液、清热解毒等治法协同增敏，防治放射性口腔炎。③化疗期运用健脾和胃、益气养血、滋补肝肾等治法协同增强化疗效果、减轻毒副反应。

2. 中医防变治疗　中医防变治疗适用于口腔癌术后未行辅助治疗或辅助治疗结束后的随访期，基本治法以补益气血、滋阴补阳为主，兼清热解毒、化痰祛瘀，结合辨证论治，以期降低复发转移风险。

3. 中医姑息治疗　中医姑息治疗适用于Ⅳ期口腔癌患者经放疗、靶向、化疗或免疫治疗后病情稳定的带瘤生存期，基本治法以清热泻火、化痰散结、祛瘀解毒与补益气血、扶正固本并重，同时结合辨证论治，以提高生存质量、延长生存期。

【预防调护】

（一）预防

1. 一级预防措施　合理膳食，戒烟限酒；养成良好的口腔卫生习惯；消除局部刺激因素，如吮咬唇颊习惯、牙齿错位、残根残冠、牙结石、牙齿不均匀磨损后形成的锐尖利缘、不良修复体等，减少环境致癌因素接触，如化学、物理、生物等类致癌因素。

2. 二级预防措施　做到早发现、早诊断、早治疗。口腔癌的发生部位相对表浅，所以多数病人可以早发现。对于长时间反复发作的口腔溃疡、牙髓感染、牙周疾患等，切勿忽视，或自行服药处理。了解"口腔有癌"的意识，熟知口腔癌的早期表现。在平常临床工作中如果发现口腔癌疑似病例，督促转诊或指导监视。积极治疗癌前病变并随访复查可明显降低口腔癌的发生率。

3. 随访　口腔癌治疗后随访有助于评估治疗效果、早期发现第二原发肿瘤、监测和处理治疗相关并发症、促进功能康复等。按照治疗后复查时间点安排患者复查，术后第1年，每1～3个月随访；术后第2年，每2～6个月随访；术后第3～5年，每4～8个月随访；术后5年以上，每12个月随访。复查内容包括体格检查，直接或间接内镜检查，原发灶或颈部影像学检查，临床怀疑肿瘤复发，可以考虑PET-CT检查。甲状腺功能检查（每6～12个月，针对颈部接受放化疗患者）；远处转移可能病灶情况，采用B超、CT、MRI等影像检查手段复查。

（二）调护

嘱患者保持积极健康的生活习惯，增强锻炼，养成良好生活作息，保持积极乐观心态。手术或放疗均有可能损害头颈部器官的生理功能，推荐有条件的患者定期接受疼痛、语言、听力、吞咽、营养等功能评估，并积极接受康复治疗。充分发挥中医药固本培元、健脾强肾的调养功能，运用中药调理，促进口腔癌患者康复。

第四节　甲状腺癌

甲状腺癌（thyroid carcinoma，TC）是起源于甲状腺滤泡上皮细胞或滤泡旁细胞的恶性肿瘤，属于头颈部常见的恶性肿瘤，也是内分泌系统最常见的恶性肿瘤。临床以颈部肿块为主要表现，甚则出现呼吸困难、咯血、吞咽困难或声音嘶哑等症状。

在过去20年中，甲状腺癌新发病例数在全球范围内迅速增长，已成为发病率增高最快的实体肿瘤，其发病率因国家和地区的不同而有所差异。甲状腺癌任何年龄均可发病，以女性患病多见，女性发病率约为男性的3倍。国际癌症研究机构（IARC）发布的2020年全球癌症数据显示，甲状腺癌发病例数占全球癌症发病总数的3%，死亡例数占全球的0.4%。2020年中国女性新发甲状腺癌17万，在我国女性癌症新发病例数中排名第4位。

甲状腺癌属于中医学"瘿瘤"范畴，与"石瘿"描述相似。如"夫瘿瘤者，大抵人之气血，循环一身，常欲无滞留之患，调摄失宜，气凝血滞，为瘿为瘤。"（《重订严氏济生方·瘿瘤瘰疬

门》）"石瘿者，坚硬不移，宜破结散。"（《类证治裁》）

【中医病因病机】

甲状腺癌是由于脏腑功能失调、气阴两伤，加之情志失调，饮食不当，水土失宜或体质因素，致使肝失调达，脾失健运，导致气滞、血瘀、痰凝、热毒聚于颈前而成本病。

（一）病因

1. 环境因素 早在《吕氏春秋·尽数》中已指出："轻水所，多秃与瘿人。"指出瘿病与长期定居的地理环境有关。《诸病源候论·瘿候》则明确指出："瘿者，由忧恚气结所生，亦曰饮沙水。""常食令人作瘿病。"可见古人对环境因素与本病的关系早有认识。此外，在瘿病的分类名称中也列有泥瘿、土瘿之名。

2. 情志因素 情志内伤是瘿病的又一主要因素，《圣济总录·瘿瘤门》有言："又此疾，妇人多有之，缘忧恚有甚于男子也。"指出女性多有过度忧虑的特点，气郁日久则痰凝血瘀，而成瘿瘤。

3. 饮食失调 饮食不当或恣食肥甘厚腻，一则影响脾胃功能，使脾失健运，不能运化水谷，聚而为湿为痰；二则影响气血的正常运行，使痰气瘀结于颈部而成。

4. 体质因素 妇女的经、孕、产、乳等生理特点与肝经气血有密切的关系，加之情志、饮食等致病因素，常引起气郁痰结、气滞血瘀等病理变化，导致女性易患甲状腺癌。此外，素体阴虚之人，痰气瘀滞则易于化火，更易伤阴，而促成此病。

（二）病机

甲状腺癌的基本病机为气滞、痰凝、血瘀、热毒壅结于颈前。疾病初起多实，以气滞痰凝结于颈前为主，日久则血脉瘀阻，郁而生热，癌毒化生。气滞、痰凝、血瘀、热毒胶结，互为因果，耗伤正气，疾病由实转虚，尤以阴虚、气虚为主，为虚实夹杂之证。

本病病位在颈前，其病机与肝、脾、心、肾关系密切。情志内伤，肝失条达，气滞血瘀，郁而化火，故与肝密切相关；肝郁乘脾或饮食水土失宜，脾失健运，水湿内停，聚而成痰，痰浊内阻，则与脾脏相关；气滞、痰凝、血瘀日久，火毒内生，耗伤气阴，肝肾精血亏虚，肾水亏则无以制心火，热毒扰神，气阴更伤，故本病与肝、脾、心、肾多脏失调相关。

【西医病因病理】

（一）病因

甲状腺癌的病因尚未明确，一般认为甲状腺癌的起病与多种因素有关，包括放射线损伤、饮食因素、甲状腺良性疾病、遗传易感性和性激素等。

1. 放射性损伤 放射线会直接导致甲状腺细胞异常分裂，从而引发癌变。此外，放射线可破坏甲状腺，导致其无法产生激素，促使促甲状腺激素（TSH）大量分泌，间接引起甲状腺细胞癌变。儿童及青少年时期有头颈部电离辐射暴露史或曾接受全身放射治疗是发生甲状腺癌的高危因素。

2. 碘和 TSH 摄碘过量或缺碘均可使甲状腺的结构和功能发生改变。如瑞士地方性甲状腺肿流行区的甲状腺癌发病率为 2‰，较柏林等非流行区高出 20 倍。相反，高碘饮食也易诱发甲状腺癌，冰岛和日本是摄碘量最高的国家，其甲状腺癌的发病率较其他国家高，这可能与长期的 TSH 刺激促使甲状腺增生有关。高碘地区多发为甲状腺乳头状癌（papillary thyroid carcinoma，PTC），而缺碘地区发生的多为甲状腺滤泡状癌（follicular thyroid carcinoma，FTC）。

3. 甲状腺良性疾病　甲状腺腺瘤、慢性甲状腺炎、结节性甲状腺肿或某些毒性甲状腺肿有可能发展为甲状腺癌。甲状腺结节＞1cm，伴有生长迅速的特点或有相关临床症状或颈部淋巴结肿大者，属于癌变高危对象，建议定期行颈部超声检查。

4. 遗传因素　5%～10% 的分化型甲状腺癌（differentiated thyroid carcinoma，DTC）有家族遗传性。20% 甲状腺髓样癌（medullary thyroid carcinoma，MTC）有明显的家族史，而且往往合并嗜铬细胞瘤等疾病，推测这类癌的发生可能与染色体遗传因素有关。小部分 PTC 和 FTC 也有家族遗传，称为家族性非甲状腺髓样癌，其中大部分为 PTC。故一级亲属有甲状腺癌家族史及有甲状腺癌相关的遗传综合征家族史或个人史（如 Cowden 病、家族性腺瘤性息肉病、Carney 综合征、多发性内分泌腺瘤病 2 型、Werner 综合征）等是甲状腺癌的发病高危因素。

5. 性激素　甲状腺癌的发病性别差异较大，女性发病率大约是男性的 3 倍。性激素可能在病因学中起作用。有研究发现甲状腺组织中存在雌激素受体（ER）及孕激素受体（PR），且甲状腺癌组织比正常甲状腺组织和甲状腺良性病变有更高的 ER、PR 阳性表达率，由此推测 ER、PR 在甲状腺组织中高表达可能是女性甲状腺癌发病率较高的一个重要病因。

（二）病理

1. 好发部位　甲状腺癌发生于颈前甲状腺部位，好发于单侧，极少数病灶为多发，晚期肿块增大可侵犯气管、食管、喉返神经、环状软骨及喉，引起相应的局部症状。

2. 大体病理形态　不同组织类型的甲状腺癌其大体病理形态有所区别。

（1）甲状腺乳头状癌（PTC）　多数表现为实性浸润性生长的肿块，平均直径 2～3cm，少数可有纤维包膜，包膜多厚薄不均，常常被突破。切面略呈灰白或棕黄色，外观粗糙或呈绒毛状，中央纤维化明显，有砂砾体形成者质地有砂砾感，偶尔有骨形成。小部分可见囊性变，内含血性液体或胶状物。乳头状癌可直接侵袭周围的脂肪、淋巴结、骨骼肌、食管、气管和喉。

（2）甲状腺滤泡状癌（FTC）　癌肿多为孤立性结节，直径为 1～1.5cm，以 2～4cm 多见，呈圆形、卵圆形或分叶状，包膜完整，厚且厚薄不均，界限清楚。切面常呈实性鱼肉状，灰白或红褐色，质地较硬，中央常见出血、坏死、钙化及囊性变，并易见星芒状瘢痕灶。

（3）甲状腺髓样癌（MTC）　肿块常位于甲状腺侧叶的上 2/3，平均直径 2～3cm，呈圆形或略分叶状，界限比较清楚，无明显包膜，常侵犯周围组织。切面呈灰白、灰红或棕褐色，实性，质软，可见颗粒状外观。可见出血、坏死和广泛钙化，甚至骨质形成。

（4）甲状腺未分化癌（anaplastic thyroid carcinoma，ATC）　大多癌肿体积较大，无包膜，常侵犯整个甲状腺，并将其代替，容易侵犯周围软组织、淋巴结、大血管和器官，以及表面被覆皮肤。切面呈鱼肉样，灰白至棕褐色，质地较硬，亦常见出血坏死。

（5）甲状腺低分化癌（poorly differentiated thyroid carcinoma，PDTC）　肿瘤呈实性浸润性生长，直径多大于 5cm，大部分可见血管浸润和灶性坏死。

3. 组织学类型　甲状腺癌常见的病理类型包括乳头状癌、滤泡状癌、髓样癌和未分化癌，其中乳头状癌和滤泡状癌合称为分化型甲状腺癌（DTC）。近年来，不少学者提出在 DTC 和 ATC 之间存在另一类的甲状腺癌，称为低分化癌。

【诊断】

（一）诊断要点

1. 临床表现

（1）症状　①声音嘶哑：肿块增大，导致喉返神经受侵或受压则表现为声音嘶哑。②呼吸困难或咯血：肿瘤侵犯气管时可出现呼吸困难或咯血症状。③吞咽困难：若压迫部位侵及食管，则导致患者吞咽困难。④疼痛：肿瘤压迫周围神经时，颈部出现疼痛，并且可放射至肩部。出现远处疼痛或压迫症状等不适，应考虑有肺、肝、脑、骨、全身皮肤等远处转移可能。⑤全身症状：合并甲状腺功能异常时可出现相应的临床表现，如甲状腺功能亢进或甲状腺功能减退。MTC 由于肿瘤本身可产生降钙素和 5- 羟色胺，可引起顽固性腹泻、心悸、面色潮红等症状。

（2）体征　颈部可触及甲状腺肿大或结节，结节形状不规则，质地硬，边界不清；早期可随吞咽运动上下移动，晚期多不能移动，与周围组织粘连固定。如果已发生颈部淋巴结转移，可触及肿大的颈部淋巴结。

2. 甲状腺触诊
甲状腺癌发病初期多无明显症状，临床通常是在体检时触及甲状腺有质硬而高低不平的肿块或颈部超声检查时发现。通过甲状腺触诊可以了解肿块数目、大小、形态、质地、表面光滑度、移动度及有无粘连、压痛等。

3. 实验室检查

（1）甲状腺功能　检测 T_3、T_4、游离 T_3、游离 T_4 和 TSH。TSH 可以作为术后内分泌治疗调节甲状腺素剂量的依据。

（2）抗体检测　建议行抗甲状腺球蛋白抗体（TgAb）、甲状腺过氧化物酶抗体（TPOAb）和 TSH 受体抗体（TRAb）检测。

（3）肿瘤标志物　包括甲状腺球蛋白（Tg）、血清降钙素（Ctn）和癌胚抗原（CEA）。TgAb 可干扰 Tg 的测定从而影响 Tg 的结果，故 Tg 必须与 TgAb 同时检测。血清 Tg 用于监测 DTC 术后的复发和转移。MTC 患者在治疗前检测和治疗后定期监测 Ctn 和 CEA，有助于患者的疗效评估和病情监测。

4. 影像学检查

（1）X 线检查　颈部正侧位片 X 射线检查可显示甲状腺肿瘤内钙化（砂粒体）灶、气管受压和移位情况。食管 X 线钡餐检查有助于了解食管是否受累。胸片检查能发现上纵隔和肺的转移。

（2）CT　可以清楚地显示甲状腺肿瘤的形态、大小及其与组织器官的关系，还可显示癌肿的侵犯范围，包括颈部器官、纵隔和重要的血管、神经，为确定手术指征提供参考。但不推荐 CT 用于原发性 MTC 首选诊断检查，因没有足够证据支持 CT 能够鉴别 MTC 和良性结节及其他类型肿瘤。

（3）MRI　MRI 虽无定性诊断作用，但对甲状腺癌的定位诊断及其与周围器官、血管和组织的关系显示良好。

（4）PET-CT　不建议常规检查，可将 PET-CT 用于甲状腺癌颈部淋巴结转移和远处转移及复发的诊断及预后判断。

（5）超声检查　彩超目前是临床诊断甲状腺结节最常用的手段，可显示结节的存在、囊实性及有无钙化等，还可了解肿物及肿大淋巴结内的血流情况，其鉴别甲状腺良恶性的准确率可达

$80\% \sim 90\%$。

（6）放射性核素检查 用 ^{131}I 或 ^{99m}Tc 作为示踪剂进行甲状腺扫描，可以了解甲状腺的形态、位置及其功能，是诊断甲状腺疾病的常规手段。另外，核素扫描有助于远处转移灶的定性和定位诊断。

5. 病理学诊断

（1）细胞学检查 细针穿刺细胞学（fine needle aspiration，FNA）检查适用于可疑恶性的甲状腺结节及复发、转移性甲状腺癌确诊。

（2）组织病理学检查 可切除的甲状腺肿块通常不行术前活检，可行术中冷冻切片检查及术后常规病理检查以确诊。

（3）分子病理检测 经细胞学检查后仍未确定良恶性的甲状腺结节，可对穿刺标本进行分子标记物检测，如 BRAF 突变、RAS 突变、RET/PTC 重排等，有助于提高确诊率和临床预后预测。

（二）鉴别诊断

1. 甲状腺腺瘤 甲状腺腺瘤为良性肿瘤，多数表现为单个无痛性结节，包膜感明显，随吞咽移动，中等硬度，增长缓慢，甲状腺功能正常，放射性核素检查多为温结节。少数腺瘤可因钙化斑块使瘤体变硬，不易与甲状腺癌区别，需进行细胞病理学检查鉴别。

2. 结节性甲状腺肿 结节性甲状腺肿由缺碘造成，结节可一个或多个，大小不等，包膜不完整，质地中等，基础代谢率多正常，放射性核素检查为温结节，但长时间后结节可发生纤维化、钙化，使质地变硬，易与甲状腺癌混淆，通过细针及细胞学检查可明确诊断。

3. 亚急性甲状腺炎 亚急性甲状腺炎常继发于上呼吸道感染或流行性腮腺炎，起病较急，有甲状腺肿块，常伴咽喉痛，局部可有轻压痛，基础代谢率增高，放射性核素检查急性期为凉结节，恢复期为温结节。激素治疗对本病疗效显著，对诊断困难者可行治疗性试验。

4. 慢性淋巴细胞性甲状腺炎（桥本氏甲状腺炎） 慢性淋巴细胞性甲状腺炎表现为慢性进行性双侧甲状腺肿大，橡皮样硬实，表面有结节，但不粘连，可固定于甲状腺周围组织，临床上与癌难以鉴别。

5. 纤维性甲状腺炎（慢性木样甲状腺炎） 纤维性甲状腺炎为慢性纤维增殖性疾病，甲状腺呈普遍性中等程度增大，质硬如木样，多能维持甲状腺原本的外形，有进行性发展倾向，常与周围组织固定并出现压迫症状。放射治疗无效，可行手术探查，并切除峡部，以缓解或预防压迫症状。

（三）肿瘤分期

目前主要采用 AJCC TNM 分期标准（2017 年第 8 版）。

（四）中医辨证

1. 肝郁痰凝证 临床表现：颈前瘿肿，质柔如胶，光滑圆润，随吞咽上下移动，情志抑郁，或胸闷胁胀，舌红或淡红，苔薄白或白腻，脉弦滑。

2. 气滞血瘀证 临床表现：颈前肿物坚硬如石，固定不移，颈部刺痛，入夜尤甚，或胸闷气憋，或吞咽困难，舌质紫黯或有瘀斑，苔薄白，脉弦或涩。

3. 热毒蕴结证 临床表现：颈部肿块凹凸不平，生长迅速，灼热作痛，可连及头部，或声音嘶哑，或呼吸困难、咳吐黄痰，或吞咽受阻，大便干结，小便短赤，舌质红或绛，苔黄燥，脉弦数或滑数。

4. 心肾阴虚证 临床表现：颈部肿块增大，伴有局部疼痛，心烦不寐，或心悸气短，自汗盗汗，伴有腰膝酸软，精神萎靡，全身乏力，舌质红或黯淡，苔少，脉沉细。

5. 肝肾阴虚证 临床表现：颈部肿块坚硬，痛甚，伴有头晕目眩，腰酸腿软，或潮热盗汗，夜间口干明显，或形体消瘦，面色黧黑，或皮肤干燥皲裂，舌质红绛少津，苔少，脉细数。

【中西医治疗】

（一）中医治疗

1. 辨证论治

（1）肝郁痰凝证

治法：理气消瘿，化痰散结。

代表方：海藻玉壶汤（《医宗金鉴》）加减。

常用药：海藻、昆布、海带、半夏、陈皮、青皮、连翘、贝母、当归、川芎、独活、黄药子、甘草等。

加减：肿块质地较硬者，加桃仁、乳香、没药、三棱、莪术行气破血消癥；大便燥结难行者，可重用瓜蒌润燥通便，或用生大黄泻下攻积；年老体弱或服药后出现神倦乏力、面色少华等虚弱症状者，加炙黄芪、党参益气养血。

（2）气滞血瘀证

治法：理气化痰，祛瘀散结。

代表方：通气散坚丸（《外科正宗》）加减。

常用药：当归、川芎、莪术、海藻、丹参、白英、胆南星、穿山甲、夏枯草、干蟾皮、龙葵等。（注：穿山甲于2020年6月成为国家一级保护野生动物，2020版《中国药典》已禁止入药，可用土鳖虫、水蛭、莪术等代替，下同。）

加减：气郁化火，症见心烦易怒、口干口苦者，加栀子、黄药子、牡丹皮清热凉血；瘀血不去，新血不生而致血虚，症见头晕目眩者，加鸡血藤、枸杞子、龙眼肉养血活血。

（3）热毒蕴结证

治法：清热解毒，散结消瘿。

代表方：清肝芦荟丸（《外科正宗》）加减。

常用药：黛蛤散、芦荟、青皮、昆布、黄连、皂角、川芎、当归、白芍、生地黄等。

加减：毒热炽盛，大便干结不通者，加桃仁、玄参清热滋阴；火毒伤阴，症见口干多饮、小便短赤者，加墨旱莲、石斛、沙参、麦冬滋阴生津。

（4）心肾阴虚证

治法：养心益肾，化痰散结。

代表方：生脉散（《医学启源》）合二至丸（《医方集解》）加减。

常用药：党参、麦冬、五味子、女贞子、墨旱莲、黄精、黄芪、煅牡蛎、淫羊藿、海藻、黄药子、山慈菇等。

加减：阴虚明显，口干口渴、苔少者，加玉竹、芦根生津止渴；疼痛剧烈者，加延胡索、两面针、川楝子行气止痛。

（5）肝肾阴虚证

治法：补益肝肾，滋阴养血。

代表方：一贯煎（《柳洲医话》）加减。

常用药：当归、生地黄、沙参、枸杞子、川楝子、麦冬、山药、山茱萸等。

加减：内热口干，舌绛少津者，加玄参、石斛滋阴清热；兼有潮热者，加银柴胡、地骨皮清退虚热；小便短少者，加猪苓、滑石利尿通淋。

2. 辨病用药

（1）夏枯草　味苦、辛，性寒；归肝、胆经；功效清肝泻火，明目，消肿散结。《本草从新·隰草类六十五种》记载："治瘰疬鼠瘘，瘿瘤癥坚，乳痈乳岩，目珠夜痛。"现代药理研究证明，夏枯草中熊果酸的含量较高，其具有抗氧化、抑制血管生成的作用，从而抑制肿瘤生长和转移。本品可用于甲状腺癌热毒蕴结者，常用剂量 9 ～ 15g，入汤剂。

（2）黄药子　味苦，性寒，有毒；归肺、肝经；功效化痰散结消瘿，清热解毒。《绍兴本草校注·黄药子》曰："治瘰疬及瘿气。"《本草纲目·草部》曰："凉血，降火，消瘿，解毒。"药理研究显示黄药子能明显下调人甲状腺癌细胞株 SW579 Survivin mRNA 和蛋白的表达，诱导细胞凋亡。本品可用于甲状腺癌肝郁痰凝者，常用剂量 5 ～ 15g，入汤剂。

（3）牡蛎　味咸，性微寒；归肝、胆、肾经；功效重镇安神，平肝潜阳，软坚散结。《本草纲目·介部》记载："化痰软坚，清热除湿，止心脾气痛，痢下赤白浊，消疝瘕积块，瘿疾结核。"药理研究显示牡蛎具有抑制肿瘤细胞周期和抗血管生成、增加总 T 细胞数量的作用。本品可用于甲状腺癌痰凝血瘀或阴虚阳亢者，常用剂量 9 ～ 30g，入汤剂，先煎。

（二）西医治疗

1. 外科手术治疗　DTC 以外科治疗为主，根据组织学分型、肿瘤大小、远处转移、淋巴结转移情况、头颈部放射线暴露史、腺体外侵犯情况等决定手术方式，手术方式包括患侧腺叶 + 峡部切除术和甲状腺全切 / 近全切除术，某些情况下需进行颈淋巴结清扫术。ATC 是罕见且高致命的甲状腺癌，应尽快评估严重程度，外科治疗是可切除 ATC 治疗的重要组成部分。

2. 放射治疗

（1）放射线外照射　ATC 具有一定的放射敏感性，可采用放射线治疗，如已合并呼吸困难，应争取先行气管切开术。PTC、FTC 和 MTC 对放疗敏感性较差，一般不采用，但难以切除的残余癌、复发癌或骨转移癌可用放射线外照射给予姑息治疗。

（2）放射性碘治疗　用于治疗吸碘率较高的 FTC 的远处转移，一般需先切除全部甲状腺，使转移癌增加吸碘能力，然后进行 ^{131}I 治疗。一般癌组织中滤泡越完整，胶质越多，吸碘率越高，疗效也越好；反之则疗效越差。FTC 吸碘最多，疗效最好；PTC 吸碘较少，疗效较差；MTC 吸碘甚少，ATC 几乎不吸碘，故一般不采用放射性 ^{131}I 治疗。

3. 内分泌治疗　甲状腺癌是一种内分泌系统肿瘤，与内分泌激素水平的高低密切相关，为激素依赖性疾病，尤其是 PTC，与 TSH 关系极为密切，因此内分泌治疗为常用方法之一。术后内分泌治疗包括 TSH 抑制治疗和甲状旁腺功能减退治疗。临床上应用左甲状腺素（L-T$_4$）口服制剂做 TSH 抑制治疗，对 PTC、FTC、MTC 效果较好。

4. 靶向治疗

（1）血管生成抑制剂　已获国内批准的泛靶点抗血管生成 TKI 有索拉非尼、安罗替尼。索拉非尼是小分子多靶点 TKI，可强效抑制 VEGFR-2、VEGFR-3、RET 和 BRAF。安罗替尼是我国自主研发的多靶点 TKI，主要靶点是 VEGFR-2/3、FGFR-1～4、PDGFR。

（2）RET 抑制剂　普拉替尼是一种特异性 RET 抑制剂，已被 FDA 获批用于转移性或晚期 RET 突变 MTC 以及转移性或晚期 RET 融合阳性 RAIR-DTC。塞帕替尼是一种高选择性 RET 抑制剂，FDA 批准用于 12 岁以上儿童和成人 RET 突变的转移性或晚期 MTC、RET 融合的转移性或晚期 RAIR-DTC。

（3）其他靶向治疗　凡他尼布是口服小分子多靶点 TKI，主要作用靶点为 RET、EGFR、VEGFR，FDA 批准用于有症状、进展性、不可手术的局晚期或转移性 MTC。

5. 化学治疗　不建议对 DTC、MTC 常规化疗，对无其他选择的转移性 ATC 建议化疗。化疗方案包括紫杉类药物和 / 或蒽环类或紫杉类联合或不联合顺铂或卡铂。

6. 消融治疗　超声引导下经皮穿刺消融治疗包括热消融、冷冻消融、化学消融和放射性消融。消融治疗技术操作简便，定位精确，安全有效，具有损伤小、恢复快、并发症少、不影响美观等特点，避免手术的过度创伤，减轻患者的焦虑，可以作为一种安全有效的替代或辅助治疗手段。

7. 免疫治疗　目前应用于甲状腺癌的免疫治疗方法主要是免疫检查点抑制剂（ICIs）治疗，但仍处于临床研究阶段。ⅣC 期 ATC 具有 PD-L1 高表达，无其他适用靶向药物时，可选择使用 ICIs。

【中西医结合治疗模式】

外科手术治疗是甲状腺癌的主要治疗手段。但单一手术治疗已不能提高治愈率，综合治疗可以发挥更大的作用。甲状腺癌中西医结合治疗模式见表 6-7。

表 6-7　甲状腺癌中西医结合治疗模式

分期		甲状腺癌中西医结合治疗模式	
Ⅰ、Ⅱ、Ⅲ期		手术治疗	中医协同手术
		内分泌治疗	中医协同内分泌治疗
		放射治疗	中医协同放疗
		随诊观察	中医防变治疗
Ⅳ期	可切除	手术治疗 ± 辅助治疗	中医协同治疗
		内分泌治疗	中医协同内分泌治疗
		放射治疗 ± 靶向治疗	中医协同治疗
		随诊观察	中医防变治疗
	不可切除	新辅助治疗 ± 手术治疗 ± 辅助治疗	中医协同治疗
		放射治疗 / 同步放化疗 ± 靶向 ± 免疫治疗	中医协同治疗
		带瘤生存	中医姑息治疗

1. 中西医协同治疗　甲状腺癌中西医协同治疗时期，中医治疗以益气养阴为主，兼软坚散结、祛瘀解毒，同时针对不同西医治疗手段进行中医减毒治疗，以缓解治疗不良反应，增加疗效。①甲状腺癌围手术期运用益气养血、活血化瘀、化痰散结等治法，缓解术后疲劳、疼痛、声嘶等不适症状。②放疗期间运用养阴生津、清热凉血等治法，改善患者颈部肿痛、唾液腺损伤、味觉减退等不良反应。③化疗期运用健脾和胃、益气养血、清热化湿等治法协同增强化疗效果、

减轻毒副反应。④内分泌治疗期运用益气养阴、凉血散结等治法，既可以减少内分泌治疗相关的不良反应，还有助于降低左甲状腺素的口服剂量。

2. 中医防变治疗 中医防变治疗适用于各期甲状腺癌术后的随访期，基本治法以行气化痰、祛瘀解毒为主，同时结合辨证论治，防止复发转移。

3. 中医姑息治疗 中医姑息治疗适用于甲状腺癌无法手术切除的患者，基本治法以清热化痰、祛瘀解毒与益气养阴或补益肝肾并重，同时结合辨证论治，从而改善患者生存质量，延长其生存期。

【预防调护】

（一）预防

1. 一级预防措施 ①尽量避免儿童及青少年时期头颈部接受 X 线照射。②针对环境因素，注意饮食调摄，缺碘高发地区应多食用海带、海蛤、紫菜及采用碘化食盐；但注意过多摄入碘也是有害的，也可能成为某些类型甲状腺癌的诱发因素。③因人制宜，不同体质的人可以选择强度不同的运动强身健体，提高免疫力。④保持情志舒畅，心情愉悦。

2. 二级预防措施 积极复查和治疗甲状腺良性病变，以防恶变，经保守治疗无效而迅速增大者，应考虑手术治疗，并做病理检查。

3. 随访 ①甲状腺癌术后需要检测甲状腺功能，并根据其结果适当调整 TSH 抑制治疗或 L–T$_4$ 替代治疗的药物使用剂量。②对已清除全部甲状腺（手术 +^{131}I 甲状腺清除治疗后）的 DTC 病人，应定期检测血清 Tg 水平（同时测 TgAb）。③ Ctn 是评估 MTC 预后的重要指标，MTC 术后随访需要定期进行 Ctn 和 CEA 的检测。④定期进行颈部超声检查，评估甲状腺床和颈部中央区、侧颈部的淋巴结状态，MTC 患者根据生化指标决定彩超复查间隔时间。⑤对于某些伴发疾病（如心脏疾病、其他恶性肿瘤等），在长期随访中也应酌情对其病情进行动态观察。

（二）调护

甲状腺癌患者应注意营养均衡及食用新鲜蔬菜，忌食肥甘厚腻、辛香燥热之品，并保持心情愉悦，适当运动，劳逸结合。手术后患者仍有部分可能出现复发或转移，故术后康复治疗十分必要，可根据病情辨证论治予以中医药扶正祛邪以巩固疗效。对于全甲状腺切除患者应服用甲状腺素片，对晚期有呼吸困难的患者，要加强科学护理。对癌组织侵及喉、气管、食管而行广泛切除术的患者，应注意吞咽功能及发声的训练。

第七章

胸部肿瘤

扫一扫，查阅本章数字资源，含PPT、音视频、图片等

第一节　原发性支气管肺癌

原发性支气管肺癌（primary bronchogenic carcinoma）简称肺癌（lung cancer），是起源于支气管黏膜或腺体的恶性肿瘤。临床以咳嗽、咳痰、咯血，声音嘶哑，胸闷、胸痛，发热，消瘦为主要表现。

国际癌症研究机构（IARC）发布的 2020 年全球癌症数据显示，2020 年全球肺癌新发 220 万例，是全球第 2 大常见癌症，也是导致癌症死亡的首要原因。2022 年全国癌症报告显示，中国新发肺癌病例 82 万例，死亡病例 71 万例，均居我国恶性肿瘤的第 1 位。男性发病例数约为女性的 2 倍，具有显著的性别差异。

传统中医典籍中并无"肺癌"病名，据其症状和体征，可归属于"肺积""息贲""咳嗽""息积""胸痛""劳咳""痰饮"等病证中，如"肺之积名曰息贲。"（《难经·五十六难》）"病胁下满，气逆……病名曰息积。"（《素问·奇病论》）"凡积气在右胁下，覆大如杯者，肺积也。"（《圣济总录·积聚门》）

【中医病因病机】

肺癌的发生多因正气不足、邪气犯肺、饮食劳倦、情志失调，致使痰湿内生，气血瘀滞，癌毒蕴结于肺而成癌肿。

（一）病因

1.正气不足　禀赋素虚或后天失养，致使脏腑虚衰、肺气亏虚、卫外无力，邪经皮毛、口鼻入肺，客邪留滞，气机失调，痰湿积聚，瘀而化热，痰热胶结，酿生癌毒，结而成块。《药症忌宜·息贲》载："息贲，属肺气虚，痰热壅结所致。"

2.邪气犯肺　肺为娇脏，通于外窍，易受邪毒，《医学心悟·咳嗽》载："肺为娇脏……而外主皮毛，最易受邪。"肺喜润恶燥，火热燥邪伤津，如《医门补要·肺热极便烂臭》载："表邪遏伏于肺，失于宣散，并嗜烟酒，火毒上熏，久郁热炽，烁腐肺叶。"肺气不行，宣降失司，气血瘀滞，癌毒内生，久而成积。

3.饮食劳倦　饮食不节，伤及脾胃，母子相及，土不生金，则肺脏失于濡养；脾为生痰之源，食伤劳倦，运化失司，湿阻气滞，贮痰于肺，痰瘀互结，形成癌肿。《类经·息积》载："若饮食过伤，脾不及化，则余气留滞而结聚于此，其根正在胁间，阳明病剧则上连于肺，此其所以

为息积也。"

4. 情志失调　七情不遂，内伤脏腑，气机失调，气滞血瘀，瘀而化热，损伤肺叶，《张氏医通·咳嗽》云："七情郁结，五脏不和，则邪火逆上，肺为气出入之道，故五脏之邪，上蒸于肺而为嗽。"或过思伤脾，失于健运，肺叶布举失常，上焦津液输布障碍，痰浊为患，瘀阻脉络，气血瘀滞，癌毒内生，日久成积。

（二）病机

本病的基本病机为肺脏虚弱，宣降失司，痰瘀毒结。病性多属本虚标实，以肺气亏虚为本，痰阻、血瘀、癌毒为标。标本互为因果，本虚易致邪聚，邪实耗散正气。疾病初期以痰湿、瘀毒等邪实为主；中期正气渐耗，邪正并存；晚期正气虚损，阴液耗伤，阴损及阳，以阴虚、气虚和阳虚为主。

本病病位在肺，与脾胃关系密切，涉及肾。盖因脾胃居中，脾宜升宜健，胃宜降宜和，升降相因，协调人体气机，脾胃运化失职，气机停滞，则水湿留于肺脉，故与脾胃关系密切；肾主纳气，协助肺之呼吸运动，肾阳为一身阳气之根本，可助肺推动津液输布，肾阳虚衰则痰饮内生，聚而成积，故肺脏病变亦与肾相关。

【西医病因病理】

（一）病因

肺癌发病与吸烟、空气污染、遗传因素、职业暴露、电离辐射等因素密切相关，但具体的发病机制尚未完全阐明。

1. 吸烟　吸烟（包括主动和被动）是目前公认的肺癌最重要的危险因素。研究显示，吸烟人群的肺癌发病率及死亡风险明显高于不吸烟人群，且吸烟剂量和肺癌发病风险呈线性正相关趋势。烟草中的亚硝胺、多环芳香碳氢化合物、苯并芘等，对呼吸系统致癌性较强。

2. 空气污染　空气污染是导致肺癌发生的另一个危险因素。室内空气污染物主要有家具释放的甲醛、烹饪油烟等。室外空气污染主要来源于机动车辆尾气、工业燃烧废物等。

3. 遗传因素　肺癌患者中存在家族聚集现象，表明遗传因素可能在对环境致癌物易感的人群或个体中起重要作用。目前认为机体对致癌物代谢差、基因组不稳定、调控细胞增殖和凋亡的基因多态性均可能是肺癌的遗传易感因素。

4. 职业暴露　在职业环境中长期接触石棉、铍、铬、镉、镍、硅、煤烟、煤烟尘，以及放射性物质（如铀、镭及两者的衍生物氡等）等是肺癌发生的高危因素。

5. 其他　肺癌病因涉及广泛，电离辐射、膳食营养、体育锻炼、免疫状态、感染、肺部慢性炎症、经济文化水平等亦与肺癌发生相关。

（二）病理

1. 好发部位　肺癌发生在主支气管及肺叶、段支气管，靠近肺门，称中央型肺癌；发生在肺段支气管开口以下，位于肺周围部分，称周围型肺癌。

2. 大体病理形态　肺癌从大体标本形态上可分为：①管内型：肿瘤局限于支气管腔内，呈乳头状、息肉状或菜花状。②管壁浸润型：肿瘤沿管壁纵轴生长、蔓延而致支气管粗糙、增厚、狭窄，肺野肿块不明显。③球型：肿瘤呈球型或类圆形，体积一般较小，直径 < 3cm，边缘光滑。

④块状型：肿瘤形状不规则，与周围肺组织分界欠清，分叶状，直径＞3cm，有时可见癌性空洞。⑤弥漫浸润型：肿瘤呈多数小结节弥漫分布。

3. 组织学类型　根据肺癌的组织分化程度和形态特征，主要分为非小细胞肺癌和小细胞肺癌两大类。

（1）非小细胞肺癌（non-small cell lung cancer，NSCLC）　①腺癌：约占原发性肺癌的45%，多为周围型，一般生长较慢，可分为原位腺癌、微浸润腺癌、浸润性非黏液性腺癌、浸润性黏液腺癌、胶样腺癌、胎儿型腺癌和肠型腺癌等。②鳞状细胞癌（简称鳞癌）：病理组织见角化和/或细胞间桥，或表达鳞癌分化标志物，多为中央型，分化程度不一，生长较慢。③其他：腺鳞癌、大细胞癌和肉瘤样癌等。

（2）小细胞肺癌（small cell lung cancer，SCLC）　神经内分泌起源，占肺癌的13%～17%，多为中央型，恶性程度高，生长快，可很早出现淋巴和血行转移，预后较差。

【诊断】

（一）诊断要点

1. 临床表现

（1）症状　5%～15%的患者临床无症状，多于健康体检、胸部影像检查时发现，余患者可见以下相关症状。

1）原发肿瘤引起的症状：①咳嗽、咳痰：可为首发症状，多表现为刺激性呛咳，无痰或有少量白色泡沫样黏痰。②痰血或咯血：间断或持续痰中带血，多见于中央型肺癌，肿瘤侵及大血管可导致大咯血。③发热：多为持续性中低程度发热，抗感染治疗不佳。④胸闷气急：肿瘤压迫或阻塞大气管是主要原因之一，肿瘤转移至肺门淋巴结压迫支气管，以及肿瘤侵犯胸膜、心包，淋巴结回流受阻，引起胸腔积液、心包积液等时亦可出现胸闷气短。⑤消瘦：晚期肺癌可出现消瘦、恶病质。

2）原发肿瘤侵犯邻近器官结构引起的症状：①胸痛：肿瘤侵犯胸膜、胸壁、纵隔可或压迫肋间神经时引起。②声音嘶哑：肿瘤直接或转移至纵隔淋巴结压迫喉返神经引起。③吞咽困难：肿瘤侵犯或压迫食管引起。④上腔静脉阻塞综合征：肿瘤直接或转移引起上腔静脉阻塞可出现面颈部、上肢、上胸部静脉怒张，皮下组织水肿等。⑤ Horner 综合征：肿瘤压迫交感神经可出现单侧瞳孔缩小，眼球内陷，上睑下垂及面部无汗等。

3）肿瘤远处转移引起的症状：脑转移可引起头痛、头晕、恶心、肢体无力等；骨转移可引起固定位置骨痛、夜间为甚；肝转移可引起纳呆、恶心、皮肤瘙痒等；肾转移可出现血尿等。

4）肿瘤的肺外表现（副癌综合征）：为肺癌的非转移性肺外表现，包括抗利尿激素分泌异常综合征、库欣综合征、高钙血症、男性乳房发育、类癌综合征、原发性肥大性骨关节病、神经-肌病综合征、血液学异常等。

（2）体征　锁骨上淋巴结转移者可触及锁骨上质地较坚硬、固定不移、单个或多个肿大结节。肝转移者可触及肝肿大、结节，见皮肤巩膜黄染。皮下转移者可触及皮下结节等。

2. 实验室检查　与 NSCLC 相关的血清肿瘤标志物主要有 CEA、SCCA/SCC、CYFRA21-1、CA125 等。与 SCLC 相关的肿瘤标志物主要有 NSE、胃泌素释放肽前体（pro-gastrin-releasing peptide，ProGRP）等。

3. 影像学检查

（1）X 线　肺部病变的基本影像检查方法，对早期肺癌的诊断价值有限。

（2）CT　是目前肺癌筛查、诊断、分期、疗效评价及治疗后随诊中最重要和最常用的影像检查方法，可有效检出早期肺癌。

（3）MRI　可用于判定胸壁、纵隔、肺门血管、淋巴结是否受侵，脑、脊髓有无转移。

（4）PET-CT　肺癌诊断、分期与再分期、疗效评价和预后评估的最佳方法。

（5）超声检查　可观察锁骨上区淋巴结、肝脏、肾上腺、肾脏等转移情况。

（6）全身骨扫描　筛查骨转移的首选方式。

4. 病理学诊断

（1）细胞学检查　可从痰、胸腔积液、心包积液中寻找脱落细胞，是诊断肺癌的重要方法之一。提供符合要求的样本、增加送检样本的次数可以提高细胞学诊断的阳性率。

（2）组织病理学检查　组织病理学诊断是确诊肺癌的金标准，获取病理学标本的手段有经纤维支气管镜、超声支气管镜、经皮肺穿刺、浅表淋巴结和皮下转移病灶活检及手术标本等。

（3）分子病理检测　推荐 NSCLC 患者进行 EGFR 突变、ALK 融合及 ROS1 融合等基因检测，EGFR 突变检测应涵盖 EGFR 18、19、20、21 外显子。其他建议检测基因还包括 KRAS 突变、ERBB2（HER-2）扩增 / 突变、BRAF V600E 突变、RET 重排、间质上皮细胞转化因子（mesenchymal-epithelial transition factor，MET）扩增、MET-14 外显子跳跃突变及神经营养因子受体酪氨酸激酶（neuro trophin receptor kinase，NTRK）融合等。无明确驱动基因突变的初诊晚期肺癌患者可行 PD-1/PD-L1 检测，以评估免疫治疗疗效。

（二）鉴别诊断

1. 肺结核　周围型肺癌须与肺结核球相鉴别。结核球多见于年轻患者，影像学上表现为病灶边界清楚，密度较高，可见钙化点，病变在较长时间内可无变化。弥漫型细支气管肺癌须与粟粒性肺结核相鉴别，粟粒性肺结核多有发热等结核中毒症状，但呼吸道症状不明显，影像学上表现为细小、分布均匀、密度较淡的粟粒样结节病灶，纤维支气管镜活检可帮助明确诊断。

2. 肺炎　肺炎发病者多为青壮年，急性起病，寒战高热，咳铁锈色痰，白细胞增高，抗生素治疗有效。若起病缓慢，无毒血症状，抗生素治疗效果不明显或在同一部位反复发生肺炎等，应注意肺癌的可能。

3. 肺脓肿　肺脓肿空洞壁薄，伴有液气平面，起病急，中毒症状严重，多有寒战高热、咳嗽、咳大量脓臭痰等症状。癌性空洞壁厚，外缘不规则或呈分叶状，可有胸膜牵拉征，多表现为低热、咳嗽。纤维支气管镜可鉴别。

4. 结核性胸膜炎　结核性胸膜炎的胸水多为透明，草黄色，可为血性。癌性胸水增长迅速，血性多见。胸水常规、结核菌和病理检查有助于诊断。

5. 纵隔淋巴瘤　纵隔淋巴瘤应与中央型肺癌相鉴别，前者常为双侧性，可有长期低热的症状，但支气管刺激症状不明显，纵隔镜检查有助于诊断。

（三）肿瘤分期

1. 非小细胞肺癌的分期标准　采用 AJCC TNM 分期标准（2017 年第 8 版）。

2. 小细胞肺癌的分期标准　采用 AJCC TNM 分期与美国退伍军人肺癌协会（Veterans Administration Lung study Group，VALG）二期分期法相结合。

（四）中医辨证

1.痰湿蕴肺证　临床表现：咳嗽痰多，色白黏腻或呈泡沫状，胸闷气短，中脘不快，纳少便溏，神疲乏力，面色少华，舌质淡胖有齿痕，苔白腻，脉濡缓或濡滑。

2.瘀毒内阻证　临床表现：咳嗽不畅或有痰血，胸闷气急，胸胁胀痛、刺痛或钝痛，痛有定处，颈部及胸壁青筋显露，唇甲紫暗，舌质暗红或青紫，舌有瘀斑，苔薄，脉弦或涩。

3.阴虚内热证　临床表现：咳嗽无痰或痰少质黏，或痰中带血，气急胸痛，低热，口唇干燥，盗汗，舌质红或红绛，少苔或光剥无苔，脉细数。

4.气阴两虚证　临床表现：咳嗽少痰或带血，咳声低弱，或见音哑，神疲乏力，气短，自汗或盗汗，口干不多饮，形体消瘦，大便秘结或溏，舌质红或淡红，有齿痕，苔薄少，脉细弱或细数。

5.脾肾阳虚证　临床表现：咳嗽气急，动则气促，胸闷乏力，纳少便溏，耳鸣，腰酸膝软，畏寒肢冷，夜间尿频，舌质淡胖，苔薄白，脉细沉。

【中西医治疗】

（一）中医治疗

1.辨证论治

（1）痰湿蕴肺证

治法：燥湿化痰，理气和中。

代表方：二陈汤（《太平惠民和剂局方》）合六君子汤（《医学正传》）加减。前方以燥湿化痰为主，后方以理气健脾为主。

常用药：党参、茯苓、白术、甘草、陈皮、半夏、薏苡仁、瓜蒌皮、百部、紫菀等。

加减：纳差食少者，加神曲、山楂、麦芽、鸡内金等和胃助运；咳喘无力者，加人参、蛤蚧补肾纳气；有胸水者，加葶苈子、泽泻利水渗湿。

（2）瘀毒内阻证

治法：活血化瘀，解毒散结。

代表方：复元活血汤（《医学发明》）加减。

常用药：柴胡、瓜蒌根、当归、红花、甘草、穿山甲、大黄、桃仁等。

加减：胸痛甚者，加枳壳、延胡索、薤白行气止痛；唇甲紫暗明显者，加三棱、莪术破血消癥；大便秘结者，加厚朴、枳实行气导滞。

（3）阴虚内热证

治法：养阴清肺，润肺化痰。

代表方：百合固金汤（《慎斋遗书》）加减。

常用药：百合、生地黄、北沙参、麦冬、苦杏仁、瓜蒌、鱼腥草等。

加减：心烦失眠者，加丹参、酸枣仁、首乌藤养心安神；痰黄稠者，加浙贝母、胆南星清热化痰；盗汗明显者，加煅牡蛎、瘪桃干敛汗固涩。

（4）气阴两虚证

治法：益气养阴，化痰散结。

代表方：生脉散（《医学启源》）合沙参麦冬汤（《温病条辨》）加减。前方以益气生津为主，后方以润肺化痰为主。

常用药：人参、麦冬、五味子、北沙参、天冬、玉竹、桑叶、甘草、天花粉、白扁豆。

加减：咳嗽重者，加苦杏仁、桔梗、浙贝母化痰止咳；虚热者，加银柴胡、地骨皮、知母滋阴退热；自汗者，加党参、黄芪益气固表。

（5）脾肾阳虚证

治法：温肾健脾，化痰散结。

代表方：肾气丸（《金匮要略》）合二陈平胃散（《症因脉治》）加减。前方以温补肾阳为主，后方以理气化痰为主。

常用药：桂枝、附子、生地黄、山茱萸、山药、茯苓、牡丹皮、泽泻、半夏、茯苓、陈皮、甘草、苍术、厚朴等。

加减：气喘甚者，加白前、苏子、莱菔子化痰降气；下肢沉重浮肿者，加薏苡仁利水渗湿；大便溏稀者，加肉豆蔻、五倍子涩肠止泻。

2. 辨病用药

（1）**薏苡仁** 味甘、淡，性凉；归脾、胃、肺经；功效利水渗湿、健脾止泻、除痹、排脓。《本草纲目·谷部》记载："治肺痿肺气，积脓血，咳嗽涕唾，上气。煎服，破毒肿。"药理研究显示薏苡仁油可通过 PI3K/AKT 等通路调控肺癌细胞的分裂增殖，诱导凋亡。本品可用于肺癌痰湿蕴肺证，常用剂量 9～30g，入汤剂。

（2）**半枝莲** 味辛、苦，性寒；归肺、肝、肾经；功效清热解毒、化瘀利尿。《中华本草·第七册第十九卷》记载本药"治肺痈、肠痈、瘰疬、毒蛇咬伤、跌打损伤……腹水及癌症"。研究证实，半枝莲可降低血清血管内皮生长因子和促血管生成素 2 的表达，抑制肺癌细胞增殖和迁移。本品可用于肺癌瘀毒内阻证，常用剂量 15～30g，入汤剂。

（二）西医治疗

1. 外科手术治疗 手术治疗是早期肺癌的最佳治疗方法。对于 NSCLC 患者，Ⅰ～Ⅱ期适宜手术者以根治性手术（肺叶切除术加系统性肺门和纵隔淋巴结清除术）治疗为主，不完全性切除者（切缘肿瘤残留；胸腔积液或心包积液癌细胞阳性；淋巴结结外侵犯；淋巴结阳性但不能切除），建议二次手术。Ⅲ期可切除者推荐根治性手术为主的综合治疗方式。Ⅳ期孤立性转移、PS=0～1 分、肺部病变非 N_2 且可完全性切除者，可行肺原发病变完全性手术切除及脑或肾上腺转移灶切除。

对于 SCLC 患者，90% 以上确诊时已有转移，一般不推荐手术治疗。经系统分期检查后提示无纵隔淋巴结转移的 $T_{1\sim2}N_0$ 的患者，推荐行根治性手术，并据 N 分期行辅助治疗。对于 SCLC、NSCLC 混合型肺癌，推荐化疗后手术切除残留对化疗不敏感的 NSCLC 部分，再行术后辅助治疗。

2. 化学治疗 化学治疗分为术前化疗（新辅助化疗）、术后化疗（辅助化疗）和姑息性化疗，是 NSCLC、SCLC 的主要治疗方式，以铂类为基础，联合紫杉醇、长春瑞滨、吉西他滨、培美曲塞、多西他赛、依托泊苷、伊立替康等，亦可联合其他治疗方式。

（1）NSCLC ①Ⅰ期手术完全性切除者，一般不推荐化疗；不完全性切除者，可考虑化疗。②ⅡA 期完全性切除者，可考虑化疗；不完全性切除者，推荐含铂双药化疗。ⅡB 期术后者推荐含铂双药化疗。Ⅱ期不适宜手术者，推荐同步或序贯放化疗。化疗方案包括：NP、PP、DP、AP、GP 等。③Ⅲ期可手术切除者推荐术后辅助化疗，或考虑新辅助化疗。不可手术切除者推荐根治性同步放化疗或序贯放化疗或单纯化疗，方案包括 EP、PP、DP、AP 等。④Ⅳ期无驱动基因及驱动基因阳性靶向治疗失败者可行单纯化疗，孤立性转移者可行联合化疗方案包括 AP、GP、DP、PP、LP、NP 等双药方案或单药化疗，见表 7-1。

（2）SCLC　①局限期可手术者推荐辅助化疗，不适宜、不愿意及不可手术者推荐行 EP 或 EC 方案化疗，见表 7-2。②广泛期推荐行 EP、EC、IP、IC、EL 等方案化疗，见表 7-3。

表 7-1　非小细胞肺癌常用一线化疗方案

方案	药物	推荐剂量	用法	用药时间	周期
NP	长春瑞滨	25mg/m²	静滴	d1、d8	q21d
	顺铂	75mg/m²		d1	
PP	紫杉醇	135～175mg/m²	静滴	d1	q21d
	顺铂	75mg/m²		d1	
	或卡铂	AUC 5～6		d1	
nab-PP	白蛋白紫杉醇	100mg/m²	静滴	d1、d8、d15	q21d
	顺铂	75mg/m²		d1	
	或卡铂	AUC 5～6		d1	
LP	紫杉醇脂质体	135～175mg/m²	静滴	d1	q21d
	顺铂	75mg/m²		d1	
	或卡铂	AUC 5～6		d1	
GP	吉西他滨	1000～1250mg/m²	静滴	d1、d8	q21d
	顺铂	75mg/m²		d1	
	或卡铂	AUC 5～6		d1	
DP	多西他赛	60～75mg/m²	静滴	d1	q21d
	顺铂	75mg/m²		d1	
	或卡铂	AUC 5～6		d1	
AP	培美曲塞	500mg/m²	静滴	d1	q21d
	顺铂	75mg/m²		d1	
	或卡铂	AUC 5～6		d1	

表 7-2　局限期小细胞肺癌化疗方案

方案	药物	推荐剂量	用法	用药时间	周期
EP	依托泊苷	100mg/m²	静滴	d1～3	q21d
	顺铂	75mg/m²		d1	
	依托泊苷	120mg/m²	静滴	d1～3	q21d
	顺铂	60mg/m²		d1	
	依托泊苷	100mg/m²	静滴	d1～3	q21d
	顺铂	25mg/m²		d1～3	
EC	依托泊苷	100mg/m²	静滴	d1～3	q21d
	卡铂	AUC 5～6		d1	

表 7-3　广泛期小细胞肺癌常用化疗方案

方案	药物	推荐剂量	用法	用药时间	周期
EP	依托泊苷	100mg/m²	静滴	d1～3	q21d
	顺铂	25mg/m²		d1～3	
	依托泊苷	100mg/m²	静滴	d1～3	q21d
	顺铂	75mg/m²		d1	
	依托泊苷	80mg/m²	静滴	d1～3	q21d
	顺铂	80mg/m²		d1	
EC	依托泊苷	100mg/m²	静滴	d1～3	q21d
	卡铂	AUC 5～6		d1	
EL	依托泊苷	100mg/m²	静滴	d1～3	q21d
	洛铂	30mg/m²		d1	
IP	伊立替康	60mg/m²	静滴	d1、d8、d15	q28d
	顺铂	60mg/m²		d1	
	伊立替康	65mg/m²	静滴	d1、d8	q21d
	顺铂	30mg/m²		d1、d8	
IC	伊立替康	50mg/m²	静滴	d1、d8、d15	q28d
	卡铂	AUC=5		d1	

3. 靶向治疗

（1）表皮生长因子受体（EGFR）抑制剂　EGFR 是 NSCLC 中最常见的驱动基因，40%～50% 的亚裔人群肺腺癌患者携带有 EGFR 外显子 18～21 突变，其中外显子 19 缺失突变（del E746-A750）和外显子 21 点突变（L858R）最常见为敏感突变，而 T790M 突变多与治疗后耐药有关。EGFR 敏感突变的 Ⅱ～Ⅲ 期术后者，推荐辅助化疗后奥希替尼或埃克替尼等辅助靶向治疗。Ⅳ 期 EGFR 敏感突变者推荐吉非替尼、厄洛替尼、埃克替尼、阿法替尼、达可替尼、奥希替尼、阿美替尼。EGFR 敏感突变 NSCLC 应用一、二代 TKIs 耐药后 T790M 阳性者，推荐奥希替尼、阿美替尼、伏美替尼。EGFR 20 外显子插入突变者，可选用莫博替尼、埃万妥单抗等。

（2）间变性淋巴瘤激酶（ALK）抑制剂　ALK 融合约占 NSCLC 的 5%，EML4-ALK 融合最为常见，因其治疗效果较好，突变发生率低，又被称为"钻石突变"，多发生在年轻、不吸烟或少量吸烟且 EGFR、KRAS 野生型的肺腺癌患者，大多对化疗无响应。Ⅳ 期 ALK 融合 NSCLC 患者一线治疗优先推荐阿来替尼，其次克唑替尼和塞瑞替尼等，一线使用克唑替尼耐药进展的可改用阿来替尼、塞瑞替尼等。

（3）靶向其他靶点　推荐晚期患者行 ROS1、NTRK、BRAF、MET、RET、KRAS、HER-2 等基因突变检测以指导治疗。克唑替尼、恩曲替尼用于治疗 ROS1 融合阳性者，达拉非尼联合曲美替尼治疗 BRAF V600E 突变者，恩曲替尼、拉罗替尼用于无已知获得性耐药突变的 NTRK 融合者，卡马替尼、特泊替尼用于具有 MET 14 号外显子跳跃突变者，塞尔帕替尼用于 RET 融合阳性者，索托拉西布用于 KRAS G12C 突变者，吡咯替尼用于 HER-2 突变型铂类化疗后肺腺癌患者。

（4）抗肿瘤血管生成治疗　以血管内皮生长因子（vascular endothelial growth factor，VEGF）/血管内皮生长因子受体（vascular endothelial growth factor receptor，VEGFR）为主要靶点的抗肿瘤血管治疗在 NSCLC 的治疗中发挥着重要作用，其通过使肿瘤血管"正常化"，抑制肿瘤血管生成；调节肿瘤免疫微环境，抑制肿瘤生长转移。目前贝伐珠单抗、重组人血管内皮抑素、安罗替尼已广泛应用于肺癌的治疗。

4. 放射治疗　肺癌放射治疗包括根治性放疗、新辅助放疗、辅助放疗、姑息性放疗和预防性颅脑放疗等。根治性放疗用于病灶局限、因解剖原因不便手术或其他原因不能手术者；辅助放疗用于术前放疗、术后切缘阳性者；姑息性放疗可抑制肿瘤发展，延迟肿瘤扩散和缓解症状；预防性颅脑放疗用于全身治疗有效的 SCLC 患者。

（1）NSCLC　① I 期不适宜手术者推荐立体定向放射治疗。② II 期不适宜手术者推荐单纯放疗或同步 / 序贯放化疗。③ III 期适宜手术患者可考虑新辅助放疗或术后放疗或根治性放化疗，不适宜手术患者推荐根据体力状况行同步 / 序贯放化疗或单纯放疗。④ IV 期孤立性脑或肾上腺或骨转移者推荐局部转移灶及肺部放疗。

（2）SCLC　①局限期患者术后可根据纵隔淋巴结转移情况考虑纵隔放疗，辅助治疗后可行预防性脑放疗，不适宜手术患者推荐全身化疗和或胸部放疗，达到完全或部分缓解后可行预防性脑放疗。②广泛期无颅外局部症状且无脑转移者，可于全身治疗达到完全或部分缓解后，行局部放疗。有颅外局部症状无脑转移者，可于全身化疗及颅外局部放疗达到完全或部分缓解后，行预防性脑放疗。有脑转移者可于全脑放疗、化、免疫联合治疗达到完全或部分缓解后，行胸部放疗。

5. 免疫治疗　PD-1/PD-L1 抑制剂等免疫检查点抑制剂主要用于 PD-L1 表达阳性（≥ 1%）、驱动基因阴性或铂类化疗进展后的局部晚期或转移性 NSCLC 及广泛期 SCLC 患者；PD-L1 高表达（≥ 50%）者获益更明显，可单药使用或联合化疗、抗血管药物。NSCLC 常用药物有帕博利珠单抗、纳武利尤单抗、替雷利珠单抗、信迪利单抗、卡瑞利珠单抗、阿替利珠单抗等；SCLC 常用药物有度伐利尤单抗、阿替利珠单抗等。

【中西医结合治疗模式】

手术、放化疗、靶向免疫治疗是肺癌的主要治疗手段。但单纯西医治疗疗效并不十分理想，毒副反应明显，中西医综合治疗可以发挥更大的作用。肺癌中西医结合治疗模式见表 7-4、表 7-5。

表 7-4　非小细胞肺癌中西医结合治疗模式

分期		非小细胞肺癌中西医结合治疗模式	
I 期	适宜手术	肺癌根治术	中医协同手术
		随诊观察	中医防变治疗
	不适宜手术	放射治疗	中医协同放疗
		随诊观察	中医防变治疗
II 期	适宜手术	肺癌根治术 ± 辅助化疗 / 靶向 / 免疫治疗	中医协同治疗
		随诊观察	中医防变治疗
	不适宜手术	放疗 ± 化疗（同步 / 序贯）	中医协同治疗
		随诊观察	中医防变治疗

续表

分期			非小细胞肺癌中西医结合治疗模式	
Ⅲ期	适宜手术		手术 +（辅助化疗 ± 术后放疗）/ 靶向 / 免疫 [a]	中医协同治疗
			新辅助化疗 ± 放疗 + 手术 ± 辅助化疗 ± 术后放疗 [b]	
			随诊观察	中医防变治疗
	不适宜手术	PS 0~1 分	放化疗（同步 / 序贯）± 免疫治疗	中医协同治疗
		PS=2 分	放疗 / 序贯放化疗 / 化疗 / 靶向治疗	
			随诊观察	中医防变治疗
Ⅳ期 [c]	多发转移	驱动基因阳性	靶向 /（靶向 + 化疗）/ 化疗 /（靶向 + 化疗 + 免疫治疗）	中医协同治疗
	PS 0~2 分	驱动基因阴性	（化疗 ± 靶向 / 免疫治疗）/ 免疫 / 靶向治疗	
		带瘤生存		中医姑息治疗
	PS 3~4 分			单纯中医治疗
	孤立性转移	适宜手术	手术 + 化疗 ± 放疗	中医协同治疗
		不适宜手术	放疗 + 化疗	
		带瘤生存		中医姑息治疗

注：[a] Ⅲ期适宜手术的非肺上沟瘤患者Ⅰ级推荐治疗；[b] Ⅲ期适宜手术的肺上沟瘤Ⅰ级推荐及非肺上沟瘤Ⅱ级推荐治疗；[c] Ⅳ期伴骨转移患者推荐骨改良药物治疗等

表 7-5　小细胞肺癌中西医结合治疗模式

分期			小细胞肺癌中西医结合治疗模式		
局限期	适宜手术		手术 + 化疗 ± 放疗		中医协同治疗
			随诊观察		中医防变治疗
	不适宜手术	PS 0~2 分	化疗 + 放疗（同步 / 序贯）		中医协同治疗
			随诊观察		中医防变治疗
		PS 3~4 分	由 SCLC 导致	化疗 ± 放疗	中医协同治疗
			非 SCLC 导致		单纯中医治疗
广泛期	无颅外局部症状及无脑转移	PS 0~2 分	化疗 ± 免疫治疗		中医协同治疗
			带瘤生存		中医姑息治疗
		PS 3~4 分	由 SCLC 导致	化疗 ± 免疫治疗	中医协同治疗
			非 SCLC 导致		单纯中医治疗
	有颅外局部症状	无脑转移	化疗 + 放疗		中医协同治疗
		有脑转移	化疗 + 放疗 + 免疫治疗		
		带瘤生存			中医姑息治疗

1. 中西医协同治疗　肺癌中西医协同治疗时期，中医治疗以补益肺脾为主，兼化痰燥湿、祛瘀解毒，同时根据不同西医治疗手段进行中医减毒治疗，以缓解相关不良反应。①肺癌围手术期运用益肺健脾、补气养血等治法，促进肺癌术后康复。②化疗期运用健脾和胃、益气养血、滋补肝肾等治法以协同增强化疗效果、减轻胃肠道及骨髓造血系统毒副反应；运用温阳益气、活血通络等治法防治化疗药物所致的末梢神经损伤。③放疗期间运用清热化痰、益气养阴等治法防治放射性肺炎。④靶向免疫治疗期可以运用凉血解毒等法治疗手足皮肤黏膜毒性反应；运用健脾利

湿、温补脾肾、涩肠止泻等法治疗靶向药物相关性腹泻等。

2. 中医防变治疗 中医防变治疗适用于Ⅰ～Ⅲ期 NSCLC 与局限期 SCLC 患者行根治性手术及放化疗、靶向免疫治疗后的西医随诊期，基本治法以健脾补肺为主，兼化痰燥湿、祛瘀解毒，同时结合辨证论治，促进机体功能恢复，改善症状，降低复发转移风险。

3. 中医姑息治疗 中医姑息治疗适用于Ⅳ期 NSCLC 与广泛期 SCLC 患者经放疗、化疗、靶向、免疫治疗后病情稳定的带瘤生存期，基本治法以化痰燥湿、祛瘀解毒与健脾补肺或温肾助阳或益气养阴等并重，同时结合辨证论治，以提高生存质量、延长生存时间。

【预防调护】

（一）预防

1. 一级预防措施 应戒烟限酒，加强劳动与职业防护，消除生活和工作场所的空气污染，多食用新鲜的时令蔬菜、水果，饮食低盐、低脂、清淡、易消化，忌辛辣之品。

2. 二级预防措施 对年龄 50～80 岁具有肺癌高危因素的人群，每年行 1 次低剂量螺旋胸部 CT 筛查，可提高肺癌的早诊早治率。

3. 随访

（1）NSCLC ①Ⅰ～Ⅱ期和可手术切除ⅢA 期术后或放射治疗后：病史、体检及胸部平扫 CT、腹部 CT 或 B 超，每 6 个月 1 次，共 2 年；3～5 年，1 年 1 次；5 年以上，鼓励继续 1 年 1 次。②不可手术的Ⅲ期放化疗后：胸腹部（包括肾上腺）增强 CT：前 3 年，3～6 个月 1 次；4～5 年，6 个月 1 次；5 年以上，1 年 1 次。③Ⅳ期全身治疗结束后：无临床症状或症状稳定者，每 6～8 周随诊一次进行病史采集、体格检查、胸腹部增强 CT；合并有脑、骨等转移者，需定期复查脑 MRI 和 / 或骨扫描。临床出现新的症状和（或）症状加重者应立即随诊。

（2）SCLC ①局限期：病史、体检及胸部、腹部、盆腔增强 CT、颈部及锁骨上淋巴结彩超：1～2 年，3 个月 1 次；3 年，6 个月 1 次；3 年以上，1 年 1 次。头颅增强 MRI：第 1 年，3～4 个月 1 次；第 2～3 年，6 个月 1 次；3 年以上，1 年 1 次。全身骨扫描：前 3 年，每 6 个月～1 年 1 次；3 年以上，1 年 1 次。②广泛期：病史、体检及胸部、腹部、盆腔增强 CT、颈部及锁骨上淋巴结彩超、头颅增强 MRI：第 1 年，每 2 个月 1 次（头颅增强 MRI：脑转移患者每 2 个月，无脑转移患者 3～6 个月）；2～3 年，3～4 个月 1 次；4～5 年，6 个月 1 次；5 年以上，1 个月 1 次。全身骨扫描：每 6 个月～1 年 1 次，共 5 年；5 年以上，1 年 1 次。

（二）调护

作息规律，戒烟，保持健康的生活方式。畅达情志，积极进行自我调节，释放不良情绪。积极锻炼，增强体质和抗病能力。充分发挥中医药多途径、多靶点整体调节作用，提高机体自身免疫功能，积极预防治疗肿瘤相关不良反应，改善肺癌患者生存质量，促进患者早日康复。

第二节 乳腺癌

乳腺癌（breast cancer，BC）是乳腺上皮细胞来源的恶性肿瘤，是女性最常见的恶性肿瘤。临床以乳房肿块或伴疼痛、乳头溢液、乳房皮肤改变等为主要表现。

国际癌症研究机构（IARC）发布的 2020 年全球癌症数据显示，乳腺癌在女性中已超过肺癌成为最常见的癌症，约有 230 万新发病例（11.7%）。乳腺癌发病率有明显的地域性差异，美国和北欧高发，且近 60% 的乳腺癌新病例发生在发达国家。中国国家癌症中心 2022 年全国癌症报告显示，我国无论城市还是农村地区，乳腺癌均位列女性癌症发病谱第 1 位，女性癌症死亡谱前 4 位。乳腺癌患者中 99% 为女性，1% 为男性。

传统中医文献中并无"乳腺癌"病名，类似症状描述见于"乳石痈""乳岩""妒乳""炻乳""奶岩"等病证中。如"痈结肿坚如石，或如大核色大变，或做石痈不消。"（《肘后备急方·治痈疽妒乳诸毒肿方第三十六》）"乳岩初结核隐痛，肝脾两损气郁凝。核无红热身寒热……耽延续发如堆栗，坚硬岩形引胸胁。"（《医宗金鉴·胸乳部》）

【中医病因病机】

乳腺癌的发生多是在正气虚损基础上，因情志不遂、饮食不节、外邪侵袭等多因素复合，致使肝、脾、肾受损，冲任失调，气滞血瘀，久则聚痰酿毒，蕴结乳中成瘤。

（一）病因

1. 情志不遂　肝主疏泄，郁怒伤肝，肝郁气滞；脾主运化，忧思伤脾，运化失常，内生痰湿。无形之气郁与有形之痰浊相互胶凝，结滞于乳中而生有形之核。如《外科正宗·乳痈论》记载："忧郁伤肝，思虑伤脾，积想在心，所愿不得志者，致经络痞涩，聚结成核。"

2. 肥甘厚味　生活优渥，不思节制，恣食肥甘厚味，脾胃运化失司，以致痰浊蕴结，凝肝滞脾，阻碍气血，气机逆乱，冲任失调，生化紊乱，毒邪内生，痞塞经络而成乳癌。朱丹溪《格致余论·乳硬论》曰："厚味所酿，以致厥阴之气不行，故窍不得通而汁不得出。"

3. 外来毒邪　风寒暑湿燥火等毒邪之气侵袭人体，与卫气相搏，正气亏虚，无力驱邪外出，则生内乱，内外合邪，冲任失调，阴阳失和，气机逆乱，生化失常，癌毒内生，积久蕴结而成坚核。

4. 正气亏虚　先天禀赋不足、劳累过度、久病不愈、年老体弱等因素导致机体正气亏虚，更易为外邪所侵，致使冲任失调，气滞血瘀，聚痰酿毒，蕴乳成瘤。如《诸病源候论·乳石痈候》曰："有下于乳者，其经虚，为风寒气客之，则血涩结成痈肿。而寒多热少者，则无大热，但结核如石，谓之乳石痈。"

（二）病机

本病的基本病机为正气亏虚，冲任失调，气、瘀、痰、毒凝结，聚结乳中。病性多属本虚标实，以正气亏虚为本，气滞、血瘀、痰聚、癌毒聚结乳中和冲任失调为标。两者相互影响，互为因果，由虚而致积，因积而益虚。乳腺癌初期以冲任失调、气机不畅，兼有痰湿、血瘀、癌毒等实邪为主；中期正虚渐显，邪实与正虚并存；晚期正气耗伤，以气血亏虚为主。

病位在乳房，与冲任、肝关系密切，涉及脾、肾。盖因冲脉为"十二经脉之海"，任脉是"阴脉之海""总任诸阴"，冲任起于胞宫，其气血上行为乳；肝经循行胁肋，与乳房部位相通，且肝藏血主疏泄，喜调达，乳房正常生理功能的发挥依赖于肝血的充足和肝气的舒畅调达；脾为后天之本，气血生化之源，脾胃健运，气血充足，乳房得以濡养；肾为先天之本，主藏精，精可生血，以助肝血，肾气盛则天癸至，任通冲盛，乳房的生长发育及泌乳功能正常。

【西医病因病理】

（一）病因

乳腺癌发病是多因素作用的结果，与家族遗传、年龄与生殖、生活习惯等密切相关，但具体的发病机制尚未完全阐明。

1. 遗传因素   妇女的家族中有第一级直系女性亲属的乳腺癌史者，其乳腺癌的危险性是其他女性的 2～3 倍。目前研究较多的有 BRCA 1/2、PALB2 和 TP53 基因等，其致病突变会显著提高携带者患乳腺癌的风险。

2. 年龄因素   乳腺癌发病率随年龄的增长而增加，中国女性确诊乳腺癌的平均年龄为 45～55 岁。初潮年龄早于 13 岁者的发病率是年龄晚于 17 岁者的 2.2 倍，绝经年龄大于 55 岁者比小于 45 岁的危险性增加 1 倍以上。高龄未孕妇女患乳腺癌的危险性大于同年龄生育过的妇女，初产年龄在 35 岁以后者危险性显著升高。产后未曾哺乳者较哺乳者发病率更高。

3. 激素水平   雌激素与乳腺癌发病密切相关，雌酮和雌二醇的异常增加、雌三醇的缺乏是乳腺癌的发病原因之一。内源性和外源性雌激素（如激素药物）都与乳腺癌风险相关。此外，黄体酮（孕酮）、催乳素、甲状腺激素、雄激素、生长激素、胰岛素、胰岛素样生长因子（IGF-1）、肾上腺皮质类固醇等也与乳腺癌发病相关。

4. 生活习惯   吸烟、饮酒、摄入大量脂肪类食物可以增加罹患乳腺癌的风险。紧张、焦虑等不良情绪则会抑制人体免疫功能，降低自身防癌调节能力。现代研究表明，绝经后肥胖妇女患乳腺癌的风险增加。脂肪组织可转化成雌激素，肥胖妇女的雌激素水平高，高水平的雌激素可能是肥胖妇女患乳腺癌风险增加的原因。

5. 其他因素   其他需要考虑的因素还包括慢性乳腺囊性增生病史、乳腺小叶增生或纤维瘤病史，有过量电离辐射史、乳腺区放疗史等。

（二）病理

1. 好发部位   我国乳腺癌的发生部位主要位于乳腺外上象限，约占 60%，其次为乳腺中央区和其他象限。

2. 大体病理形态   根据乳腺癌标本肉眼检查，大体上可分为 7 型：浸润为主型、膨胀为主型、囊性乳头状型、粉刺样型、黏液样型、乳头湿疹样型和多灶型。

3. 组织学类型   乳腺肿瘤的组织学分类方法较多，目前普遍采用的是第五版 WHO 乳腺肿瘤分类（2019），某些组织学类型的准确区分需行免疫组化后确定。

4. 分子分型   随着驱动基因重要性的不断增强，根据患者是否有基因突变，激素受体和细胞分子状态将乳腺癌分为四个亚型：Luminal A、Luminal B、HER-2 过表达型和三阴型（Basal-like 型）。乳腺癌分子分型见表 7-6。

表 7-6   乳腺癌分子分型

	指标			
	HER-2	ER	PR	Ki-67
HER-2 阳性（HR 阴性）	+	-	-	任何
HER-2 阳性（HR 阳性）	+	+	任何	任何

续表

	指标			
	HER-2	ER	PR	Ki-67
三阴型	−	−	−	任何
Luminal A 型	−	+	+且高表达	低表达
Luminal B 型	−	+	低表达或 −	高表达

【诊断】

（一）诊断要点

1. 临床表现

（1）症状　①乳房疼痛：乳腺癌发展到一定阶段可有不同程度的乳房疼痛，性质多为刺痛、胀痛、钝痛或隐痛，疼痛不随月经周期而变化，部分患者会出现患侧上肢或肩部牵拉样疼痛。②乳腺癌转移症状：血行转移至肺、肝、骨、脑而出现相应的临床症状，如转移至肺可出现咳嗽、咯血、气促，转移至骨可出现骨痛甚至骨折等。晚期患者也会出现发热、乏力、贫血、消瘦、厌食等全身症状。

（2）体征　①乳房肿块：患侧乳房可扪及肿块，多为单发，增长较快，乳房外上象限多见。肿块初期推之可活动，侵及周围组织后多固定。②乳头改变：乳头脱屑和糜烂是 Paget's 病的特有表现，乳头内陷为癌肿侵及皮肤和乳头的表现，部分患者可见乳头溢液。③乳房皮肤改变：肿瘤侵及乳房皮下淋巴管时皮肤出现"橘皮征"，肿瘤侵犯连接深浅筋膜的 Cooper 韧带时皮肤出现"酒窝征"，肿瘤直接侵犯皮肤时会导致局部皮肤发红、水肿，皮肤表面发生破溃并坏死感染呈"菜花样"改变。④区域淋巴结肿大：腋窝和锁骨上可触及肿大、质硬、融合或固定的转移性淋巴结。

2. 乳房触诊　一般采用坐位，也可坐卧相结合。被检者先两臂下垂，然后双臂高举超过头部或双手叉腰再进行检查。检查者四指并拢，用指尖和指腹按逆时针或顺时针方向轻柔触诊，忌抓捏乳腺，然后轻揉挤压乳晕、乳头处，检查是否有乳头溢液。若发现肿块，需详细检查并记录其具体位置、肿块大小、硬度、边界情况、表面情况、压痛等。若肿块与皮肤或胸壁有粘连，活动受限制，癌的可能性甚大。区域淋巴结检查时，患者最好取坐位，检查者需仔细检查腋窝、锁骨上下窝等处的淋巴结有无异常肿大、变硬或压痛。

3. 实验室检查　糖类抗原 153（carbohydrate antigen 153，CA153）是乳腺癌中应用价值较高的肿瘤标志物，初期敏感性 60%，晚期敏感性 80%，可用于监测乳腺癌的发生及转移过程。CEA 也可以用于辅助乳腺癌的随访监测，但特异性和敏感性不高。

4. 影像学检查

（1）乳腺钼靶 X 线摄影　乳腺钼靶 X 线摄影敏感性高，是诊断 40 岁以上患者乳腺疾病最有效的检查方法之一，尤其是数字化乳腺摄影，对乳腺癌的诊断敏感度为 82% ～ 89%，特异度为 87% ～ 94%。

（2）乳腺超声　是我国诊断乳腺疾病首选的检查方法之一。高频超声具有高清晰度二维图像及彩色血流特征，检查无创、快捷、重复性强、鉴别囊实性病变准确性高等优点，准确率可达 80% ～ 85%。

（3）MRI 乳腺 MRI 对软组织具有良好的分辨率，可以清晰地显示病变的形态，较钼靶 X 线片有明显优势，有助于乳腺良恶性病变的鉴别。

（4）乳腺导管内镜检查 乳管导管内镜用于乳头溢液的诊断，尤其适用于有自发性乳头血性或浆液性溢液而无肿块显示的微小病变患者，对乳腺导管内病变有较高的辅助诊断价值。

（5）PET-CT 主要用于乳腺肿物良性、恶性的鉴别，淋巴结转移检查、指导乳腺癌的分期，评价乳腺癌的远处转移与局部复发，以及监测乳腺癌治疗效果。

（6）SPECT 乳腺癌患者晚期常出现全身骨转移，骨显像多为弥散的，或呈现邻近切除侧骨和脊柱的区域性分布，受累骨骼以脊椎、肋骨和骨盆多见。临床上常与 CT、MRI 等配合应用以诊断骨转移。

5. 病理诊断

（1）细胞学检查 细针穿刺吸取细胞学检查是乳腺癌术前定性诊断的重要手段之一，尤其对明确腋窝淋巴结是否转移更有意义。

（2）组织病理学检查 组织病理学诊断是确诊乳腺癌的金标准，可以通过空心针穿刺活检、真空辅助（乳腺微创旋切）活检、手术切除活检等方式获取组织标本。

（3）分子病理检测 应对所有乳腺浸润性癌病例进行雌激素受体（estrogen receptor，ER）、孕激素受体（progesterone receptor，PR）、HER-2 免疫组化染色，HER-2（2+）病例进一步行原位杂交检测（FISH）。Ki-67 增殖指数在乳腺癌治疗方案选择和预后评估上也起着越来越重要的作用。此外，临床上较常进行的是 BRCA 1/2 基因检测，也可行多基因表达谱检测。

（二）鉴别诊断

1. 乳腺囊性增生病 乳腺囊性增生病属于乳腺增生的一种，属于良性病变。乳腺癌与该病均可引起乳房腺体增厚和数个颗粒样、片块样结节，但后者质地不硬，不与皮肤及胸壁粘连，多有疼痛，突出表现为乳房胀痛和乳内肿块，症状常随月经周期变化，月经前期发生或加重，且一般无腋窝淋巴结肿大。

2. 乳腺囊肿 乳腺囊肿分为乳房单纯囊肿和积乳囊肿。单纯囊肿好发于 30～50 岁的绝经前女性，无痛性的乳房肿块，多为单侧单发，边界清楚，表面光滑，可推动，与皮肤和深部组织不粘连。积乳囊肿多发于妊娠哺乳期，肿块多呈卵圆形，表面光滑，有囊性感，边界清楚，活动度大，与皮肤无粘连。

3. 乳腺结核 乳腺结核多有其他结核病史且多为胸壁结核蔓延而来，临床表现为炎症性病变，可形成肿块，但见时大时小的变化，可溃破并流出干酪样脓液，检查时常发现有其他部位的结核病灶同时存在。

4. 急性乳腺炎 急性乳腺炎多见于妇女产后，发病前常有乳头皲裂、乳头畸形、乳汁淤积等诱因，发作时伴有疼痛、发热等症状，但经消炎治疗后很快消退。

5. 乳腺纤维腺瘤 乳腺纤维腺瘤好发于 20～30 岁年轻女性，乳房肿块明显，一般 < 3cm，边界清楚，无粘连，触之有滑动感，无痛，生长缓慢，但在妊娠时增大较快，腋窝淋巴结无肿大，且少有疼痛，但有恶变可能。

6. 乳腺恶性淋巴瘤 乳腺恶性淋巴瘤好发于 50～60 岁女性，常单发，肿块常迅速增大，有时可占据整个乳房，呈结节状或分叶状，边界清楚，与皮肤及乳房等无粘连，腋窝淋巴结亦可同时受累。X 线片常与其他恶性肿瘤不易区分，需经病理切片才能明确诊断。

（三）肿瘤分期

目前主要采用 UICC/AJCC TNM 分期标准（2017 年第 8 版）。

（四）中医辨证

1. 冲任失调证　临床表现：乳房肿块，多质地硬韧，粘连，表面不光滑，经事紊乱，经前期乳房胀痛或加剧，时有烘热汗出，腰背酸痛，烦劳体倦，盗汗口干，胸满气逆，舌质淡，苔薄或有裂纹，脉弦滑或细数。

2. 肝气郁结证　临床表现：乳房肿块但皮色不变，经前乳房或少腹作胀，胸胁闷胀，情志抑郁，善太息，月经不调，症状随情绪变化而增减，舌质淡红，脉弦或弦细有力，关上尤甚。

3. 脾虚痰凝证　临床表现：乳房肿块，多有粘连，出现单个或多个大小不等的肿核，质地柔软，推之可移，或按之凹陷，放手凸起，状若有气，或有褐色斑，形体肥胖，头身困重，口淡、口黏，腹胀便溏，舌苔白腻，脉弦滑。

4. 热毒蕴结证　临床表现：乳房肿块红肿疼痛，增大迅速，溃烂疼痛，甚则血水淋漓，有恶臭，根脚紧束，发热，头痛，泛恶，口渴，臀核肿大，肛门灼痛，舌质红，舌苔黄，脉数或弦滑。

5. 气血亏虚证　临床表现：乳中结块，推之不移，形体消瘦，心悸气短，面色淡白或萎黄，神疲乏力，头晕目眩，失眠健忘，唇甲色淡，舌质淡，脉弱或细。

6. 肾虚毒瘀证　临床表现：乳房肿块，质硬且痛，皮色晦暗，肌肤甲错，面色黧黑，腰膝酸软，神疲乏力，眩晕耳鸣，口燥咽干，自汗盗汗，烦躁，失眠健忘，夜尿频多，舌质紫暗或有瘀点，苔薄白，脉沉弦。

【中西医治疗】

（一）中医治疗

1. 辨证论治

（1）冲任失调证

治法：调摄冲任，软坚解毒。

代表方：二仙汤（《中医方剂临床手册》）加减。

常用药：仙茅、淫羊藿、当归、黄柏、知母、巴戟天、鳖甲等。

加减：腰部酸痛严重者，加肉苁蓉、鹿角霜、菟丝子、肉桂补益肾阳；乳房痛甚者，加乳香、延胡索、川楝子行气活血；潮热盗汗严重或伴随乳房肿块质硬、隐痛窜痛者，方中去仙茅、淫羊藿，加枸杞子、女贞子、玄参、麦冬、天花粉滋补肝肾之阴。

（2）肝气郁结证

治法：疏肝理气，解郁散结。

代表方：逍遥散（《太平惠民和剂局方》）加减。

常用药：柴胡、甘草、当归、白芍、茯苓、白术、生姜、薄荷、郁金、瓜蒌等。

加减：尿黄便秘者，加牡丹皮、栀子、大黄清泻肝胆；乳房胀痛明显者，加王不留行、延胡索化瘀止痛；胸胁隐痛不休，心烦，眩晕少寐者，加枸杞子、麦冬、生地黄、玄参滋阴安神。

（3）脾虚痰凝证

治法：健脾益气，化痰散结。

代表方：四君子汤（《太平惠民和剂局方》）合海藻玉壶汤（《外科正宗》）加减。前方以健脾益气为主，后方以化痰软坚为主。

常用药：人参、炒白术、茯苓、炙甘草、海藻、昆布、半夏、陈皮、青皮、连翘、贝母、当归等。

加减：纳差腹胀者，加焦山楂、鸡内金健脾理气；小便清长，大便稀溏者，加山药、莲子肉、白扁豆健脾化湿。

（4）热毒蕴结证

治法：清热解毒，化瘀散结。

代表方：五味消毒饮（《医宗金鉴》）加减。

常用药：金银花、蒲公英、紫花地丁、紫背天葵、桃仁、红花、蜂房、皂角刺等。

加减：尿赤便秘者，加大黄、厚朴、枳实通腑泄热；壮热口渴，头痛心烦者，加牡丹皮、生地黄、赤芍凉血解毒。

（5）气血亏虚证

治法：益气养血，扶正解毒。

代表方：归脾汤（《景岳全书》）加减。

常用药：黄芪、人参、白术、当归、茯苓、远志、枣仁、龙眼肉等。

加减：自汗易感者，重用黄芪，加防风、浮小麦益气固表止汗；乏力便溏者，当归减量，加薏苡仁、白扁豆健脾祛湿；畏寒肢肿者，加桂枝、肉桂、泽泻温阳利水。

（6）肾虚毒瘀证

治法：益肾解毒，化瘀止痛。

代表方：六味地黄丸（《小儿药证直诀》）加味。

常用药：熟地黄、山药、山茱萸、牡丹皮、茯苓、泽泻、半枝莲、白花蛇舌草等。

加减：乳腺癌骨转移身痛者，加威灵仙、姜黄、桑枝、三七、鸡血藤活血祛风、行气止痛；晚期乳腺癌见消瘦萎靡，大骨肉脱，脉微者，可加人参、黄芪、冬虫夏草扶正固本。

2. 辨病用药

（1）瓜蒌　味甘，性寒；归肺、胃、大肠经；功效清热涤痰，宽胸散结，润燥滑肠。《本草品汇精要（上）·草部中品之上》："消结痰，散痈毒。"药理研究显示瓜蒌皮水提取物和瓜蒌多糖对乳腺癌 MCF-7 细胞有抑制增殖和诱导凋亡的作用。本品适用于乳腺癌痰热互结者，全瓜蒌 9～15g，瓜蒌皮 6～10g，瓜蒌实 9～15g，打碎入煎。

（2）蒲公英　味苦、甘，性寒；归肝、胃经；功效清热解毒、消肿散结、利湿通淋。《本草衍义补遗·蒲公草（蒲公英）》："化热毒，消恶肿结核。"药理研究显示蒲公英乙醇提取物主要成分为酚酸和类黄酮，可以通过激活错误蛋白反应过程，从而诱导三阴性乳腺癌细胞（MDA-MB-231、MCF-7 细胞）凋亡。本品适用于乳腺癌热毒蕴结者，常用剂量 10～15g，入汤剂，外用适量。

（3）山慈菇　味甘、微辛，性凉；归肝、脾经；功效清热解毒、消痈散结。《本草拾遗·草部》："主痈肿疮瘘，瘰疬结核。"药理研究显示复方山慈菇醇提取物可抑制人乳腺癌细胞体外增殖及裸鼠体内转移瘤生长。本品适用于乳腺癌痰热互结者，常用剂量 3～9g，入汤剂。

（二）西医治疗

1. 外科手术治疗　乳腺癌手术范围包括乳腺和腋窝淋巴结两部分，还包括乳房的修复与重建。TNM 分期中 0、Ⅰ、Ⅱ 期及部分Ⅲ期且无手术禁忌的患者，可直接行乳房切除手术。有保乳意愿、乳腺肿瘤可以完整切除、达到阴性切缘、并可获得良好美容效果、同时可接受术后辅助放疗的患者，可行保留乳房手术，但 T_4 期乳腺癌是保乳手术的绝对禁忌证。Ⅲ B、Ⅲ C 期乳腺癌应先给予全身治疗后再进行手术。小叶原位癌的类型及分期存在争议，需根据具体情况和患者意愿决定是否手术治疗。

处理腋窝淋巴结是浸润性乳腺癌标准手术中的一部分。前哨淋巴结活检术（sentinel lymph node biopsy，SLNB）能够准确的进行乳腺癌腋窝淋巴结分期，对于临床检查腋窝淋巴结无明确转移的患者，进行 SLNB 后，淋巴结阴性的患者可以免除腋窝淋巴结清扫，以减少上肢水肿等并发症的发生；若 SLNB 阳性，可进行腋窝淋巴结清扫。

2. 放射治疗

常用的乳腺癌放射治疗类型为术后辅助放疗和姑息性放疗。术前新辅助放疗和根治性放疗尚处于研究阶段。

术后辅助放疗适用于保乳术后和乳房切除术后。保乳术后放射治疗多为全乳放疗 ± 瘤床加量。全乳放疗常规分割方案为 50Gy/25 次，常规大分割方案为 40 ～ 42.5Gy/15 ～ 16 次，常规瘤床加量剂量为 10 ～ 16Gy/4 ～ 8 次。乳房切除术后放疗多为胸壁＋区域淋巴结放疗，目前推荐剂量为 50Gy/25 次。

姑息性放疗多用于远处转移的乳腺癌，如骨转移、脑转移、肝转移等，用以延长生存期，也可缓解脊髓压迫症、上腔静脉压迫综合征等并发症。姑息性放疗外照射剂量包括 40Gy/20 次、30Gy/10 次、20Gy/5 次和 8Gy/1 次等。

3. 化学治疗

（1）新辅助化疗　适用于：①不可手术降期为可手术，临床分期为Ⅲ A（不含 T_3、N_1、M_0）、Ⅲ B、Ⅲ C。②期望降期保乳患者，临床分期为Ⅱ A、Ⅱ B、Ⅲ A（仅 T_3、N_1、M_0）期，除了肿瘤大小以外，符合保乳手术的其他适应证；希望缩小肿块、降期保乳的患者也可考虑。③不可手术的隐匿性乳腺癌（隐匿性乳腺癌：腋窝淋巴结转移为首发症状，而乳房内未能找到原发灶的乳腺癌）。对于三阴性乳腺癌患者，铂类在新辅助治疗中具有重要地位；对于 HER-2 阳性乳腺癌，TCbHP、THP、AC-THP 方案为指南推荐的常用方案。

（2）辅助化疗　应根据患者基本情况、肿瘤特点、治疗手段、风险和受益等来决定，见表 7-7。

1）Ⅰ 期的乳腺癌患者预后较好，目前不推荐辅助化疗。

2）Ⅱ ～Ⅲ 期乳腺癌，低危患者可不化疗，高危（患者年龄＜ 35 岁、肿瘤直径＞ 2cm、脉管瘤栓、HER-2 阳性、ER/PR 阴性等）患者可行辅助化疗。化疗方案多以蒽环类药物为主，如 AC（多柔比星＋环磷酰胺）、EC（表柔比星＋环磷酰胺）；也有蒽环类与紫杉类药物联合或序贯的方案，如 TAC（多西他赛＋多柔比星＋环磷酰胺），AC →紫杉醇，AC →多西他赛，剂量密集型 AC 继以紫杉醇等。

（3）姑息性化疗　对于既往蒽环类术前 / 辅助化疗失败的复发转移性乳腺癌患者，通常优选紫杉类药物为基础的化疗药物；对于蒽环类和紫杉类术前 / 辅助化疗均失败的复发转移性乳腺癌患者，目前并无标准的化疗方案，可以考虑的药物有卡培他滨、长春瑞滨、吉西他滨、铂类、艾立布林、优替德隆、白蛋白紫杉醇、多柔比星脂质体等。

表 7-7　乳腺癌常用化疗方案

方案	药物	推荐剂量	用法	用药时间	周期
单药方案					
Nab-P	白蛋白紫杉醇	$100 \sim 150mg/m^2$	静滴	d1	q7d
TXT	多西他赛	$75mg/m^2$	静滴	d1	q21d
PTX	紫杉醇	$80mg/m^2$	静滴	d1	q7d
CAP	卡培他滨	$1000mg/m^2$，2 次 / 天	口服	d1 ~ 14	q21d
GEM	吉西他滨	$1000mg/m^2$	静滴	d1、d8 或 d1、d8、d15	q21d 或 q28d
NVB	长春瑞滨	$25mg/m^2$	静滴	d1、d8	q21d
Eribulin	艾立布林	$1.4mg/m^2$	静滴	d1、d8	q21d
Utidelone	优替德隆	$30mg/m^2$	静滴	d1 ~ 5	q21d
联合化疗方案					
TAC	多西他赛	$75mg/m^2$	静滴	d1	q21d
	多柔比星	$50mg/m^2$	静滴	d1	
	环磷酰胺	$500mg/m^2$	静滴	d1	
密集 AC → T	表柔比星	$100mg/m^2$	静滴	d1	q14d
	环磷酰胺	$600mg/m^2$	静滴	d1	
	紫杉醇	$175mg/m^2$	静滴	d1	
TC	多西他赛	$75mg/m^2$	静滴	d1	q21d
	环磷酰胺	$600mg/m^2$	静滴	d1	
FAC	氟尿嘧啶	$500mg/m^2$	静滴	d1、d8	q21d
	多柔比星	$50mg/m^2$	静滴	d1	
	环磷酰胺	$500mg/m^2$	静滴	d1	
AC	表柔比星	$100mg/m^2$	静滴	d1	q21d
	环磷酰胺	$600mg/m^2$	静滴	d1	

4. 内分泌治疗　内分泌治疗指通过药物或内分泌腺体的切除（去势治疗）去除激素对肿瘤细胞的刺激，发挥抗肿瘤作用，适用于乳腺癌激素受体阳性患者。乳腺癌内分泌治疗常用药物包括：①绝经后患者的内分泌治疗推荐：芳香化酶抑制剂包括非甾体类（阿那曲唑和来曲唑）和甾体类（依西美坦）、ER 调节剂（他莫昔芬和托瑞米芬）、ER 下调剂（氟维司群）、孕酮类药物（甲地孕酮）、雄激素（氟甲睾酮）及大剂量雌激素（乙炔基雌二醇）。②绝经前患者内分泌治疗推荐：在卵巢功能抑制基础上（主要是使用促黄体素释放激素激动剂和手术去势），可参照绝经后乳腺癌处理。未行卵巢功能抑制的，可考虑 ER 调节剂（他莫昔芬和托瑞米芬）、孕酮类药物（甲地孕酮）、雄激素（氟甲睾酮）及大剂量雌激素（乙炔基雌二醇）。

5. 靶向治疗

（1）人表皮生长因子受体 2（HER-2）抑制剂　HER-2 是乳腺癌靶向治疗的一个重要靶点，应当对所有乳腺浸润性癌进行 HER-2 状态检测。HER-2 抑制剂包括抗 HER-2 单抗如曲妥珠单抗、帕妥珠单抗、伊尼妥单抗，HER-2 相关 TKI 如吡咯替尼、拉帕替尼、奈拉替尼，以及抗体偶联药物（antibody-drug conjugate，ADC）如 T-DM1、DS-8201。

（2）其他靶向药物　BRCA 1/2 胚系突变患者可以接受奥拉帕利治疗。此外还有 PI3K-AKT-mTOR 通路抑制剂、细胞周期蛋白依赖性激酶 4 和 6（CDK4/6）抑制剂、组蛋白去乙酰化酶（HDAC）抑制剂等。

6. 免疫治疗　既往乳腺癌被认为是免疫沉默的肿瘤，近年来大量研究显示一部分乳腺癌能够刺激免疫系统。三阴性乳腺癌常见 TP53 缺失及体细胞拷贝数突变，相对其他类型乳腺癌有较强的免疫原性。目前最成功的免疫治疗药物是 PD-1/PD-L1 抑制剂。PD-L1 在乳腺癌中的表达随着分期和分子亚型不同而变化，在三阴性乳腺癌中表达最高，其次是 HER-2 阳性亚型，晚期转移性乳腺癌表达比早期较低。此外还有 T 细胞嵌合抗原受体（CAR-T）疗法、肿瘤疫苗、过继细胞治疗等，但疗效尚未明确。

【中西医结合治疗模式】

外科手术治疗是乳腺癌的主要治疗手段。但单一手术治疗已不能提高治愈率，综合治疗可以发挥更大的作用。乳腺癌中西医结合治疗模式见表 7-8。

表 7-8　乳腺癌中西医结合治疗模式

分类		乳腺癌中西医结合治疗模式	
非浸润性癌		手术 ± 放疗	中医协同治疗
		随访观察	中医防变治疗
浸润性癌	Ⅰ期	（新辅助治疗）	中医协同治疗
		手术 ± 化疗 ± 放疗 ± 内分泌治疗 ± 靶向治疗	中医协同治疗
		随访观察	中医防变治疗
	Ⅱ期	（新辅助治疗）	中医协同治疗
		手术 ± 化疗 ± 放疗 ± 内分泌治疗 ± 靶向治疗	中医协同治疗
		随访观察	中医防变治疗
	Ⅲ期	（新辅助治疗）	中医协同治疗
		手术＋放疗 ± 化疗 ± 内分泌治疗 ± 靶向治疗	中医协同治疗
		随访观察	中医防变治疗
	Ⅳ期 PS 0～2 分	化疗 ± 靶向治疗 ± 内分泌治疗 ± 免疫治疗	中医协同治疗
		带瘤生存	中医姑息治疗
	PS 3～4 分		单纯中医治疗

1. 中西医协同治疗　乳腺癌中西医协同治疗时期，中医治疗以扶正补虚、调理冲任为主，兼理气化痰、祛瘀解毒，同时在不同西医治疗阶段进行中医减毒治疗以缓解治疗相关不良反应。①乳腺癌围手术期运用益气活血、利水消肿、健脾和胃等治法，促进乳腺癌术后上肢淋巴液正常循环、皮下积液消散和胃肠道功能恢复。②化疗期运用和胃降逆、温阳益气、疏肝益肾等治法协同增强化疗效果，减轻恶心呕吐、疲乏抑郁等反应。③放疗期间运用养阴益气、清肺化痰等治法防治放射性皮炎、放射性肺炎等。④内分泌治疗期运用滋补肝肾、活血化瘀等治法防治内分泌药物相关不良反应。

2. 中医防变治疗　中医防变适用于Ⅰ～Ⅲ期乳腺癌手术后无需辅助治疗或已完成辅助治疗的随访期，治疗以扶正补虚、调理冲任为主，兼理气、活血、化痰、解毒，同时结合辨证论治，防止复发转移。

3. 中医姑息治疗　中医姑息治疗适用于Ⅳ期乳腺癌西医治疗后疾病稳定的带瘤患者，治疗原则是理气化痰、祛瘀解毒与兼益气养血、补益肝肾并重，同时结合辨证论治，延缓疾病进展，提高生存质量，延长生存时间。

【预防调护】

（一）预防

1. 一级预防措施　调整好生活节奏，增强体育锻炼，保持心情舒畅，改变不良的生活习惯；保证膳食均衡，尽量摄入新鲜的食物，限制膏粱厚味、炙爆煎熏食物的摄入，"谨和五味"；提倡母乳喂养，建议哺乳6个月以上；更年期长期服用雌激素可能增加乳腺癌的危险性，尽量避免外来性雌激素的应用。

2. 二级预防措施　超重的女性、家中有乳腺病家族史或40岁以上未孕者，每年应做一次体检和早期乳腺癌筛查；积极治疗癌前病变（如乳腺不典型增生）可显著降低乳腺癌的发生，发现乳房有硬块或疼痛时应注意及时就医检查；定期复查乳腺超声和X线摄影有助于早期发现乳腺癌。

3. 随访　定期复查：①临床体检、乳腺超声、血常规、血生化、乳腺癌标志物的检测、腹部超声、妇科超声：最初2年每3个月一次，其后3年每6个月一次，5年后每年一次。②乳腺X线摄影、胸片或胸部CT：每年一次。③乳腺MRI：接受保乳手术，或其他影像学不能明确乳腺部位病灶时，每年一次。④骨扫描：存在腋窝淋巴结转移4个以上等高危因素或怀疑骨转移的患者，每年一次。⑤骨密度检测：绝经前使用GnRHa/绝经后使用芳香化酶抑制剂的患者，每6～12个月一次。

（二）调护

相比其他恶性肿瘤，乳腺癌患者更应重视心理调护，保持健康乐观心态与良好的社会精神状态，适当体育锻炼，可采用中医八段锦、太极拳、五禽戏等形神俱调的运动方式。

第一节　食管癌

食管癌（esophageal carcinoma，EC）是主要起源于食管鳞状上皮和柱状上皮的恶性肿瘤，是常见的上消化道肿瘤之一。临床以进行性吞咽困难，胸骨后疼痛，呕吐黏液样痰涎，消瘦，甚至滴水难下为主要表现。

世界卫生组织数据显示2020年全球约有食管癌新发病例60.4万例，死亡病例54.4万例，其发病率和死亡率分别居恶性肿瘤第8位和第6位，地域分布上以中亚、东南亚等发病率最高，其中我国是食管癌高发地区。2022年全国癌症报告显示，我国食管癌新发病例为32.4万例，死亡病例为30.1万例，分别占全球的53.70%和55.35%。此外，我国食管癌流行病学特点为男性发病率高于女性，农村人口发病率高于城市人口。

传统中医典籍中无"食管癌"病名，本病主要归于"噎膈""反胃"等范畴。如"其为病者，令人胸膈痞闷，呕逆噎塞，妨碍饮食，胸痛彻背，或胁下支满，或心忡喜忘，咽噎，气不舒。"（《重订严氏济生方·呕吐翻胃噎膈门》）"饮食之间，渐觉难下，或下咽稍急，即噎胸前，如此旬月，日甚一日，渐至每食必噎，只食稀粥，不食干粮，此内伤噎膈之症也。"（《症因脉治·噎膈论》）"食入脘痛格拒，必吐清涎，然后再纳。视色苍，眼筋红黄，昔肥今瘦。云是郁怒之伤，少火皆变壮火，气滞痰聚日壅，清阳莫展，脘管窄隘，不能食物，噎膈渐至矣。"（《临证指南医案·噎膈反胃》）

【中医病因病机】

中医学认为食管癌的发生多在脏腑阴阳失调、正气亏虚的基础上，因饮食失调、情志内伤、邪毒侵袭等，致使脾胃功能失调，脾失健运，水湿内停，聚而为痰，痰凝血瘀胶结难解，日久酿生癌毒，阻滞食管而发病。

（一）病因

1.饮食不节　长期嗜酒过度，过食辛热、膏粱厚味，日久损伤脾胃，脾胃运化功能失司，湿聚成痰，痰湿日久化热，或热盛阴伤，津亏血燥，食道失于濡润。或因喜食过硬，或进食过快，或常吃腌制品等，日久伤卫动营，耗损正气，进而痰热瘀毒阻于食管发为本病。

2.七情内伤　情志失调，忧思日久伤及脾胃，脾胃运化功能失常，内生痰湿，阻碍气机；或因郁怒伤肝，致气血不畅，内生火热，津液亏损，瘀血内结。痰瘀胶结，癌毒内生，阻于食管，发为本病。如《医宗必读·反胃噎膈》所言："大抵气血亏损，复因悲思忧恚，则脾胃受伤，血液渐耗，郁气生痰，痰则塞而不通，气则上而不下，妨碍道路，饮食难进，噎塞所由成也。"

3. 正气亏虚 脏腑阴阳失调，气血亏耗，正气虚弱是本病发生的主要原因。年老肾虚，或久病失治，导致阴液耗伤，精血渐枯，食道失去濡养，久则发为噎膈。如《丹溪治法心要·翻胃》曰："膈噎乃翻胃之渐……血虚者，脉必数而无力；气虚者，脉必缓而无力；血气俱虚者，口中多出沫，但见沫大出者，必死。"

4. 邪毒侵袭 外感邪毒侵袭，长期反复损伤食管脉络，导致机体调节功能下降，脏腑运化功能失常，痰、瘀、毒等病理产物蓄积，阻滞食管，日久形成癌肿，发为本病。

（二）病机

本病的基本病机为肝脾肾功能失调，气滞、痰凝、血瘀、癌毒互结，食管通道受阻。病性多属本虚标实，肝脾肾虚损为本，气滞、痰凝、血瘀、癌毒为标。疾病初起多以标实为主，中期虚实夹杂，胶着难解，晚期则以脾肾亏虚为主。

食管癌病位在食管，归属于胃，与脾、肝、肾三脏密切相关。胃主受纳，脾主运化，为胃行其津液，若脾气亏虚，健运失常，可聚湿成痰，阻于食道。肝主疏泄，助胃之和降，若肝失条达，疏泄失常，则气血瘀滞，阻碍食道。肾为阴阳之本，为胃之关，若年高体弱，久病及肾，阴阳俱损，阳气衰不能温煦，阴津竭不能濡养，癌毒蕴结而发病。

【西医病因病理】

（一）病因

食管癌发病与环境、饮食、遗传等多因素密切相关，但确切发病机制尚未完全阐明。

1. 环境因素 我国河南林县、四川盐亭属于食管癌高发区域。根据高发区流行病学调查显示，高发区土壤贫瘠、营养匮乏，膳食结构中缺乏蛋白质、维生素、微量元素及必需氨基酸；或者居民饮用水中硝酸盐、亚硝酸盐等致癌物质较高；或者因气候、化肥等因素导致粮食、井水中存在真菌霉素、胺类等物质，均是导致食管癌发生的重要因素。

2. 生活习惯 食管癌的发生与食管长期受到刺激与慢性损伤相关，而慢性损伤的诱发因素与生活习惯密切相关。世界卫生组织已明确把吸烟和饮酒定为食管癌的高危诱发因素。新鲜水果蔬菜摄入量少、腌制食物摄入过度、饮食过烫和粗糙食物摄入等不良习惯均是食管癌发生的高危因素。

3. 遗传因素 食管癌有一定的遗传倾向，其发生涉及癌基因激活、抑癌基因失活等生物学过程。有研究证明食管癌的发生与多核苷酸位点多态性相关，如基因变异。多项研究发现食管癌存在家族聚集现象，食管癌家族史目前已成为导致食管上皮重度增生及食管癌的独立危险因素。

4. 其他 肥胖和胃食管反流病被认为是食管腺癌发病的高危因素，Barrett 食管是食管腺癌的癌前病变。有研究证明人乳头瘤病毒感染也是食管癌的独立危险因素之一。

（二）病理

1. 好发部位 食管按距门齿距离大致分为颈段、胸上段、胸中段、胸下段。颈段食管连接下咽至胸骨切迹平面的胸廓入口水平（距门齿 15 ~ 20cm），胸上段起于胸廓入口水平至奇静脉弓下缘（距门齿 20～25cm），胸中段起于奇静脉弓下缘至下肺静脉下缘（距门齿 25～30cm），胸下段起于下肺静脉下缘止于胃（距门齿 30～40cm）。其中食管癌好发于食管胸中段，其次在胸下段和胸上段，很少发生于颈段。鳞癌主要发生在胸中上段，胸下段多为腺癌。

2. 大体病理形态

（1）早期或表浅食管癌 早期食管癌病变仅累及上皮固有层或黏膜下层，未侵及肌层，无淋巴结转移。分成以下 4 型：①隐伏型：肉眼检查不易察觉，为原位癌，是食管癌最初期阶段。②糜烂型：肿瘤呈地图状，病变处黏膜稍糜烂或下陷，属原位癌伴有早期浸润。③斑块型：正常食管结构消失，肿瘤呈牛皮癣样，属早期浸润癌。④乳头型：肿瘤呈明显结节状、乳头状或息肉状隆起，基底部有蒂，分化较好。

（2）中晚期食管癌 分为以下 5 型：①髓质型：癌侵及食管壁各层，食管壁明显增厚。②蕈伞型：肿瘤向食管腔内呈蘑菇样突出，基底部凹凸不平。③缩窄型：瘤体侵犯食管全周，形成明显的环形狭窄，癌组织多侵犯食管肌层。④溃疡型：肿瘤已浸润至食管肌层，表面形成深溃疡。⑤腔内型：肿瘤呈带蒂状或息肉状突向食管腔内伴糜烂或溃疡形成。

3. 组织学类型 食管癌高发区鳞癌最常见，占食管癌的 90% 以上，如我国和日本等国家。食管癌非高发区以腺癌多见，如在欧美等西方国家，腺癌发生率高达 60%，鳞状细胞癌约 30%。食管小细胞癌为肺外最常见的小细胞癌，易复发转移，预后不佳。其他少见的食管癌类型如未分化癌，恶性程度更高。

【诊断】

（一）诊断要点

1. 临床表现

（1）症状 食管癌早期症状多不明显，主要有胸骨后不适、烧灼感或疼痛，吞咽时轻度梗阻感或异物感，进食后食物停滞感等。下段癌还可引起剑突下或上腹部不适、呃逆、嗳气。病情发展到一定阶段可出现以下症状：①进行性吞咽困难：为食管癌的典型症状。吞咽困难在开始时常为间歇性，后呈持续性存在，进行性加重，由不能咽下固体食物发展至液体食物亦不能咽下。有约 10% 的患者就诊时可无明显吞咽困难。②反流：表现为频吐黏液，可混杂宿食，可呈血性或可见坏死脱落组织块，还可引起呛咳，甚至吸入性肺炎。③疼痛：常见胸骨后或背部肩胛间区疼痛。④贫血、体重减轻、呕吐等。⑤其他：肿瘤压迫气管或支气管可致气急或干咳；并发食管 - 气管或食管 - 支气管瘘时，进食后常可发生呼吸困难或呛咳；侵犯喉返神经可致声音嘶哑；侵犯膈神经，引起膈肌麻痹，可致呃逆；肿瘤破溃或侵犯大血管可引起纵隔感染和致死性大出血。

（2）体征 早期体征不明显，晚期可出现消瘦、恶病质等。当肿瘤有远处转移时，可出现相应的体征，如可触及锁骨上或颈部淋巴结肿大；肝转移可能出现肝肿大、黄疸等；腹膜转移可能会出现大量腹水；骨转移者可出现局部压痛。

2. 实验室检查 肿瘤标志物检查：血清癌胚抗原（CEA）、鳞状上皮细胞癌抗原（SCC）、组织多肽抗原（TPA）、细胞角蛋白 19 片段（CYFRA21-1）等可用于食管癌的辅助诊断、疗效检测与长期随访监测，但不能用于食管癌的早期诊断。

3. 影像学检查

（1）食管造影检查 食管、胃钡餐造影 X 线透视或摄片检查是初步诊断食管癌和食管胃交界部肿瘤最常用的方法。它能够清晰、直观地展现肿瘤的位置、长度及肿瘤部位的狭窄程度，特别是对颈段食管癌，能较准确地测量肿瘤上缘与食管入口位置，判断手术安全切缘。同时，它还能准确发现中晚期食管肿瘤破溃至周围结构形成的瘘。气钡双重造影对比检查对发现早期细小病变较为敏感，并有助于提高食管胃连接部腺癌的诊断准确率。

（2）CT　颈、胸、腹部增强 CT 应作为食管癌术前的常规检查，主要用于其临床分期、可切除性评价、手术路径的选择和指导放疗靶区。CT 在判断肝、肺等远处转移方面较 B 超、胸部 X 线更为准确。

（3）超声检查　推荐颈部超声用于颈部淋巴结等转移灶的诊断及鉴别诊断。

（4）MRI　可和 CT 一样完成薄层、多期相动态增强扫描，对病变侵犯范围、与周围器官的关系、淋巴结及肝转移瘤等的检出率均有帮助。

（5）PET–CT　在评价食管癌原发肿瘤、判断淋巴结转移和远处转移方面，其准确性、敏感性和特异性均高于 CT，并用于发现可能存在的更多转移灶。CT、MRI 检查怀疑转移但无法定性者，可行全身 PET–CT 检查。

（6）内镜检查　是食管癌诊断中常规且必不可少的方法。通过纤维食管（胃）镜检查，可以了解肿瘤的部位、大小、长度及对管腔的阻塞情况。食管内镜检查还可在病变部位做刷片或取活组织做病理学检查，以明确诊断。

（7）内镜超声（EUS）检查　即内镜与超声检查的联合。EUS 将食管癌分为黏膜层、黏膜肌层、黏膜下层、固有肌层和浆膜层。通过 EUS 既可直接观察食管腔内的形态，又可进行黏膜外的实时超声扫描，有助于判断肿瘤侵犯的深度、是否累及周围组织器官和有无区域淋巴结转移，有利于提供准确的 TNM 分期。

（8）其他　如色素内镜、电子染色内镜、放大内镜等，有助于更好地区分病变与正常黏膜及评估病变浸润深度，进一步提高食管镜的阳性检出率。

4. 病理学诊断

（1）细胞学检查　食管癌若伴有胸腔积液或腹腔积液，可通过浆膜腔积液找肿瘤脱落细胞以明确诊断。

（2）组织病理学检查　内镜钳取病变组织行病理学检查是诊断食管癌的金标准。对手术后的标本行病理学检查可准确地确定肿瘤的病理类型和病理分期。对可疑的转移灶，如锁骨上或颈部肿大淋巴结、皮肤结节等取活组织行病理学检查对判定转移及选择治疗手段具有重要意义。

（3）分子病理检测　晚期食管胃交界部腺癌应做 MMR 或 MSI 检测，对拟采用 PD–1 抑制剂治疗的食管鳞状细胞癌患者，推荐用癌组织评估 PD–L1 表达的 CPS 评分。

（二）鉴别诊断

1. 食管良性狭窄　包括食管化学性烧伤、反流性食管炎或其他炎症性病变引起的食管瘢痕狭窄。化学性烧伤以儿童及年轻人较多，一般有误服强酸或强碱病史，偶尔也见于自杀或精神异常主动口服化学性物质者。反流性食管炎引起的食管狭窄一般位于食管下段，常伴有食管裂孔疝或先天性短食管。鉴别主要靠食管镜及活检。

2. 食管功能障碍性疾病　最常见的是贲门失弛缓症，为食管贲门括约肌不能正常舒张所致，主要症状为反复、间歇发作的吞咽困难。病程长，平均年龄一般较轻，食管造影常有典型表现。另外，如食管痉挛、食管裂孔疝、食管硬皮症、Plummer–Vinson 综合征等均需结合相关检查鉴别。

3. 癔球症　又称梅核气。多见于青年女性，时有咽部异物感，但对进食无妨碍。其发病常与精神因素有关。

4. 食管憩室 食管中段的憩室常有吞咽障碍，胸骨后疼痛等症状，而吞咽困难较少。食管憩室有发生癌变的可能。

5. 食管结核 临床少见，可有吞咽困难，影像学表现为食管黏膜破坏，鉴别诊断依靠食管镜及活检病理。

6. 食管其他肿瘤 以食管平滑肌瘤、食管腺瘤等常见，一般症状较轻，X 线检查表现为"涂抹征"，进一步鉴别主要靠食管镜检查或 EUS 检查，一般不取活检。食管其他恶性肿瘤如食管肉瘤、食管黑色素瘤等，病理检查可资鉴别。

（三）肿瘤分期

目前主要采用 UICC/AJCC TNM 分期标准（2017 年第 8 版）。

（四）中医辨证

1. 痰气交阻证 临床表现：吞咽时自觉有异物梗塞感、食入不畅，纳呆，时有呕吐清涎、嗳气不舒，胸膈或胃脘部痞闷，伴有隐痛，情志不遂时尤为显著，舌质偏红，舌苔稍腻，脉滑或弦滑。

2. 瘀毒内结证 临床表现：吞咽受阻，甚至饮水难下，进食困难、食后即吐，胸背疼痛明显，痛处较为固定，肢体偶有活动不畅，面色黧黑，肌肤甲错，大便干结，舌质紫黯，有瘀点或瘀斑，舌底络脉颜色紫暗、增粗或迂曲，脉细涩。

3. 津亏热结证 临床表现：吞咽不下，固体食物难入，但水饮可下，且口渴欲饮，常伴有胸前灼痛，潮热盗汗，五心烦热，或见口舌生疮、溃疡，大便秘结，舌干红少苔，或带有裂纹，脉弦细数。

4. 气虚阳微证 临床表现：长期吞咽困难，饮食不下，泛吐清水或泡沫，乏力气短，面色苍白，形寒肢冷，面浮足肿，腹部胀满，大便稀溏，舌质淡，苔白，脉细弱或沉细。

【中西医治疗】

（一）中医治疗

1. 辨证论治

（1）痰气交阻证

治法：开郁化痰，降气润燥。

代表方：启膈散（《医学心悟》）加减。

常用药：丹参、沙参、郁金、砂仁、川贝母、茯苓、荷叶等。

加减：胃失和降，见嗳气、呕吐痰涎较重者，加旋覆花、代赭石、陈皮、半夏以加强和胃降逆化痰之功；胸痛明显者，加延胡索、瓜蒌皮以理气化痰止痛；气郁化火，心烦口燥者，加山豆根、栀子、黄连以清热除烦；胃纳欠佳者，加神曲、山楂以健胃消食。

（2）瘀毒内结证

治法：活血祛瘀，解毒散结。

代表方：通幽汤（《兰室秘藏》）加减。

常用药：当归、生地黄、熟地黄、桃仁、红花、升麻、甘草等。

加减：血瘀较甚者，可酌加三七、丹参、赤芍、三棱、莪术以破结行瘀；痰多者，加贝母、瓜蒌、半夏、海藻、昆布、海浮石化痰软坚；气虚者，加党参、黄芪益气健脾。

（3）津亏热结证

治法：滋养津液，泄热散结。

代表方：沙参麦冬汤（《温病条辨》）加减。

常用药：沙参、麦冬、玉竹、天花粉、桑叶、白扁豆、甘草等。

加减：津伤重者，加生地黄、玄参、石斛以助养阴之力；肠燥失润，大便秘结，加瓜蒌仁、火麻仁、何首乌润肠通便；若腹中胀满，大便不下，胃热炽盛者，可加用大黄甘草汤（《金匮要略》）泄热存阴，中病即止；低热不退，加地骨皮、银柴胡清虚热。

（4）气虚阳微证

治法：温补脾肾，益气扶阳。

代表方：补气运脾汤（《医学统旨》）合右归丸（《景岳全书》）加减。前方以健脾益气为主，后方以温阳补肾为主。

常用药：人参、黄芪、白术、茯苓、橘红、生姜、砂仁、甘草、熟地黄、山茱萸、山药、当归、枸杞子、鹿角胶、肉桂、附子、杜仲等。

加减：若呕吐较重，加旋覆花、代赭石、竹茹等降逆止呕；形寒肢冷、浮肿，加用真武汤（《伤寒论》）温阳利水；若中气下陷、少气懒言可加用补中益气汤（《内外伤辨惑论》）补中升阳。

2. 辨病用药

（1）威灵仙　味辛、咸，性温；归膀胱经；功效祛风湿，通络止痛，消骨鲠。《本草正义·蔓草类》记载其"以走窜消克为能事"。药理学研究发现，威灵仙有效成分齐墩果酸等三萜类化合物在一定浓度范围内能明显抑制食管癌细胞的增殖，并且增强 5- 氟尿嘧啶等化疗药物抗食管癌的疗效。本品可用于食管癌噎食不下、咽喉噎塞、胸膈满痛者，常用剂量 6 ～ 10g，入汤剂。

（2）壁虎　味咸，性寒，有小毒；归肾、肝经；功效祛风，定惊，止痛，散结。《本草纲目·鳞部》记载其可治"血积成痞"。药理学研究结果表明其发挥抗肿瘤的作用机制可能与抑制肿瘤细胞增殖分化、诱导肿瘤细胞凋亡、抑制肿瘤血管新生、调节肿瘤微环境及免疫调节作用有关。本品适用于食管癌瘀毒内结者，常用剂量 3 ～ 6g，入汤剂；1 ～ 2g，研粉吞服。

（3）急性子　味苦、辛，性温，有小毒；归肝、肺、肾经；功效破血、软坚、消积。《本草纲目·草部》记载其主治"积块噎膈，下骨鲠"。药理研究显示，急性子提取物可以抑制人食管癌 Eca-109 细胞的增殖、侵袭、迁移及血管新生，促进凋亡，诱导癌细胞自噬。本品适用于食管癌瘀毒内结者，常用剂量 3 ～ 5g，入汤剂。

（二）西医治疗

1. 外科手术治疗　外科治疗是食管癌的主要根治性手段之一。食管癌手术原则上包含切除原发肿瘤和区域淋巴结，以及重建上消化道两个方面，因此手术范围涉及胸腔、腹腔和颈部。包括局部切除、根治性手术和姑息性手术。原位癌的患者可选择内镜下黏膜切除术（EMR）或消融治疗；T_{1a} 患者，可选择 EMR 后消融治疗，或与 T_{1b} 不伴淋巴结转移者一样直接行食管切除术；T_{1b} 伴淋巴结转移或 $T_{2～4a}$（伴或不伴淋巴结转移）的患者可考虑术前放化疗（非颈段）再手术，或围手术期化疗降期后手术（腺癌）；低危、肿瘤 < 2cm、分化良好的非颈段食管癌患者考虑食管切除术。

局部区域复发食管癌患者，复发部位未接受过放疗，建议根治性手术；复发部位接受过放疗，建议挽救性手术。

癌肿浸润范围超出根治范围（肿瘤局部浸润无法切除或远处转移或广泛淋巴结转移），可行姑息性手术或减症手术，如食管腔内置管术及胃空肠造口术等，解除消化道梗阻。另外，食管扩张术及食管支架植入术等，分别用于术后或放疗后吻合口狭窄或复发的患者，可改善进食状况，提高生活质量。

2. 放射治疗 放射治疗是食管癌的重要治疗方法，包括术前新辅助放疗、术后辅助放疗、根治性及姑息性放疗。术前新辅助放疗主要针对合并淋巴结转移或局部晚期、预期可手术的食管癌患者。合并淋巴结转移或局部晚期食管癌，或局部复发的食管癌患者，存在手术禁忌或拒绝手术者，可考虑根治性放疗。未接受术前放疗的食管癌患者术后经病理学评估为非根治性切除（R1 或 R2），或者虽为 R0 切除，但存在高危因素（$T_{3\sim4a}$，伴淋巴结转移）者，可考虑术后辅助放疗。表浅型食管癌经内镜下食管黏膜切除术，病理学评估为 T_{1b} 或 T_{1a} 但合并危险因素（如脉管癌栓、神经受累、低分化或未分化癌等）或非 R0 切除者，经外科评估不适合手术或拒绝手术者，可行辅助放疗。食管癌晚期，广泛淋巴结转移、合并远处转移（肺、骨、脑等）经系统性药物治疗后评估疾病稳定或有效者，或为解决食管梗阻者，可考虑姑息性放疗。

3. 化学治疗 化疗方案的选择应根据患者的体能状况、并发症、术后病理及药物的毒副反应综合考虑。食管癌常用化疗方案见表 8-1。

（1）新辅助化疗 可手术切除的局部晚期食管癌患者可考虑行新辅助化疗。

（2）辅助化疗 食管鳞癌根治性术后是否常规进行辅助化疗仍存在争议。存在高危因素（$T_{3\sim4}$、伴淋巴结转移、腺癌、低分化）的患者可考虑行术后辅助化疗。

1）I 期食管癌：建议术后观察。

2）II 期和 III 期食管癌：食管癌根治术后可随诊观察，如身体状况较好、合并危险因素者推荐辅助化疗。食管胃交界部腺癌建议术后辅助化疗，术前行新辅助化疗并完成根治性手术的患者，术后可沿用原方案行辅助化疗。食管腺癌多选用铂类联合氟尿嘧啶为基础的方案，食管鳞癌一般选用紫杉醇联合顺铂为基础的方案。

3）IV 期或复发转移食管癌：目前治疗 IV 期食管癌的常用化疗药物有 5-FU/LV、紫杉醇、顺铂、奥沙利铂、伊立替康、替吉奥等，常用的联合化疗方案有 PF、TP、FLOT 等，老年或体弱患者可选择单药卡培他滨或替吉奥化疗。

表 8-1 食管癌常用化疗方案

方案	药物	推荐剂量	用法	用药时间	周期
单药方案					
Nab-P	白蛋白紫杉醇	$100\sim150mg/m^2$	静脉滴注	d1、d8	q21d
5-FU/LV	LV	$400mg/m^2$	静滴	d1	q14d
	5-FU	$400mg/m^2$	静推	d1	
	5-FU	$1200mg/m^2$	持续静滴 24 小时	d1～2	
联合化疗方案					
TP（推荐鳞癌）	紫杉醇	$135mg/m^2$	静滴	d1	q21d
	顺铂	$70mg/m^2$	静滴	d1	

续表

方案	药物	推荐剂量	用法	用药时间	周期
FLOT（推荐腺癌）	奥沙利铂	85mg/m²	静滴	d1	q14d
	多西他赛	50mg/m²	静滴	d1	
	亚叶酸钙	200mg/m²	静滴	d1	
	5-FU	2600mg/m²	持续静滴 24 小时	d1	
DCF（推荐鳞癌）	多西他赛	70mg/m²	静滴	d1	q21d
	顺铂	70mg/m²	静滴	d1	
	5-FU	750mg/m²	静滴	d1～5	

4. 免疫治疗　近年来，免疫治疗不仅在食管癌治疗中取得辉煌的成就，而且改写了食管癌治疗模式。免疫治疗联合化疗是晚期食管癌一线标准治疗，目前已获批晚期食管癌治疗适应证的免疫检查点抑制剂有卡瑞利珠单抗、替雷利珠单抗、帕博利珠单抗、纳武利尤单抗、特瑞普利单抗、信迪利单抗；免疫治疗也可作为化疗失败的晚期食管癌患者的二线及后线选择方案。目前研究显示，PD-L1 过表达、微卫星高度不稳定（MSI-H）、高突变负荷和基因错配修复功能缺陷（dMMR）的食管癌患者对免疫检查点抑制剂反应良好。在新辅助 / 辅助治疗方面，卡瑞利珠单抗、替雷利珠单抗以及纳武利尤单抗，取得了较好的研究数据，开启了食管癌治疗的新篇章。

5. 靶向治疗

（1）血管生成抑制剂　VEGF/VEGFR 是治疗食管癌的有效靶点。晚期食管胃交界部癌的三线及以后治疗可选择阿帕替尼；晚期食管鳞癌二线及以后治疗可选择安罗替尼或阿帕替尼等。

（2）人表皮生长因子受体 -2（HER-2）抑制剂　抗 HER-2 靶向治疗目前已作为 HER-2 阳性晚期食管癌治疗的一线选择。HER-2 阳性的晚期食管胃交界部癌，推荐曲妥珠单抗联合氟尿嘧啶和顺铂为基础的化学治疗。

【中西医结合治疗模式】

外科手术治疗是食管癌的主要治疗手段。但单一手术治疗已不能提高治愈率，综合治疗可以发挥更大的作用。食管癌中西医结合治疗模式见表 8-2。

表 8-2　食管癌中西医结合治疗模式

分期		食管癌中西医结合治疗模式	
I 期	可切除	内镜下切除 / 手术治疗	中医协同手术
		随诊观察	中医防变治疗
	不可切除	根治性同步放化疗	中医协同治疗
		随诊观察	中医防变治疗
II、III 期	可切除	术前新辅助治疗	中医协同治疗
		手术 ± 术后辅助治疗	中医协同治疗
		随诊观察	中医防变治疗
	不可切除	根治性同步放化疗	中医协同治疗
		随诊观察	中医防变治疗

续表

分期			食管癌中西医结合治疗模式	
Ⅳ期	可切除		术前新辅助治疗	中医协同治疗
			手术治疗	中医协同手术
			术后辅助治疗	中医协同治疗
			随诊观察	中医防变治疗
	不可切除	PS 0～2分	免疫治疗 ± 靶向治疗 ± 化疗 ± 姑息性手术治疗 ± 姑息性放疗	中医协同治疗
			带瘤生存	中医姑息治疗
		PS 3～4分		单纯中医治疗

1. 中西医协同治疗 食管癌中西医协同治疗时期，中医治疗以滋阴润燥或补气温阳为主，兼理气化痰、消瘀散结、清热解毒，同时针对不同的西医治疗手段进行相应的中医减毒治疗以缓解相关不良反应。①食管癌围手术期常运用养阴益胃、益气健脾、调气通腑等治法，促进食管癌术后脾胃复运。②化疗期间运用和胃降逆、益气养血等治法以协同增强化疗效果、减轻毒副反应。③放疗期间运用清热解毒、益气养阴、生津润燥等治法以协同增敏、防治放射性食管炎。

2. 中医防变治疗 中医防变治疗适用于Ⅰ～Ⅳ期食管癌患者术后未行辅助治疗或辅助治疗结束后的随访期，基本治法以滋阴润燥、补气温阳为主，兼化痰消瘀、清热解毒，同时结合辨证论治，以期降低复发转移风险。

3. 中医姑息治疗 中医姑息治疗适用于Ⅳ期食管癌患者经靶向、放化疗或免疫治疗后病情稳定的带瘤生存期，基本治法以理气化痰、祛瘀解毒与益胃养阴或温补脾肾并重，同时结合辨证论治，以提高生存质量、延长生存期。

【预防调护】

（一）预防

1. 一级预防措施 戒烟及避免二手烟，节制饮酒，调整膳食结构和饮食习惯。饮食宜多元化，多食新鲜蔬果、豆类及富含膳食纤维的食物。避免食用变质发霉、高亚硝胺类的食物，少食熏烤、腌制、油炸食品。养成良好的饮食习惯，避免食用过硬、过烫食物。积极参加体育运动，保持健康体重。注意避免接触环境中化学、物理、生物等致癌因素。

2. 二级预防措施 定期体检做胃镜等，警惕进食后胸骨闷胀、灼痛、异物感和进行性吞咽困难等食管癌早期信号。及时治疗诸如慢性食管炎、Barrett食管、食管上皮增生、食管息肉、食管溃疡、食管白斑等食管癌癌前病变。

3. 随访 定期复查：①病史和体检，血常规及生化等实验室复查：2年内每3个月复查一次；第3～5年，每半年复查一次；5年后每年复查一次。②颈/胸/腹部增强CT或颈部及腹部超声：2年内每3个月复查一次；第3～5年，每半年复查一次；5年后每年复查一次。③癌前病变及早期食管癌内镜治疗后3个月、6个月、12个月各需复查内镜评估一次，若无复发则以后每年复查内镜一次，早期随访时应注意避免漏诊咽部病变。④对疑似复发或远处转移的患者，可考虑PET-CT检查或酌情行病理学活检明确诊断。

（二）调护

保持健康的心态和生活方式，规律作息，养成良好的饮食习惯。提倡戒烟限酒、避免摄入霉变及高亚硝胺食物。及早诊断并行中西医结合治疗，防治食管癌癌前病变进一步恶化。针对接受手术治疗的病人，应尽量改善上消化道症状，必要时予以营养支持对症处理。对接受放化疗的病人，应积极预防并减轻不良反应。应充分发挥中医药简便安全、经济有效、多靶点多通路整体调节独特优势，提供有效的调护方案。

第二节　胃　癌

胃癌（gastric carcinoma，GC）是起源于胃黏膜上皮的恶性肿瘤，是常见的消化道恶性肿瘤之一。临床以上腹饱胀不适、隐痛，恶心呕吐，食欲减退，黑便，消瘦，乏力等为主要表现。

国际癌症研究机构（IARC）数据显示，2020年全球胃癌新发病例108.9万人，死亡病例76.9万，是全球第5大常见癌症和第4大癌症死亡原因；2020年我国胃癌新发病例47.8万例，死亡病例37.3万例，占全球胃癌发病和死亡人数的43.9%和48.5%，其发病率和死亡率在我国恶性肿瘤中均位列第3。胃癌的发病存在地区差异和性别差异，我国西北和沿海地区高发，男女发病比例约为2.5∶1，严重威胁人民群众的生命健康。

传统中医典籍中没有"胃癌"的病名，相关症状描述多见于"胃反""反胃""翻胃""胃脘痛"等病证中。如"朝食暮吐，暮食朝吐，宿谷不化，名曰胃反。"（《金匮要略·呕吐哕下利病脉证治》）"食下良久复出，或隔宿吐出者，名曰反胃。"（《临证指南医案·噎膈反胃》）"朝食暮吐，暮食朝吐，或一两时而吐，或积至一日一夜，腹中胀闷不可忍而复吐，原物酸臭不化，此已入胃而反出，故曰翻胃。"（《医贯·噎膈论》）"胃病者，腹（䐜）胀，胃脘当心而痛，上肢两胁，膈咽不通，食饮不下。"（《灵枢·邪气脏腑病形》）

【中医病因病机】

胃癌多因正气亏虚，加之饮食不节、情志不遂等因素，导致脾胃运化失常，气滞痰凝，瘀热互结，癌毒内生，交阻于胃，日久积聚成块而发病。

（一）病因

1. 饮食失宜　饮食不洁，饥饱无常，过食生冷，或恣食肥甘厚味、辛辣炙烤之品，甚则饮酒过度，不仅会导致脾胃受损，运化无权，痰湿内生，亦可酿生火热，炼液成痰，终致痰湿凝聚而发病。如《景岳全书·反胃》所述："或以酷饮无度，伤于酒湿；或以纵食生冷，败其真阳……总之，无非内伤之甚，致损胃气而然。"

2. 情志不遂　情志抑郁则肝气郁滞，气滞则津停血聚，痰凝血瘀。忧思伤脾，脾胃受损，运化失司，痰湿内生。五志过极化火，火热伤阴，炼液成痰，日久痰瘀互结而发病。如《医宗必读·反胃噎塞》："大抵气血亏损，复因悲思忧恚，则脾胃受伤，血液渐耗，郁气生痰，痰则塞而不通，气则上而不下，妨碍道路，饮食难进，噎塞所由成也。"

3. 正气虚损　素体虚弱，劳倦过度，或久病失养，均可使中焦受纳运化失职，痰湿内生。在此基础上，复因情志失调、饮食不节，而致痰气瘀毒搏结，日久发为本病。《医宗必读·反胃噎塞》记载："大抵气血亏损……脾胃虚伤，运行失职，不能腐熟五谷，变化精微，朝食暮吐，暮食朝吐，食虽入胃，复反而出，反胃所由成也。"

（二）病机

本病的基本病机是脾胃虚衰，痰气瘀毒互结，胃失和降。病性多为本虚标实，以脾胃虚弱为本，气滞、痰凝、血瘀、癌毒为标。正气不足，可内生实邪，有形之邪亦可损伤正气，二者相互影响，互为因果。疾病初期以痰凝、血瘀、癌毒等邪实为主，中期正气渐损，邪实与正虚并存，晚期正气耗伤，以脾胃虚寒、气血两虚为主。

病位在胃腑，与脾密切相关，涉及肝、肾。胃主受纳腐熟水谷，脾主运化水谷，肝主疏泄，协调脾升胃降。饮食所伤，或肝失调达，木郁乘土，皆可致脾胃受损，运化失司，升降失调。胃癌日久，气血渐亏，久病及肾，肾失所养，火不暖土。

【西医病因病理】

（一）病因

胃癌的发生与多种因素有关，由于饮食、感染等因素，胃黏膜可形成慢性炎症、进一步发展为萎缩性胃炎、萎缩性胃炎伴肠上皮化生、异型增生等疾病，不及时干预，会逐渐发展为胃癌。

1. 感染因素 国际癌症研究机构将幽门螺杆菌（helicobacter pylori，Hp）定为人类Ⅰ类（即肯定的）致癌原。Hp感染与胃癌有相同的流行病学特点，胃癌高发区人群Hp感染率高，Hp抗体阳性人群发生胃癌的危险性显著高于阴性人群。此外，EB病毒和其他感染因素也可能参与胃癌的发生。

2. 环境和饮食因素 环境因素在胃癌发生中起重要作用，火山岩地带、高泥炭土壤、水土含硝酸盐过多、微量元素比例失调和化学污染等，皆可直接或间接经饮食途径参与胃癌的发生。流行病学研究提示，经常食用霉变食品、咸菜、腌制烟熏食品，以及过多摄入食盐可增加胃癌患病风险。

3. 遗传因素 宿主的遗传易感性是影响胃癌发生的重要因素，具有胃癌家族史者，其发病率高于其他人群2～3倍，10%的胃癌患者具有家族史。浸润型胃癌的家族发病倾向较为显著，提示该型胃癌与遗传因素密切相关。

（二）病理

1. 好发部位 我国胃癌的发生部位主要位于胃窦，占50%以上，其次为贲门、胃体。

2. 病理形态 早期胃癌是指癌组织局限于黏膜内及黏膜下层的浸润性胃癌，不论是否伴有区域淋巴结转移。可将其分为：①隆起型（Ⅰ型）：肿瘤从胃黏膜表面显著隆起，有时呈息肉状。②平坦型（Ⅱ型）：肿瘤表面较平坦，隆起不显著。根据病灶轻微隆起、平坦、轻微凹陷分为表浅隆起型（Ⅱa）、表浅平坦型（Ⅱb）和表浅凹陷型（Ⅱc）。③凹陷型（Ⅲ型）：有溃疡形成，溃疡深度达到1.2mm。

进展期胃癌为癌组织侵犯胃壁固有肌层或穿透肌层达浆膜层者，不论是否伴有区域淋巴结转移。根据Borrmann分型将大体形态分为4种类型。Borrmann Ⅰ型：结节隆起型；Ⅱ型：局限溃疡型；Ⅲ型：浸润溃疡型；Ⅳ型：弥漫浸润型。

3. 组织学类型 胃癌组织学类型常见的有腺癌、黏液腺癌、腺鳞癌、神经内分泌肿瘤等。腺癌包括乳头状腺癌、管状腺癌；黏液腺癌包括低黏附性癌（包括印戒细胞癌及其他变异型）、混合型腺癌等。鳞状细胞癌、未分化癌等仅占极少数。

【诊断】

（一）诊断要点

1. 临床表现

（1）症状　早期胃癌多无明显症状，以消化不良为主要表现。进展期胃癌可出现以下症状：①上腹胀痛：较为常见，无节律性，随病程发展，疼痛可加剧。②恶心、呕吐：常为肿瘤引起胃肠梗阻或胃功能紊乱导致。③食欲减退、进行性消瘦：随着疾病进展，患者可出现食欲减退，加之吞咽梗阻，患者进食减少，日益消瘦，可出现乏力、贫血等症状，甚至恶病质。④呕血、黑便：多为癌肿侵及血管或肿瘤坏死出血引起。⑤其他症状：腹泻、便秘、黄疸、发热等。

（2）体征　早期胃癌常无明显体征，进展期乃至晚期胃癌患者可出现以下体征：①上腹部深压痛，可伴轻度肌抵抗感。②上腹部肿块：多见于位于幽门窦或胃体的进展期胃癌。③胃肠梗阻：幽门梗阻可见胃型和振水音，小肠或系膜转移可导致肠梗阻。④腹水征：多由腹膜转移引起，可见血性腹水。⑤浅表淋巴结肿大：常见锁骨上淋巴结转移。⑥直肠前窝肿物。

2. 实验室检查

（1）粪便隐血试验　粪便隐血试验阳性，提示肿瘤有少量出血。

（2）肿瘤标志物　胃癌相关血清肿瘤标志物有癌胚抗原（CEA）、糖类抗原199（CA199）和糖类抗原724（CA724）等，但都存在特异性和敏感性不高的问题，联合检测可提高诊断的特异性和敏感性，对评估胃癌患者的病情、预后、疗效及监测术后复发有一定意义。

3. 影像学检查

（1）胃镜检查　是诊断胃癌的重要手段，能够直视胃内病变情况，并可取活检和细胞学涂片，确定胃癌的类型和病灶浸润的范围，有助于发现早期胃癌，可对良恶性溃疡进行鉴别，也可以用于癌前病变的随访检查。

（2）超声胃镜检查　既可通过胃镜直接观察胃内病变本身，又可利用超声探查胃壁结构及邻近器官，有助于胃癌的诊断、临床分期及新辅助治疗效果评估。超声胃镜检查扩大了胃镜的诊断功能，显著提高了超声诊断的分辨率和准确性，对黏膜下肿瘤具有重要诊断意义。

（3）CT、MRI　可以显示胃癌累及胃壁向腔内和腔外生长的范围，并可测量胃壁厚度，观察与邻近组织器官的解剖关系以及有无转移。有助于明确胃癌TNM临床分期诊断、制定治疗方案、评价治疗效果和随访监测病情。

（4）X线　目前普遍采用气钡双重造影法，在确定病变的范围和大小、病变与全胃的关系、病变的表面性状等方面具有独特优势。

（5）PET-CT　对常规影像学检查无法明确的转移性病灶，可酌情使用，不推荐常规使用，可用于确定原发病灶、术前分期、制定治疗方案、评价治疗效果和复查监测等。

4. 病理学诊断

（1）细胞学检查　胃癌若伴有胸膜、腹膜转移，往往会伴有胸腔积液、腹腔积液，可行积液置管引流，并将积液送检行肿瘤脱落细胞学检查以明确诊断。

（2）组织病理学检查　胃镜检查及手术标本是临床常见的诊断方法。其他方法如对转移病灶进行穿刺活检等，操作可在B超或CT引导下进行。

（3）分子病理检测　以肿瘤组织人表皮生长因子受体 –2（HER–2）表达状态为依据的胃癌分子分型是选择抗 HER–2 靶向药物治疗的依据，对于无法取得活检组织的患者，血检 HER–2 扩增情况是一种可能的有效补充手段。对拟采用 PD–1 或 PD–L1 抑制剂治疗的胃癌患者，推荐评估微卫星不稳定（MSI）/ 错配修复缺陷（MMR）状态、PD–L1 表达与肿瘤突变负荷（TMB）。

（二）鉴别诊断

1.胃溃疡　胃癌早期无特异性的症状及体征，其临床表现与胃溃疡相似。胃溃疡典型的 X 线表现为龛影，一般突出腔外，直径在 2cm 以内，其口部光滑平整，周围黏膜呈辐射状，胃窦柔软可扩张等。进展期溃疡型胃癌的龛影较大，且位于腔内，常伴有指压痕及裂隙征，胃黏膜皱襞破坏，局部胃壁僵硬，胃腔扩张性差等，可行胃镜活检进行鉴别。

2.胃息肉　胃息肉为良性肿瘤，小的息肉可无任何临床表现，较大息肉可引起上腹饱胀、恶心、隐痛等症状，表面黏膜糜烂溃破还可引起黑便，类似胃癌的临床表现。X 线下息肉多为直径 1cm 的圆形充盈缺损，推之可移；当直径 > 2cm，基底宽大，表面不光滑时，应考虑有恶变可能，需做病理明确诊断。

3.胃平滑肌瘤　胃平滑肌瘤可发生在任何年龄，多在 50 岁以上，好发于胃窦及胃体部，多为单发，直径在 2 ～ 4cm，呈圆形或椭圆形。患者可有上腹部饱胀不适、隐痛，当肿瘤增大时可因供血不足形成溃疡，也可出现间歇性黑便或呕血。胃平滑肌瘤经胃镜下活检可以与胃癌相鉴别。

4.胃恶性淋巴瘤　胃恶性淋巴瘤主要临床表现为上腹部饱胀、疼痛、恶心、呕吐、黑便、消瘦、乏力、贫血、发热等，少数患者可出现皮肤瘙痒症状。胃镜下检查见巨大的黏膜皱襞、单发或者多发的息肉样结节和肿瘤表面有糜烂或溃疡时，应首先考虑为淋巴瘤。活检行病理检查可明确诊断。

（三）肿瘤分期

目前主要采用 UICC/AJCC TNM 分期标准（2017 年第 8 版）。

（四）中医辨证

1.肝胃不和证　临床表现：胃脘胀满作痛，痛及胸胁，呃逆呕吐，嗳气频繁，胃中嘈杂，口苦吞酸，善太息，常因情志失调发作或加重，舌淡红，苔薄白，脉弦。

2.痰湿阻胃证　临床表现：呕吐黏涎，脘腹胀满，身重困倦，食欲不振，呃逆嗳气，胸膈满闷，大便溏薄，舌淡，苔滑腻，脉弦滑。

3.瘀毒内阻证　临床表现：胃脘刺痛，固着不移，或可扪及肿块，腹满不欲食，饮食难下或食入复吐，甚者呕出物如赤豆汁，可见黑便、肌肤甲错、瘀斑瘀点，舌紫暗，苔白，脉弦涩。

4.胃热伤阴证　临床表现：胃脘灼热，心烦口渴，五心烦热，大便秘结，形体消瘦，进食不畅，食入复出，舌红少苔，脉细数。

5.脾胃虚寒证　临床表现：胃脘冷痛，绵绵不断，得温则减，遇寒加重，食少难化，不思饮食，时呕清水，大便溏薄，面色㿠白无华，倦怠乏力，四肢不温，舌淡苔白滑，脉沉无力。

6.气血亏虚证　临床表现：面色萎黄或苍白，神疲乏力，少气懒言，心悸气短，头晕目眩，脘腹肿块痞硬，纳食减少，时有上泛，形体消瘦，舌淡苔白，脉虚细无力。

【中西医治疗】

（一）中医治疗

1. 辨证论治

（1）肝胃不和证

治法：疏肝和胃，理气止痛。

代表方：柴胡疏肝散（《证治准绳》）加减。

常用药：柴胡、白芍、川芎、枳壳、陈皮、香附、甘草等。

加减：泛酸口苦者，加黄连、黄芩清泻肝火；胁肋或胃脘痛甚者，加延胡索、木香行气止痛；恶心呕吐者，加半夏、旋覆花降逆止呕。

（2）痰湿阻胃证

治法：燥湿化痰，理气和胃。

代表方：二陈汤（《太平惠民和剂局方》）加减。

常用药：半夏、陈皮、茯苓、白术、厚朴、苍术、甘草等。

加减：嗳气呃逆者，加旋覆花、代赭石化痰降逆；脘痞腹胀者，加枳实下气除满；纳差食少者，加焦神曲、鸡内金健脾助运。

（3）瘀毒内阻证

治法：活血消癥，解毒散结。

代表方：膈下逐瘀汤（《医林改错》）加减。

常用药：当归、川芎、桃仁、牡丹皮、赤芍、乌药、延胡索、五灵脂、甘草、香附、红花、枳壳等。

加减：腹痛明显者，加蒲黄、降香化瘀止痛；便血者，加三七、茜草化瘀止血；腹中积块明显者，加三棱、莪术破血消癥。

（4）胃热伤阴证

治法：清热养阴，润燥和胃。

代表方：玉女煎（《景岳全书》）加减。

常用药：熟地黄、石膏、知母、牛膝、麦冬等。

加减：胃热壅盛者，加黄连、栀子清热泻火；阴伤较重者，加玉竹、沙参滋养胃阴；热盛动血者，加生地黄、白茅根凉血止血。

（5）脾胃虚寒证

治法：温中散寒，健脾和胃。

代表方：理中丸（《伤寒论》）合六君子汤（《医学正传》）加减。理中丸以温中祛寒、益气健脾为主；六君子汤以健脾补气、和中化痰为主。

常用药：人参、干姜、白术、茯苓、半夏、陈皮、甘草等。

加减：肾阳不足者，加肉桂、补骨脂温肾散寒；阳虚水泛者，加桂枝、泽泻温阳利水；胃痛较重者，加吴茱萸、乌药温胃止痛。

（6）气血亏虚证

治法：健脾益胃，补气养血。

代表方：十全大补汤（《太平惠民和剂局方》）加减。

常用药：人参、黄芪、白术、茯苓、炙甘草、熟地黄、白芍、当归、川芎、肉桂等。

加减：嗳气频频者，加丁香、旋覆花理气降逆；反酸甚者，加瓦楞子、乌贼骨制酸和中；阳虚重者，加附子、干姜温阳散寒。

2. 辨病用药

（1）白花蛇舌草　味微苦、甘，性寒；归胃、小肠、大肠经；功效清热解毒，利湿通淋。《广西中药志·全草类》记载其能"治小儿疳积，毒蛇咬伤，癌肿。外治白泡疮，蛇癞疮"。药理学研究指出白花蛇舌草能够抑制胃癌细胞增殖，诱导胃癌细胞凋亡。本品适用于胃癌热毒瘀阻者，常用剂量 15～30g，入汤剂。

（2）莪术　味辛、苦，性温；归肝、脾经；功效破血行气，消积止痛。《本草易读·莪术六十六》记载其能"破血行气，消积去瘀，开胃化食，通经解毒。疗心腹诸痛，解气血诸结"。药理学研究表明莪术具有抑制胃癌细胞增殖，调节机体免疫力，抑制肿瘤血管生成等多方面作用。本品适用于胃癌瘀毒内阻者，常用剂量 6～9g，入汤剂。

（3）半夏　味辛，性温，有毒；归脾、胃、肺经；功效燥湿化痰，降逆止呕，消痞散结。《名医别录》记载其可"消心腹胸中膈痰热满结，咳嗽上气，心下急痛坚痞，时气呕逆"。药理学研究表明半夏具有抑制胃癌细胞增殖、促进胃癌细胞凋亡及抑制胃癌细胞迁移的作用。本品适用于胃癌痰湿阻胃者，标本兼治，既可缓解患者呃逆呕吐的症状，又可化痰散结，常用剂量 3～9g，入汤剂，不宜与乌头类药物同用。

（二）西医治疗

1. 外科手术治疗　胃癌首选手术治疗，包括局部切除、根治性和非根治性手术。淋巴结转移可能性极低的早期胃癌，可采用内镜下局部切除，主要术式包括内镜下黏膜切除术（EMR）和内镜黏膜下剥离术（ESD），不适宜内镜下切除者，可进行 D1 根治术。进展期胃癌或伴有淋巴结转移的早期胃癌要根据肿瘤侵犯深度及是否伴有淋巴结转移，考虑直接或先行新辅助治疗再行 D2 根治。D1 根治术包括切除胃和大、小网膜（及其包含贲门左、右，胃大、小弯以及胃右动脉旁的幽门上、幽门下等胃周淋巴结及胃左动脉旁淋巴结），D2 根治术是在 D1 的基础上，再清扫肝总动脉、脾门和脾动脉周围的淋巴结。

非根治性手术主要适用于出现复发、转移或合并肿瘤并发症的晚期胃癌，主要包括姑息手术和减瘤手术。姑息手术主要针对出现肿瘤并发症（出血、梗阻等）的患者，包括胃姑息性切除、胃空肠吻合短路手术和空肠营养管置入术等。减瘤手术主要针对存在不可切除的肝或腹膜转移等非治愈因素的患者。

2. 化学治疗

（1）新辅助化疗　对无远处转移的局部进展期胃癌（$T_{3\sim4}$、N_+），推荐新辅助化疗，应当采用铂类药物与氟尿嘧啶类药物联合的化疗方案，不宜单药应用。新辅助化疗的时限一般不超过 3 个月，方案主要包括 SOX、DOS、XELOX、FOLFOX 等。

（2）辅助化疗　适用于行 D2 根治术且未接受新辅助治疗的术后病理分期为Ⅱ期及Ⅲ期的进展期胃癌患者。辅助化疗方案推荐氟尿嘧啶类联合铂类的两药联合方案，对体力状况差、高龄、不耐受两药联合方案者，考虑采用口服氟尿嘧啶类药物的单药化疗。Ⅱ期胃癌辅助化疗方案常选用 XP 方案或以奥沙利铂（OX）为基础的 XELOX、SOX 和 FOLFOX 方案，或行替吉奥（S1）单药化疗。Ⅲ期胃癌辅助化疗推荐选用 XELOX、SOX 或 FOLFOX 方案。联合化疗应在术后 6 个月内完成，单药化疗不宜超过 1 年。Ⅰa 期不推荐辅助化疗，对于Ⅰb 期胃癌是否需要进行术后辅助化疗，目前并无充分的循证医学证据，但淋巴结阳性患者（$pT_1N_1M_0$）可考虑辅助化疗，对于 $pT_2N_0M_0$ 的患者，年轻（＜40岁）、组织学为低分化、有神经束或血管、淋巴管浸润因素者进行辅助化疗，多采用单药，有可能减少复发。

（3）姑息性化疗　适用于全身状况良好，主要脏器功能基本正常的无法切除、术后复发转移或姑息切除术后的胃癌患者。目的为缓解肿瘤引起的临床症状，改善生活质量及延长生存期。常用的化疗药物包括氟尿嘧啶、卡培他滨、替吉奥、顺铂、奥沙利铂、紫杉醇、多西他赛等。目前推荐使用的一、二线姑息化疗方案主要包括 SOX、XELOX、FOLFOX 等。

表 8-3　胃癌常用化疗方案

方案	药物	推荐剂量	用法	用药时间	周期
单药方案					
TXT	多西他赛	$75 \sim 100mg/m^2$	静滴	d1	q21d
S-1	替吉奥	$BSA < 1.25m^2$：40mg/次 $BSA\ 1.25 \sim 1.5m^2$：50mg/次 $BSA \geq 1.5m^2$：60mg/次	口服，每日2次	d1 ~ 14	q21d
联合化疗方案					
XP	顺铂	$80mg/m^2$	静滴	d1	q21d
	卡培他滨	$1000mg/m^2$	口服，每日2次	d1 ~ 14	
SOX	奥沙利铂	$130mg/m^2$	静滴	d1	q21d
	替吉奥	$40mg/m^2$	口服，每日2次	d1 ~ 14	
DOS	奥沙利铂	$100mg/m^2$	静滴	d1	q21d
	多西他赛	$40mg/m^2$	静滴	d1	
	替吉奥	$40mg/m^2$	口服，每日2次	d1 ~ 14	
XELOX	奥沙利铂	$130mg/m^2$	静滴	d1	q21d
	卡培他滨	$1000mg/m^2$	口服，每日2次	d1 ~ 14	
FOLFOX	奥沙利铂	$85mg/m^2$	静滴	d1	q14d
	亚叶酸钙	$400mg/m^2$	静滴	d1	
	氟尿嘧啶	$400mg/m^2$	静推	d1	
	氟尿嘧啶	$2400 \sim 3600mg/m^2$	持续静滴46h		

3. 靶向治疗

（1）人表皮生长因子受体 -2（HER-2）抑制剂　HER-2 是胃癌靶向治疗的一个重要靶点，HER-2 过表达或扩增不仅与肿瘤的发生发展相关，还是一个重要的预后指标。目前对 HER-2 过表达或扩增的晚期胃或胃食管结合部腺癌患者，推荐在化疗的基础上联合使用分子靶向治疗药物曲妥珠单抗。目前以 HER-2 为靶点的药物还包括抗体偶联药物（ADC），如维迪西妥单抗。

（2）血管生成抑制剂　肿瘤的血管生成是肿瘤生长侵袭过程中重要的阶段。在众多血管再生性因子当中，VEGF 及其受体 VEGFR 是公认的介导血管新生的关键因素。目前针对晚期胃癌的血管生成抑制剂包括雷莫芦单抗（抗 VEGFR2 单克隆抗体）和甲磺酸阿帕替尼（VEGFR2 小分子酪氨酸激酶抑制剂）。

4. 免疫治疗　免疫治疗在晚期胃癌治疗领域的作用日益显著，晚期胃癌一线化疗联合 PD-1

单抗治疗及三线单药 PD-1 单抗治疗已获得Ⅲ期临床研究的阳性结果，而且在二线治疗、围手术期治疗领域也开展了免疫检查点抑制剂的相关研究。目前免疫联合化疗序贯维持治疗已经成为临床实践的主要选择，能够有效改善晚期胃癌患者预后，提高患者生存率。

5. 放射治疗 胃癌的放射治疗主要包括术前新辅助放疗、术后辅助放疗和姑息放疗。对于可手术切除或潜在可切除的局部晚期胃癌，术前同步放化疗可获得较高的 R0 切除率，从而改善预后。对于不可手术切除的局部晚期胃癌，术前同步放化疗可缩小肿瘤，使部分肿瘤转化为可切除病变，提高 R0 手术切除率。术后辅助放疗主要用于 $pT_{2\sim4}N_{any}M_0$，R1、R2 切除，以及 $pT_{2\sim4}N_{any}M_0$，达到 R0 切除，但未达到 D2 根治术者。对于无法手术切除及不能耐受手术治疗的胃癌患者，姑息放疗能够缓解患者出血、疼痛、梗阻等肿瘤并发症。

6. 介入治疗 胃癌的介入主要包括针对胃癌、胃癌肝转移、胃癌相关出血及消化道梗阻的微创介入治疗。经导管动脉栓塞（transcatheterarterial embolization，TAE）、经导管动脉栓塞化疗（transcatheter arterial chemoembolization，TACE）或经导管动脉灌注（transcatheter arterial infusion，TAI）化疗可应用于不可根治胃癌的姑息治疗。对于胃癌肝转移瘤，介入治疗能够很好地控制肝转移病灶。对于胃癌相关性出血，介入治疗可通过选择性或超选择性动脉造影明确出血位置，并选用合适的栓塞材料进行封堵，可迅速、高效地治疗胃癌相关出血。另外还可以通过 X 线引导下支架植入等方式缓解晚期胃癌出现的梗阻等相关症状，改善患者生活质量。

【中西医结合治疗模式】

外科手术、放化疗、靶向以及免疫等治疗是针对胃癌的重要西医治疗手段，但中西医综合治疗模式对于胃癌的治疗可以发挥更大的优势。胃癌中西医结合治疗模式见表8-4。

表 8-4 胃癌中西医结合治疗模式

分期	胃癌中西医结合治疗模式	
Ⅰ期	胃癌根治术	中医协同手术
	随诊观察	中医防变治疗
Ⅱ期	胃癌根治术	中医协同手术
	术后辅助化疗	中医协同化疗
	随诊观察	中医防变治疗
Ⅲ期	新辅助化疗	中医协同化疗
	胃癌根治术	中医协同手术
	辅助化疗 / 辅助放化疗	中医协同治疗
	随诊观察	中医防变治疗
Ⅳ期 可切除	新辅助放化疗	中医协同治疗
	胃癌根治术	中医协同手术
	辅助放化疗	中医协同治疗
	随诊观察	中医防变治疗
不可切除 PS 0～2 分	化疗 ± 放疗 ± 靶向治疗 ± 免疫治疗	中医协同治疗
	带瘤生存	中医姑息治疗
PS 3～4 分		单纯中医治疗

1. 中西医协同治疗　胃癌中西医协同治疗时期，中医治疗以益气健脾为主，兼行气、活血、燥湿、解毒，同时进行中医减毒治疗缓解西医治疗不良反应，改善患者生活质量，提高抗肿瘤疗效。①胃癌术前运用益气健脾等治法，增强患者脾胃功能，扶助正气，提高对手术的耐受能力；术后针对患者脾胃虚弱、气血耗伤、腑气不通等状态，施以健脾和胃、补气养血、理气通腑等治法，促进患者术后机能恢复。②化疗期运用和胃降逆、益精填髓等治法，可以减轻恶心呕吐、骨髓抑制等化疗不良反应。③放疗期运用益胃养阴、凉血解毒等治法，可以协同增敏、减轻放射治疗不良反应。④靶向或免疫治疗期运用祛风清热、化湿和中等治法，可以减轻皮疹、恶心呕吐、腹泻等不良反应。

2. 中医防变治疗　中医防变治疗适用于Ⅰ～Ⅳ期胃癌患者术后未行辅助治疗或辅助治疗结束后的随访期。基本治法以益气健脾为主，兼理气行滞、燥湿化痰、祛瘀解毒，同时结合辨证论治，降低复发转移风险。

3. 中医姑息治疗　中医姑息治疗适用于Ⅳ期胃癌患者经靶向、化疗或免疫治疗后病情稳定的带瘤生存期。基本治法以理气化痰、祛瘀解毒与益气健脾并重，同时结合辨证论治，通过和胃止痛、行气利水、理气通腑等治法改善患者疼痛、腹水、梗阻等并发症，以改善生存质量，延长生存期。

【预防调护】

（一）预防

1. 一级预防　加强预防胃癌的宣传教育，纠正不良的饮食习惯，避免进食粗糙食物，少吃或不吃腌制、烟熏及油炸食物，多吃新鲜蔬菜水果。胃内幽门螺杆菌感染者要及时进行根除治疗。

2. 二级预防　早发现、早诊断、早治疗。有胃癌家族史、胃病久治不愈者定期检查，一旦确诊尽早综合治疗。对癌前病变进行积极监控。

3. 随访　随访内容包括：临床病史；体格检查；血液学检查（全血细胞计数和生化分析、肿瘤标志物）；幽门螺杆菌检测；胸、腹、盆腔 CT 检查（前两年每 6 ～ 12 个月一次，然后每年一次）；胃镜检查；营养学评估（维生素 B_{12}、铁离子）。随访频率为治疗后前两年每 3 ～ 6 个月一次，然后每 6 ～ 12 个月一次至 5 年，5 年后每年一次。

（二）调护

科学的调护应贯穿于胃癌治疗的各个阶段，给患者创造一个清静、温馨的生活环境，与患者保持良好的情感交流对康复治疗极为重要。此外，合理的膳食是获得足够营养的自然途径，合理的营养能增强病人体质。应以中医理论为指导，结合现代营养学、药理学知识而辨证施膳。同时配合太极拳、八段锦等适当的体育锻炼，提高患者的生活质量，延长生存期。

第三节　结直肠癌

结直肠癌（colorectal carcinoma，CRC）又称大肠癌，是指大肠上皮来源的癌症，包括结肠癌和直肠癌，是常见的消化道恶性肿瘤之一。临床以排便习惯与粪便性状改变、腹痛、肛门坠痛，甚至腹内结块、消瘦为主要表现。

国际癌症研究机构（IARC）发布的 2020 年全球癌症数据显示，结直肠癌是全球第 3 大常见癌症，也是第 2 大癌症死亡原因，其发病率和死亡率存在显著的地区差异。2022 年全国癌症报告显示，近年来中国的结直肠癌发病率呈上升趋势，结直肠癌新发病例为 56 万例，死亡病例 29 万例，分列我国恶性肿瘤发病率和死亡率的第 2 位和第 5 位。

传统中医典籍中并无"结直肠癌"病名，但类似症状描述见于"肠风""脏毒""肠覃""肠积""锁肛痔"等病证中。如"其患痛连小腹，肛门坠重，二便乖违，或泻或秘，肛门内蚀，串烂经络，污水流通大孔，无奈饮食不餐，作渴之甚，凡犯此未得见其有生。"（《外科正宗·脏毒论》）"锁肛痔，肛门内外如竹节锁紧，形如海蜇，里急后重，便粪细而带扁，时流臭水。此无治法。"（《外科大成·锁肛痔》）

【中医病因病机】

结直肠癌的发生多是在正气虚损基础上，因饮食失调、情志不遂、外邪侵袭等多因复合，致使脾胃功能失调，气机不畅，湿浊内生，瘀血内阻，日久癌毒蕴结肠道成瘤。

（一）病因

1. 饮食失调　饮食不洁或饥饱无常，恣食肥甘厚味、辛辣炙烤之物，甚则醉饮无度，导致脾失健运，湿浊内蕴，日久化热化火，湿热火毒下迫大肠，损伤肠络而发病。《疮疡经验全书·痔漏症并图说》云："脏腑所发，多由饮食不节，醉饱无时，恣食肥腻……任情醉饱耽色，不避严寒酷暑，或久坐湿地，恣意耽看，久忍大便，遂致阴阳不和，关格壅塞，风热下冲，乃生五痔。"

2. 情志不遂　长期忧思抑郁或愤愤不平，致使肝失疏泄，气机失畅，气滞血瘀，结于肠中，日久则蕴生肿物；或情志失调，木横乘土，肝脾失和，使湿浊内生，郁久化热，癌毒内生，湿热瘀毒下注肠腑，发为本病。正如《外科正宗·脏毒论》记载："又有生平性情暴急，纵食高粱，或兼补术，蕴毒结于脏腑，火热流注肛门，结而为肿。"

3. 外邪侵袭　久居湿地，寒温失节，湿邪浸淫肠道，日久不去，积而内生；或起居不慎，感受外邪，致脏腑功能失调，经脉不利，血行不畅，瘀阻肠络，内外相因致病。《灵枢·水胀》云："肠覃何如？岐伯曰：寒气客于肠外，与卫气相搏，气不得荣，因有所系，癖而内著，恶气乃起，息肉乃生。"《古今医鉴·肠风脏毒》指出："夫肠澼者……皆由饱食炙煿生冷酒色，并伤坐卧当风，荣卫气虚，风斜冷气进袭脏腑，因热乘之。"

4. 正气虚损　先天不足或久病不愈或年老体虚，正虚无力抗邪，易致外邪入侵或诸邪内生，下注浸淫肠腑，湿浊瘀血凝滞，形成肿物，发为本病。《灵枢·五变》记载："人之善病肠中积聚者……皮肤薄而不泽，肉不坚而淖泽。如此则肠胃恶，恶则邪气留止，积聚乃作。"《景岳全书·积聚》曰："凡脾肾不足及虚弱失调之人，多有积聚之病。盖脾虚则中焦不运，肾虚则下焦不化，正气不行则邪滞得以居之。"

（二）病机

本病的基本病机为脾虚肠实，湿热瘀毒互结，肠腑通降失司。病性多属本虚标实，以脾胃虚弱为本，气滞、血瘀、湿热、癌毒蕴结肠道为标。两者相互影响，互为因果，由虚而致积，因积而愈虚。疾病初期以湿、热、瘀、毒等邪实为主，中期正虚渐显，邪实与正虚并存，晚期正气耗伤，以脾肾亏虚为主。

病位在肠腑，与脾胃关系密切，涉及肝、肾。盖因脾主运化水湿，脾主升清，胃主降浊；脾胃健运失司，肠道则不能正常分清泌浊、传导化物，故与脾胃关系密切。又因肝主疏泄，调畅气机，可疏土助运；肾主命门之火，能温煦脾阳，故肠腑病变亦与肝、肾功能失调相关。

【西医病因病理】

（一）病因

结直肠癌发病是多因素作用的结果，与饮食习惯、家族遗传、高危因素等密切相关，但具体的发病机制尚未完全阐明。

1. 饮食因素　高脂肪、低纤维素的饮食被认为是本病发病的主要原因。摄入含有过多饱和脂肪酸的饮食，可增加肝内胆固醇和胆酸的合成，进入肠腔后生成具有致癌作用的胆固醇代谢物和次胆酸；食物纤维能吸收大量水分，稀释肠内残留物浓度，加快肠蠕动，加速粪便排出，若摄入过少则增加致癌物与肠道黏膜接触时间。

2. 遗传因素　遗传因素在结直肠癌的发生中起重要作用。结直肠癌相关的遗传性癌症易感综合征主要是家族性腺瘤性息肉病（familial adenomatous polyposis，FAP）和遗传性非息肉病性结直肠癌（hereditary nonpolyposis colorectal cancer，HNPCC）。FAP 是由大肠腺瘤性息肉病基因突变导致，HNPCC 又称林奇综合征（Lynch syndrome），主要由错配修复（mismatch repair，MMR）基因 MLH1、MSH2、MSH6、PMS2 等发生突变引起。

3. 高危因素　有腺瘤性息肉、慢性结肠炎病史的人群，较一般人群罹患结直肠癌的风险更高。腺瘤性息肉被认为是结直肠癌最重要的癌前病变，大多数结直肠癌经历了"腺瘤 – 癌"的发展过程；血吸虫病患者体内的吸虫卵沉积于肠黏膜，长期作用于肠黏膜，通过机械性或化学性刺激引起黏膜炎症，亦可能导致癌变。

4. 其他　其他与发病有关因素包括长期吸烟、过度摄入酒精、肥胖、缺乏体力活动、年龄大于 50 岁；有慢性腹泻、慢性便秘、慢性阑尾炎或阑尾切除史、慢性胆囊炎或胆囊切除史；有盆腔放疗史等。

（二）病理

1. 好发部位　我国结直肠癌的发生部位多见于直肠，约占 60%，其次为乙状结肠、盲肠、升结肠、降结肠和横结肠。

2. 大体病理形态　早期结直肠癌是指癌细胞穿透结直肠黏膜肌层浸润至黏膜下层，但未累及固有肌层。上皮重度异型增生及没有穿透黏膜肌层的癌称为高级别上皮内瘤变，包括局限于黏膜层但有固有膜浸润的黏膜内癌。浸润至黏膜下层但未侵犯固有肌层者为黏膜下癌。早期结直肠癌分为：①息肉隆起型（Ⅰ型）：肿瘤呈息肉状向肠黏膜表面突起，根据突起形态进一步分为有蒂型、亚蒂型及广基型，多见于黏膜内癌。②扁平隆起型（Ⅱ型）：肿瘤如钱币状隆起于黏膜表面，多见于黏膜下癌。③扁平隆起伴溃疡型（Ⅲ型）：肿瘤如小盘状，边缘隆起而中心凹陷，均为黏膜下癌。

进展期结直肠癌是指肿瘤已侵入固有肌层，主要分为：①隆起型：肿瘤的主体向肠腔内突出。②溃疡型：肿瘤形成深达或贯穿肌层之溃疡。③浸润型：肿瘤向肠壁各层弥漫浸润，使局部肠壁增厚，但表面常无明显溃疡或隆起。

3. 组织学类型　常见的组织学类型有腺癌、腺鳞癌、鳞癌、梭形细胞癌和未分化癌等。结直肠癌绝大多数为腺癌，占 80% ~ 90%，其中以管状腺癌最多见，其次为黏液腺癌、乳头状腺癌。

【诊断】

（一）诊断要点

1. 临床表现

（1）症状 早期结直肠癌可无明显症状，病情发展到一定阶段可出现以下症状：①排便习惯与粪便性状改变：常为本病最早出现的症状。早期大便次数增多，粪便不成形或稀便，逐渐出现顽固性便秘，或腹泻与便秘交替。②便血：肿瘤破溃出血，色鲜红或暗红，量一般不多，间歇出血。肿瘤位置较高时，血与大便相混则呈柏油样大便。③腹痛或腹部不适：多见于右侧结肠癌，表现为右腹钝痛，或同时涉及右上腹、中上腹。因病变可使胃结肠反射增强，可出现餐后腹痛。④肠梗阻：多见于结直肠癌晚期，以左侧结肠梗阻多见，表现为腹痛、停止排气排便、肠鸣音亢进。溃疡型结直肠癌向肠壁四周蔓延浸润使肠腔狭窄引起梗阻，常为慢性不完全性机械性肠梗阻。⑤全身症状：出现进行性贫血、低热，晚期患者可有进行性消瘦、恶病质、黄疸和腹水等。

（2）体征 肿瘤长到一定程度，腹部可扪及包块，常以右半结肠癌多见。老年患者多消瘦，腹壁松弛，肿块易扪及。肿块初期推之可活动，侵及周围组织后多固定。全身检查可发现贫血及转移征象，如锁骨上淋巴结肿大、肝肿块等。

2. 直肠指检 对疑似结直肠癌者必须常规做直肠指检。了解直肠肿瘤大小、形状、质地、占肠壁周径的范围、基底部活动度、肿瘤下缘距肛缘的距离、肿瘤向肠外浸润状况、与周围器官的关系、有无盆底种植等，同时观察有无指套血染。

3. 实验室检查

（1）粪便隐血试验 粪便隐血试验对消化道少量出血的诊断有重要价值，是结直肠癌早期诊断和普查初筛的重要检查手段。

（2）肿瘤标志物 癌胚抗原（CEA）、糖类抗原199（CA199）是主要检测消化道肿瘤的糖类蛋白，作为结直肠癌的标志物具有一定的灵敏性和特异性，能够帮助诊断结直肠癌和判断结直肠癌预后。此外，血清CA242、CA724亦应用于结直肠癌检查。有肝转移患者建议检测甲胎蛋白（AFP）；疑有腹膜、卵巢转移患者建议检测CA125。

4. 影像学检查

（1）肠镜检查 结肠镜检查是确诊结直肠癌最有效的手段，通过肠镜可在直视下观察肿瘤位置、侵犯范围、肿瘤与肛缘的距离，并可做电灼及采样活体组织检查，或冲刷做脱落细胞学检查。

（2）CT、MRI CT、MRI检查可观察结直肠癌的大小、部位、形态及周围浸润、远处转移情况，有助于结直肠癌TNM临床分期诊断、制定治疗方案、评价治疗效果和随访监测病情。

（3）钡剂灌肠X线检查 最好采用气钡双重造影，对于距肛门5cm以上的结直肠癌有重要的诊断意义，表现为钡剂的充盈缺损、边缘不整齐、龛影、肠壁僵硬、黏膜破坏、肠管狭窄等。如疑有结肠梗阻的患者应当谨慎选择。

（4）PET-CT 不推荐常规应用，但对于病情复杂、常规检查无法明确诊断的患者可作为有效的辅助检查。术前检查提示为Ⅲ期以上肿瘤，为了解有无远处转移，可推荐使用。

5. 病理学诊断

（1）细胞学检查 适用于伴有浆膜腔积液的患者，但是浆膜腔积液中找肿瘤脱落细胞阳性率不高。

（2）组织病理学检查 结肠镜是确诊结直肠癌的最常见方法，不管能否手术，该方法都可适用。手术标本亦是确诊结直肠癌的重要手段，但是适用于能够手术的患者。其他获取肿瘤组织用以明确诊断的方法包括转移灶穿刺活检等，如肺转移灶穿刺、肝转移灶穿刺等。

（3）分子病理检测 转移性结直肠癌患者通常进行 RAS 和 BRAF 基因检测，检测位点包括 KRAS 和 NRAS 基因的第 2、3、4 号外显子及 BRAF 基因的 V600E。同时还建议检测 MMR 错配修复蛋白表达（MLH1、MSH2、MSH6 和 PMS2）和 MSI 微卫星不稳定性（5 个微卫星 MS 位点包括 BAT25、BAT26、D5S346、D2S123 和 D17S250）。任何 1 个蛋白表达缺失为 dMMR（错配修复功能缺陷），所有 4 个蛋白表达均阳性为 pMMR（错配修复功能完整）。所有 5 个位点均稳定为 MSS（微卫星稳定），1 个位点不稳定为 MSI-L（微卫星低度不稳定），2 个及 2 个以上位点不稳定为 MSI-H（微卫星高度不稳定）。在有条件的情况下，对标准治疗后失败的结直肠癌患者可以进行 HER-2 状态和 NTRK 基因融合的检测。

（二）鉴别诊断

1. 结肠癌与溃疡性结肠炎 溃疡性结肠炎主要表现为腹泻伴黏液脓血便、里急后重、腹痛、腹胀、食欲减退、恶心呕吐等，与结肠癌的症状相似，结肠镜检查及活检可以有效鉴别。

2. 结肠癌与阑尾炎 右半结肠癌常被误诊为阑尾炎或阑尾脓肿。阑尾炎典型表现为转移性右下腹痛，发病早期可能有厌食、恶心、呕吐，炎症重时可出现发热、心率增快等中毒症状，急性阑尾炎化脓坏疽或穿孔被大网膜包裹、粘连可形成阑尾周围脓肿。右半结肠癌尤其是回盲部癌症状与之相似，应当注意鉴别。

3. 结肠癌与痢疾 痢疾主要表现为腹痛、脓血便、里急后重等临床症状，发病与饮食不洁有关。对于出现脓血便的患者，遇下列情况应做进一步检查：①非传染病流行季节。②粪便中血多于脓。③按炎症治疗效果不佳或见效后又复发。④年龄较大。⑤粪便潜血持续阳性。

4. 结肠癌与肠结核 肠结核好发部位在回肠末端、盲肠及升结肠，常见症状有腹痛、腹泻、便秘、消瘦、乏力、腹部肿块等，但肠结核患者全身症状更加明显，如午后低热、不规则发热、盗汗、消瘦、乏力等。

5. 直肠癌与痔疮 痔疮的主要表现是便血、脱痔，有时伴瘙痒、肛门疼痛及坠胀感等。痔疮血色鲜红不与大便相混合，出现大便表面带血、滴血、线状流血或喷射状出血。直肠癌出血多与大便混合，伴脓血便或黏液便。直肠指检、肠镜检查及活检可以有效鉴别。

6. 直肠癌与肛瘘 肛瘘的常见症状为肛门流脓液、出血、肿痛、肿块形成、肛门皮肤瘙痒或湿疹等。若肛瘘久治不愈合，约有 0.1% 可发生恶变，应当注意与直肠癌鉴别。

7. 直肠癌与直肠息肉 较大的直肠息肉可引起肠道症状，包括大便习惯改变、次数增多、便中带有黏液或黏液血便及腹痛、腹泻等，部分患者有家族史，主要通过直肠镜检查鉴别。

（三）肿瘤分期

目前主要采用 UICC/AJCC TNM 分期标准（2017 年第 8 版）。

（四）中医辨证

1. 湿热内蕴证 临床表现：腹痛腹胀，或腹内结块，便下赤白或黏液，里急后重，肛门灼热，或大便干稀不调，秽浊不洁，黏滞不爽，或胸闷脘痞，口干口苦，或发热，或恶心，纳差，舌质红，苔黄腻，脉滑数。

2.瘀血内阻证 临床表现：腹部疼痛拒按，痛有定处，入夜尤甚，或腹部扪及包块，或下痢紫暗脓血，或大便变细或扁，或大便难，面色滞暗，舌质紫黯或有瘀斑，苔薄黄，脉涩或弦。

3.湿热瘀毒证 临床表现：腹部刺痛时作，便中带血或便黏液脓血、血色紫暗、量多，里急后重，或大便溏结不调，肛门灼热坠痛，烦热口渴、脘痞腹胀、小便色黄，舌质紫黯或有瘀斑、瘀点，苔黄腻，脉滑数。

4.脾气亏虚证 临床表现：腹痛隐隐，面色萎黄，形体消瘦，神疲懒言，气短乏力，头晕心悸，纳差食少，或四肢浮肿，或脱肛下坠，或腹胀便秘，或便溏泄泻，便下黏液夹血，或便意难尽，肛门渗液，舌质淡，苔薄白，脉细弱无力。

5.脾肾两虚证 临床表现：腹痛绵绵，喜按喜温，或腹内结块，下利清谷或五更泄泻，或便下带血，面色苍白，少气无力，畏寒肢冷，腰酸膝软，舌质淡，边有齿痕，苔薄白，脉沉或细弱。

【中西医治疗】

（一）中医治疗

1.辨证论治

（1）湿热内蕴证

治法：清热化湿，清肠散结。

代表方：葛根黄芩黄连汤（《伤寒论》）加减。

常用药：葛根、黄芩、黄连、苦参、败酱草、半枝莲、薏苡仁、枳壳、肿节风等。

加减：热灼肠络，见肛门灼热、便中带血，合白头翁汤（《伤寒论》）、槐角丸（《太平惠民和剂局方》）凉血止血；腹痛较甚者，加延胡索、郁金行气止痛；大便秘结者，加生大黄、枳实、玄明粉、瓜蒌仁泄热通腑。

（2）瘀血内阻证

治法：行气活血，祛瘀攻积。

代表方：膈下逐瘀汤（《医林改错》）加减。

常用药：当归、川芎、桃仁、牡丹皮、赤芍、乌药、延胡索、香附、红花、枳壳、丹参、三棱、莪术、炙刺猬皮等。

加减：腹中触及肿块疼痛者，加土鳖虫、蒲黄、五灵脂化瘀止痛；便血者，加大黄炭、三七、茜草、仙鹤草化瘀止血；体倦乏力明显者，加生黄芪、党参益气扶正。

（3）湿热瘀毒证

治法：清热化湿，祛瘀解毒。

代表方：黄连解毒汤（《外台秘要》）合膈下逐瘀汤（《医林改错》）加减。前方以清热化湿解毒为主，后方以祛瘀攻积为主。

常用药：黄连、黄芩、黄柏、栀子、桃仁、红花、牡丹皮、赤芍、川芎、枳壳、香附等。

加减：腹痛阵作者，加白芍、当归、甘草缓急止痛；里急后重明显者，加木香、槟榔、大腹皮行气导滞；湿热伤阴，心烦口渴者，加沙参、玉竹、石斛滋阴清热生津。

（4）脾气亏虚证

治法：健脾益气，化湿散结。

代表方：参苓白术散（《太平惠民和剂局方》）加减。

常用药：党参、茯苓、白术、白扁豆、陈皮、山药、莲子、砂仁、木香等。

加减：肛门坠胀、脱肛者，加炙黄芪、升麻、葛根益气升清；纳差食少者，加神曲、山楂、谷芽、麦芽、鸡内金和胃助运；心慌、失眠者，加酸枣仁、远志、柏子仁、夜交藤养心安神。

（5）脾肾亏虚证

治法：健脾益气，温肾助阳。

代表方：补中益气汤（《内外伤辨惑论》）合四神丸（《内科摘要》）加减。前方以补气健脾为主，后方以温肾暖脾为主。

常用药：黄芪、白术、陈皮、党参、当归、吴茱萸、补骨脂、肉豆蔻、五味子、石榴皮、益智仁等。

加减：便血量多、色淡暗者，加灶心土、艾叶温脾和中止血；泻下无度者，合赤石脂禹余粮汤（《伤寒论》）、真人养脏汤（《太平惠民和剂局方》）固涩止泻；畏寒肢冷者，加淫羊藿、肉桂、巴戟天温阳散寒。

2. 辨病用药

（1）苦参：味苦，性寒；归心、肝、胃、大肠、膀胱经；功效清热燥湿，杀虫，利尿。《医学心悟·痢疾》记载治痢散（苦参、葛根、陈皮、陈松萝茶、赤芍、麦芽、山楂）"专治痢疾初起之时，不论赤白皆效"。药理研究显示苦参碱可抑制肠癌 HT 29 细胞增殖，阻滞肿瘤细胞周期及诱导肿瘤细胞凋亡。本品适用于肠癌湿热内蕴者，常用剂量 4.5～9g，入汤剂。

（2）败酱草：味辛、苦，性微寒；归肝、胃、大肠经；功效清热解毒、祛瘀排脓。《本草纲目·隰草类》记载本品"善排脓破血"。药理研究显示败酱草有效成分可抑制结直肠癌细胞增殖并诱导其凋亡，在动物实验中同样表现出明显的抗结直肠癌作用。本品适用于肠癌湿热内蕴者，常用剂量 6～15g，入汤剂。

（3）刺猬皮：味苦、涩，性平；归胃、大肠、肾经；功效化瘀止痛、收敛止血、涩精缩尿。《杨氏家藏方》记载猬皮散（刺猬皮、木贼）可"治肠风下血"。本品可用于结直肠癌瘀血阻滞引起的疼痛、便血，化瘀兼能止血，防止动血太过，常用剂量 3～10g，入汤剂。

（二）西医治疗

1. 外科手术治疗　结直肠癌的治疗首选手术治疗，包括局部切除、根治性手术和姑息性手术。部分早期结直肠癌可采用局部切除治疗。根治性手术需根据肿瘤所在部位和淋巴结引流区，切除足够的肠管及相应的系膜，清除区域淋巴结，适用于Ⅰ期、Ⅱ期、Ⅲ期及部分可切除的Ⅳ期结直肠癌。姑息性手术主要用于不能行根治性切除的Ⅳ期结直肠癌。

肿瘤局部浸润广泛，或与周围组织、脏器固定不能切除时，若肠管已梗阻或梗阻可能性高，可行肿瘤远侧与近侧的短路手术，也可做结肠造口术。如果有远处脏器转移而局部肿瘤尚允许切除时，可行局部姑息切除以解除梗阻、慢性失血、感染中毒等症状。

2. 化学治疗

（1）新辅助化疗　距肛门＜12cm 的直肠癌、T_3 和（或）N_+ 的可切除直肠癌、初始局部不可切除的 T_{4b} 结肠癌、结直肠癌肝和（或）肺转移的患者，可在术前治疗推荐以氟尿嘧啶类药物为基础的新辅助化疗。

（2）辅助化疗　应根据患者病理分期、分子指标及术后恢复状况，综合考虑年龄、身体状况、合并基础疾病等来决定。

1）Ⅰ期的结直肠癌患者预后较好，目前不推荐辅助化疗。

2）Ⅱ期结直肠癌，低危患者可不化疗，普危患者建议行单药氟尿嘧啶化疗或观察，高危患者建议行以奥沙利铂为基础的联合方案辅助化疗，或单药氟尿嘧啶化疗（限 pMMR 患者）。辅助化疗总疗程一共为 6 个月，高危Ⅱ期（除外 T_4）可考虑 3 个月的 XELOX 方案辅助化疗。Ⅱ期结直肠癌的高危因素包括：T_4、组织学分化差（3/4 级，不包括 MSI-H 者）、脉管浸润、神经浸润、术前肠梗阻或肿瘤部位穿孔、切缘阳性或情况不明、切缘安全距离不足、送检淋巴结不足 12 枚。低危指 MSI-H（微卫星高度不稳定性）或 dMMR（错配修复功能缺失）。普危指既没有高危因素也没有低危因素者。

3）Ⅲ期结直肠癌推荐原发灶切除术后常规进行 6 个月的以奥沙利铂为基础的联合方案辅助化疗，Ⅲ期的低危患者（$T_{1\sim3}N_1$）可考虑 3 个月的 XELOX 方案辅助化疗。对于年龄 > 70 岁，或无法耐受奥沙利铂化疗的患者可选用单药氟尿嘧啶化疗。

（3）姑息性化疗　适用于Ⅳ期结直肠癌患者，常用化疗药物有 5-FU/LV、伊立替康、奥沙利铂、卡培他滨、曲氟尿苷替匹嘧啶和雷替曲塞。联合化疗方案包括 FOLFOX、XELOX、FOLFIRI 等应当作为可耐受化疗的Ⅳ期结直肠癌患者的一、二线治疗选择。

表 8-5　结直肠癌常用化疗方案

方案	药物	推荐剂量	用法	用药时间	周期
单药方案					
CAP	卡培他滨	1250mg/m²	口服，每日 2 次	d1～14	q21d
5-FU/LV	LV	400mg/m²	静滴	d1	q14d
	5-FU	400mg/m²	静推	d1	
	5-FU	2400mg/m²	持续静滴 46～48h		
联合化疗方案					
XELOX	奥沙利铂	130mg/m²	静滴	d1	q21d
	卡培他滨	1000mg/m²	口服，每日 2 次	d1～14	
mFOLFOX6	奥沙利铂	85mg/m²	静滴	d1	q14d
	LV	400mg/m²	静滴	d1	
	5-FU	400mg/m²	静推	d1	
	5-FU	2400mg/m²	持续静滴 46～48h		
FOLFIRI	伊立替康	180mg/m²	静滴	d1	q14d
	LV	400mg/m²	静滴	d1	
	5-FU	400mg/m²	静推	d1	
	5-FU	2400mg/m²	持续静滴 46～48h		

3. 靶向治疗

（1）血管生成抑制剂　血管再生在许多疾病包括肿瘤的发病机制中具有重要作用，VEGF 作为血管再生阶段非常重要的一个因子被广泛研究。以 VEGF/VEGFR 为靶点的抗肿瘤血管生成药物，包括单克隆抗体与小分子酪氨酸激酶抑制剂两类，目前贝伐珠单抗、瑞戈非尼、呋喹替尼已广泛应用于转移性结直肠癌。

（2）表皮生长因子受体（EGFR）抑制剂　EGFR 在肿瘤的生物学进程中具有重要作用，40%～70% 的结直肠癌伴随 EGFR 过表达，并且它与结直肠癌转移潜能的增加和生存率的下降都有显著关系。目前，结直肠癌常用的 EGFR 抑制剂有西妥昔单抗和帕尼单抗。

（3）其他靶向药物　达拉非尼和曲美替尼可有效抑制 BRAF V600E 突变；拉罗替尼、恩曲替尼可有效治疗 NTRK 融合阳性的结直肠癌。

4. 放射治疗　直肠癌的放射治疗可分为术前新辅助放疗、术后辅助放疗、根治性放疗和姑息放疗。术前新辅助放疗主要针对 Ⅱ～Ⅲ期中低位直肠癌（肿瘤距肛门＜ 12cm），术前放疗可缩小肿瘤体积，提高手术切除率，并为低位直肠癌创造保肛手术机会。辅助放疗主要推荐用于未行新辅助放疗，术后病理分期为 Ⅱ～Ⅲ期且为高危局部复发的直肠癌患者。根治性放疗针对早期直肠癌，仅放疗可达到根治性切除同样的疗效。直肠癌姑息放疗的适应证为肿瘤局部区域复发和（或）远处转移灶，或某些不能耐受手术直肠癌患者。放射野应包括肿瘤或者瘤床及 2 ～ 5cm 的安全边界、骶前淋巴结、髂内淋巴结和闭孔淋巴结。T_4 肿瘤侵犯前方结构时可考虑照射髂外淋巴结。

5. 免疫治疗　近年来免疫检查点抑制剂（ICI）进入结直肠癌治疗领域。目前批准上市的免疫检查点抑制剂主要有：PD-1 抑制剂帕博利珠单抗和纳武利尤单抗；PD-L1 抑制剂阿替利珠单抗、度伐利尤单抗；CTLA-4 抑制剂伊匹木单抗。微卫星高度不稳定（MSI-H）和基因错配修复功能缺陷（dMMR）的结直肠癌患者对免疫检查点抑制剂反应良好，治疗效果较好；而微卫星稳定（MSS）和基因错配修复功能完整（pMMR）的结直肠癌患者对免疫检查点抑制剂几乎无应答，治疗效果较差。

【中西医结合治疗模式】

外科手术是结直肠癌的主要治疗手段，中西医结合的综合治疗可以进一步提高其治愈率。结直肠癌中西医结合治疗模式见表 8-6 和表 8-7。

表 8-6　结肠癌中西医结合治疗模式

分期		结肠癌中西医结合治疗模式	
Ⅰ期		结肠癌根治术	中医协同手术
		随诊观察	中医防变治疗
Ⅱ期		结肠癌根治术	中医协同手术
		（辅助化疗）	中医协同化疗
		随诊观察	中医防变治疗
Ⅲ期		结肠癌根治术	中医协同手术
		辅助化疗	中医协同化疗
		随诊观察	中医防变治疗
Ⅳ期	可切除	（术前新辅助化疗）+ 结肠 + 转移灶切除术	中医协同治疗
		辅助化疗	中医协同化疗
		随诊观察	中医防变治疗
	无法切除　PS 0 ～ 2 分	靶向治疗 ± 姑息化疗 ± 免疫治疗	中医协同治疗
		带瘤生存	中医姑息治疗
	PS 3 ～ 4 分		单纯中医治疗

表 8–7　直肠癌中西医结合治疗模式

分期		直肠癌中西医结合治疗模式	
Ⅰ期		直肠癌根治术	中医协同手术
		随诊观察	中医防变治疗
Ⅱ～Ⅲ期		同步放化疗	中医协同放化疗
		直肠癌根治术	中医协同手术
		辅助化疗	中医协同化疗
		随诊观察	中医防变治疗
Ⅳ期	可切除	同步放化疗	中医协同放化疗
		全身化疗	中医协同化疗
		直肠癌手术	中医协同手术
		随诊观察	中医防变治疗
	无法切除	靶向治疗 ± 姑息化疗 ± 免疫治疗 （PS 0～2分）	中医协同治疗
		带瘤生存	中医姑息治疗
		PS 3～4分	单纯中医治疗

1. 中西医协同治疗　结直肠癌中西医协同治疗时期，中医治疗以益气健脾扶正为主，兼清热化湿、祛瘀解毒，同时针对不同的西医治疗手段进行相应的中医减毒治疗以缓解相关不良反应。①结直肠癌围手术期常运用健脾和胃、益气养血、调气通腑等治法，促进结直肠癌术后脾胃复运、肠道功能恢复。②化疗期间可运用和胃降逆、补气养血、清热化湿等治法以协同增强化疗效果、减轻毒副反应。③放疗期间运用清热凉血、清肠化湿、活血化瘀等治法防治放射性直肠炎。④靶向或免疫治疗期运用健脾化湿等治法治疗药物相关性腹泻，运用祛风清热、养血滋阴等治法治疗药物相关性皮疹等。

2. 中医防变治疗　中医防变治疗适用于Ⅰ～Ⅳ期结直肠癌患者术后未行辅助治疗或辅助治疗结束后的随访期，基本治法以健脾益气为主，兼化湿祛瘀、清热解毒，同时结合辨证论治，以期降低复发转移风险。

3. 中医姑息治疗　中医姑息治疗适用于Ⅳ期结直肠癌患者经靶向、化疗或免疫治疗后病情稳定的带瘤生存期，基本治法以清热化湿、祛瘀解毒与健脾益气或补脾益肾等并重，同时结合辨证论治，以提高生存质量、延长生存期。

【预防调护】

（一）预防

1. 一级预防措施　保持健康的饮食习惯，改善饮食结构，减少红肉类及腌制品摄入，增加粗粮、蔬菜、水果等低脂肪、高纤维素食物的摄入，限制酒精饮料，戒烟，保持良好的排便习惯。减少环境致癌因素接触，如化学、物理、生物等致癌因素。

2. 二级预防措施　积极治疗癌前病变，并随访复查肠镜可明显降低结直肠癌的发病率。

3.随访 定期复查：① CEA、CA199 监测：每 3 个月一次，共 2 年，第 3 ～ 5 年，每 6 个月一次，5 年后每年一次。②胸部、腹部及盆腔 CT 或 MRI：每 6 个月一次，共 2 年，然后每年一次，共 5 年。③术后 1 年内行肠镜检查：如有异常，1 年内复查；如未见息肉，3 年内复查，然后每 5 年复查一次；随访发现结直肠腺瘤均推荐切除。如术前肠镜未完成全结直肠检查，建议术后 3 ～ 6 个月内行肠镜检查。④对已有或疑有复发及远处转移的患者，可考虑行 PET–CT 检查，以明确是否合并复发转移。

（二）调护

保持健康的生活方式，积极锻炼，养成良好作息时间。保持健康乐观心态与良好的社会精神状态。充分发挥中医药多途径、多靶点整体调节作用，提高机体自身免疫功能，促进结直肠癌患者早日康复。

第四节　原发性肝癌

原发性肝癌是指起源于肝细胞和肝内胆管细胞的恶性肿瘤，主要包括肝细胞癌（hepatocellular carcinoma，HCC）、肝内胆管癌（intrahepatic cholangiocarcinoma，ICC）和混合型肝细胞癌 – 胆管癌（combined hepatocellular–cholangiocarcinoma，CHC）等病理学类型，其中HCC 占 75% ～ 85%，ICC 占 10% ～ 15%。本节介绍的"肝癌"特指肝细胞癌，临床以肝区疼痛，肝肿大，腹胀，黄疸，恶病质等为主要表现。

国际癌症研究机构（IARC）发布的 2020 年全球癌症数据显示，原发性肝癌是第 6 大常见的癌症，也是全球癌症死亡的第 3 大原因，全球约有 90.6 万例新发病例，发病率为 9.5/10 万，83 万例死亡，死亡率为 8.7/10 万；中国肝癌 2020 年新发病例 41 万例，是男性第 4 位、女性第 5 位的常见恶性肿瘤；年死亡病例 39 万例，病死人数在恶性肿瘤中位列男性第 2 位、女性第 5 位。随着早期筛查观念的不断普及和治疗技术的进步，肝癌的 5 年生存率已由过去的 5% 左右提高到目前的 12.1%，但仍严重地威胁我国人民的生命健康。

在传统中医典籍中未有记载"原发性肝癌"病名，但根据其表现可将其归属于"肝积""癥瘕""积聚""臌胀""肥气""黄疸""胁痛"等范畴。如"肝之积名曰肥气，在左胁下，如覆杯，有头足。久不愈，令人发咳逆，痎疟，连岁不已。"（《难经·五十六难》）"凡有癥瘕、积块、痞块、即是胀病之根，日积月累，腹大如箕，腹大如瓮，是名单腹胀。"（《医门法律·胀病论》）

【中医病因病机】

肝癌的发生是在机体正气不足的基础上，因饮食失调、情志怒郁、外感邪毒等多种因素，导致脏腑功能失调，癌毒内生，湿热瘀毒蕴结于肝，日久而成瘤。

（一）病因

1.饮食失调 嗜酒过度，或长期饮食不节、恣食肥甘厚味，或饮食不洁（如霉变食物、不洁的水源）等，导致脾胃运化失司，水谷精微输布失常，痰湿中阻，气机不畅，血瘀内停，阻塞肝络，痰浊与气血互结，酿生癌毒，日久而发为本病。《医述·积聚》云："凡人脾胃虚弱，或饮食过常，或生冷过度，不能克化，致成积聚结块。"

2.情志怒郁 愤怒或抑郁，导致肝失疏泄，气机不畅，肝藏血功能失调，气滞血瘀，癌毒内生，结于肝中，日久则变生积聚于肝。正如《血证论·脏腑病机论》记载："肝属木，木气冲和条达，不致遏郁，则血脉得畅。"

3. 外感邪毒　寒邪、湿热、疫疠（肝炎病毒或肝脏寄生虫等）等邪毒由外侵袭机体，正虚无法抗邪外出，邪毒聚于肝内，日久不消，则致肝积，内外相因致病。《金匮翼·积聚通论》指出："积聚之病，非独痰食气血，即风寒外感，亦能成之。"

4. 正气亏虚　年老体虚，或先天禀赋虚弱，或后天失养，或久病不愈，而正气不足，不能抵御外邪侵袭，致脏腑失调，气血失司，邪毒留滞不去，瘀毒蕴结于内，则成肝积。《外台秘要·积聚方五首》曰："病源积聚者，由阴阳不和，腑脏虚弱，受于风邪，搏于腑脏之气所为也。"

（二）病机

肝癌的基本病机为脏腑功能失调，湿热瘀毒蕴结于肝。病性为虚实夹杂，虚常见脾胃气虚、肝肾阴虚或脾肾阳虚；实则多见于肝郁气滞、血瘀内停、湿热瘀毒。邪实与正虚互为因果，恶性循环，贯穿本病的全程。本病初起之时，病机多以肝郁脾虚、气滞血瘀为主，发展到中期可见湿热与癌毒互结，晚期常表现为肝肾阴虚和脾肾阳虚，阴血耗伤，最终正衰邪实，病情恶化，甚则阴阳离决。

病位在肝，与脾胃、胆、肾关系密切。盖因肝主疏泄，调畅气机，可疏土助运，若肝气郁滞，脾胃健运失司，气机运行不畅，则湿热瘀毒内阻于肝而致本病。如《金匮要略·脏腑经络先后病脉证》有云："夫治未病者，见肝之病，知肝传脾，当先实脾。"而肝胆互为表里，故本病与脾胃、胆关系密切。肝肾为乙癸同源，藏泄互用，且肾主命门之火，能温煦脾阳，与人体先天禀赋及正气息息相关，故肝脏的病变亦与肾脏功能失司相关。

【西医病因病理】

（一）病因

原发性肝癌的病因至今仍未完全清楚，可能与感染肝炎病毒、肝硬化病史、饮食因素等多个原因有关。

1. 病毒性肝炎　我国肝癌患者中90%有乙型肝炎病毒（hepatitis B virus，HBV）感染病史；而丙型肝炎病毒（hepatitis C virus，HCV）感染致癌率约10%，多与输血有关；丁肝病毒也有一定的致癌风险。

2. 肝硬化　乙肝合并肝硬化患者发生肝癌的概率最高，酒精性肝硬化次之。肝内胆管癌的发生与肝硬化无明显关系。

3. 黄曲霉毒素　主要是黄曲霉毒素B，属于强致癌物。研究发现，在中国黄曲霉毒素污染分布图与肝癌高发区地理分布几乎一致。动物实验发现黄曲霉毒素污染的人类食物诱发肝癌的概率高达80%。

4. 其他　长期酗酒、饮用蓝绿藻类污染水源、其他肝脏代谢疾病、隐匿性肝病、胆道寄生虫感染、营养不良、遗传等因素也有一定的致癌作用。

（二）病理

1. 好发部位　肝细胞癌可发生在肝脏的任何部位。

2. 大体病理形态　肝细胞癌可分为单结节型（有 / 无包膜）、多结节型、巨块型和弥漫型。

（1）单结节型　肝内仅见单一结节，直径不超过 5cm，与周边肝组织分界清楚，多伴较轻肝硬化。按结节周围有无包膜还可分为有 / 无包膜亚型。

（2）多结节型　肝内见 2 个以上结节，直径不超过 5cm，多由原发病灶与卫星灶组成，或多发硬化结节恶变而来，多伴较严重肝硬化，可较早侵犯门静脉形成癌栓而加重门静脉高压。

（3）巨块型　肿瘤巨大，占据肝脏半数以上，可为单个巨块或多结节融合，可有假包膜形成，易出现中央坏死、出血，可引起肿瘤破裂、出血等并发症。

（4）弥漫型　全肝有弥漫分布的癌结节，多呈灰白色，伴肝硬化。肉眼不易与肝硬化结节区分。本型少见，预后极差。

3. 组织学类型　肝细胞癌的组织学类型常见有细梁型、粗梁型、假腺管型以及团片型。特殊细胞类型有透明细胞型、富脂型、梭型细胞型和未分化型等。

【诊断】

（一）诊断要点

1. 临床表现

（1）症状　①肝区疼痛：最常见，多为持续性隐痛、胀痛或刺痛，夜间或劳累后加重。肝区疼痛部位与病变部位有密切关系，可表现为相邻部位疼痛，甚至放射至肩、腰背等部位。②消化道症状：肝脏肿大压迫胃肠道、门静脉高压致胃肠道瘀血或肝功能损伤时可出现消化功能下降，如食欲减退、腹胀、恶心、呕吐、腹泻等。③全身症状：肝癌中晚期常出现乏力、消瘦、发热，伴体重逐渐下降，甚至出现恶病质。④少见症状：包括副癌综合征、肝硬化所致低血糖、性别表现异常等。⑤并发症：肝癌晚期容易出现肝破裂出血、消化道出血、肝性脑病等严重并发症，可迅速导致患者死亡。

（2）体征　中晚期肝癌最常见的体征是不对称性肝肿大，触诊肝包膜凹凸不平，质地硬，有压痛。肿块压迫、堵塞胆管或肝脏广泛破坏时可发生黄疸。常伴肝硬化所致的腹水、肝掌、蜘蛛痣、男性乳房增大、脾大、腹壁静脉扩张及食管胃底静脉曲张等。

2. 实验室检查

（1）血液生化检查　肝癌常出现肝功能异常，如转氨酶、胆红素增高，白蛋白下降；绝大多数患者肝炎标志物呈阳性。

（2）肿瘤标志物　多数肝癌患者存在血清 AFP 增高表现，是肝癌的重要诊断依据。对于 AFP 阴性的患者，检测异常凝血酶原、血浆游离 microRNA 和血清甲胎蛋白异质体，也可作为肝癌早期诊断标志物。

3. 影像学检查

（1）超声检查　是临床上最常用的肝脏影像学检查方法。超声筛查可以早期、敏感地检出肝内可疑占位性病变；彩色多普勒血流成像不仅可以观察病灶内血供，显示病灶与肝内重要血管的毗邻关系，还可以辅助判断病灶良恶性，初步判断肝癌局部治疗后的疗效情况；超声造影技术可以实时动态观察肝肿瘤的血流动力学改变，帮助鉴别和诊断不同性质的肝肿瘤，以及发现微小病灶；凭借实时显像和多切面显像的灵活特性，在评价肝肿瘤的微血管灌注和引导局部消融治疗方面亦具有优势。

（2）CT 检查　动态增强 CT 是肝脏超声和 / 或血清 AFP 筛查异常者明确诊断的首选影像学

检查方法。它具有较高的分辨率，可用来观察肝占位形态及血供状况，及肝癌治疗后的疗效评价，也可用于肝癌肺、骨等转移诊断。常规采用平扫＋增强扫描方式（常用碘对比剂），其检出和诊断小肝癌能力总体略逊于磁共振成像，对了解肝癌动脉栓塞术后碘油沉积状况有优势。肝癌CT检查常用平扫与增强检查法，其影像学可分为三个时期，即动脉期、门脉期与实质期，影像特征是具有典型的"快进快出"的特点，即肿瘤病灶在肝脏表现为动脉期强化明显，门脉期和实质期强化弱于正常肝脏。

（3）MRI检查　组织分辨率高，对肝癌病灶内部组织结构变化的显示和分辨率均优于CT和超声检查，对良恶性肝肿瘤、肝内血管瘤的鉴别优于CT；同时，无放射性辐射，无需增强即能显示血管和胆道重建成像，有利于癌栓的发现；影像学上表现与CT的"快进快出"特征类似。结合常规对比剂或肝细胞特异性对比剂钆塞酸二钠的MRI增强扫描，对直径＜2cm的小肝癌识别能力优于CT。

（4）数字减影血管造影（digital substraction angiography，DSA）　DSA是一种微创性检查，通过发现肝脏局部血管紊乱的结构而识别病灶，特别是微小病灶，可在识别肿瘤的同时栓塞其血管而达到治疗目的。多主张采用经选择性或超选择性肝动脉进行血管造影检查，常用于急性肝癌破裂出血治疗或肝癌局部治疗等。

（5）PET-CT　PET-CT的优势在于通过一次检查就能够全面评价淋巴结转移及远处器官转移，能够有效地对肿瘤进行分期、治疗后再分期、疗效评价、指导放疗生物靶区的勾画、明确穿刺活检部位，以及评价肿瘤的恶性程度和预后等。

4.病理学诊断

（1）细胞学检查　原发性肝癌往往会伴有大量腹腔积液，可行腹腔穿刺引流，并送检行脱落细胞学检查，但要注意与肝硬化腹水相鉴别。

（2）组织病理学检查　手术或肝脏病灶穿刺是获取肿瘤组织明确病理的重要手段。但是原发性肝癌诊断可以不依赖于病理诊断。

（3）分子病理检测　常用的肝细胞性标志物有Hep Par-1、GPC-3、CD10、Arg-1和GS等；常用的胆管细胞标志物有MOC31、CK7/19和MUC-1等。需要合理组合使用免疫组化标志物，对HCC、ICC、转移性肝癌等进行鉴别诊断。基因检测和免疫相关分子检测对患者个体化治疗有指导作用，肿瘤突变负荷高（TMB-H）和PD-L1高表达患者对免疫检查点抑制剂获益较高。

5.诊断标准　肝癌可以通过穿刺活检获得病理学诊断，也可通过临床资料获得临床诊断。肝癌临床诊断标准包括肝癌高危因素（病毒性肝炎、肝硬化）、影像学特征以及血清AFP水平。肝占位直径≥2cm时同时满足以下条件中的（1）（2）两项或（2）（3）两项；肝占位直径＜2cm同时满足（1）（2）（3）三项时，可以确立肝癌的临床诊断。低水平AFP增高者，需结合影像学证据或动态观察。

（1）存在肝癌高危因素　即有乙型肝炎病毒或丙型肝炎病毒感染，或任何原因引起的肝硬化的证据。

（2）典型的肝癌影像学特征　①如果肝占位直径≥2cm，4种影像学检查（超声、CT、MRI、DSA检查）中有1种显示肝占位具有上述肝癌的特征，可以诊断肝癌。②如果肝占位直径＜2cm，则需要2种影像学检查显示具有上述肝癌的特征，方可诊断肝癌。

（3）AFP　血清AFP≥400ug/L，排除其他原因引起的AFP升高，包括妊娠、生殖系胚胎源性肿瘤、活动性肝病及继发性肝癌、消化道肿瘤等。

（二）鉴别诊断

1.转移性肝癌 转移性肝癌大多为 AFP 阴性，多见于消化道肿瘤转移，也可见于其他恶性肿瘤转移。患者可以无肝病病史，了解病史可能有便血、饱胀不适、贫血及体重下降等其他消化道肿瘤表现，影像学检查有助于鉴别。

2.肝肉瘤 肝肉瘤多数没有肝病病史，影像学检查表现为血供丰富的均质实性占位，与 AFP 阴性的 HCC 较难鉴别。

3.肝脏良性病变 肝脏良性病变包括肝腺瘤、肝血管瘤、肝脓肿、肝包虫等，这些疾病往往有自身特征性临床表现或流行病史，常无肝病病史，影像学上无 HCC 的"快进快出"特征。

（三）肝癌分期

肝癌目前有巴塞罗那临床肝癌（Barcelona clinic liver cancer，BCLC）分期、UICC/AJCC TNM 等分期方案。我国结合具体国情和实践积累，依据患者体力活动状态（performance status，PS）、肝功能 Child-Pugh 分级及肝肿瘤的情况，建立中国肝癌的分期方案（China liver cancer staging，CNLC）。

（四）中医辨证

1.肝郁脾虚证 临床表现：胸腹满闷，胁下胀痛，善太息，倦怠纳少，进食后易腹胀，消瘦乏力，大便溏薄，舌淡红，苔薄白，脉濡或弦。

2.气滞血瘀证 临床表现：胁下结块刺痛或胀痛，疼痛较剧，疼痛固定不移，拒按，甚则痛引肩背，入夜尤甚，倦怠乏力，嗳气呕逆，脘腹胀满，纳呆食少，大便或溏或结，舌质紫黯或有瘀斑瘀点，苔薄白或薄黄，脉弦细或沉涩。

3.湿热瘀毒证 临床表现：右胁下积块，胁肋刺痛，身目俱黄如橘色，心烦易怒，发热，口苦咽干，食少厌油，恶心欲吐，腹部胀满，小便黄，大便秘结，舌质红，苔黄腻，脉弦滑或弦数。

4.肝肾阴虚证 临床表现：胁肋隐痛，右胁下结块，低热盗汗，五心烦热，耳鸣目眩，神疲乏力，腰膝酸软，腹胀不适，纳差消瘦，恶心呕吐，甚则呕血、便血、皮下出血，小便短赤，舌红少苔，脉细数无力。

5.脾肾阳虚证 临床表现：畏寒便溏，神疲乏力，纳差，口不渴，右胁积块，胁肋隐痛，面色㿠白或萎黄，腹胀有水如鼓，足肿，舌淡胖，边有齿痕，苔白腻，脉濡缓或沉细无力。

【中西医治疗】

（一）中医治疗

1.辨证论治

（1）肝郁脾虚证

治法：疏肝解郁，益气健脾。

代表方：柴胡疏肝散（《证治准绳》）合四君子汤（《太平惠民和剂局方》）加减。前方以疏肝解郁为主，后方以益气健脾为主。

常用药：柴胡、白芍、川芎、枳壳、陈皮、香附、白术、炙甘草、党参等。

加减：胁痛甚者，加郁金、延胡索理气止痛；嗳气反酸者，姜半夏、竹茹和胃降逆；胁下积块质硬者，加牡蛎、鳖甲软坚散结；纳差者，加炒麦芽、鸡内金健脾开胃；寐差者，加合欢皮、茯神解郁安神。

（2）气滞血瘀证

治法：理气活血，化瘀消积。

代表方：膈下逐瘀汤（《医林改错》）加减。

常用药：炒五灵脂、川芎、桃仁、乌药、当归、红花、牡丹皮、赤芍、延胡索、香附、甘草、枳壳等。

加减：疼痛剧烈者，加郁金、乳香、没药活血理气止痛；气滞较甚者，加木香、青皮等行气除滞；腹胀者，可加厚朴、大腹皮行气消满。

（3）湿热瘀毒证

治法：清热解毒，利湿退黄。

代表方：茵陈蒿汤（《伤寒论》）合鳖甲煎丸（《金匮要略》）加减。前方以清热解毒退黄为主，后方以软坚散结为主。

常用药：茵陈、栀子、大黄、鳖甲、柴胡、黄芩、牡丹皮、葶苈子、瞿麦、厚朴、䗪虫、桃仁等。

加减：发热较甚者，加犀黄丸（《治疗汇要》）凉血解毒；足肿、腹水者，加猪苓、泽泻等利水消肿；恶心呕吐者，加姜半夏、竹茹、代赭石等和胃降逆止呕；大便秘结者，加瓜蒌仁泻下通便。

（4）肝肾阴虚证

治法：滋补肝肾，养阴软坚。

代表方：一贯煎（《柳洲医话》）加减。

常用药：生地黄、北沙参、枸杞子、麦冬、川楝子、当归等。

加减：吐血、便血者，加仙鹤草、蒲黄炭、地榆炭或三七粉凉血止血；神昏谵语、惊厥抽搐者，加安宫牛黄丸（《温病条辨》）、至宝丹（《灵苑方》）等开窍醒神。

（5）脾肾阳虚证

治法：温肾健脾，利水消肿。

代表方：真武汤（《伤寒论》）合实脾饮（《重订严氏济生方》）加减。前方以温肾利水为主，后方以健脾消肿为主。

常用药：白术、制附子、白芍、生姜、厚朴、大腹皮、草果、木香、木瓜等。

加减：黄疸者，加茵陈利湿退黄；纳差者，加炒麦芽、神曲、山楂健脾消食；肿块较大者，加生牡蛎、鳖甲、夏枯草软坚散结；腹胀满者，加青皮、枳实破气除满；腹部有水者，加猪苓、泽泻利水消肿。

2. 辨病用药

（1）薏苡仁　味甘、淡，性凉；归脾、胃、肺经；功效利水渗湿、健脾、除痹、清热排脓。2020年版《中国药典》记载了薏苡仁可用于水肿、赘疣、癌肿等。现代药理研究显示，薏苡仁油注射液和薏苡仁脂肪酸对肝癌细胞具有抗肿瘤活性。本品可用于肝癌湿热瘀毒证者，常用剂量9～30g，入汤剂，或入粥、羹等作食。

（2）重楼　味苦，微寒；有小毒；归肝经；功效清热解毒，消肿止痛，凉肝定惊。重楼原名蚤休，《神农本草经·下经》："蚤休，味苦，微寒。主惊痫，摇头弄舌，热气在腹中，癫疾，痈创，阴蚀，下三虫，去蛇毒。"现代药理研究显示，重楼的有效成分重楼皂苷可诱导肝癌细胞凋亡及自噬性死亡，抑制肿瘤细胞增殖、转移和血管生成。本品可用于肝癌湿热瘀毒者，常用剂量 3～9g，入汤剂，或研末调敷外用。

（3）蜈蚣　味辛，性温，有毒；归肝经；功效攻毒散结、通络止痛、息风镇痉。《医学衷中参西录·蜈蚣解》中描述："蜈蚣，走窜之力最速，内而脏腑，外而经络，凡气血凝聚之处皆能开之，性有微毒，而转善解毒，凡一切疮疡诸毒，皆能消之，其性尤善搜风。"现代药理研究提示蜈蚣可抑制肝癌细胞增殖、诱导肝癌细胞凋亡、抑制肿瘤新生血管形成。本品可用于肝癌气滞血瘀者，常用剂量 3～5g，入汤剂。

（二）西医治疗

1. 手术治疗　手术治疗是肝癌患者获得长期生存的重要手段，主要包括肝切除术和肝移植术。肝脏储备功能良好的 I_a 期、I_b 期和 II_a 期肝癌是手术切除的首选适应证。肝移植是肝癌根治性治疗手段之一，尤其适用于有失代偿肝硬化病史、不适合手术切除及消融治疗的小肝癌患者。

2. 消融治疗　对于合并不同程度的肝硬化或不能耐受手术治疗的患者，可选择消融治疗，其对肝功能影响少、创伤小、疗效确切，在一些早期肝癌患者中可以获得与手术切除类似的疗效。主要包括射频消融、微波消融、无水乙醇注射、冷冻消融、高强度超声聚集消融等。消融治疗适用于 I_a 期和部分 I_b 期肝癌（即单个肿瘤、直径≤5cm；或 2～3 个肿瘤、最大直径≤3cm），无血管、胆管和邻近器官侵犯以及远处转移，肝功能分级为 Child-Pugh A/B 级者，可获得根治性的治疗效果。对于不能手术切除的直径 3～7cm 的单发肿瘤或多发肿瘤，可联合肝动脉栓塞治疗，其效果优于单纯消融治疗。

3. 经肝动脉介入治疗　主要包括肝动脉栓塞（TAE）、肝动脉栓塞化疗（TACE）和肝动脉灌注化疗（hepatic arterial infusion chemotherapy，HAIC）。其中 TACE 是肝癌非手术治疗中最常用的方法之一，TACE 不仅可以通过阻塞肿瘤供血动脉造成缺血缺氧引起肿瘤坏死，还可以联合细胞毒性药物杀灭肿瘤细胞，协同起效达到治疗目的，疗效显著，客观应答率较高，可以明显提升 HCC 患者的生存期。

（1）基本原则　①要求在数字减影血管造影机下进行。②必须严格掌握临床适应证。③必须强调超选择插管至肿瘤的供养血管内治疗。④必须强调保护患者的肝功能。⑤必须强调治疗的规范化和个体化。⑥如经过 3～4 次 TACE 治疗后，肿瘤仍继续进展，应考虑换用或联合其他治疗方法，如消融治疗、系统抗肿瘤治疗、放疗以及外科手术等。

（2）TACE 术后常见不良反应　栓塞后综合征是 TACE 治疗最常见不良反应，主要表现为发热、疼痛、恶心和呕吐等。此外，还有穿刺部位出血、白细胞下降、一过性肝功能异常、肾功能损害以及排尿困难等常见不良反应。一般这些反应会持续 5～7 天，经对症治疗后大多数患者可以完全恢复。

4. 放射治疗

（1）外放射治疗　外放射治疗技术包括三维适型放疗（3D-CRT）、调强放疗（IMRT）、影像引导放疗（IGRT）和立体定向放疗（SBRT）。其中 SBRT 采用实时追踪技术，对肿瘤周围正常组织保护较好，在临床较为常用。外放射治疗适应证包括：① I_a、部分 I_b 期肝癌患者，如无手术切除或消融治疗适应证或不愿接受有创治疗，可以酌情考虑采用 SBRT 作为治疗手段。② II_a、II_b 期肝癌患者，TACE 联合外放射，其疗效优于单用 TACE、索拉非尼或 TACE 联合索拉非尼治疗。③ III_a 期肝癌患者，可以切除的伴门静脉癌栓的肝癌行术前新辅助放疗或术后辅助放疗，可以延长生存期；对于不能手术切除的，可以行姑息放疗，或放疗与 TACE 等联合治疗。④Ⅲ$_b$期肝癌患者，部分寡转移灶者，可以行 SBRT；淋巴结、肺、骨、脑或肾上腺等转移灶，外放射可以减轻症状，延长生存期。⑤一部分无法手术切除的肝癌患者肿瘤放疗后缩小或降期，可以转化为手术切除；外放射也可用于等待肝癌肝移植前的桥接治疗；肝癌术后病理提示有微血管侵犯、肝癌手术切缘距肿瘤 ≤ 1cm 的窄切缘者，术后辅助放疗可以减少病灶局部复发或远处转移。

（2）内放射治疗　内放射治疗是局部治疗肝癌的一种方法，包括 ^{90}Y 微球疗法、^{131}I 单抗、放射性碘化油、^{125}I 粒子植入等。利用放射性核素经机体管道或通过针道，植入肿瘤组织中或在受肿瘤侵犯的管腔（门静脉、下腔静脉或胆道）里，在一定时间内持续低剂量辐射并杀伤肿瘤细胞，对于术后复发或残留肝癌病灶（大小＜ 3cm，数量 ≤ 2 个）的疗效与射频消融治疗类似。

5. 系统抗肿瘤治疗　又称为全身性治疗，包括分子靶向治疗、免疫治疗、化学治疗等，也包括针对肝癌基础疾病的治疗，如抗病毒治疗、保肝利胆和支持对症治疗等。其适应证主要为：①Ⅲ$_a$、Ⅲ$_b$期患者。②不适合手术切除或 TACE 治疗的Ⅱ$_b$期患者。③ TACE 治疗抵抗或 TACE 治疗失败的患者。

（1）常用药物　①分子靶向药物：常用药物如贝伐珠单抗、多纳非尼、仑伐替尼、索拉非尼、瑞戈非尼、阿帕替尼等。②免疫治疗药物：常用靶点包括 PD-1/PD-L1、CTLA-4，已临床应用的 ICIs 包括卡瑞利珠单抗、特瑞普利单抗、阿替利珠单抗、信迪利单抗、度伐利尤单抗等。③奥沙利铂为主的系统化疗：FOLFOX4 方案。④其他：三氧化二砷、阿可拉定等。

（2）一线抗肿瘤治疗　①首选多纳非尼，或仑伐替尼，或索拉非尼。应用时需注意对肝功能的影响。最常见的不良反应为腹泻、体重下降、手足综合征、皮疹、高血压以及心肌缺血等，一般发生在治疗开始后的 2 ～ 6 周内，可用于肝功能 Child A、B 级的患者。②也可选择 ICIs 联合抗血管生成药物或系统化疗：如卡瑞利珠单抗 / 阿替利珠单抗 / 信迪利单抗联合贝伐珠单抗或其生物类似物治疗。FOLFOX4 方案在我国被批准用于一线治疗不可手术切除或局部治疗的局部晚期和转移性肝癌。③其他：如索拉非尼或仑伐替尼联合系统化疗。三氧化二砷对中晚期肝癌有一定的姑息治疗作用，在临床应用时应注意监测和防治肝肾毒性。

（3）二线抗肿瘤治疗　国内常用药物包括瑞戈非尼、阿帕替尼、卡瑞利珠单抗、替雷利珠单抗等；美国 FDA 批准了卡博替尼、雷莫芦单抗等药物。这些药物在临床使用时可单药治疗或两药联合治疗。

（4）抗病毒治疗及其他保肝治疗　合并乙肝病毒感染的肝癌患者，口服核苷（酸）类似物抗病毒治疗非常重要，建议选择恩替卡韦、替比夫定或替诺福韦酯等强效药物。化疗、靶向治疗、TACE 治疗、SBRT、免疫治疗等均可能引起乙型肝炎病毒复制活跃，在抗肿瘤治疗前应检测病毒拷贝数和肝功能，明确其处在正常范围内，且治疗前后全程应用抗病毒药物。治疗中或治疗后患者出现肝功能异常，应及时使用保肝和 / 或利胆药物。

（5）对症支持治疗　所有患者均应积极镇痛，纠正贫血、低白蛋白血症，加强营养支持，积极处理腹水、黄疸、肝性脑病、消化道出血等常见并发症。

【中西医结合治疗模式】

手术、TACE、消融治疗、SBRT 治疗、分子靶向治疗、免疫治疗等已经成为肝癌的重要治疗手段。中医治疗融入各种西医治疗手段中，可以提高治疗效果。肝癌中西医结合治疗模式见表 8-8。

表 8-8　肝癌中西医结合治疗模式

分期		肝癌中西医结合治疗	
Ⅰ期		手术切除 /TACE/ 消融 / 放疗	中医协同治疗
		随诊观察	中医防变治疗
Ⅱ期	Ⅱa	手术切除 /TACE± 消融 / 肝移植 / 放疗	中医协同治疗
		随诊观察	中医防变治疗
	Ⅱb	手术切除 /TACE± 靶向治疗 / 系统治疗 / 肝移植 / 放疗	中医协同治疗
		随诊观察	中医防变治疗
Ⅲ期		TACE± 系统治疗 / 放疗 / 手术切除	中医协同治疗
		随诊观察	中医防变治疗
Ⅳ期	肝功能 A 级或 B 级（≤7 分）	肝移植 /TACE/ 姑息性放疗 / 系统治疗	中医协同治疗
		带瘤生存	中医姑息治疗
	肝功能 B 级（＞7 分）或 C 级		单纯中医治疗

1. 中西医协同治疗　肝癌中西医协同治疗时期，中医治疗以疏肝健脾、益气补肾为主，兼化湿、祛瘀、解毒，同时针对不同西医治疗手段协以中医减毒治疗，减少相关不良反应、提高疗效。①肝癌围手术期时，可运用疏肝健脾、补气养血等治法，促进肝癌患者术后肝气舒畅、脾胃复运、气血恢复。②化疗期间运用和胃降逆、滋补肝肾、健脾养血等治法，防治胃肠道不良反应、减轻肝肾功能损害、增强骨髓造血功能等，有助于增强化疗的疗效。③放疗期间运用养阴柔肝、凉血活血、清热解毒等治法，以协同增敏减毒，缓解放射性肝炎、放射性皮炎等损伤。④在靶向或免疫治疗期间，佐以清热凉血、疏风润燥、活血祛瘀等治法防治药物相关性皮疹；使用益气养血、补益肝肾、温阳健脾等治法，防治药物相关性肝损害、腹泻及乏力等。

2. 中医防变治疗　中医防变治疗适用于Ⅰ～Ⅲ期肝癌患者西医治疗结束后的随访期，基本治法以疏肝健脾、益气补肾为主，兼解毒、化湿、散结，同时结合辨证论治，有助于降低复发转移风险。

3. 中医姑息治疗　中医姑息治疗适用于Ⅳ期肝癌患者经西医治疗后病情稳定的带瘤生存期，基本治法以祛瘀解毒、清热化湿与滋补肝肾或温补脾肾并重，同时结合辨证论治，以期提升生存质量、延长生存期。

【预防调护】

（一）预防

1. 一级预防　肝癌一级预防措施是改水、防霉、防肝炎。接种乙肝疫苗是预防肝癌的重要手段。通过积极预防，我国儿童及成年人的肝癌发病率已开始下降。

2. 二级预防　通过在高危人群（HBV 或 HCV 等肝炎病毒感染、过度饮酒、非酒精性脂肪性肝炎、其他原因所致的肝硬化及有肝癌家族史者），特别是大于 40 岁的男性，进行血清 AFP 和肝脏 B 超筛查，可发现亚临床肝癌。建议高危人群至少每隔 6 个月进行一次检查，做到早期发现、早期诊断、早期治疗。

3. 随访　定期复查：①AFP、CA199 监测：每 3 个月一次，共 2 年；第 3 ～ 5 年，每 6 个月一次；5 年后每年一次。②肝脏 CT 或 MRI：每 6 个月一次，共 2 年，然后每年一次，共 5 年。

③对可疑复发或远处转移的患者，可考虑行 PET-CT 检查。

（二）调护

肝癌患者在进行日常活动时，要防止外部撞击所致的肿瘤破裂出血；饮食宜清淡，易消化，忌烟酒；晚期患者要慎用化疗药、镇静剂及利尿剂等，以避免加重肝脏负担，诱发肝性脑病。适度的康复运动可以增强患者的免疫功能。重视患者的心理干预，增强患者战胜疾病的信心，减少抑郁与焦虑。

第五节　胆管癌

胆管癌（cholangiocarcinoma，CC）是起源于胆管上皮的恶性肿瘤，分为肝内胆管细胞癌（intrahepatic cholangiocarcinoma，ICC）和肝外胆管细胞癌（extrahepatic cholangiocarcinoma，ECC）。肝外胆管细胞癌更常见，依据解剖特点将其细分为肝门胆管癌和远端胆管癌。胆管癌临床以乏力，腹痛不适，恶心，厌食，黄疸和体重减轻为主要表现。

近年来全球胆管癌死亡率上升，男性胆管癌死亡率高于女性，亚洲国家和地区的胆管癌死亡率高于西方国家和地区。根据 WHO 和泛美卫生组织选定欧洲、美洲、亚洲和大洋洲 32 个癌症登记数据库发现，近十几年来东部国家和地区（即泰国、中国和韩国）的发病率高，泰国东北部发病率全球报告数值最高（85/10 万），欧洲、美国和澳大利亚的发病率较低。过去缺乏肝门胆管癌的疾病编码，或把肝门胆管癌录入到肝内胆管细胞癌编码中，因此胆管癌的发病率及死亡率有待统计更新。

传统中医典籍中并无"胆管癌"病名，但类似症状描述见于"胁痛""黄疸""积聚"等病证中。如"胆胀者，胁下胀痛，口苦，善太息。"（《灵枢·胀论》）"邪客于足少阳之络，令人胁痛不得息，咳而汗出。"（《素问·缪刺论》）

【中医病因病机】

胆管癌的发生多是在气血功能失调、脏腑功能亏损的基础上，因七情内伤、饮食失调、外邪侵袭等多因复合，致使肝气郁结，疏泄不利，脾胃虚弱，水湿不化，瘀毒内阻，癌毒内生，日久蕴于胆腑而成。

（一）病因

1. 正气虚损　禀赋不足，或后天失养，或他病日久，耗伤正气，致阴阳失调，气血失常，胆腑功能失调，影响肝胆及脾胃，导致痰饮、血瘀、癌毒蕴结，日久发为本病。

2. 七情内伤　情志不畅，影响脏腑气机，致使肝失疏泄，胆汁排泄异常，郁而化热；脾胃虚弱，水湿不化，致湿热交蒸；或情志失调，木横乘土，肝脾失和，脾失健运，痰湿凝聚，阻滞气机，血行不畅，痰湿与气血搏结，癌毒内生，发为本病。

3. 饮食失调　饮食过饥过饱、不洁、偏嗜，导致结石、虫体孳生，影响脾胃运化，寒湿、湿热内聚于胆，滋生癌毒，导致本病。

4. 外邪侵袭　久居潮湿，湿邪内停，或感受湿热、暑湿之邪，由表及里，致脾失健运，影响肝胆疏泄，胆腑湿热内生、邪毒凝聚，日久成瘤。

（二）病机

本病的基本病机为肝胆疏泄失司，湿热瘀毒互结。病性多属本虚标实，以脾胃虚弱为本，湿热、血瘀、癌毒蕴结胆腑为标。两者相互影响，疾病初期以湿、热、瘀、毒等邪实为主，中期正虚渐显，邪实与正虚并存，晚期正气耗伤，以脾胃虚弱为主。

病位在胆腑，与肝、脾关系密切，涉及胃、小肠。盖因肝主疏泄，喜调达恶抑郁，调畅全身气机，协调脾胃升降，疏泄胆汁，促进血液运行和津液输布；胆、肝之经脉相互络属，构成表里，肝之精气化生胆汁储藏胆腑，排泄于小肠，促进脾胃运化水谷；胃主受纳，若胃失和降，则气机阻滞，血行不畅，湿热、血瘀、癌毒蕴结胆腑，日久成瘤。

【西医病因病理】

（一）病因

胆管癌的病因尚未完全阐明，但可能与以下危险因素有关。

1. 肝内胆管癌危险因素 肝内胆管癌的危险因素为慢性炎症性胆道疾病、原发性硬化性胆管炎伴或不伴炎症性肠病（多为溃疡性结肠炎）、肝内胆管结石、感染华支睾吸虫或肝吸虫等胆道寄生虫感染、胆道畸形、肝炎病毒相关的肝硬化，二氧化钍沉积，Epstein-Barr病毒感染和遗传性血色病是其罕见的危险因素。

2. 肝外胆管癌危险因素 肝外胆管癌的危险因素包括原发性硬化性胆管炎、溃疡性结肠炎、异常胆总管胰管吻合，以及东南亚多见的华支睾吸虫或泰国肝吸虫病。胆总管结石与肝外胆管癌的发生无关。2.5%～15%的胆总管囊肿发生癌变，多为肠型腺癌。

（二）病理

1. 好发部位 肝内胆管细胞癌通常在非肝硬化肝中发展，可出现在肝内胆道树的任何一点，从胆管到二级胆管（节段性胆管）。肝门胆管癌可发生在右肝管和/或左肝管和/或其交界处（所谓的肝门周围胆管），远端胆管癌累及胆总管。

2. 大体病理形态 肝内胆管细胞癌大体上可分为3型：肿块形成型、导管周浸润型和导管内生长型。①肿块形成型：在肝实质内形成结节或肿块，癌组织呈灰至灰白色，实性，质韧。②导管周浸润型：沿门脉系统蔓延，受累的导管狭窄，胆管周围显示梗阻性扩张及胆管炎。③导管内生长型：在扩张的胆管腔内形成息肉样或乳头状肿物，代表了胆管内乳头状肿瘤的恶性进展。

肝外胆管细胞癌分为息肉样型、结节型、缩窄性硬化型、弥漫浸润型。①息肉样型：肿瘤呈息肉状，可有蒂。②结节型：肿瘤呈结节状凸向胆管腔、管腔不规则狭窄。③缩窄性硬化型：常表现为灰白色环状硬块，常沿胆管黏膜下层浸润，并向管外浸润形成纤维性硬块。本型有明显沿胆管壁向上浸润、向胆管周围组织和肝实质侵犯倾向。④弥漫浸润型：沿胆管壁广泛浸润，管壁增厚、管腔狭窄。

3. 组织学类型 大多数肝内胆管细胞癌为不同分化程度的腺癌，伴纤维间质反应。根据形态学分为高分化、中分化、低分化腺癌，大多数为高分化管状腺癌。

肝外胆管细胞癌分为腺癌胆道型、腺癌胃小凹型、肠型腺癌、腺鳞癌、鳞状细胞癌、透明细胞癌、未分化癌、黏液腺癌。

【诊断】

（一）诊断要点

1. 临床表现

（1）症状 患者早期常无特殊临床症状，随着病情的进展，可出现以下症状：①黄疸：为最常见症状，表现为患者眼睛及皮肤发黄，可伴有尿色深黄、大便颜色变浅，多呈进行性加重。黄疸是由于胆道梗阻引起，故与梗阻部位与严重程度相关。肝外胆管癌黄疸较深，肝内胆管癌黄疸较浅。②腹痛：可有进食后上腹部不适，或剑突下隐痛不适，神经侵犯时可有右上腹绞痛。③发热：胆管梗阻后并发胆管炎可致寒战、高热，体温可迅速升至38℃以上。④其他症状：可伴有乏力、恶心、厌油、食欲不振、体重减轻等症状。

（2）体征 皮肤及巩膜黄染，病程长可出现腹水或双下肢浮肿，上腹部疼痛，晚期可触及腹部肿块，病变在远端胆管癌可触及肿大的胆囊，肝门胆管癌胆囊不可触及。

2. 实验室检查

（1）肝功能检查 血清总胆红素、直接胆红素、血清碱性磷酸酶，γ-谷氨酰转肽酶显著升高，伴或不伴谷丙转氨酶和谷草转氨酶异常升高，肝内胆管癌应考虑病毒性肝炎检测。

（2）肿瘤标志物 癌胚抗原（CEA）和糖类抗原（CA199）检测可考虑用于基线评估，对于胆管癌的诊断、疗效和复发转移监测有一定意义。CA199可能因黄疸而假性升高，由于原发性肝癌与肝内胆管癌的鉴别诊断可能很困难，因此也可考虑进行甲胎蛋白（AFP）检测，尤其是在慢性肝病患者中。此外，还有许多混合型肝癌/肝内胆管癌病例的甲胎蛋白可能升高。根据肝脏影像报告及数据系统，一般认为AFP ≥ 200ng/mL提示原发性肝癌可能，CA199 ≥ 200ng/mL提示肝内胆管细胞癌可能。

3. 影像学检查

（1）超声 属于无创检查，可以直观探查胆道壁厚度、有无扩张及增大、腔内肿块及胆道管腔是否通畅等情况，是临床常用的一线早期筛查手段，也是胆管癌的首选检查方法，可用于初步诊断及长期随访。对于具备癌前病变的高危人群，可进行超声监测。

（2）CT、MRI 推荐采用胸腹盆增强CT和/或腹部MRI（平扫及动态增强）、磁共振胰胆管成像，以评估肿瘤对肝脏、大血管、附近淋巴结和远处部位的受累情况，并对肿瘤可切除性及远处转移进行评估。CT更有助于判断肿瘤是否侵犯门静脉或者肝动脉，评估肿瘤分期和可切除性。肝内胆管癌在增强CT或者磁共振上的表现主要为初始边缘强化，延迟期中心强化。

（3）PET-CT 敏感度有限而特异度较高，在其他检查结果存疑时可以采用。PET-CT除可以鉴别良恶性外，对诊断淋巴结、腹膜、肺、胸膜等最常见部位的转移，以及隐匿性转移的诊断有重要价值。但在术前进行常规PET-CT检查没有得到前瞻性临床试验结果的支持。

（4）磁共振胰胆管造影（magnetic resonance cholangio-pancreatography，MRCP） MRCP可清晰展示胆管、胰管结构，对胆道系统疾病有很高的敏感性。对判断病灶的位置有一定帮助，可以明确肿瘤和胆管的关系，并与肝外胆管肿瘤相鉴别。

（5）经内镜逆行性胰胆管造影（encoscopic retrograde cholangio-pancreatography，ERCP）和经皮肝穿刺胆管造影（percutaneous transhepatic cholangiography，PTC） ERCP是将内镜插入十二指肠降部，将造影剂经导管注入十二指肠乳头，可用于诊断和治疗胆道及胰腺疾病。但现在不推荐用于肝外胆管癌的诊断，可能导致一系列并发症和胆系污染。对于需要诊断或有缓解指征的远端胆管肿瘤，ERCP 可对胆管进行完整成像并对梗阻部位进行支架植入。PTC 是通过细针穿刺入肝内胆管，再注入造影剂以显示肝内外胆管，主要用于了解胆道梗阻部位、范围及原因。

（6）超声内镜（endoscopic ultrasonography，EUS）　EUS 是将超声与内镜相结合的检查技术，其在诊断胆道良、恶性病变中的作用变得越来越重要。将 EUS 高频超声探头置于十二指肠、胃内或胆总管内，可以近距离观察肝外胆管，获得清晰的肝外胆管声像特征。对于肝门部胆管癌，超声内镜应仅在外科会诊后进行，以防止影响患者的移植候选资格。

4. 病理学诊断

（1）细胞学检查　胆管癌的脱落细胞学标本主要来源于引流胆汁、腹腔积液、经内镜逆行性胰胆管造影引导下的胆道细胞刷检等。

（2）组织病理学检查　胆管癌组织活检病理标本主要来源胆道镜活检、细针穿刺或体外 B 超或 CT 引导下经皮穿刺活检组织、手术标本。

（3）分子病理检测　通过免疫组化可以鉴别胆管癌病理类型，并通过检测 c-MET、EGFR、HER-2、MLH1、MSH2、MSH6、PMS2 等确定有无靶向治疗或免疫治疗的靶点。肿块型肝内胆管癌推荐加做 FGFR2 断裂探针 FISH 检测和 IDH1/2 一代测序。复发性或转移性胆管癌患者进行 KRAS、BRAF、NTRK、RET 等基因检测以指导后续治疗。

（二）鉴别诊断

1. 胆道感染　胆管炎症表现为上腹隐痛、腹胀、食欲减退、消瘦、乏力，一般发病急骤，伴寒战发热、恶心呕吐等消化道症状，查体有剑突下或右上腹压痛，或有腹膜刺激征，实验室检查白细胞及中性粒细胞数目升高，或伴有不同程度的肝功能损害；结合临床表现、实验室检查、彩超或 CT 等影像学检查不难鉴别。

2. 胆石病　胆石病平时无症状或仅有上腹部不适，当合并胆管炎时伴随出现寒战高热、阵发性剑突下或右上腹绞痛，首选 B 超检查，少数胆石化学组成含钙盐，腹部 X 线也能确诊。

3. 胆总管囊肿　先天性胆管壁发育不良，表现为腹部肿块、腹痛、黄疸，首选腹部 B 超检查，手术标本提示囊壁呈慢性炎症改变，可鉴别。

4. 胆道良性肿瘤　胆管良性肿瘤一般起病缓，病程长，在胆道造影中易与胆管癌混淆，可行病理检查加以鉴别。

5. 原发性肝细胞癌　原发性肝癌主要表现是上腹痛及消化道症状，并结合肝炎肝硬化及其他肝病病史，甲胎蛋白升高达诊断值可确定诊断。肝脏增强 CT 扫描示造影剂在肿块内呈快进快出征象。

6. 胰头癌　原发于胰头的恶性肿瘤，肿瘤较大时压迫胆管可致梗阻性黄疸，可伴腹痛、纳差等症状，CT、MRI 等影像学检查有助于鉴别。

（三）肿瘤分期

目前主要采用 UICC/AJCC TNM 分期标准（2017 年第 8 版）。

（四）中医辨证

1. 肝郁气滞证　临床表现：右胁部胀痛，右胁下肿块，胸闷不舒，善太息，纳呆食少，进食后腹胀，时有腹泻，舌苔薄腻，脉弦。

2. 痰瘀互结证　临床表现：右胁疼痛较剧，如锥如刺，入夜更甚，甚至痛引肩背，右胁下结块较大，质硬拒按，面色萎黄而黯，倦怠乏力，脘腹胀满，食欲不振，大便溏，舌质紫暗有瘀点瘀斑，苔腻，脉弦滑。

3. 肝胆湿热证 临床表现：右上腹胀痛或隐痛，可向腰背部放射，甚或右上腹可扪及包块，身目发黄，口渴或不渴，心中懊侬，纳差恶心，小溲短赤，大便秘结，舌苔黄腻，脉滑数。

4. 脾虚湿阻证 临床表现：身目俱黄，黄色黯淡，右胁隐痛或胀痛，脘痞胀满，纳差乏力，大便溏，舌质淡胖，苔白腻，脉沉细或濡细。

【中西医治疗】

（一）中医治疗

1. 辨证论治

（1）肝郁气滞证

治法：疏肝解郁，行气散结。

代表方：四逆散（《伤寒论》）加减。

常用药：柴胡、白芍、甘草、枳实等。

加减：胁痛明显者，加香附、延胡索行气止痛；恶心呕吐者，加姜半夏、芦根降逆止吐；低热者，加牡丹皮、栀子清热凉血；大便干结者，加芒硝、厚朴行气通便。

（2）痰瘀毒结证

治法：化痰解毒，祛瘀攻积。

代表方：膈下逐瘀汤（《医林改错》）合温胆汤（《备急千金要方》）加减。前方以活血化瘀为主，后方以理气化痰为主。

常用药：五灵脂、当归、川芎、桃仁、牡丹皮、赤芍、乌药、延胡索、甘草、香附、红花、枳壳、半夏、竹茹、枳实、陈皮、甘草、茯苓等。

加减：恶心、呕吐者，加旋覆花、生姜降逆和胃；上腹部疼痛较甚者，加三棱、莪术散瘀止痛。

（3）肝胆湿热证

治法：清热化湿，解毒退黄。

代表方：茵陈蒿汤（《伤寒论》）合栀子柏皮汤（《伤寒论》）加减。前方以为清热解毒退黄为主，后方以清热化湿为主。

常用药：茵陈、栀子、大黄、甘草、黄柏。

加减：湿重于热者，加茯苓、泽泻、猪苓以利水渗湿；热重于湿者，加龙胆草以清热祛湿；胁痛明显者，加柴胡、川楝子以疏肝理气；小便黄甚者，加金钱草、滑石、车前子清热利尿；后期热毒炽盛表现为高热烦躁，腹胀满疼痛，神昏谵语，口苦口干，大便燥结，舌质红绛，苔黄而燥，脉弦数或细数，可选犀角散（《奇效良方》）加减。

（4）脾虚湿阻证

治法：健脾益胃，利湿退黄。

代表方：茵陈四逆汤（《伤寒微旨论》）合参苓白术散（《太平惠民和剂局方》）加减。前方以温里助阳、利湿退黄为主，后方以健脾益气、利水渗湿为主。

常用药：茵陈、干姜、附子、人参、茯苓、白术、甘草、陈皮、半夏、砂仁、木香。

加减：短气乏力甚者，加生晒参、党参、黄芪益气健脾；腹胀甚者，加槟榔、大腹皮行气消肿；脘腹疼痛伴畏寒肢冷，加干姜、附子温中散寒；纳食少者，加山楂、谷芽麦芽、鸡内金、神曲消积和胃。

2. 辨病用药

（1）龙葵　味苦、微甘，性寒，有小毒；归肺、肝、胃经；功效清热解毒，利尿散结。《本草纲目·草部》记载其主治"诸疮恶肿"。药理研究表明，龙葵富含生物碱化合物，可有效抑制多种癌细胞生长与繁殖。本品适用于胆管癌热毒炽盛患者，常用剂量9～30g，入汤剂。注意事项：据报道大剂量长期服用龙葵可引起白细胞下降及肝功能损害。过量还可引起头痛、腹痛、呕吐、腹泻、瞳孔散大，甚至昏迷等毒性反应。

（2）虎杖　味苦、酸，性凉；归肝、胆、肺经；功效清热利湿，解毒活血。《本草纲目·草部》记载其主治"腹内突长结块，坚硬如石，痛如刺"。药理研究显示虎杖提取物可通过影响DNA的复制与转录进而达到抑制肿瘤细胞生长的作用。本品适用于胆管癌肝胆湿热证，常用剂量9～15g，入汤剂。

（3）肿节风　味苦、辛，性平，有小毒；归心、肝经；功效清热解毒，活血散瘀。《中药大辞典·金栗兰科植物》记载其能"抗菌消炎，祛风通络，活血散结"，主治"肺炎、阑尾炎、蜂窝组织炎、风湿痹痛、肿瘤"。药理研究显示肿节风可通过抑制端粒酶活性诱导癌细胞凋亡。本品适用于胆管癌痰湿毒结者，常用剂量9～30g，入汤剂。

（4）苦参　味苦，性寒。归心、肝、胃、大肠、膀胱经；功效清热燥湿、杀虫利尿。《神农本草经·中经》记载其"主心腹结气，癥瘕积聚……除痈肿……"体外实验证实苦参碱具有抑制胆管癌细胞生长作用。本品适用于胆管癌湿热内蕴患者，常用剂量4.5～9g，入汤剂。

（二）西医治疗

1. 外科手术治疗　手术切除是治疗胆管癌的首要选择方法，只要胆管癌能获得根治切除，无远处转移，患者全身情况能耐受，均应积极进行手术治疗。对于不能手术者应使用新辅助治疗使肿瘤缩小，转化治疗使肿瘤降期，增加手术切除的机会。手术效果主要取决于肿瘤部位和肿瘤浸润胆管的程度、手术无瘤切缘及是否有淋巴转移。

肝内胆管癌术前需依据残余肝体积和肿瘤转移情况选择R0切除（切缘无癌细胞，完整切除）或R1切除（镜下切缘阳性），术后需要进行淋巴结清扫，以提高手术的治疗效果。

肝门部胆管癌主要依据肿瘤分型选择手术方式，手术切除方法根据肿瘤的部位、大小、周围脏器受到侵犯等情况来定。为了防止术后癌细胞的复发和转移，肝门部胆管癌切除时应进行肝十二指肠韧带内淋巴结清扫。

远端胆管癌一般需要进行胰十二指肠切除术，保留幽门以便能维持病人的营养，术后可根据具体的病情和身体情况，选择合适的辅助治疗手段，降低术后的复发率，提高整体的治疗效果。

2. 化学治疗

（1）新辅助化疗　新辅助治疗是指术前接受化疗，目的是使肿瘤降期，增加手术切除的机会。常使用的化疗药物有吉西他滨、铂类（顺铂、奥沙利铂）、氟尿嘧啶类（卡培他滨、5-FU）、白蛋白结合紫杉醇，见表8-9。对于体能状态好的患者，有合适的临床试验，推荐参加临床试验，其次可考虑三药联合化疗，如吉西他滨＋顺铂＋白蛋白结合紫杉醇等。

（2）辅助化疗　首选卡培他滨或替吉奥单药治疗方案，次选吉西他滨或以5-FU为基础方案，如吉西他滨＋顺铂、5-FU＋奥沙利铂。

（3）姑息性化疗　转移性胆管癌的一线治疗首推4个方案，分别为吉西他滨＋顺铂＋度伐利尤单抗、吉西他滨＋顺铂、吉西他滨＋替吉奥、吉西他滨＋奥沙利铂；一线治疗后肿瘤进展的患者，二线治疗首推 mFOLFOX 化疗方案，对于体质状态差的患者，推荐最佳支持治疗。

表 8-9　胆管癌常用化疗方案

方案	药物	推荐剂量	用法	用药时间	周期
单药方案					
CAP	卡培他滨	1250mg/m²	口服，每日 2 次	d1 ～ 14	q21d
S-1	替吉奥	40mg/m²	口服，每日 2 次	d1 ～ 28	q42d
联合化疗方案					
GP	吉西他滨	1000mg/m²	静滴	d1、d8	q21d
	顺铂	25mg/m²	静滴	d1、d8	
GS	吉西他滨	1000mg/m²	静滴	d1、d8	q21d
	替吉奥	BSA ＜ 1.25m² 60mg/d BSA 1.25 ～ 1.5m² 80mg/d BSA ＞ 1.50m² 100mg/d	口服，分为每日 2 次	d1 ～ 14	
mFOLFOX	奥沙利铂	85mg/m²	静滴	d1	q14d
	LV	350mg/m²	静滴	d1	
	5-FU	400mg/m²	静推	d1	
	5-FU	2400mg/m²	持续静滴 46 ～ 48h		
GEMOX	吉西他滨	1000mg/m²	静滴	d1、d8	q21d
	奥沙利铂	100mg/m²	静滴	d1	
GEMCAP	吉西他滨	1000mg/m²	静滴	d1、d8	q21d
	卡培他滨	1250mg/m²	口服，每日 2 次	d1 ～ 14	
GEM+DDP+ Nab-P	吉西他滨	1000mg/m²	静滴	d1、d8	q21d
	顺铂	25mg/m²	静滴	d1、d8	
	白蛋白紫杉醇	125mg/m²	静滴	d1、d8	

3. 靶向治疗

（1）靶向成纤维细胞生长因子　成纤维细胞生长因子融合突变常导致 FGF/FGFR 信号通路异常激活，在胆管癌中该突变发生率在 10% ～ 15%，与胆管癌的发生发展关系密切。目前成纤维细胞生长因子抑制剂有培米替尼和福巴替尼（TAS-120）。

（2）靶向异柠檬酸脱氢酶 IDH1/2　异柠檬酸脱氢酶 IDH1/2 在胆管癌中的发生率约为 13%，是胆管癌的潜在治疗靶点，目前 IDH1/2 抑制剂有艾伏尼布。

（3）其他靶向治疗　恩曲替尼和拉罗替尼是 NTRK 融合基因阳性的胆管癌治疗选择。达拉非尼和曲美替尼联合治疗可有效抑制胆管癌的 BRAF V600E 突变。塞尔帕替尼可用于治疗 RET 基因融合阳性的胆管癌。索凡替尼、瑞戈非尼作为多靶点酪氨酸激酶 TKI 抑制剂治疗胆管癌具有一定疗效。

4. 放射治疗　胆管癌的放射治疗根据治疗目的不同可分为术前新辅助放疗、辅助放疗及姑息放疗。术前新辅助放疗主要针对进展期胆管癌（尤其是肝外胆管癌），可以降低胆管癌的分期，提高手术切除率，延长患者生存时间。辅助放疗的适应证为可手术切除的进展期胆管癌，采取放疗与辅助化疗联合；姑息放疗适用于不可切除局部晚期及转移性胆管癌，对于不能切除的局部晚期胆管癌，如体能状态良好，无阻塞性黄疸，可采用放疗联合化疗同步进行，放疗靶区包括原发肿瘤区、转移淋巴结及可适当外扩包括高危区域淋巴结。

5. 免疫治疗　近年来免疫检查点抑制剂（ICI）进入胆管癌治疗领域。PD-1/PD-L1 抑制剂可用于治疗不可切除或转移性胆管癌，其中微卫星高度不稳定（MSI-H）和基因错配修复功能缺陷（dMMR）的胆管癌患者免疫治疗效果较好；而微卫星稳定（MSS）和基因错配修复功能完整（pMMR）的胆管癌患者对免疫检查点抑制剂几乎无应答，治疗效果较差。

6. 肝移植治疗　肝移植治疗需综合考虑医疗成本和治疗效果，严格排除淋巴结转移、血管侵犯、肝外胆管侵犯等情况，对极早期（肿瘤直径 < 2cm）合并肝硬化的肝内胆管癌病人效果较好，新辅助放化疗联合肝移植治疗局部进展期肝内胆管癌具有较好疗效。

7. 介入治疗　胆管癌介入治疗主要通过经皮经肝胆道穿刺、置管引流或放入胆道支架以降低黄疸指数，改善患者因黄疸引起的肝功能损伤、肝硬化及肝功能衰竭的风险。肝内胆管癌可以通过肝动脉插管、化疗、栓塞治疗控制肿瘤进展。放射性粒子植入到胆管支架，经门静脉局部化疗、肝动脉持续灌注化疗也属于胆管癌的介入治疗范畴。

【中西医结合治疗模式】

外科手术是可切除胆管癌患者唯一可能治愈的治疗方法。但单一手术治疗已不能提高治愈率，综合治疗可以发挥更大的作用。胆管癌的中西医结合治疗模式见表 8-10。

表 8-10　胆管癌中西医结合治疗模式

分期			胆管癌中西医结合治疗模式	
I 期			胆管癌根治术	中医协同手术
			随诊观察	中医防变治疗
II 期			胆管癌根治术 ± 辅助化疗	中医协同治疗
			随诊观察	中医防变治疗
III 期			（新辅助放化疗）+ 胆管癌根治术	中医协同治疗
			辅助化疗	中医协同化疗
			随诊观察	中医防变治疗
IV 期	可切除		（新辅助放化疗）+ 胆管 + 转移灶切除术	中医协同治疗
			辅助化疗	中医协同化疗
			随诊观察	中医防变治疗
	无法切除	PS 0 ~ 2 分	靶向治疗 ± 姑息化疗 ± 免疫治疗	中医协同治疗
			带瘤生存	中医姑息治疗
		PS 3 ~ 4 分		单纯中医治疗

1. 中西医协同治疗　胆管癌中西医协同治疗时期，中医治疗以健脾益胃为主，兼疏肝行气、清热化湿、祛瘀解毒，同时根据不同西医治疗手段配合中医减毒治疗以增效减毒。①胆管癌围手术期常运用健脾益气、清热解毒、疏肝利胆、利湿降浊等治法促进术后胆汁正常排泄、消化功

能恢复。②化疗期常运用健脾温中、补养气血、疏肝利胆等治法减轻化疗药物对骨髓和肝功能的损伤。③放疗期运用疏肝和胃、清热养阴等治法减轻恶心呕吐、食欲不振等放疗副反应。④胆管癌合并梗阻性黄疸患者经皮肝穿刺胆汁引流术（percutaneous transhepatic cholangial drainage，PTCD）治疗后，运用清热利湿、运脾化浊、通利腑气的治法以协同退黄。

2. 中医防变治疗　中医防变治疗适用于Ⅰ～Ⅳ期胆管癌患者根治术后未行辅助治疗或辅助治疗结束后的随访期，基本治法以健脾益气、疏肝行气为主，兼清热解毒，化湿祛瘀，同时结合辨证论治，以期降低复发转移风险。

3. 中医姑息治疗　中医姑息治疗适用于Ⅳ期胆管癌患者经靶向、化疗或免疫治疗后病情稳定的Ⅳ期带瘤生存期，基本治法以清热解毒、化湿祛瘀与益气健脾扶正并重，结合辨证论治，以提高生存质量、延长生存期。

【预防调护】

（一）预防

1. 一级预防措施　不吃生鱼及未煮熟的鱼肉、虾、螺蛳，改进烹调方法和饮食习惯，注意生、熟吃的厨具要分开使用。改善饮食结构，减少红肉类、高脂肪饮食及腌制品摄入，增加粗粮、蔬菜、水果、高纤维素食物的摄入，戒烟。避免接触致癌物质。

2. 二级预防措施　若发现癌前病变如胆道腺瘤、胆道上皮内瘤变等或危险因素如肝胆管结石等定期随访复查可降低胆管癌发生风险。

3. 随访　早期根治术后2年以内，每3月随访一次；2～5年，每6月随访一次；5年后，随访时间可延长至每年一次。随访内容：临床症状及体格检查，血液检测（血常规、血生化、CEA、CA199），胸腹盆CT或胸部CT、腹部MRI扫描。

晚期或不可切除的姑息性随访：在接受全身或局部治疗期间，按评价疗效要求或根据并发症，每8～12周随访一次。CA199和CEA用于病情监测，胸腹盆CT或胸部CT、腹部MRI扫描。

（二）调护

保持乐观心态与良好的社会精神状态。对接受手术治疗的病人，重点在于定期随访防治术后复发及转移。晚期胆管癌患者一般体质下降，食欲差，合并胆道感染、黄疸等并发症，中西医结合治疗的方式可帮助胆管癌患者提高生活质量。

第六节　胰腺癌

胰腺癌（pancreatic cancer，PC）是起源于胰腺导管上皮及腺泡细胞的恶性肿瘤，是一种发病隐匿，进展迅速，治疗效果及预后极差的消化系统恶性肿瘤。临床以腹痛、消化不良、黄疸、食欲降低和消瘦为主要表现。

据国际癌症研究机构（IARC）发布的全球癌症数据显示，2020年全球新发胰腺癌病例49.6万例，居恶性肿瘤第14位，死亡46.6万例，居恶性肿瘤第7位。2022年全国癌症报告显示，中国新发胰腺癌病例12.5万例，居我国恶性肿瘤第8位，死亡12.2万例，居我国恶性肿瘤第6位，发病率男性略高于女性。

中医古籍中没有"胰腺癌"病名的明确记载，根据类似症状描述可归属于"伏梁""积聚""癥瘕""痞块""黄疸""胁痛"等病证中。如"心之积，名曰伏梁，起脐上，大如臂，上至心下，久不愈，令人病烦心……脾之积，名曰痞气，在胃脘，覆大如盘。久不愈，令人四肢不收，发黄疸，饮食不为肌肤。"（《难经·五十六难》）"心腹积聚，久癥癖，块大如杯碗，黄疸，宿食朝起呕变，支满上气，时时腹胀，心下坚结，上来抢心，傍攻两胁，彻背连胸。"（《外台秘要·癥癖等一切病方四首》）

【中医病因病机】

胰腺癌的发生多由于外感邪气、内伤七情或饮食不节，致使脏腑失和、脾胃虚损、肝失疏泄，湿、热、瘀邪胶结，癌毒内生，日久成瘤。

（一）病因

1. 外感邪气　起居不慎，外感湿热之邪，积久不去，癌毒蕴生，导致脏腑失和，气血运行不畅，积而成瘤。正如《灵枢·九针论》说："四时八风之客于经脉之中，为瘤病者也。"

2. 内伤七情　平素情志抑郁，肝失疏泄，气机升降失调，导致脉络不通，津血运行失常，且肝木横逆克脾土，脾失健运、纳运失司，水湿内停，日久痰瘀互结，与癌毒相搏，结聚成瘤。如《重订严氏济生方·癥瘕积聚门》云："有如忧、思、喜、怒之气，人之所不能无者，过则伤乎五脏……乃留结而为五积。"

3. 饮食不节　酒食过度，饮食不节，饥饱失宜，日久伤脾，湿邪凝聚；或恣食肥腻，损伤脾胃，耗伤脾气，脾虚生湿，湿郁化热，湿热内蕴，日久不散，癌毒酿生，积聚成瘤。如《卫生宝鉴·食物所成》云："凡人脾胃虚弱，饮食不节或生冷过度，不能克化，致积聚结块。"

（二）病机

本病的基本病机为脾胃虚损，肝失疏泄，湿、热、瘀、毒胶结成瘤。病性为全身属虚、局部属实的本虚标实之证，以脾胃虚弱为本，湿热、血瘀、癌毒胶结为标。疾病初期以湿、热、瘀、毒等邪实为主，中期正虚愈重，晚期多脏气血亏虚，累及于肾，阴阳失衡，呈现肝肾阴虚或脾肾阳虚之候。

病位在胰，与肝脾关系密切，久病及肾。盖因肝主疏泄，调畅气机，气能布津；脾主运化，脾气健运则气血生化有源，津液运行正常；肝脾失司，则易产生湿、热、瘀、毒等病理产物，故与肝脾关系密切。肾为五脏之本，肝脾功能正常运行，依赖于肾气推动，而肝脾功能失司，久之亦能及肾。

【西医病因病理】

（一）病因

胰腺癌的发生是多因素作用的结果，与家族遗传、饮食习惯、高危因素等密切相关，但具体的发病机制尚未完全明确。

1. 遗传因素　家族遗传是胰腺癌公认的危险因素。家族聚集性是支持胰腺癌遗传易感性的重要证据，具有胰腺癌家族史尤其是一级亲属患有胰腺癌的人群，其罹患胰腺癌的风险增加。分子生物学研究显示，癌基因激活与抑癌基因失活及 DNA 修复基因的异常在胰腺癌发生过程中发挥重要作用，重要基因发生突变率 P16 为 95%、KRAS 为 90%、P53 为 75%、DPC4 为 55%。有证据显示 KRAS 突变可能为胰腺癌发生的早期事件。

2. 饮食因素 过量饮用咖啡、高脂肪和高蛋白饮食等可能会刺激胰腺的分泌，从而诱发胰腺炎，增加患胰腺癌的风险。

3. 高危因素 糖尿病、慢性胰腺炎、胆石症等疾病均已被证实是胰腺癌发病的明确危险因素，会增加患胰腺癌的风险。其他仍需要考虑的因素包括长期吸烟、过量摄入酒精、高龄、肥胖、化学致癌物等。

（二）病理

1. 好发部位 胰腺癌可发生于胰腺的任何部位，但以胰头最为多见，占 60%～70%，胰体 5%～10%，胰尾 10%～15%，弥漫性病变 10%。

2. 大体病理形态 大多数（90%）胰腺癌为导管细胞癌，常位于胰头，压迫胆管，侵犯十二指肠及堵塞主胰管，肿瘤质地坚实，切面常呈灰黄色，少有出血及坏死。少数胰腺癌为腺泡细胞癌，分布于胰腺头、体、尾部概率相同，肿瘤常呈分叶状，棕色或黄色，质地软，可有局灶坏死。

3. 组织学类型 按 WHO 标准，原发性胰腺癌包括导管腺癌、腺鳞癌和鳞癌、胶样癌、肝样腺癌、髓样癌、浸润性微乳头状癌、印戒细胞癌、未分化癌（间变型、肉瘤样型）、伴破骨细胞样巨细胞的未分化癌等。

【诊断】

（一）诊断要点

1. 临床表现

（1）症状 胰腺癌恶性程度较高，进展迅速，但起病隐匿，早期症状不典型，临床就诊时大部分患者已属于中晚期。主要临床表现包括：①腹部不适或腹痛：是常见的首发症状。多数胰腺癌患者仅表现为上腹部不适、隐痛、钝痛、胀痛等，易与胃肠疾病和肝胆疾病的症状混淆。若胰液出口梗阻，可出现进食后疼痛或不适。中晚期肿瘤若侵及腹腔神经丛，可致持续性剧烈腹痛。②消瘦和乏力：80%～90% 胰腺癌患者在疾病初期即有消瘦、乏力及体重减轻，与食欲下降、焦虑和肿瘤消耗等有关。③消化道症状：当肿瘤阻塞胆总管下端和胰腺导管时，胆汁和胰液不能进入十二指肠，可出现消化不良症状。若胰腺外分泌功能损害可能导致腹泻。晚期肿瘤侵及十二指肠，可导致消化道梗阻或出血。④黄疸：是胰头癌最主要的临床表现，与胆道出口梗阻有关，可伴有皮肤瘙痒、深茶色尿和陶土样便。⑤其他症状：部分患者可伴有持续或间歇低热，部分患者还可出现血糖异常。

（2）体征 胰腺癌早期无明显体征，随着疾病进展，可出现消瘦、上腹压痛和黄疸等体征。①消瘦：晚期患者常出现恶病质。②肝肿大：为胆汁淤积或肝脏转移的结果，肝脏质硬、大多无痛，表面光滑或结节感。③胆囊肿大：部分患者可触及囊性、无压痛、光滑且可推动的胆囊，称为库瓦西耶征，为诊断胰头癌的重要体征。④腹部肿块：晚期可触及腹部肿块，多位于上腹部，位置深，呈结节状，质地硬，不活动。⑤其他体征：晚期胰腺癌可出现锁骨上淋巴结肿大、腹水等体征。

2. 实验室检查

（1）血生化检查 早期无特异性改变，若肿瘤累及肝脏或阻塞胆管时，可引起谷丙转氨酶、谷草转氨酶、胆汁酸、胆红素等升高。肿瘤晚期伴随恶病质，可出现电解质紊乱以及低蛋白血症。此外，血糖变化也与胰腺癌发病或进展有关，需注意患者的血糖变化情况。

（2）肿瘤标志物 临床上常用的与胰腺癌诊断相关肿瘤标志物有 CA199、CEA、CA125 等，其中 CA199 是胰腺癌中应用价值最高的肿瘤标志物，可用于辅助诊断、疗效监测和复发监测，敏感性和特异性可达到 90% 以上。未经治疗的胰腺导管癌患者 CA199 可表现为逐步升高，可高达 1000 U/mL，敏感度与肿瘤分期、大小及位置有关。但约 10% 的胰腺癌患者检测不到 CA199 水平的异常，需结合 CEA、CA125 协助诊断。但需要注意，其他恶性肿瘤如结肠癌、卵巢癌、胃癌、肝癌、淋巴瘤等或一些良性疾病，如胰腺炎、胆道系统炎症、肠道炎症也可出现 CA199 增高，需加以鉴别，临床仍应以影像学证据为主。

3. 影像学检查

（1）超声检查 超声检查因简便易行、灵活直观、无创无辐射、可多轴面观察等特点，是胰腺癌的初筛检查方法。

（2）CT 检查 具有较好的空间和时间分辨率，是目前检查胰腺最佳的无创性影像检查方法，主要用于胰腺癌的诊断、鉴别诊断和分期。平扫可显示病灶的大小、部位，但不能准确地定性诊断胰腺病变及显示肿瘤与周围结构的关系。三期增强 CT 能够较好地显示胰腺肿物的大小、部位、形态、内部结构及与周围结构的关系，并能够准确判断有无肝转移及肿大淋巴结。

（3）MRI 及磁共振胰胆管成像检查 不作为诊断胰腺癌的首选方法，但 MRI 在显示胰腺肿瘤、判断血管受侵、准确的临床分期等方面已显示出越来越高的价值，在鉴别诊断困难时，可作为 CT 增强扫描的有益补充。而磁共振胰胆管成像及多期增强扫描的应用，在胰腺癌的定性诊断及鉴别诊断方面更具优势。

（4）PET-CT 显示肿瘤的代谢活性和代谢负荷，在发现胰外转移，评价全身肿瘤负荷方面具有明显优势。临床实践过程中不推荐常规应用，但对疑似有远处转移而 CT/MRI 检查仍未确诊的患者，可推荐行 PET-CT 检查。

（5）超声内镜（EUS） 在内镜技术的基础上结合了超声成像，提高了胰腺癌诊断的敏感度和特异度，特别是超声内镜引导下细针穿刺活检，已成为目前胰腺癌定位和定性诊断最准确的方法。

（6）经内镜逆行性胰胆管造影（ERCP） 胰腺癌最常见的 ERCP 表现是主胰管近端狭窄与远端扩张。ERCP 并不能直接显示肿瘤病变，其主要依靠胰管的改变及胆总管的形态变化对胰腺癌做出诊断，对胆道下端和胰管阻塞或有异常改变者有较大价值。

4. 病理学诊断

（1）细胞学检查 胰腺癌脱落细胞学标本包括腹腔积液、胰液。

（2）组织病理学检查 获取病理学标本的手段包括：根治手术、剖腹探查、经 B 超或 CT 引导下胰腺穿刺活检、转移性浅表淋巴结穿刺活检等。

（3）分子病理检测 建议对所有局部进展期或转移性胰腺癌病人进行基因检测，包括但不限于 BRCA1/2、NTRK1/2/3、PALB2、ATM/ATR 和 RAS 等，晚期胰腺癌病人均应进行 MSI/MMR/TMB 检测。

（二）鉴别诊断

1. 慢性胰腺炎 慢性胰腺炎是一种反复发作的渐进性的广泛胰腺纤维化病变，可导致胰管狭窄阻塞，胰液排出受阻，胰管扩张。与胰腺癌一样可有上腹不适、消化不良、腹泻、食欲不振、体重下降等临床表现，但慢性胰腺炎发病缓慢，病史长，常反复发作，急性发作可出现血尿淀粉酶升高，且极少出现黄疸症状。腹部 CT 检查可见胰腺轮廓不规整，结节样隆起，胰腺实质密度不均。

2. 壶腹癌 壶腹癌发生在胆总管与胰管交汇处，早期即可出现黄疸。十二指肠低张造影可显示十二指肠乳头部充盈缺损、黏膜破坏双边征。超声、CT、MRI、ERCP 等检查可显示胰管和胆管扩张，胆道梗阻部位较低，双管征，壶腹部占位病变。超声内镜检查能发现较小的病变并且能观察到病变浸润的深度、范围、周围肿大淋巴结等，在鉴别胰腺癌和壶腹癌有重要价值。

3. 胰腺囊腺瘤 胰腺囊性肿瘤临床少见，多发生于女性患者。影像学检查是鉴别的重要手段，且患者 CA199 常无升高。超声、CT、EUS 可显示胰腺内囊性病变、囊腔规则，而胰腺癌只有中心坏死时才出现囊变且囊腔不规则。

4. 胆总管结石 胆总管结石往往反复发作，病史较长，黄疸水平波动较大，发作时多伴有腹痛、寒战发热、黄疸三联征。

5. 胰腺其他占位性病变 主要包括胰腺假性囊肿、胰岛素瘤、实性假乳头状瘤等，肿物生长一般较缓慢，病程较长，同时可有特定的临床表现，如胰岛素瘤可表现为发作性低血糖，而胰腺假性囊肿患者多有急性胰腺炎病史，可结合 CT 等影像学检查加以鉴别，必要时可通过病理学检查协助诊断。

（三）肿瘤分期

目前主要采用 UICC/AJCC TNM 分期标准（2017 年第 8 版）。

（四）中医辨证

1. 脾虚湿毒证 临床表现：上腹部不适或疼痛，按之舒适，面浮色白，纳食减少，头重身困，恶心欲吐，消瘦，大便溏薄，肢体无力，口干不多饮，舌质淡，苔薄或薄腻，脉细。

2. 湿热蕴毒证 临床表现：上腹部胀满不适或胀痛，恶心呕吐，食欲不振，或见黄疸，小便黄赤，口苦口臭，心中懊侬，发热，舌红苔黄或腻，脉数。

3. 气滞血瘀证 临床表现：上腹部胀满不适或胀痛，腹部肿块明显，面色晦暗，唇甲青紫，肌肤甲错，两目黯黑，形体消瘦，恶心呕吐或呃逆，舌质青紫或见瘀斑，苔薄，脉弦细或涩或沉细。

4. 肝肾阴虚证 临床表现：上腹痞满，烦热口干，低热盗汗，头晕目眩，腰膝酸软，纳呆消瘦，舌红少苔，或光剥有裂纹，脉沉细或细数或细涩。

5. 脾肾阳虚证 临床表现：腹痛喜按，得温痛减，腹胀，纳差呕恶，畏寒肢冷，夜尿少，倦怠乏力，舌质淡胖，苔白滑，脉沉细。

6. 气血亏虚证 临床表现：腹部隐痛，痛势较缓，面色无华，爪甲色淡，食少纳呆，倦怠乏力，形体消瘦，舌质淡或淡胖，苔白或薄白，脉沉细或细弱或沉迟。

【中西医治疗】

（一）中医治疗

1. 辨证论治

（1）脾虚湿毒证

治法：健脾益气，化湿解毒。

代表方：香砂六君子汤（《古今名医方论》）加减。

常用药：木香、砂仁、陈皮、制半夏、党参、白术、茯苓、炙甘草。

加减：疼痛较甚者，加延胡索、川楝子行气止痛；乏力气短者，加黄芪益气；食欲不振较甚者，加焦山楂、炒麦芽、神曲健脾开胃。

（2）湿热蕴毒证

治法：清热化湿，解毒散结。

代表方：黄连解毒汤（《外台秘要》）合茵陈五苓散（《金匮要略》）加减。前方以清热解毒为主，后方以利湿退黄为主。

常用药：黄连、黄芩、黄柏、栀子、茵陈、白术、茯苓、猪苓、桂枝、泽泻。

加减：腹胀较甚者，加木香、大腹皮行气导滞；疼痛较甚者，加延胡索、青皮行气止痛；发热较甚者，可加知母、黄柏清热泻火。

（3）气滞血瘀证

治法：疏肝理气、活血化瘀。

代表方：膈下逐瘀汤（《医林改错》）加减。

常用药：五灵脂、当归、川芎、桃仁、牡丹皮、赤芍、乌药、延胡索、甘草、香附、红花、枳壳。

加减：腹部肿块硬实、疼痛者，加三棱、莪术化瘀止痛；疼痛明显者，加木香、青皮行气止痛。

（4）肝肾阴虚证

治法：滋肝益肾，养阴消癥。

代表方：杞菊地黄丸（《医级》）加减。

常用药：枸杞子、菊花、熟地黄、山药、山茱萸、茯苓、牡丹皮、泽泻。

加减：阴伤明显者，加生地黄、沙参、石斛滋阴生津；低热不退者，加玄参、知母滋阴清热。

（5）脾肾阳虚证

治法：温脾养肾，助阳散结。

代表方：附子理中汤（《三因极一病证方论》）加减。

常用药：附子、人参、干姜、炙甘草、白术。

加减：畏寒肢冷严重者，加淫羊藿、肉桂、巴戟天温阳散寒；泻下无度者，合赤石脂禹余粮汤、真人养脏汤固涩止泻。

（6）气血亏虚证

治法：补气养血，扶正补虚。

代表方：八珍汤（《瑞竹堂方》）加减。

常用药：人参、白术、茯苓、当归、川芎、白芍、熟地黄、炙甘草。

加减：痰湿内阻者，加半夏、陈皮、薏苡仁理气化湿；畏寒肢冷，食谷不化者，加补骨脂、肉苁蓉、鸡内金温阳健脾；动则汗出，表虚不固者，加防风、浮小麦固表止汗。

2. 辨病用药

（1）八月札　味苦，性寒；归肝、脾、肾经；功效疏肝理气，活血，散瘀止痛，除烦利尿。《食疗本草·卷上》记载："厚肠胃，令人能食，下三焦，除恶气，和子食之更好。"药理研究表明其具有调节人体免疫功能、抗肿瘤血管生成等药理作用。本品适用于胰腺癌气滞血瘀者，常用剂量 3 ～ 9g，入汤剂。

（2）龙葵　味苦，性寒，有小毒；归肺、肝、胃经；功效清热解毒，活血消肿。《本草纲目·草部》记载本品能"消肿散血"。药理研究表明龙葵抗肿瘤机制包括抑制肿瘤细胞增殖、诱导肿瘤细胞凋亡、细胞毒作用及增强免疫的作用。本品适用于胰腺癌热毒瘀结者，常用剂量 9 ～ 30g，入汤剂。

（3）猫爪草　味甘、辛，性温；归肝、肺经；功效化痰散结，解毒消肿。《中华本草精选本·毛茛科》言其能"泻火解毒，化痰散结"。药理研究表明其具有抑制肿瘤细胞增殖、诱导肿瘤细胞凋亡的作用。本品适用于胰腺癌痰湿内阻者。常用剂量 15 ～ 30g，入汤剂。

（二）西医治疗

1. 外科手术治疗　胰腺癌患者首选手术治疗。术前依据影像学检查结果，根据肿瘤有无远处转移，肠系膜上静脉或门静脉是否受侵，腹腔干、肝动脉、肠系膜上动脉周围脂肪间隙是否存在肿瘤等，将胰腺癌分为可切除、临界可切除和不可切除三类而制订不同治疗方案。若肿瘤位于胰头和钩突可行胰十二指肠切除术；肿瘤位于胰腺体尾部可行胰体尾和脾切除术；肿瘤累及全胰或胰腺内有多发病灶，行全胰切除术；肿瘤位于胰腺颈部，手术切除时，应根据术中探查结果决定具体术式。

2. 化学治疗

（1）新辅助化疗　对于体能状态好的、具有高危因素的可切除胰腺癌及临界可切除胰腺癌，可考虑行术前新辅助化疗，方案可选择以吉西他滨为基础的两药联合方案如吉西他滨＋白蛋白结合型紫杉醇、吉西他滨联合替吉奥，也可以选择三药联合方案如 FOLFIRINOX 等。化疗后 4 ～ 8 周行根治手术，术后无复发或转移证据的患者，建议多学科评估后继续行辅助化疗。

（2）辅助化疗　与单纯手术相比，术后辅助化疗疗效明确，可以防止或延缓肿瘤复发。胰腺癌患者术后如无禁忌证，均应行辅助化疗。常用化疗方案见表 8-11。对于体能状态良好的患者，建议联合化疗，可选择吉西他滨＋卡培他滨、mFOLFIRINOX 等联合化疗方案。体能状态较差的患者，建议给予吉西他滨单药或氟尿嘧啶类药物。由于部分病人术后早期即发生转移，故辅助化疗开始前应行包括影像学检查在内的全面基线评估。

（3）姑息性化疗　针对不可切除的局部晚期或转移性胰腺癌，应依据患者体能状态选择一线化疗方案。对于体能状态良好的患者建议吉西他滨＋替吉奥、吉西他滨＋白蛋白结合型紫杉醇、FOLFIRINOX 等方案。对于存在 BRCA 1/2 胚系突变的晚期胰腺癌患者可能对铂类药物敏感，可考虑首选含顺铂或奥沙利铂的方案。对于体能状态较差的患者，建议吉西他滨单药或替吉奥单药化疗。

表 8-11　胰腺癌常用化疗方案

方案	药物	推荐剂量	用法	用药时间	周期
单药方案					
GEM	吉西他滨	1000mg/m²	静滴	d1、d8	q21d
S-1	替吉奥	40 ～ 60mg/ 次	口服，每日两次	d1 ～ 28 或 d1 ～ 14	q42d 或 q21d
联合化疗方案					
GX	吉西他滨	1000mg/m²	静滴	d1、d8、d15	q28d
	卡培他滨	1660mg/（m²·d）	口服，分为每日 2 次	d1 ～ d21	

续表

方案	药物	推荐剂量	用法	用药时间	周期
GN	吉西他滨	1000mg/m²	静滴	d1、d8、d15	q28d
	白蛋白紫杉醇	125mg/m²	静滴	d1、d8、d15	
FOLFIRINOX	奥沙利铂	85mg/m²	静滴	d1	q14d
	伊立替康	180mg/m²	静滴	d1	
	LV	400mg/m²	静滴	d1	
	5-FU	400mg/m²	静推	d1	
	5-FU	2400 mg /m²	持续静滴 46 h		
5-FU/LV	LV	20mg/m²	静滴	d1～5	q28d
	5-FU	425mg/m²	静滴	d1～5	
GP	吉西他滨	1000 mg /m²	静滴	d1、d8	q21d
	顺铂	75mg /m²	静滴	d1	
GS	吉西他滨	1000 mg /m²	静滴	d1、d8	q21d
	替吉奥	30～50mg	口服，每日 2 次	d1～14	
XELOX	奥沙利铂	130mg/m²	静滴	d1	q21d
	卡培他滨	1000 mg /m²	口服，每日 2 次	d1～14	
Nal-IRI +5-FU/LV	伊立替康脂质体	80mg /m²	静滴	d1	q14d
	LV	400mg/m²	静滴	d1	
	5-Fu	2400 mg /m²	持续静滴 46 h		
PEXG	顺铂	30 mg /m²	静滴	d1、d15	q28d
	表柔比星	30mg/m²	静滴	d1、d15	
	吉西他滨	800mg/m²	静滴	d1、d15	
	卡培他滨	1250 mg /(m²·d)	口服	d1～28	

3. 放射治疗　胰腺癌的术后放疗国内研究证据级别较低，缺乏循证医学证据，对于胰腺癌术后切缘阳性者，可行 5-Fu 或 GEM 同步放化疗，后续 5-Fu 或 GEM 维持治疗。对于临界可切除的胰腺癌新辅助放化疗可能提高 R0 切除率，并可改善患者生存，但方案尚无标准，可选择以 GEM 为基础的新辅助放化疗方案或 FOLFIRINOX+ 放疗。对于全身状况良好的局部晚期胰腺癌，采用常规剂量放疗同步化疗或续贯放化疗可缓解症状和延长患者生存期。对于不耐受放化疗的局部晚期胰腺癌患者，推荐可通过照射原发灶或转移灶，实施缓解梗阻、压迫或疼痛为目的的减症治疗，以提高患者生存质量。

4. 靶向治疗　对于存在 NTRK 融合基因的胰腺癌病人，首选拉罗替尼或恩曲替尼进行治疗。存在致病性胚系 BRCA 1/2 基因突变的病人，一线化疗首选含铂方案，如 FOLFIRINOX 或吉西他滨联合顺铂方案，如铂类药物治疗后无进展生存期 ≥ 16 周，建议以奥拉帕利维持治疗。对于体系 BRCA 1/2 基因突变或同源重组修复缺陷阳性的病人，可参考胚系突变同等处理。尼妥珠单抗联合吉西他滨可延长 KRAS 基因野生型，尤其合并表皮生长因子受体（EGFR）过表达的局部进展期或转移性胰腺癌病人的总生存期。

5. 免疫治疗　建议将免疫检查点抑制剂如 PD-1 单克隆抗体用于具有高度微卫星不稳定性或错配修复缺陷分子特征的转移性胰腺癌病人。但目前尚无证据表明使用免疫检查点抑制剂 CTLA-4/PD-1/PD-L1 可使无上述分子特征的胰腺癌病人获益。

6. 介入治疗

（1）经动脉灌注化疗 胰腺头部及颈部肿瘤经胃十二指肠动脉灌注化疗，胰腺体部及尾部肿瘤多经腹腔动脉、肠系膜上动脉或脾动脉灌注化疗。若患者同时伴有肝脏转移，则需同时行肝动脉灌注化疗和 / 或栓塞治疗。灌注化疗常用药物包括吉西他滨、氟尿嘧啶、阿霉素类、铂类药物等单药或联合应用。药物剂量根据患者体表面积、肝肾功能、血常规等具体指标决定。

（2）消融治疗 治疗前应根据影像学检查全面充分地评估患者的全身状况，包括肿瘤大小、位置、数目以及肿瘤与周围邻近器官的关系，以制订合适的穿刺路径及消融范围。强调选择合适的影像引导技术（超声、CT 或 MRI）及消融手段（如不可逆电穿孔治疗）。消融范围应力求包括至少 5mm 的癌旁组织，以彻底杀灭肿瘤。对于部分边界不清晰、形状不规则的肿瘤，在邻近组织及结构条件允许的情况下，建议适当扩大消融范围。

（3）黄疸的介入治疗 胰腺癌导致的恶性胆道梗阻常常是低位胆道梗阻，常合并门静脉侵犯和局部动脉侵犯，经皮肝穿刺途径或内镜途径的引流或支架是解决胆道恶性梗阻的主要手段，可有效降低患者胆红素水平，减轻黄疸，缓解瘙痒等症状，为手术及化疗提供机会。

（4）消化道梗阻的介入治疗 5%～10% 的胰腺癌患者会伴有消化道梗阻症状，通过消化道支架植入术，可减轻早饱、恶心、餐后呕吐等不适症状，提高患者生活质量。

【中西医结合治疗模式】

胰腺癌恶性程度高，进展快。中医药能促进术后机体功能恢复，减少放疗、化疗等辅助治疗的毒性反应，缓解临床症状，改善生活质量，延长生存期。作为胰腺癌治疗的重要手段之一，可单独应用或与其他抗肿瘤药物联合应用。胰腺癌中西医结合治疗模式见表 8-12。

表 8-12 胰腺癌中西医结合治疗模式

胰腺癌中西医结合治疗模式		
可切除胰腺癌	外科手术治疗	中医协同手术
	化疗 ± 放疗	中医协同治疗
	随诊观察	中医防变治疗
临界可切除胰腺癌	新辅助化疗 ± 放疗	中医协同治疗
	外科手术治疗	中医协同手术
	化疗 ± 放疗	中医协同治疗
	随诊观察	中医防变治疗
局部进展期胰腺癌 体能状态良好	姑息化疗	中医协同化疗
	带瘤生存	中医姑息治疗
	同步放化疗或续贯放化疗	中医协同放化疗
	转化化疗 / 转化性放化疗 + 手术治疗	中医协同治疗
	随诊观察	中医防变治疗
体能状态较差	姑息化疗 / 减症放疗	中医协同治疗
	带瘤生存	中医姑息治疗

续表

胰腺癌中西医结合治疗模式			
转移性胰腺癌	体能状态良好	联合化疗 / 减症放疗	中医协同治疗
		带瘤生存	中医姑息治疗
	体能状态较差	单药化疗	中医协同化疗
		带瘤生存	中医姑息治疗
			单纯中医治疗

1. 中西医协同治疗 胰腺癌中西医协同治疗时期，中医治疗以健脾扶正为主，兼清热化湿、祛瘀解毒，同时根据不同西医治疗手段的干预进行中医减毒治疗以缓解相关不良反应，增强疗效。①胰腺癌围手术期运用补气养血、健脾益胃等治法，提高机体免疫力，恢复脏腑功能。②化疗期间运用健脾和胃、补气养血、滋补肝肾等治法协同增强化疗效果、减轻毒副反应。③放疗期间运用益气养阴、清热解毒等治法协同增敏减毒。

2. 中医防变治疗 中医防变治疗适用于胰腺癌术后辅助治疗结束后的随访期，基本治法以健脾益气、疏肝理气为主，兼清热化湿、祛瘀解毒，同时结合辨证论治，以期降低复发转移风险。

3. 中医姑息治疗 中医姑息治疗适用于局部进展期或转移性胰腺癌患者经西医治疗后病情稳定的带瘤生存期，基本治法以清热化湿、祛瘀解毒与健脾益气、补脾益肾并重，同时结合辨证论治，以提高生存质量、延长生存期。

【预防调护】

（一）预防

1. 一级预防措施 纠正不良生活习惯，戒烟酒，清淡饮食，控制高脂肪、高动物蛋白的摄入，减少红肉类及腌制品摄入，增加粗粮、新鲜蔬菜、水果等低脂肪、高纤维素食物的摄入。

2. 二级预防措施 积极治疗慢性胰腺炎、糖尿病及慢性胆囊疾患，定期复查，发现肿块或假性囊肿时早日切除。

3. 随访 胰腺癌术后患者，术后第 1 年，建议每 3 个月随访一次；第 2～3 年，每 3～6 个月随访一次；3～5 年，每 6 个月随访一次。随访项目包括体格检查、血常规、生化、凝血功能，以及 CA199、CA125、CEA 等血清肿瘤标志物、胸腹部增强 CT 或增强核磁、骨 ECT（每半年）、头颅增强核磁（出现相关临床症状）。晚期胰腺癌患者，应至少每 2～3 个月随访一次。随访包括体格检查、血常规、生化、凝血功能，以及 CA199、CA125、CEA 等血清肿瘤标志物，胸腹部增强 CT 或增强核磁，骨 ECT（每半年）、头颅增强核磁（出现相关临床症状），必要时复查 PET/CT。

（二）调护

由于胰腺癌恶性程度高、进展快，应给予患者足够的关怀与安慰，可向患者科学讲解胰腺癌的相关知识，让患者正确对待疾病，乐观面对人生，积极配合各项治疗。同时嘱咐患者保持健康的生活方式及乐观的心态，适当体育锻炼，做到劳逸结合，提高免疫力。对一般状况不佳的胰腺癌患者，应仔细监测患者情况，给予最佳支持疗法，充分发挥中医药在胰腺癌中的整体调节作用，提高患者免疫功能，提高患者生活质量，延长患者生存期。

第九章

泌尿及男性生殖系统肿瘤

第一节 肾 癌

肾癌（renal cell carcinoma，RCC）全称肾细胞癌，起源于肾实质泌尿小管上皮系统，是人体泌尿系统常见的恶性肿瘤。早期常无典型症状，晚期以血尿、腰痛、腹部包块为主要表现。

国际癌症研究机构（IARC）发布的 2020 年全球癌症数据显示，肾癌在全球的发病率占成人恶性肿瘤的 2%～3%，低于泌尿系统中的前列腺癌和膀胱癌。本病男性较为多见，男女发病率之比约为 2∶1，其分布亦存在明显的地域差异，北美、西欧等西方发达国家的发病率高于其他地区。据 2022 年我国肿瘤登记数据显示，肾癌发病率为 3.99/10 万，死亡率为 1.39/10 万，5 年生存率为 69.8%。随着我国医学影像技术的发展及普及，近年来超过 50% 的肾癌是在健康体检或其他疾病检查中被发现，故首诊发现晚期肾癌患者比例较前明显下降。

传统中医典籍中无"肾癌"病名，根据其症状归属于"肾积""癥积""腰痛""溺血"等范畴。如"胞移热于膀胱，则癃溺血。"（《素问·气厥论》）"血淋者，是热淋之甚者，则尿血，谓之血淋。"（《诸病源候论·血淋候》）"腰者肾之府，转摇不能，肾将惫矣。"（《素问·脉要精微论》）

【中医病因病机】

肾癌的发生多是在肾气亏虚的基础上，因外邪侵袭、饮食失调、劳倦过度等多种因素，致使肾不主水，湿浊内生，气血瘀滞，癌毒内蕴。

（一）病因

1. 外邪侵袭 久居湿地，或起居不慎，外受湿热之邪，湿热下注，入里蓄毒，湿热瘀毒蓄于水道，如《丹溪心法·腰痛》云："腰痛主湿热。"

2. 饮食失调 饮食不节或过食肥甘厚味、嗜酒损伤脾胃，脾失健运，湿浊阻遏气机，气机不畅则气滞血瘀，湿瘀胶结，酿生癌毒，聚结腰部日久则成癌肿。若积久化热，灼伤络脉则致尿血。

3. 劳倦过度 体劳过度或房室不节导致机体气血阴阳失调，日久致脾肾亏虚，脾虚则运化失职，肾虚则膀胱气化无权，均可致水湿停聚，酿湿生痰，痰湿郁结，久则损伤愈重，凝聚愈深，最终致气滞血瘀，津枯痰结，形成肾癌。《金匮要略·血痹虚劳病》云："五劳虚极羸瘦，腹满不能饮食，食伤，忧伤，饮伤，房室伤，饥伤，劳伤，经络营卫气伤，内有干血，肌肤甲错，两目黯黑。"

4. 正气虚损 素禀肾虚，或年老肾精亏虚，或久病不愈耗伤肾精，精不化气，气化不利则水湿内停，或同时外感六邪，瘀久成毒，久积腰部而成癌肿。《圣济总录·虚劳门》云："肾主腰脚，若其气不足，风邪乘之，故令人腰痛引少腹，不可以仰息。"

（二）病机

本病的基本病机为肾气亏虚，湿热瘀毒蕴结水道。病性多属本虚标实，以肾虚为本，湿、热、瘀、毒蕴结为标。本虚是标实形成的先决条件，而标实的形成亦逐渐加重本虚的程度，两者贯穿于疾病始终，并在病程的不同阶段各有侧重。疾病初期湿热、瘀血、癌毒等邪实较甚；中期随着正虚日渐凸显，正虚与邪实并重；晚期则以肾精亏虚为主，可以表现为脾肾阳虚或肝肾阴虚。

本病病位在肾，与肝、脾二脏密切相关。盖因肝主藏血，肾主藏精，肝肾同源，肝血、肾精互生互化，肝血不足亦可致肾精亏虚；肾为先天之本，脾为后天之本，先后天互资，脾虚则肾精无以充化，肾气生化乏源。故肾之病变与肝、脾功能失调密切相关。

【西医病因病理】

（一）病因

肾癌的确切病因目前尚不明确。其发病可能与吸烟、肥胖、高脂饮食、高血压及抗高血压药物的使用、遗传因素等有关。

1. 吸烟 吸烟是肾癌发病最重要的危险因素。研究显示，吸烟者肾癌发病率是非吸烟者的 2 倍，且吸烟者随着吸烟数量与年限的增长，肾癌发病率随之升高。

2. 肥胖与高脂饮食 肥胖和高脂饮食与肾癌的发生密切相关。体质指数（BMI）超标者肾癌发病率为非超标者的 2.57 倍，每日摄入热能过高者肾癌发病率为正常饮食的 1.3 倍。目前认为高脂肪、高蛋白饮食而蔬菜水果摄入过少将增加肾癌发病风险。肥胖人群肾癌发病风险增高可能与体内雄激素或雌激素的释放增加，以及与脂肪细胞所分泌的一些细胞因子有关，但其具体致病机理尚不明确。

3. 高血压与抗高血压药物 高血压是肾癌发病的独立危险因素之一，高血压患者肾癌发病风险是正常人群的 1.4 ～ 2 倍。多项大型研究表明，长期服用抗高血压药物尤其是利尿剂的使用可增加肾癌的发病风险。

4. 遗传因素 2% ～ 4% 的肾癌发病是由易感基因胚系突变导致的，与多种家族遗传性疾病相关，如希佩尔 – 林道病（von Hippel–Lindau disease，VHL）和遗传性乳头状肾癌（hereditary papillary RCC，HPRCC）。VHL 发生肾透明细胞癌的概率为 24% ～ 70%（平均 50%），其主要是由于 VHL 抑癌基因突变导致。HPRCC 主要由定位在染色体 7q31 的 MET 原癌基因（proto-oncogene）错义突变启动，导致 MET 的酪氨酸激酶域发生激活突变，MET 信号持续活化，通过激活多种通路促进肿瘤细胞增殖和分化。

5. 其他 其他危险因素还包括长期接触职业性致癌物、获得性囊性肾病、镇痛药物的应用、射线暴露、饮酒、糖尿病、妊娠与激素水平变化等。

（二）病理

1. 好发部位　肾癌主要发生于肾脏上、下两极，上极更为常见，多数肾癌为单侧病灶，以单发为主，多发仅占全部的 10% ～ 20%。

2. 大体病理形态　病灶常表现为单个圆形肿物，直径多为 3 ～ 15cm。切面淡黄色或灰白色，伴灶性出血、坏死、软化、钙化或纤维化等改变，部分肿瘤内可见囊性变（占 10% ～ 15%），坏死和出血常见于肿块较大者。肿瘤界限往往较清楚，外周可见假包膜。肿瘤可局限在肾实质，当肿瘤逐渐增大，可蔓延到肾盏、肾盂和输尿管，并常侵犯肾静脉，静脉内癌栓可延伸至下腔静脉，可至右心房。

3. 组织学类型　肾癌组织学分类包括肾透明细胞癌、乳头状肾细胞癌、嫌色细胞癌、集合管癌，以及其他未分类肿瘤等多种类型，其中以肾透明细胞癌最多见。

4. 病理分级　肾癌分级与预后密切相关，WHO/ISUP 病理分级标准在临床中广泛应用，但该分级仅适用于肾透明细胞癌和乳头状肾细胞癌，此分级标准将肾细胞癌分为 4 级，见表 9-1。

表 9-1　2016 版 WHO/ISUP 病理分级标准

分级	定义
1 级	400× 镜下核仁缺如或不明显，呈嗜碱性
2 级	400× 镜下可见明显核仁，嗜酸性，100× 镜下可见但不突出
3 级	100× 镜下可见明显核仁，嗜酸性
4 级	核极度多形性，多核瘤巨细胞和（或）横纹肌样和（或）肉瘤样分化

【诊断】

（一）诊断要点

1. 临床表现

（1）症状　早期肾癌往往缺乏明显症状，随着病情的发展可出现以下症状：①肾癌"三联征"：即血尿、腰痛和腹部包块，为肾癌的主要症状。同时出现三个症状时，约 60% 的患者已达到 T_3 期。血尿常见于肿瘤位置比较靠近肾盂的患者，多表现为间歇性的无痛肉眼血尿，也有部分表现为镜下血尿。腰痛在肾癌早期可表现为胁腹部或腰部隐痛，进展期肾癌腰痛明显，且呈持续性。由于肾位于后腹膜间隙，位置较深，一般不能被扪及。只有当肿瘤体积增大时，才可能在胁腹部扪及边界不清、质地较硬、表面光滑的肿块。②副瘤综合征：肾癌患者发生率约为 30%，表现为高血压、高血糖、高钙血症、红细胞增多症、红细胞沉降率上升、凝血功能不良、肝功能异常、周围神经组织疾病等。出现此综合征的患者往往预后较差。③转移病灶引起的症状：部分肾癌患者以其转移病灶相关临床表现为首发症状就诊，可表现为咳嗽、咯血、骨痛、骨折等。在转移性肾癌患者中，以肺转移最为常见（48.4%），其次为骨转移（23.2%）和肝转移（12.9%）。

（2）体征　肾癌早期通常缺乏阳性体征，晚期查体可发现腹部包块、继发性精索静脉曲张及双下肢水肿等。

2. 实验室检查

（1）常规检查 主要包括尿常规、血常规、红细胞沉降率、肝肾功能等，结果通常表现为尿红细胞增多、贫血、红细胞沉降率上升、血浆白蛋白降低、α2- 球蛋白增高、碱性磷酸酶升高、凝血酶原时间延长、高血糖、高血钙等。

（2）肿瘤标志物 尚无公认的用于肾癌辅助诊断的血清肿瘤标志物。

3. 影像学检查

（1）超声检查 是发现肾肿瘤最简便和常用的方法，有助于鉴别肾肿瘤良、恶性，适用于慢性肾功能衰竭或对碘剂过敏而不适宜行增强 CT 扫描的肾肿瘤患者。

（2）胸部正侧位 X 线检查 是肾癌的常规筛查方法。对于有可疑结节或临床分期 ≥ Ⅲ 期的患者，应进一步完善胸部 CT。

（3）腹部 CT 检查 是肾癌术前诊断及术后随访最常用的检查方法，可帮助了解肿瘤侵犯范围，判断有无异常血管，粗略评估双肾形态及功能，并有助于肾癌 TNM 临床分期诊断、制定治疗方案、评价治疗效果和随访监测病情。

（4）腹部 MRI 检查 是肾癌术前诊断及术后随访较常用的检查方法，敏感度和特异度等于或略高于 CT，适用于对 CT 造影剂过敏、孕妇或其他不适宜进行 CT 检查的患者。

（5）PET-CT 检查 目前临床应用较广泛的显像剂是氟 –18– 氟代脱氧葡萄糖（^{18}F–fluorodeoxyglucose，^{18}F–FDG），多项研究表明 ^{18}F–FDG PET–CT 对肾癌的淋巴结转移和远处转移的显像要优于其他影像检查，尤其在判断肾癌骨转移或骨骼肌转移方面更具优势，且能够通过葡萄糖代谢变化早期监测疗效、评估预后情况。但其对肾癌原发灶的诊断价值有限，不推荐常规使用。

（6）核素骨显像检查 核素骨显像是肾细胞癌骨转移的首选筛查方法，但灵敏度仅为 50% 左右。患者有骨痛等骨相关症状或血清碱性磷酸酶升高或临床分期 ≥ Ⅲ 期的肾细胞癌患者，应行骨扫描检查明确是否有骨转移。

4. 病理学诊断

（1）细胞学检查 一般采用细针穿刺细胞学检查，但对于肾癌的诊断来说，细针穿刺难以明确肿瘤性质，诊断准确率不高，不推荐作为常规检查手段。

（2）组织病理学检查 组织病理学检查为诊断肾癌的金标准，通过组织病理学检查可确定肾癌的组织学类型，主要通过肾脏肿瘤病灶穿刺、转移灶穿刺、部分肾切除术或根治性肾切除术获取病理标本。

（二）鉴别诊断

1. 肾囊性肿块 单纯性肾囊肿与肾癌易于鉴别，但对于 B 超发现的多房囊性肿块、肾囊肿内发生出血或感染时，往往易误诊为肿瘤，可利用多层螺旋 CT 进行鉴别。囊性肾癌表现为：①直径 > 5cm 的多房或单房性囊性肿块，肿块与肾脏交界处有局部浸润。②肿块囊壁和（或）多房间隔不均匀增厚（正常厚度约 1mm），尤其是囊壁出现结节，其对于囊性肾癌具有诊断意义。③偶见囊壁或间隔散在性小钙化，可能显示壁增厚或壁结节。

2. 肾脓肿 肾脓肿通常有发热、尿路刺激症状，可出现脓尿、血尿，CT 检查显示囊壁较厚，注射造影剂后囊壁增强明显，囊液密度高于水的密度。

3. 肾结核 结核性脓肿或结核空洞应与肾癌相鉴别，但结核病变有时可为双侧，有结核的相关症状，囊壁厚，可见钙化、囊液密度不均，尿液涂片找抗酸杆菌及结核分枝杆菌培养可鉴别。

4. 肾血管平滑肌脂肪瘤 又称错构瘤，错构瘤内含有脂肪组织，而肾癌中几乎无脂肪组织，借助超声、CT 和 MRI 可进行定性诊断，但错构瘤与较小的肾癌不易鉴别，少脂肪、富平滑肌成分的错构瘤也易与肾癌相混淆。错构瘤不发生侵袭和转移，有双侧倾向。无法鉴别时，可采用肾部分切除送病理检查。但由于错构瘤血管丰富，有破裂出血倾向，一般不推荐采用针吸活检。

5. 肾盂尿路上皮癌　肾盂尿路上皮癌一般较早出现血尿，尿液中可找到肿瘤细胞，静脉尿路造影或逆行尿路造影可见肾盂内充盈缺损。当肾盂尿路上皮癌侵犯肾实质或肿块较大时，与穿破肾盂的肾癌难以鉴别。CT 检查时肾癌病灶增强更为明显，肾实质广泛侵犯并有向外周生长的趋势，而肾盂尿路上皮癌多位于肾中部，向肾实质侵犯。

6. 淋巴瘤　非霍奇金淋巴瘤易发生肾脏累及。患者常出现淋巴瘤的相关症状如周期性发热、全身其他部位淋巴结肿大等，肾肿块有多发、双侧倾向，可表现为肾病灶不大而后腹膜淋巴结肿大明显。对于高度怀疑淋巴瘤的患者可采用穿刺活检的方法，一般不手术。

（三）肿瘤分期

目前主要采用 UICC/AJCC TNM 分期标准（2017 年第 8 版）。

（四）中医辨证

1. 湿热蕴毒证　临床表现：腰部或上腹部包块，腰酸痛、坠胀不适，尿血色鲜红；尿频，尿急，尿灼热疼痛，低热，口干口苦，乏力，渴喜冷饮，纳呆，恶心呕吐，舌质红，苔白腻或黄腻，脉滑数或濡数。

2. 瘀血内阻证　临床表现：腰部或腹部肿块逐渐增大，血尿不止伴有血块；腰痛加剧，痛有定处，呈刺痛或钝痛，面色晦暗，舌质紫暗，舌边尖有瘀点或瘀斑，苔薄白，脉弦或涩或结代。

3. 脾肾阳虚证　临床表现：腰腹部肿块，腰痛，持续性无痛性血尿，形体消瘦，神疲乏力，面色㿠白或无华，心悸气短，头晕纳呆，大便溏薄，小便清长，畏寒肢冷，口渴喜热饮，舌淡红，苔薄白，脉沉细弱。

4. 肝肾阴虚证　临床表现：腰腹部肿块，腰痛喜按，尿血短赤，低热，自汗盗汗，五心烦热，腰膝酸软，神疲乏力，大便秘结，渴欲饮水，眩晕耳鸣，食少纳呆，舌质红，苔少或无或花剥，脉细数。

【中西医治疗】

（一）中医治疗

1. 辨证论治

（1）湿热蕴毒证

治法：清热利湿，解毒散结。

代表方：八正散（《太平惠民和剂局方》）加减。

常用药：车前草、滑石、通草、瞿麦、萹蓄、栀子、大黄、甘草等。

加减：纳呆者，加山楂、神曲健脾消食；尿血不止者，加侧柏叶、地榆凉血止血；热盛心烦口渴者，加麦冬、天花粉清热生津止渴。

（2）瘀血内阻证

治法：行气活血，散瘀解毒。

代表方：桃红四物汤（《医宗金鉴》）加减。

常用药：桃仁、红花、当归、熟地黄、白英、土茯苓、白芍、川芎等。

加减：腰痛严重者，加乳香、没药行气止痛；出血量多者，加大蓟、小蓟、三七化瘀止血；腹痛剧烈者，加金铃子散（《太平圣惠方》）活血止痛。

（3）脾肾阳虚证

治法：健脾益肾，软坚散结。

代表方：右归丸（《景岳全书》）加减。

常用药：熟地黄、山药、山茱萸、肉桂、当归、白术、菟丝子、枸杞子、附子、甘草等。

加减：乏力嗜睡者，加黄芪、党参益气健脾；恶心呕吐者，加柿蒂、砂仁降气止呕；浮肿、小便不利者，加车前草、猪苓渗湿通淋；腰痛者，加怀牛膝、续断、杜仲补肾通络止痛。

（4）肝肾阴虚证

治法：滋阴补肾，软坚散结。

代表方：左归丸（《景岳全书》）加减。

常用药：熟地黄、枸杞子、山茱萸、鹿角胶、山药、川牛膝、菟丝子、龟甲胶等。

加减：五心烦热者，加黄柏、知母、地骨皮清虚热；痛甚者，加白芍、延胡索柔肝止痛；纳差者，加陈皮、砂仁理气健脾；大便燥结者，加瓜蒌仁、火麻仁、郁李仁润肠通便。

2. 辨病用药

（1）莪术　味辛、苦；性温；归肝、脾经；功效破血行气，消积止痛。《本草图经·草部中品之下卷第七》记载本品为“治积聚诸气，为最要之药”。药理研究显示姜黄素可通过抑制 AKT/mTOR 信号通路的活性来降低肾癌细胞活力，诱导细胞凋亡及自噬。本品适用于肾癌瘀血内阻者，常用剂量 6～9g，入汤剂。

（2）冬凌草　味苦、甘；性微寒；归肺、胃、肝经；功效清热解毒，活血止痛。药理研究显示冬凌草甲素可通过诱导坏死性凋亡来增强 5-Fu 对肾细胞癌的毒性作用，并能通过靶向 PDPK1 抑制肾癌耐药细胞增殖。本品适用于肾癌湿热内蕴或瘀血内阻者，入汤剂 9～30g。

（3）千金子　味辛，性温，有毒；归肝、肾、大肠经。功效泻下逐水，破血消癥。《开宝本草·草部下品之下》记载本品主治“癥瘕，疝癖，瘀血，蛊毒鬼疰，心腹痛，冷气胀满”。研究显示千金子二萜醇对肾癌 Renca 细胞具有抑制作用。本品适用于肾癌瘀血内阻者，常用剂量 1～2g，去壳、去油用，入丸、散。

（二）西医治疗

1. 手术治疗　外科手术治疗是肾癌最主要的治疗手段。局限性肾癌患者（指病灶限于肾脏被膜内）和局部进展性肾癌患者（指病灶局限于 Gerota 筋膜内但已经累及肾周脂肪或肾窦脂肪，无远处转移但可伴有区域淋巴结转移）首选外科手术治疗。肾癌的手术方式分为根治性肾切除术和保留肾单位手术。采用的手术方式需根据术前的影像学检查结果而定。根治性肾切除术主要适用于无远处转移（不包括肾静脉、下腔静脉瘤栓）且病灶局限易切除的患者。但某些邻近器官转移的局限性可切除病灶也可实行根治性肾切除术。根治性肾切除术一般不行常规淋巴结清扫。只有发现有明确的肿大淋巴结证据或在术中触及肿大淋巴结时，才需进行淋巴结清扫术以明确病理分期。保留肾单位手术适用于大部分临床分期为 T_{1a}、T_{1b} 的肾癌患者。先天性孤立肾、对侧肾功能不全或无功能、双侧肾癌的患者，根治性肾切除术后发生肾功能不全或尿毒症的可能性较大，故首选保留肾单位手术；当患者的对侧肾合并某些良性疾病（如肾结石、慢性肾盂肾炎）或其他可能导致肾功能恶化的疾病（如高血压、糖尿病、肾动脉狭窄、自身免疫性疾病）也可实行保留肾单位手术。

对于初诊为转移性肾癌或肾癌术后转移的患者以及肾癌合并骨、脑、肝转移的患者，建议采用多学科制定的综合性治疗策略。对于耐受手术的转移性患者，可考虑实行外科手术治疗。在合并骨转移的患者中，对于存在骨折、脊柱不稳定及脊髓受压风险的患者，如果同时符合下列 3 个条件可首选手术治疗：①预计患者存活期＞ 3 个月。②体能状态良好。③术后能改善患者的生活质量，为进一步全身治疗和护理创造条件。

2. 靶向治疗

（1）血管生成抑制剂 肾癌代表药物有舒尼替尼、培唑帕尼、索拉非尼、阿昔替尼等，目前广泛用于转移性肾细胞癌。舒尼替尼、培唑帕尼和索拉非尼主要用于转移性或不可切除性肾细胞癌的一线治疗，阿昔替尼主要用于二线治疗。

（2）哺乳动物雷帕霉素靶蛋白（mammalian target of rapamycin，mTOR）抑制剂 mTOR 抑制剂主要通过调节 mRNA 转录影响蛋白质合成抑制肿瘤增殖。mTOR 抑制剂代表药物有依维莫司和西罗莫司，主要应用于转移性或不可切除性肾细胞癌的二线治疗。

3. 免疫治疗 免疫检查点抑制剂（ICI）在肾癌抗肿瘤治疗中获得新进展，它可以有效阻断免疫检查点的负性调节作用，间接激活体内免疫应答、解除免疫抑制，从而发挥杀伤肿瘤的作用。CTLA-4 和 PD-1/PD-L1 是最常见的两类免疫检查点，其所对应的 ICI 分别为伊匹木单抗和纳武利尤单抗、阿替利珠单抗。

4. 化学治疗 肾癌对多种化疗药物具有耐药性，传统化疗药物的单独应用已被证实疗效不佳，推荐化疗与免疫治疗或靶向治疗联合应用提高临床疗效。目前，肾癌的化疗药物主要包括吉西他滨、多柔比星及卡培他滨等，见表 9-2。

表 9-2 肾癌常用化疗方案

方案	药物	剂量	用法	用药时间	周期
GEM+ADM	吉西他滨	1500/2000mg/m²	静滴	d1	q14d
	多柔比星	50mg/m²	静推	d1	
GEM+CAP	吉西他滨	1000mg/m²	静滴	d1, d8, d15	q28d
	卡培他滨	830mg/m²	口服，每日 2 次	d1～21	
GEM+CBP	吉西他滨	1250mg/m²	静滴	d1, d8	q21d
	卡铂	70mg/m²	静滴	d1	

5. 细胞因子治疗 肾癌是免疫原性较强的恶性肿瘤，在过去 10 年中，细胞因子治疗作为肾癌综合治疗的重要手段之一，主要包括白细胞介素 -2（IL-2）和 α - 干扰素（IFN-α），但其总缓解率（ORR）较差（5%～ 31%），且毒副作用显著。因此，随着免疫及靶向治疗时代的来临，细胞因子已不作为肾癌的首选治疗。

6. 介入治疗 介入治疗是肾癌治疗的一种新术式，主要包括栓塞治疗和消融治疗。介入治疗可降低传统开放手术的手术风险，缩短患者术后卧床时间，延长患者的生存期。肾癌肺转移、肝转移可以分别运用支气管动脉栓塞术、肝动脉栓塞术，以防止转移灶相关并发症。有远处转移病灶且原发灶不可切除者，身体状况差、不能耐受手术、需尽可能保留肾单位、肾功能不全者均可考虑消融治疗。

7. 放射治疗 肾癌对放射治疗的敏感性较差，一般不推荐其作为肾癌的主要治疗方式，通常作为其他治疗方式（如化疗、手术）的辅助治疗。

【中西医结合治疗模式】

手术是肾癌的重要治疗手段，但多数患者术后会出现肾功能衰竭、肾脏损伤、感染等并发症。且肾癌对放化疗均不敏感，术后免疫治疗及靶向治疗虽取得了一定的疗效，但患者极易出现耐药的情况。运用中医药治疗有助于促进围手术期恢复，减少术后并发症，同时建立合理的中西医结合治疗模式更有助于改善患者生活质量，减缓复发转移，延长带瘤生存时间。肾癌中西医结合治疗模式见表9-3。

表 9-3　肾癌中西医结合治疗模式

分期		肾癌中西医结合治疗模式	
Ⅰ～Ⅱ期		手术/消融/局部栓塞/放疗	中医协同治疗
		随诊观察	中医防变治疗
Ⅲ～Ⅳ期	耐受手术	系统治疗	中医协同治疗
		手术 ± 术后系统治疗	中医协同治疗
		随诊观察	中医防变治疗
	不耐受手术	系统治疗/局部消融/局部栓塞	中医协同治疗
		带瘤生存	中医姑息治疗

1. 中西医协同治疗　肾癌中西医协同治疗时期，中医治疗以补肾益气扶正为主，兼清利湿热、活血解毒，同时针对不同西医治疗手段进行中医减毒治疗以减轻相关不良反应。①肾癌术后常运用补肾健脾、解毒泻浊、清热利湿等治法，改善术后肾功能损伤以及疲乏、腰酸等不适症状。②靶向治疗期运用健脾化湿、清热解毒、益气养血等治法防治药物相关性皮疹、腹泻等不良反应。③免疫治疗期运用健脾益肾、调和气血、解毒祛瘀等治法，有助于调节免疫功能，促进药效的发挥，减少免疫治疗不良反应。

2. 中医防变治疗　中医防变治疗适用于局限性肾癌患者手术后的随访期，基本治法以健脾益肾或滋补肝肾为主，兼清热利湿、祛瘀解毒，同时结合辨证论治，以期降低肾癌复发转移的风险。

3. 中医姑息治疗　中医姑息治疗适用于转移性或不可切除性肾癌患者，基本治法以清热解毒、软坚散结、行气止痛与健脾补肾或滋补肝肾并重，同时结合辨证论治，以提高生存质量、延长生存期。

【预防调护】

（一）预防

1. 一级预防　规律饮食，节制饮食，多食用富含纤维的蔬菜、水果和全谷物，控制红肉和加工肉类的摄入量；积极锻炼，控制体重，减少体脂，降低高血压发病率，每周保持适度合理的有氧运动；改变不良生活习惯，不吸烟、不酗酒；减少工作场所暴露风险（镉、石棉、三氯乙烯等），减少与有害物质的直接接触，做好职业防护工作；积极开展肾癌防治保健宣传活动，加强公众对于肾癌预防诊疗相关知识的了解，切实提高公众对于肾癌的防范意识。

2. 二级预防　积极开展肾癌普查工作，特别是患有肾癌相关基础疾病的人群需全面排查，定期对特定人群进行身体健康检查，争取早发现、早诊断、早治疗；对于家族遗传风险较高的人群定期体检。

3. 随访 定期复查：病史、体格检查、实验室检查（包括血生化和尿常规等）、影像学检查（包括胸部 CT、腹部 CT 或 MRI 等）：①肾癌部分切除术后（$T_{1\sim2}$ 期）患者，开始前两年每 6 个月一次，然后每年一次。②根治性肾切除（$T_{3\sim4}$ 期）患者，开始前 2 年每 3 个月一次，然后每 6 个月一次至术后 5 年，然后每年一次。③消融治疗与密切监测（T_{1a} 期）患者，开始前 2 年每 3 个月一次，然后每 6 个月一次，5 年后每年一次。④全身系统治疗（IV 期）患者，实验室检查需加做血常规、甲状腺功能检查，可测量病灶部位 CT 或 MRI，头颅增强 CT 或 MRI（脑转移患者），骨扫描（骨转移患者），心脏超声（服用小分子靶向药物患者），系统治疗前对所有可测量病灶进行影像学检查，以后每 6 ~ 12 周进行复查评价疗效。⑤对已有或疑有复发及远处转移的患者，可行 PET-CT 检查。

（二）调护

重视情绪疏导的作用，避免患者出现焦虑紧张的不良情绪，树立战胜疾病的信心。注意饮食营养搭配，增加热量与食物含氮量。适度加强体育锻炼，提高患者自身免疫力。日常监测患者的尿量并关注有无出血、感染、气胸等不良情况。对于体质虚弱的患者，可在辨证的基础上适当服用党参、当归等益气补血之品。

第二节 前列腺癌

前列腺癌（prostate cancer，PC）是指发生于前列腺的上皮性恶性肿瘤，多起源于前列腺后叶。临床以尿频、排尿困难、尿潴留为主要表现，可因疾病转移出现血尿、全身多发骨痛、消瘦等症状。该病起病隐匿、早期症状不明显，多数患者就诊时已进展为中晚期。

近年来，随着我国老龄化人口增多，前列腺癌的发病率呈上升趋势，严重威胁着老年男性的身体健康。国际癌症研究机构（IARC）发布的 2020 年全球癌症数据显示，前列腺癌在世界范围内年龄标化患病率为 30.7/10 万人，位居男性新发恶性肿瘤病例数的第 2 位。2022 年全国癌症报告显示，中国男性新发前列腺癌 12 万例，位居我国男性癌症新发病例数第 6 位。

传统中医典籍中无"前列腺"这一脏腑的记载，也无"前列腺癌"病名记载，但类似症状描述见于"癃闭""淋证""癥积"等病证中。如"癃闭合而言之一病也，分而言之，有暴久之殊。盖闭者暴病，为溺闭，点滴不出，俗名小便不通是也。癃者久病为溺癃，淋漓点滴而出，一日数十次或百次。"（《医学纲目·闭癃遗溺》）

【中医病因病机】

前列腺癌的发生多是在肾气亏虚的基础上，因饮食失宜、情志抑郁、外感湿热等多因复合，致使气机不畅，湿浊内生，瘀血内阻，癌毒蕴结精室日久成瘤。

（一）病因

1. 饮食失宜 饮食厚味、嗜食辛辣，或喜烟酒，易致湿热内生，结于下焦，精室受扰，癌毒蕴结，久则致病。《重订严氏济生方·宿食门》云："或过餐五味、鱼腥、乳酪，强食生冷果菜……久则积聚，结为癥瘕。"

2. 情志抑郁　七情内伤，气机运化失常致使三焦气化失常，尿路受阻，肝郁气滞，气滞经脉，经脉不利，血行不畅，脉络瘀阻，癌毒内生，结于精室而成病。《灵枢·百病始生》曰："若内伤于忧怒，则气上逆，气上逆则六输不通，温气不行，凝血蕴里而不散，津液涩渗，著而不去，而积皆成矣。"

3. 外感湿热　外感湿热之邪毒，水湿不化，血脉不畅，瘀积成毒，湿毒化热下注，蕴结精室，导致小便不通，或小便滴沥难解而成病。

4. 劳倦体弱　素体不足，久病体弱，或房劳过度，致脾肾两虚，运化濡养失司，瘀血败精聚积下焦，肾脏阴阳俱损，结而致病。即《景岳全书·癃闭》所谓："或以败精，或以槁血，阻塞水道而不通也。"《诸病源候论·积聚候》云："积聚者，由阴阳不和，腑脏虚弱，受于风邪，搏于腑脏之气所为也。"

（二）病机

本病的基本病机为肾精亏虚，湿热瘀毒互结于精室。病性多属本虚标实，以肾精亏虚为本，湿浊、热邪、瘀血、癌毒蕴结精室为标。疾病初期以湿热、瘀血、癌毒等邪实为主，中期正气逐渐耗损，邪气愈加强烈，正虚和邪实交加演变，晚期则正气亏损明显，以肾精亏虚为主。

病位在精室与肾，与膀胱关系密切，涉及肝、脾。精室、膀胱主排精、排尿，肾主水，主藏精，司气化，肾闭藏与气化功能失常，则排尿、排精不利，气血津液输布失常，湿热、瘀血、癌毒内生，蕴结于精室。肝主疏泄，促进精液排泄通畅有度，且肝经绕阴器，抵少腹，与精室相关。脾主运化，湿浊困脾，久病耗伤脾气，脾虚则健运失司，难以充养先天之肾精。

【西医病因病理】

（一）病因

前列腺癌的病因及发病机制十分复杂，其确切病因尚不明确，病因学研究显示前列腺癌与遗传、年龄、外源性因素等有密切关系。

1. 遗传因素　前列腺癌的发病率在不同种族间有巨大的差别，黑人发病率最高，其次是白种人，亚洲人种发病率最低，提示遗传因素是前列腺癌发病的最重要因素之一。有前列腺癌家族史的患者比无家族史的患者确诊年龄早 6～7 年。前列腺癌的发病与胚系基因致病性突变有关（常见突变基因包括 BRCA1、BRCA2、HOXB13、MLH1、MSH2、PMS2、MSH6、EPCAM、ATM、CHEK2、NBN 和 TP53），其中 BRCA2、CHEK2、ATM 和 BRCA1 属于 DNA 修复基因，前列腺癌格利森（Gleason）评分系统评为 8 分及以上的前列腺癌与 DNA 修复基因突变密切相关。

2. 年龄因素　前列腺癌的发病与年龄呈正相关，其发病率随年龄而增长，年龄越大发病率越高。高发年龄为 50～80 岁，50 岁以上发病率呈指数增加，80 岁及以上达到高峰。

3. 外源性因素　酒精摄入量过多是前列腺癌的高危因素，同时与前列腺特异性死亡率相关。此外过低或者过高的维生素 D 水平和前列腺癌的发病率有关，尤其是高级别前列腺癌。紫外线暴露可能会降低前列腺癌的发病率。流行病学资料显示亚洲裔人群移居美国后前列腺癌发病率会明显升高，提示地理环境及饮食习惯等外源性因素也影响前列腺癌的发病。

（二）病理

1. 好发部位　前列腺癌好发部位为前列腺外周带，即包绕在中央带周围的组织，约占腺体的

70%，15%～25%起源于移行带，其余5%～10%起源于中央带。

2. 大体病理形态　前列腺癌格利森评分系统（prostate cancer Gleason score system）由2014年国际泌尿病理协会专家共识会议上制定和修订，是目前应用最广泛的组织学评价前列腺癌的分级系统。将在低倍镜下观察到的腺体组织结构分为以下5级。

（1）Gleason 1级　单个的分化良好的腺体，大小一致，密集排列，形成界限清楚的小结节。

（2）Gleason 2级　单个分化良好的腺体，较疏松排列，大小不一致，形成界限较清楚的结节，可伴有微小的浸润。

（3）Gleason 3级　分散独立的分化良好的腺体，腺体大小明显不一致。

（4）Gleason 4级　分化不良的融合或筛状的细胞，包括肾小球样结构的腺体等，或呈肾透明细胞癌样。

（5）Gleason 5级　缺乏腺性分化，形成片状、条索状、线状、实性的单个细胞和坏死，如乳头状坏死、筛状坏死、实性坏死等。

3. 组织学类型　将前列腺原发的上皮源性恶性肿瘤，按照组织学类型分为以下8种：腺泡腺癌、导管内癌、导管腺癌、尿路上皮癌、腺鳞癌、鳞状细胞癌、基底细胞癌、神经内分泌肿瘤。其中以腺泡腺癌和导管腺癌最为常见，因此通常我们所说的前列腺癌是指前列腺腺癌。

【诊断】

（一）诊断要点

1. 临床表现

（1）症状　①早期前列腺癌通常没有症状，发展缓慢。②当肿瘤发展，侵犯或阻塞尿道、膀胱颈时，可出现尿频、尿线变细、分叉及无力，逐渐出现排尿困难等症状。③肿瘤局部浸润或转移，可表现为腰部、骶部、髋部及坐骨神经疼痛；压迫直肠则可致大便变细及排便困难；肺部转移可出现咳嗽及咯血；压迫脊髓可导致下肢瘫痪。其他转移症状有下肢水肿、肾积水、皮下转移结节、病理性骨折等。④晚期病例可出现食欲不振、倦怠乏力、消瘦、进行性贫血、肾功能衰竭、恶病质等全身症状。

（2）体征　前列腺增大，坚硬如石，表面不平，也可触及硬性结节，晚期则十分固定，邻近的精囊也可变大变硬。全身检查可发现贫血及转移征象，如盆腔淋巴结肿大、肝肿块等。

2. 直肠指检　直肠指检是发现前列腺癌的重要方法。早期在肛门指检下就能触及，初起多为后叶或腺体边缘的硬结，常坚硬如石，大小不一，表面异常突起，中央沟消失。晚期浸润到直肠时，直肠黏膜固定；浸润到盆壁时，前列腺固定。

3. 实验室检查　前列腺特异性抗原（PSA）的测定：分为总PSA（tPSA）及游离PSA（fPSA）。PSA为前列腺癌的特异性指标，随着年龄的增加其正常值范围可升高。总PSA的值对诊断、分期及预后均有帮助。fPSA/tPSA比值可以协助诊断处于灰区的前列腺癌，PSA速率、PSA密度对前列腺癌的诊断有帮助。

4. 影像学检查

（1）超声检查　该检查为常用检查手段，以经直肠超声检查（transrectal ultrasonography，TRUS）为佳，可以帮助医生进行前列腺系统的穿刺活检。在TRUS引导下在前列腺及周围组织结构寻找可疑病灶，并能初步判断肿瘤的体积大小。

（2）CT　CT对前列腺癌的诊断有限，主要是明确淋巴结是否肿大及是否有其他部位转移等。

（3）MRI　MRI 检查是诊断前列腺癌及明确临床分期的最主要方法之一。MRI 可显示前列腺癌外周包膜的完整性、是否侵犯前列腺周围脂肪组织、膀胱及精囊等器官；预测包膜或包膜外侵犯的准确达 70%～90%，有无精囊受侵犯的准确率 90%；MRI 可显示盆腔淋巴结受侵犯情况及骨转移病灶，对前列腺癌的临床分期具有重要的作用。

（4）PET-CT　PET-CT 与 CT、MRI 相比，可增加区分前列腺癌和良性病变的概率，可用于诊断早期前列腺癌。在生化失败再分期患者中的敏感性和特异性分别为 85% 和 88%，同时 PET-CT 可能有助于检测患者的远处转移。但因费用较高，不推荐常规使用。

（5）放射性核素检查（ECT）　进行 ECT 检查可更早发现骨转移，比 CT、MRI 检查早 3～6 个月。

5. 膀胱镜检查　运用于判断前列腺癌是否侵入后尿道、膀胱颈或膀胱三角区，如果前列腺侵入上述区域，可见膀胱颈部和底部隆起，膀胱壁、输尿管下端有肿瘤浸润。

6. 病理学诊断

（1）细胞学检查　尿液涂片找前列腺癌细胞可作为诊断前列腺癌的辅助方法；前列腺液涂片细胞学检查，特别是通过导管法采集的前列腺液检查结果准确率较高。

（2）组织病理学检查　前列腺穿刺活检是诊断前列腺癌最可靠的检查，经直肠活检为前列腺癌活检中最常用的方法，诊断准确率可达 80%～90%，超声引导下穿刺可进一步提高准确率。

（3）分子病理检测　对已知家族成员携带胚系致病基因突变的患者和高风险、极高风险、局部进展及转移性前列腺癌患者，推荐进行 DNA 损伤修复相关基因（特别是 BRCA2、BRCA1、ATM、PALB2、CHEK2、MLH1、MSH2、MSH6、PMS2）的胚系变异检测。局部前列腺癌、转移性前列腺癌还可考虑进行同源重组基因突变（HRRm）和微卫星高度不稳定（MSI）或错配修复突变（dMMR）检测。

（二）鉴别诊断

1. 前列腺增生症　前列腺增生与前列腺癌早期症状很相似，但前列腺增生在直肠指检示前列腺呈弥漫性增大，光滑有弹性，无硬结；B 超检查前列腺呈对称性增大，回声均匀，包膜完整且连续，与周围组织界线清楚。

2. 前列腺结石　前列腺结石患者多数有慢性前列腺炎史，前列腺质韧，可扪及质硬且有捻发感的结石，B 超可协助诊断。

3. 前列腺结核　前列腺结核患者前列腺硬结，与前列腺癌相似，但患者年龄轻，有生殖系统其他器官如精囊、输精管、附睾结核性病变或有泌尿系统结核症状，如尿频、尿急、尿痛、尿道内分泌物、血精等。尿液、前列腺液、精液内有红细胞和白细胞。X 线平片可见前列腺钙化阴影。前列腺活检可见典型的结核病变等。癌肿结节有坚硬如石之感，且界线不清、固定。

4. 肉芽肿性前列腺炎　肉芽肿性前列腺炎有严重的下尿路感染症状出现，前列腺指诊可触及有弹性的较大结节，形状不规则，软硬程度不一，前列腺组织活检以泡沫样细胞为主。

（三）肿瘤分期

目前主要采用 UICC/AJCC TNM 分期标准（2017 年第 8 版）。

（四）中医辨证

1. 湿热蕴结证 临床表现：小便不畅，尿线变细，伴有灼热感，点滴而下或成癃闭，口苦口干，烦躁易怒，面红目赤，可伴有发热，少腹胀痛，拒按，大便急迫或干结，舌质红，苔黄腻，脉滑数或弦数。

2. 气滞血瘀证 临床表现：小便滴沥，或癃闭不通，情志不畅，下腹刺痛，或伴腰背、会阴刺痛，肌肤甲错，或皮肤上有瘀斑，舌质紫暗或有瘀点，舌底脉络迂曲，脉涩或细数。

3. 脾肾亏虚证 临床表现：小便无力排出，尿流渐细，尿等待，夜尿多，神疲怯弱，腰膝酸软，畏寒肢冷，喜温喜按，大便溏泄，舌体胖大，边有齿痕，舌淡，苔水滑，脉沉细。

4. 气阴两虚证 临床表现：尿流变细、分叉，排出无力，小便灼热，五心烦热，倦怠乏力，食欲减退，午后潮热，腰背困痛，自汗盗汗，大便干结如羊粪，舌体瘦小，舌红，苔少或无苔，脉细数。

【中西医治疗】

（一）中医治疗

1. 辨证论治

（1）湿热蕴结证

治法：清利湿热，软坚通利。

代表方：八正散（《太平惠民和剂局方》）加减。

常用药：车前子、瞿麦、萹蓄、滑石、栀子、甘草、木通、大黄等。

加减：便秘者，加重大黄用量，加芒硝、枳实泄热通便；尿灼热而痛者，加白花蛇舌草、白英清热通淋。

（2）气滞血瘀证

治法：活血化瘀，通络散结。

代表方：桃仁红花煎（《陈素庵妇科补解》）加减。

常用药：桃仁、红花、当归、香附、延胡索、赤芍、川芎、乳香、丹参、青皮、生地黄等。

加减：两胁疼痛，情志不畅者，加柴胡、郁金疏肝止痛；口舌生疮者，加淡竹叶、木通清心泻火；下肢肿甚者，加白术、泽泻利水消肿。

（3）脾肾亏虚证

治法：健脾补肾，渗湿散结。

代表方：真武汤（《伤寒论》）加减。

常用药：茯苓、白芍、生姜、附子、白术等。

加减：脾虚纳差者，加人参、苍术益气健脾利湿；大便溏泄者，加山药、白扁豆健脾和中止泻。

（4）气阴两虚证

治法：益气养阴，健脾和胃。

代表方：生脉散（《医学启源》）加减。

常用药：人参、麦冬、五味子等。

加减：食欲减退者，合香砂六君子汤《古今名医方论》加减；眩晕、耳鸣者，加牛膝、杜仲、菟丝子补肾；津亏便结者，加玄参、生地黄、肉苁蓉滋阴通便；血虚甚者，加熟地黄，阿胶补血。

2. 辨病用药

（1）白英（蜀羊泉、白毛藤） 味微苦，性平；入肝、胆经；功效清热解毒，祛风利湿。《本草纲目拾遗·藤部》记载："清湿热，治黄胆水肿。"现代药理研究表明，白英水提取物可阻断 G2 期细胞，促进细胞凋亡，达到抗肿瘤效果。本品适用于前列腺癌湿热蕴结者，常用剂量 9～15g，入汤剂。

（2）龙葵 味苦、微甘，性寒，有小毒；入肺、肝、胃经；功效清热解毒，活血消肿，利尿。《本草纲目·草部》："消热散血。"现代药理研究表明，龙葵提取物有多种抗肿瘤成分，主要为生物碱，具有细胞毒及抗核分裂作用。本品适用于前列腺癌湿热瘀毒互结者，常用剂量 9～30g，入汤剂。

（3）蛇莓 味甘，性寒，有小毒；入肝、胃、脾经；功效清热解毒，散结消肿。《上海常用中草药·清热解毒药》："治癌肿疗疮。"现代药理研究表明，蛇莓水提取物可抑制肿瘤细胞分裂和 DNA 合成。本品适用于前列腺癌热毒蕴结者，常用剂量 9～15g，入汤剂。龙葵与白英、蛇莓配伍，称龙蛇羊泉汤，为治疗泌尿生殖系肿瘤常用的基本方。

（二）西医治疗

1. 观察等待 前列腺癌生物学存在较大差异，当前随着 PSA 筛查的推广及系统前列腺穿刺的广泛应用，早期前列腺癌被发现的概率大大增加。对于早期前列腺癌，结合患者治疗获益评估、预期寿命及治疗后长期对患者生活质量的影响，为防止过度治疗，在考虑患者意愿的前提下，针对前列腺癌治疗提出了"观察等待"和"主动监测"的理念。

2. 手术治疗 手术治疗是根治前列腺癌的主要治疗手段，目前包括根治性前列腺切除术和双侧睾丸切除术。根治术应考虑肿瘤分期、危险度与患者总体健康情况。前列腺癌患者多为高龄男性，手术并发症的发生率与身体状况密切相关。因此，只有身体状况良好，没有严重的心肺疾病、预计寿命超过 10 年的患者适合根治术。

根治性前列腺切除术的目的是彻底清除肿瘤，同时保留控尿功能，尽可能保留勃起功能。主要术式有传统的开放性经会阴、经耻骨后前列腺癌根治术及近年发展的腹腔镜前列腺癌根治术和机器人辅助腹腔镜前列腺癌根治术。根据 TNM 分期，T_1～T_{2c} 推荐行根治术。而 T_{3b}～T_4 的患者需要根据情况综合判断，N_1 患者需要行淋巴结清扫术，出现远处转移者不考虑根治手术。

3. 放射治疗 放射治疗是前列腺癌的根治性治疗手段之一，具有疗效好、适应证广、并发症少等优点，适用于各期前列腺癌患者。外放射治疗根据治疗目的可分为 3 大类：①根治性放疗：是局限期和局部进展期前列腺癌患者的根治性治疗手段。②术后放疗：分为术后辅助放疗和术后挽救放疗。③转移性前列腺癌的姑息性放疗：目的是延长生存时间，提高生活质量。

4. 放射性粒子植入治疗 放射性粒子植入是在 B 超或 CT 引导下将放射性粒子均匀的放在前列腺癌病灶内，通过粒子发出的射线近距离杀伤肿瘤细胞。优点为创伤小，可避免外照射对正常组织影响，但是此项技术对术者要求较高，需要在有经验的医疗中心完成。

5. 微创治疗 前列腺癌微创治疗包括冷冻治疗、高能聚焦超声治疗、射频消融治疗、纳米刀等，属局部治疗，可以用于局限期前列腺癌的治疗，尤其是不适合手术及根治性放疗的患者，也可以用于手术失败患者的挽救治疗，是对前列腺癌手术及放射治疗的补充，有创伤小、安全有效的特点。但也有一定的术后并发症，包括勃起功能障碍、尿路感染、排尿功能障碍等。同时针对前列腺肿瘤的微创治疗依赖于影像学和前列腺穿刺对肿瘤的评估和精准定位，对前列腺体积及肿瘤大小有严格要求，术前应把握适应证，需要多学科协作完成。

6. 内分泌治疗　内分泌治疗分为经典内分泌治疗、新型内分泌治疗、去势治疗联合雄激素剥夺治疗（androgen-deprivation therapy，ADT）。雄激素剥夺治疗与手术、放疗、化疗、新型内分泌药物联合治疗等发展迅速，疗效确切。

对于转移性前列腺癌患者，雄激素剥夺治疗依然是一线标准治疗方案。对于低瘤负荷转移性激素敏感性前列腺癌首选推荐单纯 ADT 治疗；而对于高瘤负荷转移性激素敏感性前列腺癌，推荐在 ADT 治疗的基础上联合其他内分泌药物进行治疗，如阿比特龙、恩扎卢胺、阿帕他胺、比卡鲁胺或者氟他胺，见表 9-4。

转移性前列腺癌往往在内分泌治疗中位缓解时间 18 ～ 24 个月后逐渐对激素产生非依赖而发展为去势抵抗前列腺癌（castration resistant prostate cancer，CRPC），对于 CRPC 患者可选择维持性去势治疗及新型内分泌药物（包括阿比特龙及恩扎卢胺）。

表 9-4　前列腺癌常用的内分泌治疗药物

药物名称	治疗方法
戈舍瑞林	3.6mg 规格：在腹前壁皮下注射，每 4 周给药 1 次，每次 1 支
	10.8mg 规格：在腹前壁皮下注射，每 12 周给药 1 次，每次 1 支
亮丙瑞林	3.75mg 规格：上臂、腹部、臀部多部位皮下注射，每 4 周给药 1 次，每次 1 支
	11.25mg 规格：上臂、腹部、臀部多部位皮下注射，每 12 周给药 1 次，每次 1 支
曲普瑞林	3.75mg 规格：肌内注射每 4 周 1 次，每次 1 支
地加瑞克	80mg 规格：皮下注射给药（仅腹部区域），240mg 为起始剂量（应分 2 次连续皮下注射），给药 28d 后给予每个月维持剂量 80mg
比卡鲁胺	50mg 规格：口服，一次 50mg，每日 1 次
氟他胺	250mg 规格：口服，一次 250mg，每日 3 次
醋酸阿比特龙	250mg 规格：口服，1000mg，每日 1 次，与泼尼松 5mg 口服，每日 2 次联用；注意：须在餐前至少 1h 和餐后至少 2h 空腹服用
恩扎卢胺	40mg 规格：口服，160mg，每日 1 次
阿帕他胺	60mg 规格：口服，240mg，每日 1 次
达罗他胺	300mg 规格：口服，600mg，每日 2 次
瑞维鲁胺	80mg 规格：口服，240mg，每日 1 次

7. 化学治疗　化疗是去势抵抗前列腺癌的重要治疗手段，化疗可以延长 CRPC 患者的生存时间、控制疼痛、减轻乏力、提高生活质量。多西他赛是目前最常用的化疗药物，也可使用米托蒽醌、卡巴他赛、雌美司汀等。

8. 免疫治疗　近年来免疫检查点抑制剂（ICI）也已进入前列腺癌治疗领域，多种 PD-1/PD-L1 抑制剂如纳武利尤单抗、帕博利珠单抗、阿维鲁单抗等的临床试验正在有序进行。

9. 靶向治疗　针对携带有 BRCA1/2 突变、ATM 突变（HRR 基因突变亚群），或者 HRR 信号通路中 12 个基因中任何一个的突变的 CRPC 患者，建议使用 PARP 抑制剂（如奥拉帕利）联合内分泌治疗。

10. 骨健康相关治疗 晚期前列腺癌多发生骨转移,尤其是承重骨转移,易出现骨相关不良事件,包括病理性骨折、疼痛等,针对骨转移常用药物包括双膦酸盐、地舒单抗。放射性核素镭 –233 也可用于前列腺癌骨转移疼痛的治疗。

【中西医结合治疗模式】

手术、放疗、内分泌治疗是前列腺癌的主要治疗手段。但单一治疗手段已不能提高治愈率,综合治疗可以发挥更大的作用。前列腺癌中西医结合治疗模式见表 9-5。

表 9-5 前列腺癌中西医结合治疗模式

分期		前列腺癌中西医结合治疗模式	
Ⅰ期		前列腺癌根治术 / 根治性放疗	中医协同治疗
		随诊观察	中医防变治疗
Ⅱ～Ⅲ期		前列腺癌根治术 / 根治性放疗	中医协同治疗
		(内分泌治疗)	中医协同治疗
		随诊观察	中医防变治疗
Ⅳ期	ⅣA	前列腺癌根治术 + 内分泌治疗	中医协同治疗
		内分泌治疗 ± 放疗	中医协同治疗
	ⅣB	ADT 为基础的联合治疗	中医协同治疗
		带瘤生存	中医姑息治疗

1. 中西医协同治疗 前列腺癌中西医协同治疗时期,中医治疗以补肾益气为主,兼清热化湿、祛瘀解毒,同时根据不同西医治疗手段的干预进行中医减毒治疗以缓解相关不良反应,增强疗效。①前列腺癌术后运用补肾温阳、化气利水等治法,防治前列腺癌术后尿失禁。②内分泌治疗期可以运用固肾培本、调畅气血、滋阴清热等法,调理脏腑阴阳失和、营卫失调出现的潮热盗汗、乏力失眠等症状,减轻内分泌药物副作用。③化疗期运用健脾和胃、益气养血等治法,以协同增强化疗效果、减轻不良反应。④放疗期间运用益气养阴、清热解毒、活血利湿等治法,以协同增敏,减轻放射性炎症。

2. 中医防变治疗 中医防变治疗适用于Ⅰ～Ⅲ期前列腺癌术后未行辅助治疗或辅助治疗结束后的随访期,基本治法以补肾益气为主,兼清热化湿、祛瘀解毒,同时结合辨证论治,以期降低复发转移风险。

3. 中医姑息治疗 中医姑息治疗适用于Ⅳ期前列腺癌患者经西医治疗后病情稳定的带瘤生存期,基本治法以清热化湿、祛瘀解毒与益肾填精、健脾益气并重,同时结合辨证论治,以提高生存质量、延长生存期。

【预防调护】

(一)预防

1. 一级预防措施 培养科学的生活方式,做到膳食平衡,戒烟限酒,适度运动,调畅情志,避免忧思郁怒。减少环境致癌因素接触,如化学、物理、生物等致癌因素。

2. 二级预防措施 定期健康检查,建议 50 岁以上男性每半年应做一次直肠指检和 B 超检查,每年做一次血清 PSA 化验检查,以期早发现、早诊断、早治疗。

3. 随访

（1）前列腺癌术后6周监测PSA，如无异常情况，可考虑每1～3月检测一次，2年后每3～6月检测一次，5年后每年检测一次。

（2）直肠指检，如无异常情况，可考虑每3个月检测一次，2年后每6个月检测一次，5年后每年检测一次。

（二）调护

保持健康的生活方式，积极锻炼，养成良好作息时间。保持健康乐观心态与良好的社会精神状态。对接受手术治疗的患者，重点在于控制并发症，并尽量改善和恢复排尿功能及勃起功能。长期内分泌治疗可导致患者一般状况下降，雄激素下降，应仔细监测激素水平和器官功能，并给予支持疗法。充分发挥中医药多途径、多靶点整体调节作用，提高机体自身免疫功能，促进前列腺癌患者早日康复。

第三节　膀胱癌

膀胱癌（bladder cancer，BC）是指发生于膀胱黏膜的恶性肿瘤，是泌尿系统中最常见的恶性肿瘤。临床以间歇性无痛性血尿、膀胱刺激症状、尿流梗阻症状、膀胱区疼痛、严重贫血为主要表现。

2020年全球癌症统计数据显示，膀胱癌在全球恶性肿瘤发病率排名中居第11位，在我国泌尿系统恶性肿瘤发病率居第1位。在世界范围内，男性发病率占85%，死亡率男性为女性4倍，城市发病率高于农村。发病年龄以50～60岁为高峰，30岁以前罕见。膀胱癌在非治疗情况下自然生存期为16～20个月。

传统中医典籍中无"膀胱癌"病名，根据其临床特点应属中医"尿血""癃闭""淋病"等病证范畴。如"岁少阳在泉，火淫所胜……民病溺赤，甚则血便。"（《素问·至真要大论》）"闭则点滴不通……癃为滴沥不爽……"（《类证治裁·闭癃遗溺论治》）"淋之为病，小便如粟状，小腹弦急，痛引脐中。"（《金匮要略·消渴小便不利淋病脉证并治》）

【中医病因病机】

膀胱癌的发病多是因先天禀赋不足，或后天感受六淫之邪，或为饮食、劳倦、情志所伤，致脾肾亏虚，运化失常，湿浊内蕴，气血瘀滞，癌毒渐生，日久蕴结于膀胱而发病。

（一）病因

1. 六淫邪毒　外感六淫之邪、工业废气、石棉、煤焦烟雾、放射性物质等邪毒之气入侵，若正气不能抗邪，则致客邪久留，脏腑气血阴阳失调，而致气滞、血瘀、痰浊、热毒等病变，郁于膀胱，久则可形成结块。《外科启玄·明疮疡当分三因论》云："天地有六淫之气，乃风寒暑湿燥火，人感受之则营气不从，逆于肉理，变生痈肿疔疖。"

2. 饮食失调　嗜食烟酒、辛辣、腌炸、烧烤等食物，损伤脾胃，导致脾失健运，气血津液的正常输布功能受影响，停聚成湿，湿邪郁久化热，湿热壅遏，瘀毒蕴结而发病。《素问·气厥论篇第三十七》言："胞移热于膀胱，则癃溺血。"

3. 情志不遂　情志不遂，气机郁结，久则导致气滞血瘀，或气不布津，久则津凝为痰，血瘀、痰浊互结于膀胱中，日久则蕴生肿物；或情志失调，木横乘土，肝脾失和，使湿浊内生，郁久化热成毒，湿热瘀毒下注膀胱，发为本病。正如《类证治裁·郁》所云："七情内起之郁，始而伤气，继必及血。"

4. 正气亏虚 久病不愈或年老体虚，正虚无力抗邪，易致外邪入侵，下注浸淫膀胱，湿浊瘀血凝滞，日久不去，积而内生。《三因极一病证方论·尿血证治》曰："病者小便出血，多因心肾气结所致，或因忧劳，房室过度，此乃得之虚寒。故《养生》云：不可专以血得热为淖溢为说，二者皆致尿血，与淋不同，以其不痛，故属尿血，痛则当在血淋门。"

（二）病机

本病的基本病机为脾肾两虚，湿热瘀毒互结，膀胱气化失司。病性多属本虚标实，以脾肾两虚为本，湿、热、瘀、毒蕴结膀胱为标。两者相互影响，互为因果，由虚而致积，因积而益虚。疾病初期以湿热、血瘀、癌毒等邪实为主，中期正虚渐显，热毒灼伤津液，致阴虚火旺，邪实与正虚并存，晚期正气耗伤，以脾肾亏虚为主。

病位在膀胱，与脾肾关系密切。盖因脾主运化水湿，肾主气化，脾虚则脾失健运，气血津液的正常输布功能受影响，停聚成湿，湿邪郁久化热，湿热郁结膀胱；肾虚则气化不利，水湿不化，湿浊不排，积聚成毒，故膀胱病变与脾肾关系密切。

【西医病因病理】

（一）病因

膀胱癌发病是多因素作用的结果，与化学致癌物质、烟草、药物损伤、膀胱慢性炎症、遗传和基因突变等因素有关，具体发病机制尚未明确。

1. 化学致癌物质 染料、橡胶、油漆、皮革中含有的芳香胺类化学物质经人体肝、肾代谢后，经尿液进入膀胱，之后再分解，转变为具有致癌性的氨基萘酸，长期接触这类物质的人群，膀胱癌的发病率相对较高。

2. 烟草 吸烟者患膀胱癌风险是非吸烟者 3.3 倍，烟草中的芳香胺类物质和苯并芘可以直接或经生物转化造成 DNA 损伤，导致调控细胞功能（如增殖和凋亡）的关键基因突变，引起膀胱癌的发生。

3. 药物因素 大量使用非那西汀、环磷酰胺等药物，可能导致膀胱癌的发生。非那西汀具有类似已知导致尿路上皮细胞癌变的化学结构，其致癌作用物可能是 4- 乙烯氨苯。化疗药物环磷酰胺可使患膀胱癌的风险增加 9 倍，其在尿中的代谢产物丙烯醛极可能是膀胱癌的诱发因素。

4. 膀胱慢性炎症 由膀胱结石及尿路梗阻导致的慢性泌尿系统感染与膀胱癌的发生、发展相关，长期炎性环境对膀胱癌细胞增殖、血管生成、侵袭转移具有多重促进作用。另外也有感染血吸虫后伴有慢性膀胱炎症引发鳞状细胞癌的报道。

5. 遗传因素 膀胱癌具有遗传易感性。有膀胱癌家族史者，其直系亲属患膀胱癌的危险性为无家族史者的 2～4 倍。膀胱癌的遗传倾向主要表现为基因组序列的差异，随着基因组序列研究的发展，先后发现了多个可影响膀胱癌发病的基因位点，如在 CWC27 的内含子中发现了一个 5q12.3 的位点，与中国人患膀胱癌的风险显著相关。

6. 基因调控 膀胱癌发生、发展受多种致癌基因或抑癌基因调控影响，如促癌基因 Ras、HER-2、C-myc、Cyclin D1 等表达增加，抑癌基因 P53 或 RB1 的表达下调或缺失，会干扰正常细胞，导致异常增生。另外，基因的突变、基因的多态性也与膀胱癌发生和预后有一定的相关性。

（二）病理

1. 好发部位　膀胱癌好发于膀胱三角区近输尿管开口处和膀胱侧壁。我国所有膀胱癌中，发生在这些部位的可占 60% 以上。

2. 大体病理形态　膀胱癌可为单个或多个病灶，肿瘤大小不等，可呈乳头状、息肉状或扁平斑块状。临床上将膀胱癌分为非肌层浸润性膀胱癌（non-muscle invasive bladder cancer，NMIBC）和肌层浸润性膀胱癌（muscle invasive bladder cancer，MIBC），以肿瘤浸润程度是否侵及或超过膀胱肌层为标准。

（1）非肌层浸润性膀胱癌　在出现膀胱尿路上皮癌早期症状的患者中，有将近 80% 的患者肿瘤局限在黏膜或黏膜下，即非肌层浸润性膀胱癌。

（2）肌层浸润性膀胱癌　癌细胞穿过基底膜，在间质和肌层中浸润性生长，可表现为息肉、无蒂部息肉、结节、实体、溃疡或浸润性肿瘤。

3. 组织学类型　膀胱癌常见的组织学类型分为尿路上皮肿瘤、鳞状细胞肿瘤、腺性肿瘤、间质肿瘤等。约 90% 的膀胱肿瘤起源于尿路上皮组织，其次为鳞癌和腺癌。2016 WHO 病理分级系统按膀胱癌分化程度将其分为高级别乳头状尿路上皮癌、低级别乳头状尿路上皮癌、低度恶性潜能尿路上皮乳头状瘤。

【诊断】

（一）诊断要点

1. 临床表现

（1）症状　①血尿：血尿是膀胱癌最常见也是最早出现的症状，有 80% ～ 90% 的患者出现典型的间歇性、无痛性、全程肉眼血尿。血尿的产生与肿瘤乳头表面的坏死、溃疡有关。出血量的大小与肿瘤的大小、数量、恶性程度等并不一致。②膀胱刺激症状：约 10% 的膀胱癌患者伴有膀胱刺激症状，包括尿急、尿频、尿痛和排尿困难。当肿瘤坏死组织、血块等脱落后阻塞膀胱颈时，容易造成尿潴留，有部分患者尿中可有"腐肉"样物排出，多提示预后不良。③其他：肿瘤发生在特殊部位，如膀胱三角区及膀胱颈部肿瘤可梗阻膀胱出口，也可造成排尿困难，甚至尿潴留，还可以进一步导致肾积水、肾功能不全、浮肿、贫血等；部分患者肿瘤广泛浸润盆腔或转移时，可出现腰骶部疼痛；骨转移者或有骨痛。

（2）体征　膀胱癌患者通常不伴有任何体征，当肿瘤增大到一定程度时可触及下腹部球形肿物。当肝或淋巴结转移发生时，可扪及肿大的肝脏或局部淋巴结。

2. 经直肠（或阴道）及下腹壁双合诊　膀胱后壁肿瘤可经直肠（女性多经阴道）及下腹壁双合诊判断肿瘤侵及范围，多在膀胱镜前使用，但该方法不够精确，加上双合触诊未必能检查到膀胱所有部位，腹壁紧张时更难以检查清楚，近年随着影像学的进步，此项检查已少用。

3. 实验室检查

（1）尿常规检查　85% 的膀胱癌患者以血尿为首发症状，尿常规作为一个简单、经济的筛查手段，是诊断膀胱癌的重要辅助手段，但其特异性低。

（2）尿液新型标记物　近年来开展的尿液膀胱肿瘤抗原（BTA）、纤维素和纤维蛋白降解产物（FDP）、免疫细胞荧光技术（ImmunoCyt）、尿核基质蛋白 22（NMP22），以及荧光原位杂交（FISH）等可作为膀胱癌尿液检测方法。

4. 影像学检查

（1）经尿道膀胱镜检查　经尿道膀胱镜检查是膀胱癌诊断的金标准，可以直接观察膀胱内部结构，对肿瘤的部位、大小、数量、形态、生长方式等进行直观地显示，也是膀胱癌术后的一种主要监测手段。

（2）超声、CT、MRI 检查　三者均可显示肿瘤部位、数目、大小、形态、邻近器官受侵程度及腹腔转移情况，有助于膀胱癌 TNM 临床分期诊断、制定治疗方案、评价治疗效果和随访监测病情。

（3）静脉尿路造影（intravenous urography，IVU）　可了解膀胱充盈情况与肿瘤浸润范围、深度，是否伴有肾积水，输尿管是否浸润及浸润程度等。

5. 病理学诊断

（1）细胞学检查　尿脱落细胞学检查是膀胱癌诊断的传统方法，一般用晨尿或新鲜尿液连续送检 3 天，以提高检测阳性率。

（2）组织病理学检查　病理活检明确占位性质是膀胱癌的确诊依据，是明确膀胱癌诊断的最佳手段，可以通过膀胱镜下取材、膀胱镜下切除的标本和手术标本获得病理学标本。

（3）分子病理检测　p53 基因突变是尿路上皮癌发生的主要因素，p53 和 fgfr3 基因突变与膀胱癌病理分期及分级、临床预后不良相关。在膀胱癌患者中 fgfr3 与 p53 突变是预测膀胱癌复发的参考指标。

（二）鉴别诊断

1. 肾、输尿管肿瘤　肾盂、输尿管尿路上皮肿瘤出现的血尿和膀胱肿瘤相似，也表现为无痛性全程肉眼血尿，可单独发生，也可与膀胱癌同时发生。膀胱肿瘤血尿可同时伴有膀胱刺激症状，但肾脏或输尿管肿瘤可伴有腰痛，一般没有膀胱刺激症状，其往往表现为排尿通畅，血尿可出现条形或蚯蚓状血块，可以通过 B 超、尿路造影、CT 等检查明确诊断。

2. 尿石症　一般血尿较轻，以镜下血尿多见，上尿路结石可出现肾、输尿管绞痛，劳动后可有加重，严重时可有恶心、呕吐，膀胱结石可出现排尿中断现象。B 超检查、腹部平片和尿路造影、CT 可以确诊结石。

3. 腺性膀胱炎　临床表现和膀胱肿瘤很相似，血尿一般不严重，通过膀胱镜检查和活检可以鉴别，单纯膀胱镜检查有误诊风险。

4. 放射性膀胱炎　多有盆腔放疗史，急性期出现在放疗后数天，主要表现为血尿和膀胱刺激症状，膀胱镜检可见到膀胱黏膜毛细血管放射状扩张，局部有溃疡和肉芽肿，可行膀胱镜检查和活组织病理检查确诊。

5. 前列腺增生　主要症状为进行性排尿困难及尿频，也可以出现无痛性肉眼血尿，有时合并感染和结石，血尿症状和膀胱肿瘤类似，在老年人群中，两者也可同时存在。但良性前列腺增生的血尿常为一过性，有较长的间歇期。尿脱落细胞学检查、B 超、CT 及膀胱镜检查可以帮助鉴别。

6. 前列腺癌　血尿可发生在前列腺癌侵犯尿道和膀胱的部位，但其常伴有排尿困难的症状。可行直肠指检、血清前列腺特异抗原（PSA）测定、B 超、前列腺活检等明确。

7. 尿路结核　除了血尿，主要症状为膀胱刺激症状，以尿频为主，常有一般结核感染的全身表现，出现低热、盗汗、消瘦等症状。可以通过尿抗酸杆菌、结核分枝杆菌培养、膀胱镜检查和活检可以明确诊断。

8. 子宫颈癌　女性宫颈癌晚期由于侵犯膀胱可出现血尿，但一般先有阴道出血，通过膀胱镜可检查出浸润性癌病灶，组织活检及妇科检查可鉴别。

（三）肿瘤分期

目前主要采用 UICC/AJCC TNM 分期标准（2017 年第 8 版）。

（四）中医辨证

1. 膀胱湿热证　临床表现：尿色鲜红，尿频、尿急，或小便灼热疼痛，腰酸背痛，下肢浮肿，口干，舌质红，苔黄腻，脉滑数或弦数。

2. 瘀毒蕴结证　临床表现：间歇性无痛性血尿，时见尿中血块，尿急，或小便灼热，小腹胀满或下腹包块，舌质紫暗，或有瘀点、瘀斑，苔薄黄，脉涩或弦滑。

3. 阴虚火旺证　临床表现：小便短赤或持续性无痛血尿，色鲜红，头晕耳鸣，腰骶酸痛，五心烦热，疲乏消瘦，口干欲饮，大便干结，消瘦疲乏，舌质红，少苔或无苔，脉细数。

4. 脾肾两虚证　临床表现：无痛性、间歇性血尿，小便困难，或有排尿不尽感，腰酸背痛，下腹坠胀或有包块，食少纳呆，腹胀便溏，神疲消瘦，面色萎黄而暗，下肢浮肿，舌质淡，苔薄白，脉沉细无力。

【中西医治疗】

（一）中医治疗

1. 辨证论治

（1）膀胱湿热证

治法：清热利湿，凉血解毒。

代表方：八正散（《太平惠民和剂局方》）加减。

常用药：萹蓄、瞿麦、车前子、大蓟、小蓟、栀子、金钱草、白茅根、龙葵、土茯苓、蛇莓、蒲黄、牡丹皮、甘草等。

加减：血尿甚者，加凤尾草、生地黄、仙鹤草、三七凉血止血；伴有血块者，加茜草、仙鹤草活血止血；腹满纳呆重者，加枳壳、鸡内金健脾助运。

（2）瘀毒蕴结证

治法：化瘀软坚，利湿解毒。

代表方：桃核承气汤（《伤寒论》）合五苓散（《伤寒论》）加减。

常用药：大黄、桃仁、黄柏、土鳖虫、土茯苓、猪苓、茯苓、白术、泽泻等。

加减：小腹坠胀者，加蒲黄、五灵脂、川楝子、乌药行气止痛；血尿频频者，加大蓟、小蓟凉血止血；疼痛甚者，加延胡索、白芍活血行气，缓急止痛。

（3）阴虚火旺证

治法：滋阴降火，化瘀解毒。

代表方：知柏地黄丸（《医宗金鉴》）加减。

常用药：知母、黄柏、熟地黄、山茱萸、山药、牡丹皮、茯苓、泽泻、龟甲胶、女贞子、墨旱莲、夏枯草等。

加减：舌光无苔，阴伤甚者，加生地黄、北沙参、石斛滋阴生津；血尿量多者，加阿胶、仙鹤草补虚止血；腰痛甚者加延胡索行气止痛；短气乏力甚者，加党参补气健脾；腹胀、纳呆者，加木香、神曲行气健脾和胃。

（4）脾肾两虚证

治法：补肾健脾，解毒散结。

代表方：肾气丸（《金匮要略》）加减。

常用药：党参、白术、茯苓、甘草、熟地黄、山茱萸、山药、牡丹皮、泽泻、制附子、菟丝子等。

加减：气虚下陷而见少腹坠胀者，加升麻、黄芪、柴胡补气升阳；乏力、嗜睡者，重用黄芪补气；恶心呕吐者，加柿蒂、砂仁健脾化湿开胃。

2. 辨病用药

（1）金钱草　味苦、辛，性凉；归肝经、胆经、肾经、膀胱经；功效利水通淋，利湿退黄，解毒消肿。《本草纲目拾遗·草部上》记载："祛风，治湿热。"现代药理研究显示金钱草具有排石、抗炎作用。本品适用于膀胱癌排尿不畅者，常用剂量 15～60g，鲜品加倍，入汤剂。

（2）瞿麦　味苦，性寒；归心经、小肠经；功效利水通淋，活血通经。《神农本草经·中经》记载："主关格，诸癃结，小便不通……"《日华子本草蜀本草·草部中品之上》记载："催生……子治月经不通，破血块，排脓。"现代药理研究显示有利尿、降血压的作用。本品适用于膀胱癌中瘀毒蕴结、水湿内停者，常用剂量 9～15g，入汤剂。

（3）猪苓　味甘、淡，性平；归肾经、膀胱经；功效利水渗湿，除痰散结。《本草纲目·木部》记载："开腠理，治淋肿脚气，白浊带下，妊娠子淋胎肿，小便不利。"现代药理研究显示有利尿、抑菌、抗癌、提高免疫机能、保肝等作用，并具有促进免疫功能的作用。本品适用于膀胱癌水湿痰浊停聚者，常用剂量 6～12g，入汤剂。

（4）大蓟　味甘，性凉；归心经、肝经；功效凉血止血，祛瘀止痛。《新修本草·草部中品》载："根疗痈肿。"《滇南本草·草部》："消瘀生新。止吐血、鼻血、小便尿血、妇人新崩下血。补诸经之血。消疮毒，散瘰疬结核，久不能收口。"现代药理研究显示大蓟有止血，降低血压，抗菌的作用。本品适用于膀胱癌中瘀毒蕴结者，常用剂量 9～15g，入汤剂。

（二）西医治疗

1. 外科手术治疗　手术治疗是膀胱癌的主要治疗手段之一。手术方式的选择应根据肿瘤的浸润程度、临床分期及患者的基本情况进行综合分析选择。

（1）经尿道膀胱肿瘤电切除术（transurethral resection of bladder tumor，TURBT）　TURBT是 NMIBC 的标准手术方式，新的膀胱肿瘤可视化诊疗技术如荧光膀胱镜，也是 NMIBC 可选的手术方式。对于不能耐受膀胱癌根治性手术的 MIBC 也可考虑最大程度的 TURBT。TURBT可以采用分块切除和整块切除肿瘤，采用技术种类取决于肿瘤的大小和位置以及术者的经验。

（2）膀胱癌根治性手术　膀胱癌根治性手术适合于肿瘤未直接侵犯盆壁及腹壁和无远处转移的 MIBC。膀胱癌根治性手术可采用包括开放手术、腹腔镜手术和机器人辅助腹腔镜手术等多种手术入路完成。男性通常要切除膀胱和前列腺，女性则切除膀胱、子宫及附件，并同时进行尿道重建术。

（3）膀胱部分切除术　膀胱部分切除术并不作为 MIBC 的标准治疗方法，主要适用于憩室肿瘤或有严重并发症的患者。选择膀胱部分切除术需考虑肿瘤的部位，确保有足够未受累及的软组织及尿路上皮区域，保证患者术后膀胱容量无显著损失。该手术方式不适用于膀胱三角区和膀胱顶部的病变。

2. 膀胱灌注治疗

（1）术后即刻单次膀胱灌注化疗（single instillation of chemotherapy，SI）　SI 可用于低危 NMIBC 的术后辅助治疗，常用药物为表柔比星、吡柔比星、吉西他滨、丝裂霉素、羟基喜树碱等。SI 还可以联合卡介苗（BCG）和 / 或化疗用于中危、高危、极高危 NMIBC 的术后辅助治疗。

（2）术后辅助 BCG 膀胱灌注　多项研究表明，TURBT 联合 BCG 膀胱灌注可降低 NMIBC 患者肿瘤复发风险。对于中高危 NMIBC 患者应在术后进行全剂量 BCG 灌注 1～3 年，也可同时联合化疗药物进行灌注治疗。

（3）辅助膀胱灌注化疗　对于中、高危 NMIBC 患者，术后仅行 SI 无法取得满意的治疗效果，应继续进行膀胱诱导灌注化疗（术后 4～8 周，每周 1 次）和膀胱维持灌注化疗（每个月 1 次，维持 6～12 个月），亦可联合 BCG 进行灌注。

3. 全身化学治疗

（1）新辅助及辅助化疗　对于可耐受膀胱癌根治手术，分期为 $T_{2\sim4a}N_XM_0$ 的 MIBC 患者，推荐进行新辅助化疗。行标准膀胱癌根治术后分期为 $T_{2\sim4a}N_+M_0$ 及 $T_{4b}N_XM_0$ 的患者，由于术后复发率较高，若未进行新辅助化疗，术后应权衡肿瘤的分级及患者状态，考虑给予含顺铂方案的辅助化疗。TURBT 术后分期为 $T_{2\sim4a}N_XM_0$ 的 MIBC 患者，建议进行术后辅助化疗。

（2）姑息性化疗　晚期膀胱尿路上皮癌对于铂类为主方案的化疗较为敏感，一线化疗有效率可达 50% 左右。对于能耐受顺铂的患者，推荐含顺铂的化疗方案，可联合吉西他滨或紫杉醇等；对于不能耐受顺铂的患者，可使用吉西他滨单药、吉西他滨联合紫杉醇或卡铂等。白蛋白紫杉醇、多西他赛、培美曲塞等是目前晚期尿路上皮癌二线化疗药物的主要选择。

膀胱癌常用化疗方案见表 9-6。

表 9-6　膀胱癌常用化疗方案

方案	药物	推荐剂量	用法	用药时间	周期
单药方案					
GEM	吉西他滨	$1250mg/m^2$	静滴	d1、d8、d15	q28d
		或 $1000mg/m^2$	静滴	或 d1、d8	或 q21d
PTX	紫杉醇	$135\sim175mg/m^2$	静滴	d1	q21d
Nab-P	白蛋白紫杉醇	$260mg/m^2$	静滴	d1	q21d
PEM	培美曲塞	$500mg/m^2$	静滴	d1	q21d
联合化疗方案					
GP	吉西他滨	$1000mg/m^2$	静滴	d1、d8	q21d
	顺铂	$70mg/m^2$	静滴	d1 或 d2	
GC	吉西他滨	$1000mg/m^2$	静滴	d1、d8	q21d
	卡铂	AUC 4～5	静滴	d1	
GT	紫杉醇	$80mg/m^2$	静滴	d1、d8	q21d
	吉西他滨	$1000mg/m^2$	静滴	d1、d8	

续表

方案	药物	推荐剂量	用法	用药时间	周期
PTX+GEM +DDP	紫杉醇	80mg/m²	静滴	d1、d8	
	吉西他滨	1000mg/m²	静滴	d1、d8	q21d
	顺铂	70mg/m²	静滴	d1 或 d2	

4. 免疫治疗

（1）辅助免疫治疗　研究表明，对于中高危 MIBC，尤其是新辅助化疗后仍有残留的高危患者或不可耐受铂类化疗者，在根治性术后，纳武利尤单抗辅助治疗可显著提高患者的无疾病生存期。

（2）晚期和转移性膀胱癌的免疫治疗　以 PD-1/PD-L1 单抗为代表的免疫检查点抑制剂提高了晚期尿路上皮癌的治疗疗效，PD-L1 高表达的患者或不能耐受任何铂类化疗的患者可考虑免疫治疗，如帕博利珠单抗、阿替利珠单抗等。

5. 靶向治疗　泛 FGFR 抑制剂在具有 FGFR3/FGFR2 基因突变的复发或转移性膀胱癌的二线及三线治疗中可获得一定的临床疗效。部分抗体偶联药物，如 Padcev（Enfortumab Vedotin）、Trodelvy 也在晚期及转移性膀胱癌的后线治疗中展现一定的获益。

6. 放射治疗

（1）辅助放疗　对于分期为 $T_{2\sim4a}N_XM_0$ 的不能耐受膀胱癌根治性手术的患者，可采用最大程度的 TURBT 联合辅助同步放化疗。对于标准膀胱癌根治术后分期为 $T_{4b}N_XM_0$ 及术后切缘阳性的患者可进行辅助性放射治疗。

（2）姑息性放疗　对于存在血尿、排尿困难、膀胱刺激等症状及因高龄或身体虚弱或晚期不能耐受根治性治疗的膀胱癌患者，也可进行局部姑息性放射治疗以减轻患者症状，改善患者生活质量。

【中西医结合治疗模式】

外科手术治疗是膀胱癌的主要治疗手段。但单一手术治疗已不能满足广大患者的临床需求，综合治疗可以发挥更大的作用。膀胱癌中西医结合治疗模式见表 9-7。

表 9-7　膀胱癌中西医结合治疗模式

分期		膀胱癌中西医结合治疗模式	
0a～I 期		TURBT	中医协同手术
		膀胱灌注治疗	中医协同治疗
		随诊观察	中医防变治疗
II～III 期	可耐受膀胱癌根治手术	新辅助化疗＋根治手术	中医协同治疗
		辅助治疗	中医协同治疗
		随诊观察	中医防变治疗
	不可耐受膀胱癌根治手术	最大程度 TURBT＋同步放化疗／系统治疗	中医协同治疗
		辅助治疗	中医协同治疗
		随诊观察	中医防变治疗

续表

分期	膀胱癌中西医结合治疗模式	
	同步放化疗／系统治疗	中医协同治疗
Ⅳ期	姑息性手术／姑息性放疗	中医协同治疗
	带瘤生存	中医姑息治疗

1. 中西医协同治疗　膀胱癌中西医协同治疗时期，中医治疗以补益脾肾为主，兼清利湿热、祛瘀解毒，同时根据不同西医治疗手段的干预进行中医减毒治疗以减轻西医治疗相关不良反应。①膀胱癌术后运用补益脾肾、固摄止血等治法减轻尿血症状。②化疗期间运用健脾和胃、益气养血、清热化湿等治法以协同增强化疗效果、减轻化学性膀胱炎。③免疫治疗期间可以运用祛风清热、养血滋阴等法治疗药物相关性皮疹。④放疗期间运用益气养阴、清热解毒等治法以减轻放射性膀胱炎，协同增敏减毒。

2. 中医防变治疗　中医防变治疗适用于膀胱癌术后辅助治疗结束后的随访期，基本治法以益肾健脾为主，兼清利湿热、祛瘀解毒，同时结合辨证论治，以期降低复发转移风险。

3. 中医姑息治疗　中医姑息治疗适用于Ⅳ期膀胱癌患者经西医治疗后病情稳定的带瘤生存时期，基本治法以清热利湿、祛瘀消癥、解毒散结与益肾健脾并重，同时结合辨证论治，以提高生存质量、延长生存期。

【预防调护】

（一）预防

1. 一级预防措施　保持健康饮食，增加新鲜蔬菜、水果摄入，少饮酒及咖啡；远离芳香胺类物质、染料、皮革、橡胶、油漆等有害物质；控制吸烟等可以使膀胱癌的发生率降低。部分药物会增加膀胱癌的发生风险，尽量不长期使用药物，避免药物毒性。增加饮水量，提高饮水的质量可降低膀胱癌的风险；健康合理的生活及饮食习惯，提高免疫力。

2. 二级预防措施　普查可以较早期发现膀胱癌，定期尿常规及尿脱落细胞学检查并积极治疗癌前病变可预防膀胱癌的发生。血尿是膀胱癌第一个和最常见的临床表现，往往呈无痛性间歇性，应进一步行尿细胞学、膀胱镜检查和腹部／盆腔 CT 或 MRI。一经确诊，应尽快行手术治疗。手术治疗后为预防复发，应定期复查膀胱镜。

3. 随访　定期复查：①病史、体格检查、实验室检查（血、尿常规、肝肾功能、维生素 B_{12}）、影像学检查（包括泌尿系统 CT 成像或核磁尿路造影、腹部／盆腔 CT 或 MRI）。NMIBC 膀胱切除术后，开始 1 年第 3、12 个月各一次，然后每年一次至术后 5 年；MIBC 膀胱切除术后，开始前 2 年每 3 个月一次，然后每年一次至术后 5 年。②尿细胞学检查：中危 NMIBC 患者行 TURBT 术后，第 1 年于术后 3 个月、6 个月和 12 个月各一次，第 2 年每 6 个月一次，以后每年一次至终身；高危 NMIBC 患者行 TURBT 术后，开始前 2 年每 3 个月一次，第 3～5 年每 6 个月一次，5 年后每年一次至终身；MIBC 患者术后，开始前 2 年每 6 个月一次，然后依据临床需要进行严密随诊。③腹部 B 超：术后 5 年以上，患者每年复查腹部 B 超，了解是否有肾积水。④对已有或疑有复发及远处转移的患者，可考虑 PET-CT，以排除复发转移。

（二）调护

保持健康生活习惯，戒烟，减少生活和工作中的有害物质接触。保持健康乐观心态与良好的社会精神状态。对接受早期手术治疗的膀胱癌患者，调护重点在于控制手术及术后辅助治疗的不良反应，提高患者免疫力，降低疾病的复发概率。晚期接受长期化疗、免疫靶向治疗的患者，在因疾病本身及治疗相关副作用导致一般状况下降时，应密切监测器官功能，并给予支持疗法。充分发挥中医药整体调节作用，在各个阶段辨证论治，提高膀胱癌患者生活质量，延长生存时间。

第一节　卵巢癌

卵巢癌（ovarian cancer，OC）是指发生于卵巢组织的恶性肿瘤，主要分为上皮性肿瘤、生殖细胞肿瘤及性索间质肿瘤三大类，其中以上皮性肿瘤最为常见。临床以腹胀、盆腔或腹部疼痛、腹围增加、尿频尿急为主要表现。

在女性生殖系统恶性肿瘤中，卵巢癌年发病率居第3位，但死亡率位居首位。根据世界卫生组织（WHO）发布的2020全球癌症统计数据显示，全球卵巢癌共有313959例新发病例和207252例死亡病例。2022年我国国家癌症中心发布的最新肿瘤数据显示，我国卵巢癌患者2016年粗发病率为8.47/10万，粗死亡率达4.04/10万，发病率和死亡率均高于世标率（分别为5.59/10万和2.45/10万）。

传统中医典籍中并未记载"卵巢癌"这一病名，但类似症状描述见于"臌胀""石瘕""瘕聚""积聚"等病症中。如"其癥与瘕，独见于脐下，是为下焦之候，故常见于妇人。大凡腹中有块，不问男妇积聚、癥瘕，俱为恶症，切勿视为寻常。"（《针灸大成·医案（杨氏）》）"若乘外邪而合阴阳，则小腹胸胁腰背相引为痛，月事不调，阴中肿胀，小便淋漓，面色黄黑，则生瘕矣。"（《妇人大全良方·妇人八瘕方论》）

【中医病因病机】

卵巢癌的发病多是在肝肾亏虚基础上，加上寒邪外侵、饮食不节、情志不遂、肝肾亏虚等因素，致使机体脏腑功能失调，癌毒内生，与寒凝、痰湿、气滞、血瘀等互结于少腹，日久形成癥积。

（一）病因

1. 寒邪外侵　寒为阴邪，易伤阳气，其性凝滞，痹阻气血，瘀积于胞宫经脉，癌毒内生，日久渐成癥积。《灵枢·水胀》中记载："石瘕生于胞中，寒气客于子门，子门闭塞，气不得通，恶血当泻不泻，衃以留止，日以益大，状如怀子，月事不以时下，皆生于女子，可导而下。"

2. 饮食不节　平素饮食不节，易伤脾胃，脾失健运，津液代谢输布异常，痰湿内停，与寒、热相合，积聚胞宫，酿生癌毒，日久发为癥瘕。如《诸病源候论·疝瘕候》云："由饮食不节，寒温不调，气血劳伤，脏腑虚弱，受于风冷，冷入腹内，与血气相结所生。疝者，痛也；瘕者，假也。其结聚浮假而痛，推移而动。"

3. 情志不遂 忧思伤脾，运化失司，导致痰湿内生；暴怒伤肝，疏泄失常，气机不畅，导致气滞血瘀。气、血、痰、湿郁结于少腹，癌毒内生，日久可形成癥瘕。《灵枢·寿夭刚柔》云："忧恐愤怒伤气，气伤脏乃病。"

4. 肝肾亏虚 "女子以肝为先天，以肾为本"，肝藏血，肾藏精，相互资生，乙癸同源。若肝肾亏虚，精血不足，不能资助冲任二脉，冲任失调，气血失和，瘀血停滞胞中，积聚成块，发为本病。

（二）病机

本病的基本病机为肝肾亏虚，寒、湿、郁、瘀、毒互结，冲任失调，胞宫受损。病性多属本虚标实，以肝肾亏虚为本，寒凝、痰湿、气滞、血瘀、癌毒蕴结胞宫为标。两者相互影响，互为因果，由虚而致积，因积而益虚。疾病初期以寒、湿、郁、瘀、毒等邪实为主，中期正虚渐显，邪实与正虚并存，晚期正气耗伤，以肝肾亏虚、脾肾阳虚为主。

本病病位在胞宫，与肝、脾、肾三脏，冲、任二脉密切相关。盖因肝主疏泄，调畅气机，肝郁不舒，则气机紊乱，血行瘀滞；脾主运化，为后天之本，脾运失健，则气血生化乏源，同时痰湿内生；肾藏精，主生殖，为天癸之源，肾精亏虚，易损及肝血；冲脉为五脏六腑之海，任脉为阴脉之海，冲任同起于胞中，与胞宫直接相连，在功能上相互影响，故胞宫病变亦与冲、任失调相关。

【西医病因病理】

（一）病因

卵巢癌发病是多因素作用的结果，与内分泌改变、遗传因素、微生物感染及应激等多个方面密切相关，但具体发病机制尚未完全阐明。

1. 内分泌改变 上皮性卵巢癌主要发生于绝经后女性，而母乳喂养、口服避孕药、多产是其发病的保护性因素，据此推测卵巢癌的发生及发展与内分泌系统密切相关。现有理论认为，促性腺激素与雌激素作用于卵巢上皮，可导致其恶性转化。

2. 遗传因素 具有卵巢癌家族史或已经患有乳腺癌的患者及合并乳腺癌抑癌基因（BRCA）突变的患者，上皮性卵巢癌发生率显著增加，多数家族性卵巢癌患者被发现 BRCA1/2 基因突变。另研究显示，约有 50％上皮性卵巢癌患者存在同源重组缺陷（homologous recombination deficiency，HRD）基因突变。

3. 微生物感染及应激 微生物感染所致的持续炎症反应及免疫损伤可能是卵巢癌的重要发病机制。研究显示，盆腔炎性疾病、子宫内膜炎的发生可增加罹患卵巢癌的风险，避免人乳头瘤病毒（HPV）感染对卵巢癌的预防具有积极意义，慢性炎症反应、固有或适应性免疫应答可诱导细胞癌变。

4. 其他 其他如吸烟、高脂饮食、情绪不佳及肥胖等均为卵巢癌发病的危险因素。

（二）病理

1. 好发部位 卵巢的组织结构由外向内依次为卵巢上皮、卵巢白膜和卵巢实质。卵巢癌好发于卵巢上皮。

2. 大体病理形态

（1）浆液性腺癌大小悬殊，从肉眼检测不到至直径＞20cm。分化好的浆液性腺癌为囊实性，囊腔内或肿瘤表面可见柔软的乳头，分化差者为实性、质脆的、多结节状的包块、常伴出血坏死。

（2）黏液性腺癌通常为体积较大的、单侧性的、表面光滑的、多房或单房的囊性包块。囊腔内含稀薄的水样或黏稠的黏液样物质。

（3）子宫内膜样腺癌典型的肿瘤直径可达 10 ～ 20cm，呈实性，质软，易碎或呈囊性，囊腔内可见蕈伞状突起。

（4）透明细胞腺癌的平均直径为 15cm，肿瘤可为实性。但更为多见的是肿瘤切面可见厚壁的单房性囊腔，黄色结节突向囊腔或为多房囊性，囊腔内含水样或黏液性液体。

3. 组织学类型　常见的组织学类型有高级别浆液性癌、低级别浆液性癌、子宫内膜样、透明细胞癌和黏液性癌等。上皮性卵巢癌绝大多数为高级别浆液性癌，占 70% ～ 80%，其次为子宫内膜样癌、透明细胞癌。

【诊断】

（一）诊断要点

1. 临床表现

（1）症状　由于卵巢深居盆腔、体积小，早期卵巢癌可无明显症状，病情发展到一定阶段可出现以下症状：①腹胀或腹围增加：当肿瘤增大时，有可能会出现腹腔积液，引起腹胀或腹围增大。②下腹部不适或腹痛：由于瘤体的变化，如出血、坏死、迅速增长、邻近组织受到癌肿浸润或发生粘连，易引起下腹部不适或出现不同程度的隐痛、钝痛，在体格检查时可出现局部压痛。③下肢、外阴水肿：肿瘤增大后可能会压迫到盆腔静脉，导致静脉血液回流受阻，增加淋巴管压力，进而导致下肢、外阴出现水肿的情况，严重时还可能出现下肢的血栓。④月经变化：有些特殊病理类型的卵巢癌，如性索间质来源的卵巢肿瘤会引起性激素分泌异常，出现月经不调、闭经后阴道出血或者性早熟的症状。⑤全身症状：出现食欲不振或上腹部饱胀感、乏力、消瘦，肿块压迫导致大小便次数增多，伴有胸腔积液者可有气短、难以平卧等表现。

（2）体征　肿瘤增大时，下腹部可扪及包块，妇科三合诊检查可扪及病变卵巢有结节不平感，呈囊性或囊实性，多与周围粘连，活动度差，子宫直肠陷凹可触及结节。全身检查可发现转移征象，如有淋巴结转移时可在腹股沟、锁骨上、腋窝等部位扪及肿大的淋巴结，合并大量腹水者移动性浊音阳性，合并大量胸腔积液者患侧呼吸音消失。

2. 实验室检查　肿瘤标志物：CA125、人附睾蛋白 4（human epididymal protein 4，HE4）是卵巢上皮癌中应用价值最高的肿瘤标志物，可用于辅助诊断、疗效监测和复发监测。CA199 升高常见于黏液性卵巢癌或某些交界性肿瘤。

3. 影像学检查

（1）超声检查　超声检查主要包括经腹超声和经阴道超声，是卵巢癌的首选筛查手段，可明确卵巢有无占位性病变，并对肿瘤的良恶性进行判断。

（2）腹盆腔 CT　腹盆腔 CT 扫描可较好地对肿瘤的范围以及转移情况进行评估，并作为临床分期的重要参考，若患者无对比剂禁忌证应尽量进行增强扫描。

（3）盆腔 MRI　在盆腔肿块良恶性鉴别方面其准确性可达 90%，并有助于确定肿块来源。但其扫描范围有限，且对于运动导致的位移敏感，因此对于伴有腹膜转移或大量腹腔积液患者依旧首选 CT 检查，MRI 可作为补充检查。

（4）PET-CT　PET-CT 能够显示肿瘤代谢情况，可用于卵巢癌鉴别诊断、隐蔽病灶或微小病灶诊断。

4.病理学诊断

（1）细胞学检查　卵巢癌细胞学检查标本来源有阴道、子宫颈管及宫腔脱落细胞，腹腔灌洗液及子宫直肠陷凹穿刺吸取。对于合并胸腔积液或腹腔积液的卵巢癌患者，行积液细胞学检查常能发现癌细胞。

（2）组织病理学检查　组织病理学检查是卵巢癌诊断的金标准，可通过手术切除、腹腔镜探查、剖腹探查等方式获取标本。

（3）分子病理检测　对于卵巢癌患者，即使无家族史，也推荐遗传致病基因突变的筛查，特别是对所有非黏液性上皮性卵巢癌进行 BRCA1/2 胚系检测。对检出胚系突变的卵巢癌个体，需进一步对其家系进行"逐级检测"，以发现高危个体。胚系突变会增加上皮性卵巢癌风险的基因有 BRCA1/2、RAD51C、RAD51D、BRIP1、PALB2、ATM 及 Lynch 相关基因（MLH1、MSH2、MSH6、PMS2、EPCAM）。

（二）鉴别诊断

1.子宫内膜异位症　子宫内膜异位症是内膜组织生长在子宫外面的疾病，一般不累及卵巢本身。子宫内膜异位症也可形成盆腔包块伴血清 CA125 升高，但此病常见于育龄期女性，可有继发性、渐进性痛经，不孕等，血清 CA125 多为轻中度升高，查体可伴有盆底、骶韧带触痛性结节。

2.盆腔炎性包块　盆腔炎性包块通常表现为盆腔区域的软组织影，或包裹输卵管、卵巢、子宫等。盆腔炎性包块患者往往有人工流产术、宫内节育器放置或取出、产后感染或盆腔炎等病史，临床主要表现为发热、下腹痛等，双合诊检查触痛明显，抗感染治疗有效后包块缩小、CA125 下降。

3.卵巢良性肿瘤　卵巢良性肿瘤通常增长缓慢，并且局限于卵巢部位，常发生于单侧，活动度较好，表面光滑，包膜完整。患者血清 CA125 正常或仅轻度升高，可通过病理活检鉴别良恶性。

4.腹盆腔结核　腹盆腔结核是一种由结核分枝杆菌感染引起的炎症性疾病，患者常有结核病史和不孕病史，常有消瘦、低热、盗汗等症状。腹膜结核合并腹水时，可有 CA125 升高，临床难以鉴别时，可行腹腔镜探查明确诊断。

5.卵巢转移性癌　消化道、乳腺等原发肿瘤可转移至卵巢形成转移瘤，其中胃癌卵巢转移瘤也称为库肯勃瘤。卵巢转移性癌除了具有下腹部肿块、盆腔疼痛、盆腔积液、胀满感等临床特征外，还有原发肿瘤的症状。鉴别诊断主要是通过临床病史、影像学、病理学来鉴别。

（三）临床分期

目前主要采用国际妇产科联盟（FIGO）分期标准（2018 年）。

（四）中医辨证

1.寒凝湿滞证　临床表现：小腹冷痛，或坠胀疼痛，喜热恶寒，得热痛缓，神疲乏力，腰骶冷痛，舌质淡，苔白腻，脉沉迟。

2.痰湿蕴结证　临床表现：少腹部胀满疼痛，痛而不解，或可触及质硬包块，带下量多质黏色白，胸脘痞闷，面浮懒言，头困如裹，舌质淡，苔白腻边有齿痕，脉弦滑。

3.气滞血瘀证　临床表现：少腹包块，坚硬固定，胀痛或刺痛，痛而拒按，夜间痛甚，或伴胸胁不舒，月经不调，甚则崩漏，面色晦暗，肌肤甲错，舌质紫黯有瘀点、瘀斑，脉细涩。

4.肝肾阴虚证　临床表现：下腹疼痛，绵绵不绝，或可触及包块，头晕目眩，腰膝酸软，四肢无力，形体消瘦，五心烦热，月经不调，舌红少津，脉细弦数。

5.阳虚水盛证　临床表现：腹大胀满，形似蛙腹，朝宽暮急，面色苍黄，脘闷纳呆，神倦怯寒，肢冷浮肿，小便短少不利，舌体胖，质紫，苔淡白，脉沉细无力。

【中西医治疗】

（一）中医治疗

1.辨证论治

（1）寒凝湿滞证

治法：祛寒除湿，活血化瘀。

代表方：温经汤（《金匮要略》）加减。

常用药：吴茱萸、麦冬、当归、白芍、川芎、人参、桂枝、阿胶、牡丹皮、生姜、甘草、半夏等。

加减：疲乏无力者，加黄芪、党参、白术益气健脾；冷痛重者，加细辛、白芥子温通经络。

（2）痰湿蕴结证

治法：健脾利湿，除痰散结。

代表方：二陈汤（《太平惠民和剂局方》）加减。

常用药：半夏、陈皮、茯苓、甘草、厚朴、天南星、石菖蒲等。

加减：纳差者，加鸡内金、焦山楂、焦六曲、炒谷芽、炒麦芽消食和胃；胃痛、泛酸者，加煅瓦楞子、乌贼骨制酸止痛；便溏者，加芡实、诃子肉涩肠止泻。

（3）气滞血瘀证

治法：行气活血，祛瘀消癥。

代表方：少腹逐瘀汤（《医林改错》）加减。

常用药：小茴香、干姜、延胡索、没药、当归、川芎、肉桂、赤芍、蒲黄、五灵脂等。

加减：腹胀较甚者，加厚朴、青皮、陈皮、香附行气导滞；疼痛明显者，加川乌、草乌、细辛散寒止痛；胸胁不舒者，合柴胡疏肝散（《证治准绳》）疏肝解郁。

（4）肝肾阴虚证

治法：滋补肝肾，养正消积。

代表方：知柏地黄丸（《医宗金鉴》）加减。

常用药：知母、黄柏、熟地黄、山药、山茱萸、牡丹皮、茯苓、泽泻等。

加减：失眠者，加茯神、酸枣仁、柏子仁、首乌藤养心安神；盗汗者，加瘪桃干、煅龙骨、煅牡蛎、浮小麦收敛止汗；咽干便秘者，加玄参、玉竹、麦冬养阴生津。

（5）阳虚水盛证

治法：温补脾肾，化气利水。

代表方：附子理苓汤（《内经拾遗》）或济生肾气丸（《重订严氏济生方》）加减。

常用药：附子、干姜、人参、白术、鹿角霜、茯苓、泽泻、车前子等。

加减：腹水明显者，加玉米须、猪苓、冬瓜皮增强利水渗湿之效；双下肢水肿者，加独活、桂枝增强活血通络逐水之效；腹胀较甚者，加紫苏梗、槟榔行气消胀。

2. 辨病用药

（1）肉苁蓉　味甘、咸，性温；归肾、大肠经；功效补肾阳、益精血、润肠道。《神农本草经·上经》载："主五劳七伤，补中……妇人癥瘕。"药理研究显示，肉苁蓉提取物能提升单核巨噬细胞吞噬能力、抑制细胞周期活性，具有增强免疫力、抗肿瘤的作用。本品可用于卵巢癌阳虚水盛者，常用剂量 6 ～ 10g，入汤剂。

（2）莪术　味辛、苦，性温；归肝、脾经；功效行气破血、消积止痛。《本草正·芳草部》记载："性刚气峻，非有坚顽之积，不宜用。"药理研究显示莪术油能抑制卵巢癌细胞增殖、诱导卵巢癌细胞凋亡。本品可用于卵巢癌气滞血瘀者，常用剂量 6 ～ 9g，入汤剂。

（3）土鳖虫　味咸，性寒，有小毒；归肝经；功效破血逐瘀，续筋接骨。《金匮要略·疟病脉证并治》记载："结为癥瘕，名曰疟母，急治之，宜鳖甲煎丸。"药理研究显示从土鳖虫蛋白分离物 EEPC 及 PC3- Ⅲ通过抑制肿瘤细胞生长、诱导肿瘤细胞凋亡、抑制肿瘤细胞迁移来抑制肿瘤的生长和转移。本品可用于卵巢癌气滞血瘀者，常用剂量 3 ～ 10g，入汤剂。

（二）西医治疗

1. 外科手术治疗　手术治疗是决定卵巢癌患者总体生存时间长短的基石，卵巢癌与其他肿瘤不同，不论处于何种分期，均有接受手术的可能。外科手术前先进行多学科会诊讨论，再决定施行何种治疗。

对于临床Ⅰ期的卵巢癌患者，多采用全面分期手术，年轻且希望保留生育功能的患者则在符合指标的条件下尽可能地采用全面分期手术，以求达到根治性切除的目的。

对于术前或术中评估有卵巢外转移的中晚期患者，可行肿瘤细胞减灭术，手术目的在于最大程度地切除所有肉眼可见的肿瘤，降低肿瘤负荷，提高化疗疗效，改善预后。如初诊患者经妇科查体及影像学检查等综合判断有可能实现满意减瘤（残存肿瘤≤1cm），则可直接手术，称为初次肿瘤细胞减灭术。如判断难以实现满意减瘤或年老体弱难以耐受手术者，则在取得细胞学或组织学病理诊断后先行新辅助化疗 2 ～ 4 个周期，一般不超过 4 周期，经评估化疗有效可以满意减瘤再行手术；或者初次减瘤术后残存较大肿瘤，经化疗 2 ～ 3 个疗程后再行手术者称为间隔（中间）肿瘤细胞减灭术。

对完成初次或间隔减瘤术并接受化疗后复发患者可进行再次肿瘤细胞减灭术。手术适应证为铂敏感复发患者，即一线化疗末次治疗结束后至复发的间隔时间大于 6 个月者，且预计复发病灶可以完全切除，达到无肉眼残存肿瘤者，可考虑再次肿瘤细胞减灭术。

对接受姑息治疗的晚期卵巢癌患者，如有必要可行以下辅助性手术：肿瘤压迫或侵犯输尿管导致肾盂输尿管积水时可考虑放置输尿管支架或肾造瘘术；肿瘤侵犯肠道导致肠穿孔可考虑近端造瘘术；盆底肿瘤压迫或侵犯直肠导致大便困难或直肠阴道瘘者可考虑结肠造瘘术。

2. 化学治疗

（1）辅助化疗　包括术前新辅助化疗和术后辅助化疗。卵巢癌常用化疗方案见表 10-1。

1）新辅助化疗适用于：①Ⅲ / Ⅳ期，特别是大量胸腹水者，不适用于早期病例。②取得病理诊断，有条件时优先选择获取组织病理。③经体检和影像学检查评估，或手术探查（包括腹腔镜探查）评估，难以达到满意减瘤目的。④围术期高危患者，如高龄、有内科合并症或无法耐受初始肿瘤细胞减灭术者。经 3 ～ 4 个疗程新辅助化疗后，应考虑中间性肿瘤细胞减灭术。新辅助化疗的方案与术后辅助化疗的一线方案相同，但严格要求采用静脉化疗。新辅助化疗时需慎用贝伐珠单抗，在中间性肿瘤细胞减灭术前应停用贝伐珠单抗至少6周。

2）术后辅助化疗：根据术后病理分型不同，辅助化疗方案和周期数也不同：①高级别浆液性癌：Ⅰ～Ⅱ期，推荐使用含铂方案静脉化疗6周期；Ⅲ～Ⅳ期，推荐使用含铂方案化疗6～8周期。②低级别浆液性癌：ⅠA和ⅠB期，选择观察；ⅠC期，推荐使用含铂方案静脉化疗3～6周期；Ⅱ～Ⅳ期，推荐使用含铂方案静脉化疗6周期。③子宫内膜样癌：ⅠA/ⅠB期，G1，选择观察；ⅠA/ⅠB期，G2，观察或含铂方案静脉化疗3～6周期；ⅠA/ⅠB期，G3，推荐使用含铂方案静脉化疗3～6周期；ⅠC期，推荐使用含铂方案静脉化疗3～6周期；Ⅱ～Ⅳ期，推荐使用含铂方案静脉化疗6周期。④透明细胞腺癌：ⅠA期，推荐使用含铂方案静脉化疗3～6周期或观察；ⅠB/ⅠC期，推荐使用含铂方案静脉化疗3～6周期；Ⅱ～Ⅳ期，推荐使用含铂方案化疗3～6周期。⑤黏液性癌：ⅠA/ⅠB期，选择观察；ⅠC期，推荐使用5-氟尿嘧啶＋甲酰四氢叶酸＋奥沙利铂或卡培他滨＋奥沙利铂或紫杉醇＋卡铂静脉化疗3～6周期；Ⅱ～Ⅳ期，推荐使用5-氟尿嘧啶＋甲酰四氢叶酸＋奥沙利铂或卡培他滨＋奥沙利铂或紫杉醇＋卡铂化疗6周期。

表10-1 卵巢癌常用化疗方案

方案	药物	推荐剂量	用法	用药时间	周期
单药方案					
PLD	多柔比星脂质体	40mg/m²	静滴	d1	q28d
PTX	紫杉醇	80mg/m²	静滴	d1、d8、d15、d22	q28d
CPT-11	伊立替康	100mg/m²	静滴	d1、d8、d15	q28d
GEM	吉西他滨	1000mg/m²	静滴	d1、d8	q21d
CAP	卡培他滨	1000mg/m²	口服，每日2次	d1～14	q21d
VP-16	依托泊苷胶囊	50mg	口服，每日2次	d1～10	q21d
常用联合化疗方案					
TC	紫杉醇	175mg/m²	静滴	d1	q21d
	卡铂	AUC 5～6	静滴	d1	
AC	多柔比星脂质体	30mg/m²	静滴	d1	q28d
	卡铂	AUC 5	静滴	d1	
DC	多西他塞	60～75mg/m²	静滴	d1	q21d
	卡铂	AUC 5～6	静滴	d1	
GP	吉西他滨	1000mg/m²	静滴	d1、d8	q21d
	顺铂	75～100mg/m²	静滴	d1	
CP	伊立替康	60mg/m²	静滴	d1、d8、d15	q28d
	顺铂	60mg/m²	静滴	d1	

（2）复发治疗 参考美国妇科肿瘤学组（gynecologic oncology group，GOG）的标准，复发性卵巢癌根据无铂期（platinum-free interval，PFI）的长短进行分型，具体如下：铂类敏感型指对初期以铂类药物为基础的治疗有明确反应，且已达到临床缓解，前次含铂化疗停用6个月以上（含）出现进展或复发，其中停化疗6～12个月间复发的患者，有时也被称为铂类部分敏感型。

铂类耐药型指对初期的化疗有反应，但在完成化疗后 6 个月内进展或复发。难治型指对初始化疗无反应，如肿瘤稳定或肿瘤进展，含在化疗后 4 周内进展者。对铂类敏感型复发，首选以铂类为基础的联合化疗或联合贝伐珠单抗，再予以多聚腺苷二磷酸核糖聚合酶抑制剂（poly ADP-ribose polymerase inhibitors，PARPi）或贝伐珠单抗维持治疗。对铂耐药型或难治型复发，则首选非铂类单药化疗或联合抗血管生成靶向药物的联合化疗。

3. 靶向治疗

（1）多聚腺苷二磷酸核糖聚合酶抑制剂（PARPi）　人体内 DNA 损伤修复过程主要有两种，一种是 PARP 参与的 DNA 单链断裂后的损伤修复，另一种是 BRCA 1/2 参与的同源重组修复。因此，在 BRCA 1/2 基因突变的肿瘤中存在 HRD，应用 PARPi 后抑制单链断裂的损伤修复，则促进肿瘤细胞凋亡，发挥更强的抗肿瘤作用。目前 PARPi 有奥拉帕利、尼拉帕利、氟唑帕利等。

（2）血管生成抑制剂　血管再生在许多疾病包括肿瘤的发病机制中具有重要作用，贝伐珠单抗作为抗血管生成药物之一，已在多国获批在卵巢癌的应用。在卵巢癌一线化疗同时加入贝伐珠单抗，并在完成化疗后续用贝伐珠单抗维持治疗，可使晚期患者中位无进展生存期提高 2 ～ 4 个月。随着 PARPi 的出现，目前仅在 HRD 阴性患者中推荐贝伐珠单抗单药维持治疗。

（3）其他靶向药物　推荐使用恩曲替尼或拉罗替尼用于 NTRK 基因融合阳性肿瘤；达拉非尼 + 曲美替尼用于 BRAF V600E 阳性肿瘤；曲美替尼、比美替尼用于低分级浆液性癌。

4. 内分泌治疗　对于 I C 期、II ～ IV 期，G1 型的子宫内膜样癌和 I C ～ IV 期的低级别浆液性癌可使用内分泌治疗，常用内分泌治疗方案：芳香化酶抑制剂（来曲唑、阿那曲唑、依西美坦）、醋酸亮丙瑞林和他莫昔芬。其他类型的姑息治疗也可选用内分泌治疗。

5. 放射治疗　卵巢癌对放疗中度敏感，目前放疗仅用于部分复发卵巢癌的姑息治疗。对于肿瘤局限，例如仅有腹膜后或纵隔淋巴结转移，但手术难以切除，且化疗效果不佳，可考虑调强放射治疗（intensity modulated radiation therapy，IMRT）。放疗适宜在化疗取得疾病缓解后进行，但要注意的是，放疗可能会产生如肠梗阻等较严重的远期毒副作用，因此需严格掌握适应证。

6. 免疫治疗　免疫治疗对卵巢癌患者效果并不理想。目前，多将免疫治疗放在卵巢癌的后线治疗中，当其他药物治疗效果不佳时，可根据患者的基因状态选择单药或者联合其他药物一起使用免疫治疗。如推荐使用多塔利单抗用于 dMMR/MSI-H 复发或进展的肿瘤、帕博利珠单抗用于 dMMR/MSI-H 实体瘤或 TMB-H ≥ 10 且无满意替代治疗选择的患者。

【中西医结合治疗模式】

外科手术是卵巢癌的主要治疗手段，中西医结合的综合治疗可以进一步提高其治愈率。卵巢癌中西医结合治疗模式见表 10-2。

表 10-2　卵巢癌中西医结合治疗模式

分期		卵巢癌中西医结合治疗模式	
I A、I C（单侧肿瘤）期	要求保留生育功能	保留生育功能的全面分期术	中医协同手术
		辅助治疗 *	中医协同治疗
		随诊观察	中医防变治疗
	不保留生育功能	全面分期术	中医协同手术
		辅助治疗 *	中医协同治疗
		随诊观察	中医防变治疗

续表

分期		卵巢癌中西医结合治疗模式	
ⅠB期	要求保留生育功能	双附件切除＋全面分期术	中医协同手术
		辅助治疗*	中医协同治疗
		随诊观察	中医防变治疗
	不保留生育功能	全面分期术	中医协同手术
		辅助治疗*	中医协同治疗
		随诊观察	中医防变治疗
Ⅱ期	不保留生育功能	全面分期术	中医协同手术
		辅助治疗*	中医协同治疗
		随诊观察	中医防变治疗
Ⅲ～Ⅳ期	可耐受手术且可能满意减瘤	肿瘤细胞减灭术	中医协同手术
		辅助治疗*	中医协同治疗
		随诊观察	中医防变治疗
	无法耐受手术或无法满意减瘤	新辅助化疗后再评价，决定是否进行减瘤术	中医协同治疗
		辅助治疗*	中医协同治疗
		随诊观察	中医防变治疗
	复发　PS 0～2分	二次减瘤术＋二线治疗 ± 维持治疗	中医协同治疗
		带瘤生存	中医姑息治疗
	PS 3～4分		单纯中医治疗

注：* 术后辅助治疗主要包括以铂为基础的化疗 ± 抗血管药物或 PARPi 的维持治疗

1. 中西医协同治疗　卵巢癌中西医协同治疗时期，中医治疗以补益肝肾、健脾益气为主，兼散寒化湿、行气活血、祛瘀解毒，同时根据不同西医治疗手段的干预进行中医减毒治疗以缓解相关不良反应。①卵巢癌围手术期运用健脾补虚、益气养血、扶正解毒等治法，促进卵巢癌术后机体功能康复。②化疗期运用健脾和胃、益气养血等治法以协同增强化疗效果、减轻化疗反应。③维持治疗期间可以运用疏肝健脾、益气养血等法治疗 PARPi 导致的贫血副反应等。

2. 中医防变治疗　中医防变治疗适用于Ⅰ～Ⅳ期卵巢癌患者术后随诊观察期，基本治法以补益肝肾、健脾益气为主，兼化湿祛瘀、温经散寒、解毒通络，同时结合辨证论治，以期降低复发转移风险。

3. 中医姑息治疗　中医姑息治疗适用于复发性卵巢癌患者经手术、化疗、靶向治疗后达到最大限度临床缓解后病情稳定的带瘤生存期，基本治法以散寒除湿、活血化瘀与滋补肝肾或温补脾肾并重，同时结合辨证论治等，以提高生存质量、延长生存期。

【预防调护】

（一）预防

1. 一级预防措施　保持健康的饮食习惯、规律作息、适当运动、低脂肪饮食、维持正常体重，增加生育次数；戒烟限酒；保持良好的心态；减少环境致癌因素接触，如化学、物理、生物等致癌因素。

2.二级预防措施　对于卵巢癌高风险人群，可进行血液检测 CA125 联合经阴道超声检查。

3.随访　对于Ⅰ、Ⅱ、Ⅲ和Ⅳ期初次治疗后的患者每 2～4 个月随访一次，持续 2 年；第 3 年开始，每 3～6 个月随访一次，持续 3 年；然后每年随访一次，持续 5 年。随访内容包括询问病史、体格检查、肿瘤标志物检测和影像学检测。血清 CA125、HE4、CEA 等肿瘤标志物测定根据组织学类型选择。超声是首选的影像学检查，发现异常进一步选择 CT、MRI 和（或）PET-CT 检查等。

（二）调护

保持健康的生活方式，积极锻炼，养成良好作息时间。保持健康乐观的心态与良好的精神状态。对接受手术治疗的患者，重点在于控制并发症，促进机体功能恢复。长期抗肿瘤治疗可导致患者一般状况下降，应仔细监测血常规及器官功能。晚期卵巢癌患者发生营养不良风险较高，应常规进行营养不良风险筛查和营养评估。充分发挥中医药多途径、多靶点整体调节作用，提高机体自身免疫功能，促进卵巢癌患者早日康复。

第二节　宫颈癌

宫颈癌（cervical cancer，CC）是发生在宫颈阴道部或移行带的鳞状上皮细胞及宫颈管内膜的柱状上皮细胞交界处的恶性肿瘤，是女性常见恶性肿瘤之一。临床以接触性出血、异常阴道流血，甚则压迫和侵犯邻近器官出现尿频、尿急、肛门坠胀感等为主要表现。

国际癌症研究机构（IARC）发布的 2020 年全球癌症数据显示，宫颈癌是世界范围内女性最常见的第四大肿瘤，发病率仅次于乳腺癌、结直肠癌、肺癌，2020 年全球宫颈癌新发病例 60.4 万，死亡病例 34.2 万，分别占发病和死亡总数的 6.5% 和 7.7%。其标化发病率和死亡率分别为 13.3/10 万和 7.3/10 万，0～74 岁累积发病和死亡风险分别为 1.39% 和 0.82%。2022 年全国癌症报告显示，中国新发病例达 11.0 万，死亡病例 5.9 万，可见宫颈癌是危害我国女性健康与生命的重要疾病。

传统中医典籍中无"宫颈癌"病名，但类似症状描述见于历代文献中，可归属于"崩漏""带下""癥瘕"等范畴。如"治崩中漏下赤白青黑，腐臭不可近，令人面黑无颜色，皮骨相连，月经失度，往来无常……阴中肿如有疮之状。"（《备急千金要方·赤白带下崩中漏下第二十》）"带下病者，由劳伤血气，损动冲脉、任脉，致令其血与秽液相兼带而下也。"（《诸病源候论·带五色俱下候》）

【中医病因病机】

宫颈癌发生多是因外邪入侵、饮食不节、七情内伤、脏腑虚弱等多因复合，致使脏腑虚损、冲脉失约、带脉不固、邪毒瘀阻血络和痰湿内结胞宫成瘤。

（一）病因

1.外邪入侵　房事不洁或月事正行，湿热毒邪侵袭或迁延留滞，气血运行受阻，癌毒结聚而成本病。如《外科启玄·癌发》曰："初起时不作寒热疼痛，紫黑色不破，里面先自黑烂，二十岁以后不慎房事，积热所生……必死。"

2.饮食不节　饥饱失常，或饮食不洁，或过食肥甘厚味，饮酒无度，损伤脾胃，脾气受损，中阳不振，运化失司，水湿内生，注于下焦，痰湿凝聚胞中而发病。正如《医述·杂证汇参》所言："凡人脾胃虚弱，或饮食过常，或生冷过度，不能克化，致成积聚结块。"

3. 七情内伤　恚怒伤肝、忧思伤脾而致气机疏泄失常，血行不畅，以致气滞血瘀，久而成癥瘕。《外科正宗·乳痈论》指出："忧郁伤肝，思虑伤脾，积想在心，所愿不得志者，致经络痞涩，聚结成核。"

4. 脏腑虚弱　素体正气不足或久病不愈，或劳累过度，或早婚多产，均可导致五脏虚弱、阴阳失调、气血运行不畅或失常，导致冲任失约、带脉不固而发病。正如《诸病源候论·崩中五色俱下候》所曰："冲任气虚……伤损之人，五脏皆虚者，故五色随崩俱下。"

（二）病机

本病的基本病机为正虚冲任失调，湿热瘀毒聚于胞门。病性多属本虚标实，以正气虚弱为本，瘀血、湿热、癌毒等有形之邪相继内生、积结不解为标。冲任受损，胞脉空虚，有形之实邪流注于下焦，以致胞脉气血运行受阻，瘀毒内结，血败肉腐，终成本病，疾病初期以瘀、湿、热、毒等邪实为主，中期正虚渐显，邪实与正虚并存，晚期正气耗伤，以肝肾亏虚为主。

病位在胞门，与肝、脾、肾三脏和冲、任二脉密切相关。盖肝主疏泄，肝郁不舒，则气滞血凝，阻于胞门；脾主运化，脾失健运，则痰湿内生；肾主封藏，肾虚不固，则带下失约；冲、任二脉起于胞中，冲任失调，则诸邪乘虚而入，蓄积于胞门而成本病。

【西医病因病理】

（一）病因

人乳头瘤病毒（HPV）感染是导致宫颈癌最主要的原因，其他相关的危险因素包括抽烟、多个性伴侣、性生活开始过早、多孕多产及免疫功能缺陷性疾病等。

1. HPV 感染　几乎所有宫颈癌发生都与 HPV 感染有关。目前发现可以导致宫颈癌的是高危型 HPV，其中 16 和 18 型 HPV 与宫颈癌发生密切相关，其他型还有 31、33、35、39、45、51、52、58、59、66、68、82 等。大多数情况下，人体的免疫系统可以清除 HPV 感染，只有少数女性持续性高危型 HPV 感染，会导致宫颈癌前病变并发展为宫颈癌。

2. 免疫功能低下　免疫系统功能低下者，机体抵抗 HPV 感染的能力下降，如人类免疫缺陷病毒（HIV）感染者、器官移植后服用抗排异药物的人群。

3. 过早性行为和多个性伴侣　16 ～ 18 岁前开始有活跃性生活的女性，感染 HPV 的概率高于其他女性，性伴侣越多，感染概率越大。

4. 吸烟　吸烟指数（每天吸烟支数 × 吸烟年数）越高，HPV 感染后患宫颈癌的风险越高，自主吸烟和二手烟危害一样大。

5. 多孕多产　多孕多产的女性，患宫颈癌风险更高。因为多孕多产的女性，生殖道更有可能受到损伤，从而导致病原体的侵入，比如高危型 HPV 的感染。

6. 其他　长期生殖道其他感染，如疱疹病毒Ⅱ型（HSV-Ⅱ）、沙眼衣原体、淋球菌、滴虫性阴道炎、真菌等，这些病原体除了本身对生殖道相关器官的损害，还可增加生殖道对 HPV 感染的易感性，导致宫颈癌的发病风险较高。

（二）病理

1.好发部位　宫颈癌好发部位在宫颈阴道部位，鳞状上皮与柱状上皮交界处。直接发生于宫颈管内较少见。

2.大体病理形态　依据外观上的形态分为外生型、内生型、溃疡型和颈管型。①外生型：最常见，病灶向外生长，状如菜花又称菜花型。组织脆，起初为息肉样或乳头状隆起，继而发展为向阴道内突出的大小不等的菜花状赘生物，触之易出血。②内生型：癌灶向宫颈深部组织浸润，使宫颈扩张糜烂，整个宫颈段膨胀大如桶状。③溃疡型：外生及内生型如病灶继续发展，癌组织坏死脱落形成凹陷性溃疡或空洞似火山口状。④颈管型：是指癌灶发生于宫颈外口内，隐蔽在宫颈管，常侵入子宫颈和子宫下段供血层及转移至盆腔淋巴结。

3.组织学类型　常见的组织学类型有鳞癌、腺癌、腺鳞癌、小细胞未分化癌等。宫颈癌绝大多数为宫颈鳞癌，占80%～85%，其次为宫颈腺癌，也有一少部分患者可能会表现为宫颈腺鳞癌，还有一些非常少见的类型，如宫颈小细胞未分化癌等。

【诊断】

（一）诊断要点

1.临床表现

（1）症状　宫颈癌早期即原位癌时无临床症状，当病变进一步发展时可出现以下症状：①阴道出血：是宫颈癌最常见的症状，80%以上的患者有不规则阴道出血。早期量少，多表现为性交后出血。晚期出血量大，外生菜花状肿瘤或侵犯大血管时可大量出血，甚至休克。②白带增多：早期白带量增加，呈黏液性或浆液性，也可呈米汤样，混有血液。晚期因肿瘤坏死及感染，白带混浊或呈脓样，有恶臭。③组织浸润及压迫症状：宫颈癌向前浸润膀胱可引起尿频、尿痛、脓血尿等，甚则形成膀胱阴道瘘；向后压迫大肠可引起便秘；浸润直肠可引起便血，甚则形成直肠阴道瘘；浸润或转移后压迫盆腔内神经可引起下腹部、腰腹部或坐骨神经痛。

（2）体征　宫颈原位癌及早期浸润癌时期，宫颈上可出现糜烂、小溃疡或乳头状瘤。随着瘤的发展，肿瘤向外生长，可形成菜花、乳头、息肉状，组织脆、易出血和流液；肿瘤向内生长，可形成结节型病灶，外观呈不规则结节，向深部浸润，表面可呈糜烂状，阴道出血较少；肿瘤合并感染时可形成溃疡灶，可为小溃疡或较深呈火山口状溃疡，宫颈癌灶浸润深和癌组织大量坏死脱落，宫颈外形被破坏，形成空洞状。宫颈腺癌的病人，病灶位于宫颈管内，早期宫颈外观正常，碰触颈管时有出血。病灶进一步发展，宫颈可均匀性增大、增粗、变硬。晚期时宫颈肿瘤可脱落形成溃疡以至空洞。

2.实验室检查

（1）HPV检测　HPV检测是用于明确机体是否感染HPV，包括染色镜检法、分子生物学检测法等。①染色镜检：需要将局部疣状物作组织切片和生殖道局部黏液图片，然后用帕尼科拉染剂染色后在光镜下检查，如果能发现角化不良细胞或角化过度细胞，就可以初步诊断为HPV感染。②分子生物学检测法：最常用的HPV实验室检查方法，既可以对HPV感染进行确诊，又能对其进行分型。主要的方法有斑点杂交法、原位杂交法、DNA印迹法及聚合酶链反应。其中聚合酶链反应法可检查HPV中DNA片段含量很少的标本，而且标本来源不受限制，操作简便、省时，特异性高，是最敏感的检测方法，但易出现假阳性。

（2）肿瘤标志物　宫颈癌尚未分离出理化性质纯粹、专一的特异抗原。CEA 在宫颈癌中出现一定比例的阳性，但特异性不高。鳞状上皮癌肿瘤相关抗原（SCC）敏感性在原发性宫颈癌为 44%～67%，复发癌为 67%～100%，特异性为 90%～96%。SCC 的表达率随临床分期 I 期（29%）到Ⅳ期（89%）而逐渐递增，并与肿瘤分化程度有关。SCC 在宫颈癌根治术后明显下降，复发时重新升高，故可用于疗效的评估和疾病复发的监测。

3. 影像学检查

（1）经阴道超声检查（USG）　早期宫颈癌用 USG 常难以发现，大多病例（侵犯＞5mm）经 USG 能发现。阴道超声显示进展期宫颈癌宫颈增大，如果宫颈受累，常见子宫积液和（或）子宫积血。

（2）CT　宫颈癌 CT 表现为宫颈增大；增强后癌肿常为低密度，主要由于肿瘤坏死、溃疡形成、肿瘤与正常组织密度不同；宫颈管梗阻可引起宫腔内积液。

（3）MRI　MRI 显示宫颈部位、大小、范围优于 USG 和 CT。癌肿 T2WI 为中等信号，T1WI 呈等信号；增强癌肿显示不均质性，与坏死组织易分开，另外增强有利于评估膀胱和直肠受侵情况。动态增强能发现小病变及基质的侵犯，治疗后坏死或怀疑侵犯膀胱、直肠时建议增强。与宫颈鳞癌相比，宫颈腺癌较少见，T2WI 高信号、多发囊性变，癌肿沿宫颈内腺体扩展，侵入基质层酷似宫颈腺囊肿，增强时肿瘤实质成分强化有助于二者区别。

（4）膀胱镜检查　中、晚期宫颈癌，伴有泌尿系统症状时应行膀胱镜检查，以正确估计膀胱黏膜和肌层有无受累，必要时行膀胱壁活检以确诊。

（5）直肠、结肠镜检查　适用于有下消化道症状和疑有直肠、结肠受侵犯者。

4. 病理学诊断

（1）细胞学检查　通过对宫颈脱落细胞进行检查，能及时发现宫颈是否存在病变，也可以发现是否存在 HPV 感染，但生殖器脱落细胞学检查发现的恶性细胞只能作为初步筛查，无法定位，诊断需要进一步检查。薄层液基细胞学（thinprep cytologic test，TCT）是临床上常用的宫颈脱落细胞检查方法。

（2）组织病理学检查　该检查可以确定是否有宫颈的组织病变或者宫颈癌的发生，获取病理学标本的手段包括宫颈活检、宫颈锥切术等。

（3）分子病理检测　对复发性、进展性或转移性宫颈癌患者，推荐行 PD-L1 检测、MMR/MSI 检测、肿瘤突变负荷（TMB）检测，和 / 或对宫颈肉瘤患者行 NTRK 基因融合检测。

（二）鉴别诊断

1. 宫颈糜烂　宫颈糜烂外观色泽较红、光滑，伴有间质增生，形成颗粒型或乳突型糜烂时不易与宫颈癌鉴别，需经活检确定诊断。

2. 宫颈息肉　少数宫颈癌可呈息肉状生长，为防止漏诊，从宫颈取下的息肉组织应进行病理检查。

3. 宫颈结核　除不规则阴道出血和大量白带外，宫颈结核可有闭经史及结核体征。阴道检查可见多个溃疡，甚至韭菜花样赘生物，与宫颈癌很相似，需活检进行鉴别。

4. 宫颈乳头状瘤　宫颈乳头状瘤为良性肿瘤，仅见于妊娠期，状如菜花，质硬，可有接触性出血和白带增多，需经活检鉴别。本病无须处理，产后多自行消失。

（三）肿瘤分期

目前主要采用 UICC/AJCC TNM 分期标准（2021 年第 9 版）和国际妇产科学联盟（FIGO）系统（2018 年更新版）。

（四）中医辨证

1.肝郁气滞证　临床表现：腹胀，月经失调，情志郁闷，心烦易怒，白带伴有血丝，胸胁胀闷不适，舌质红，苔薄白，脉弦。

2.瘀毒内阻证　临床表现：腹部肿块，疼痛，阴道出血，大便秘结或不通，阴道有粪便排出，尿黄或尿血，或有便血，消瘦，舌质暗，苔腻或少苔，脉沉。

3.湿热下注证　临床表现：下肢浮肿，阴道出血，或有白带量多味臭，或尿频、尿急、尿痛，或腹痛下痢、里急后重，口干，腹胀，便秘，小便黄赤，舌质红，苔黄或腻，脉数或滑数。

4.肝肾阴虚证　临床表现：阴道出血，量多色红，神疲乏力，头晕耳鸣，腰膝酸软，口干，消瘦，手足心热，自汗盗汗，大便秘结，舌质红，少苔，脉细。

5.脾肾阳虚证　临床表现：周身浮肿或下肢浮肿，阴道出血色淡，腹胀，神疲，面色苍白，四肢不温，便溏，舌淡有齿痕，苔薄或腻，脉沉无力。

【中西医治疗】

（一）中医治疗

1. 辨证论治

（1）肝郁气滞证

治法：疏肝理气，凉血解毒。

代表方：丹栀逍遥散（《内科摘要》）加减。

常用药：柴胡、当归、白芍、白术、茯苓、炙甘草、牡丹皮、栀子。

加减：头痛较甚者，加川芎、白芷祛风止痛；失眠者，加远志、酸枣仁安神益智；腹有结块者，加鳖甲、生牡蛎软坚散结、化痰除癥。

（2）瘀毒内阻证

治法：活血化瘀，解毒散结。

代表方：桂枝茯苓丸（《金匮要略》）加减。

常用药：桂枝、茯苓、桃仁、牡丹皮、甘草、枳壳、赤芍、柴胡、川芎、鳖甲、莪术、半枝莲、穿山甲、山慈菇。

加减：尿血者，加大小蓟、白茅根、生地黄凉血止血；大便频繁、便血、里急后重者，加白头翁、秦皮、白术、马齿苋、地榆炭清热燥湿、解毒止痢。

（3）湿热下注证

治法：清热利湿，解毒止带。

代表方：易黄汤（《傅青主女科》）加减。

常用药：山药、芡实、黄柏、车前子、白果、苍术。

加减：湿甚者，加土茯苓、薏苡仁健脾利湿；热甚者，加苦参、败酱草、蒲公英清热解毒；带下不止者，加鸡冠花、败酱草解毒收敛止带。

（4）肝肾阴虚证

治法：滋补肝肾，养阴清热。

代表方：知柏地黄汤（《医宗金鉴》）加减。

常用药：熟地黄、山茱萸、山药、泽泻、茯苓、牡丹皮、知母、黄柏。

加减：潮热、盗汗者，加女贞子、墨旱莲、浮小麦养阴清热；气虚不摄，便下不爽、便血、肛门脱垂者，加黄芪、阿胶、升麻、三七粉益气生血摄血；腰膝冷痛者，加桑寄生、补骨脂温肾助阳、强筋健骨。

（5）脾肾阳虚证

治法：温肾健脾，利湿止带。

代表方：真武汤（《伤寒论》）合实脾饮（《济生方》）加减。前方以温肾助阳、化气行水为主，后方以温阳健脾、行气利水为主。

常用药：茯苓、猪苓、泽泻、白术、附子、干姜、车前子、山药、党参、甘草、薏苡仁、半枝莲、土茯苓、白花蛇舌草。

加减：局限性水肿者，加丝瓜络、路路通活络消肿；全身水肿严重者，加牵牛子、葶苈子、槟榔利水消肿；带下量多者，加煅龙骨、煅牡蛎收敛止带。

2. 辨病用药

（1）莪术　味辛、苦，性温；归肝、脾二经；功效行气破血，消积止痛。《玉楸药解·草部》记载："破滞攻坚，化结行瘀……消癖块，破血瘕，化府脏癥冷，散跌扑停瘀，通经开闭，止痛散结。"药理研究显示由中药莪术挥发油中分离出的单体榄香烯乳能抑制人宫颈癌 Hela 细胞的生长，下调转录因子 ELK1 的磷酸化水平，抑制 c-fos 的表达，从而发挥抗癌作用。本品可用于宫颈癌瘀毒互结者，常用剂量 6～9g，入汤剂。

（2）山茱萸　味酸、涩，性微温；归肝、肾经；功效补益肝肾，收涩固脱。《神农本草经·中经》记载："主心下邪气，寒热，温中，逐寒湿痹，去三虫。"药理研究显示山茱萸的重要生物学活性成分山茱萸多糖能通过上调 Bax 蛋白的表达来诱导 Hela 细胞凋亡从而抑制宫颈癌细胞的异常增殖。本品可用于宫颈癌肝肾阴虚者，常用剂量 6～12g，入汤剂。

（3）白花蛇舌草　味微苦，性甘、寒；归胃、大肠、小肠经；功效清热解毒，活血止痛。《中国药典·白花蛇舌草》记载："清热解毒，利尿消肿，活血止痛。"药理研究显示，白花蛇舌草可通过诱导肿瘤细胞凋亡起到抗肿瘤作用，并且使肿瘤细胞端粒酶活性呈下降趋势。本品可用于宫颈癌湿热壅盛者，常用剂量 15～30g，入汤剂。

（二）西医治疗

1. 外科手术治疗　手术治疗是早期宫颈癌治疗最有效的手段，根据切除范围分为保留子宫的宫颈切除术及子宫切除术，手术方式主要有开腹、经阴道、腹腔镜、机器人辅助手术等。ⅠA1期有保留生育功能手术切缘阴性患者可行宫颈锥切术，无保留生育功能要求的患者也可行单纯子宫切除术。ⅠA2 期、ⅠB1 期和一些选择性ⅠB2/ⅡA 期首选行广泛性子宫切除术加双侧盆腔淋巴结切除术（加或不加前哨淋巴结显影），广泛性子宫切除术的标准和推荐术式是开腹入路。经严格筛选的病灶直径在 ≤ 2cm 的ⅠA2 或ⅠB1 期的患者，可选择经阴道广泛性宫颈切除术加腹腔镜下淋巴结切除术（或前哨淋巴结显影）的保留生育能力的治疗方案。

FIGO ⅡB 期及以上的晚期患者通常不采用手术治疗，大多数晚期患者采用根治性放化疗，部分经过筛选的ⅡB 期患者可选择广泛性子宫切除术或通过新辅助化疗后予以广泛性子宫切除术。盆腔廓清术可能治愈放疗后盆腔中心复发或未控的患者，廓清术的术前评估明确是否存在远处转移，如果复发限于盆腔，可进行手术探查，术中癌灶未侵及盆壁及淋巴结者可行盆腔脏器切除。宫颈癌晚期若出现肠梗阻，可做结肠造口术，出现梗阻性肾病，则可做肾造瘘手术。

2. 放射治疗　放射治疗适应证包括：①早期宫颈癌术后有复发高危因素，如淋巴结阳性、切缘阳性、宫旁浸润等，进行术后辅助放疗。②术后复发首选放射治疗。③中晚期宫颈癌的根治性放射治疗。④对于有远处转移的晚期患者，放射治疗具有姑息止痛、提高生活质量的作用。

体外放射治疗（external beam radiation therapy，EBRT）联合近距离放疗是宫颈癌常见放射治疗方案。EBRT 推荐以影像引导（CT 或 MRI）为基础的适形调强放疗技术，放疗范围包括已知及可疑的肿瘤侵犯部位，EBRT 靶区为盆腔 ± 腹主动脉旁区域，剂量为 45Gy，不可切除的淋巴结可以通过高度适形的放疗技术，给予同步加量或后程推量 10 ~ 15Gy。近距离放疗是所有不适合手术的初治宫颈癌根治性放疗的关键部分，通常采用宫颈管和阴道施源器，对于局部肿瘤巨大而且不对称的患者或者肿瘤退缩不足的患者，组织间插植可以提高靶区剂量并且最大限度减小正常组织剂量。

3. 化学治疗　宫颈癌常用化疗方案见表 10-3。

（1）早期宫颈癌的化疗　根据手术发现及病理分期决定术后辅助治疗。具备以下任何一个"高危因素"：①淋巴结阳性。②切缘阳性。③宫旁浸润。推荐进一步影像学检查以了解其他部位转移情况，如无腹主动脉旁淋巴结和其他部位转移，需补充盆腔体外放疗＋含铂同步化疗 ± 阴道近距离放疗。同步化疗方案首选顺铂周疗（DDP 40mg/m²，每周一次，4 ~ 6 次），不能耐受顺铂者，选择卡铂（AUC=2，每周一次，4 ~ 6 次）或含铂双药增敏化疗，通常在盆腔 EBRT 时进行化疗。

（2）复发或转移性宫颈癌的化疗　顺铂联合紫杉醇或卡铂联合紫杉醇是转移性或复发性宫颈癌化疗应用最广泛的方案。对于不能使用紫杉醇的患者，可采用顺铂联合拓扑替康替代。拓扑替康联合紫杉醇可作为无法耐受铂类化疗的患者的选择。无法耐受联合化疗者也可考虑单药化疗。

表 10-3　宫颈癌常用化疗方案

方案	药物	推荐剂量	用法	用药时间	周期
单药方案					
DDP	顺铂	40mg/m²	静滴	d1	q7d
CBP	卡铂	AUC 2	静滴 1 ~ 3h	d1	q7d
联合化疗方案					
顺铂＋紫杉醇	紫杉醇	175mg/m²	静滴 3h	d1	q21d
	顺铂	50mg/m²	静滴	d1	
拓扑替康＋紫杉醇	紫杉醇	175mg/m²	静滴 3h	d1	q21d
	拓扑替康	0.75mg/m²	静滴	d1 ~ 3	
卡铂＋紫杉醇	紫杉醇	175mg/m²	静滴 3h	d1	q21d
	卡铂	AUC 5 ~ 6	静滴 1 ~ 3h	d1	
顺铂＋拓扑替康	拓扑替康	0.75mg/m²	静滴	d1 ~ 3	q21d
	顺铂	50mg/m²	静滴	d1	

4. 靶向治疗

（1）血管生成抑制剂　血管再生在宫颈癌发病机制中具有重要作用，VEGF 单抗贝伐珠单抗已被广泛应用于多种实体恶性肿瘤的治疗。贝伐珠单抗＋卡铂＋紫杉醇作为复发和转移性宫颈癌的一线治疗方案相较于单纯化疗能明显改善生存期。

（2）其他靶向治疗　拉罗替尼、恩曲替尼可通过对 NTRK 融合的抑制作用有效治疗 NTRK 融合的宫颈癌。

5. 免疫治疗　针对 PD-L1 阳性（CPS ≥ 1）、MSI-H 或 dMMR、TMB-H 的宫颈癌，可予 PD-1 或 PD-L1 单抗，如帕博利珠单抗、斯鲁利单抗、替雷利珠单抗、恩沃利单抗、纳武利尤单抗等免疫治疗。

【中西医结合治疗模式】

外科手术、同步放化疗是宫颈癌的主要治疗手段。但单一治疗模式已不能提高治愈率，综合治疗可以发挥更大的作用。宫颈癌中西医结合治疗模式见表 10-4。

表 10-4　宫颈癌中西医结合治疗模式

分期	宫颈癌中西医结合治疗模式		
Ⅰ期～ⅡA期	宫颈癌根治术和（或）放化疗		中医协同治疗
	随诊观察		中医防变治疗
ⅡB期～ⅣA期	手术和（或）放化疗		中医协同治疗
	随诊观察		中医防变治疗
ⅣB期	适合局部治疗	放疗	中医协同放疗
		靶向治疗 ± 姑息化疗 ± 免疫治疗	中医协同治疗
		随诊观察	中医防变治疗
	不适合局部治疗　PS 0～2分	靶向治疗 ± 姑息化疗 ± 免疫治疗	中医协同治疗
		带瘤生存	中医姑息治疗
	PS 3～4分		单纯中医治疗

1. 中医协同治疗　中医协同治疗以疏肝、健脾、益肾为主，兼顾活血、利湿、解毒，同时根据不同西医治疗手段的干预进行中医减毒治疗以缓解相关不良反应。①如宫颈癌围手术期运用补气养血、健脾益胃等治法，促进术后康复，增强体质，为术后辅助治疗创造条件。②放疗期间运用益气养阴、清热凉血、活血解毒等治法，发挥放疗增敏以及防治放射性皮炎、放射性膀胱炎等放疗不良反应的作用。③化疗期间运用健脾和胃止呕、补气养血、滋补肝肾等治法提高化疗疗效，防治恶心呕吐、骨髓抑制等化疗不良反应。

2. 中医防变治疗　中医防变治疗适用于Ⅰ～Ⅳ期宫颈癌术后未行辅助治疗或术后已完成辅助治疗或同步放化疗结束后的随访期，基本治法以益气健脾、疏肝益肾为主，兼理气活血、利湿解毒，同时结合辨证论治，以期降低复发转移风险。

3. 中医姑息治疗　中医姑息治疗适用于ⅣB期宫颈癌患者经化疗、靶向、免疫治疗后病情稳定的带瘤生存期，基本治法以益气、活血、解毒与疏肝、健脾、益肾并重，同时结合辨证论治，控制肿瘤生长，延缓疾病进展或下一阶段放化疗时间，提高生存质量，延长生存时间。

【预防调护】

（一）预防

1. 一级预防措施　避免过早结婚和性生活紊乱、加强性道德及性卫生教育、禁止吸烟及过量饮酒、积极防治与宫颈癌发生有关的疾病等。HPV 是引起生殖道感染最常见的病毒之一，高危型 HPV 持续感染可诱发宫颈癌及癌前病变，预防性接种 HPV 疫苗是宫颈癌一级预防的重要措施，能明显降低宫颈癌的发病率和死亡率。

2. 二级预防措施　在人群中对已婚妇女进行定期普查，发现癌前病变及早期癌并及时给予治疗，会有效预防宫颈癌的发生并降低其死亡率。

3. 随访　治疗结束后 2 年内，每 3 ～ 6 个月一次；3 ～ 5 年，每 6 ～ 12 个月一次；5 年后，每年一次。①每 3 个月行妇科检查、肿瘤标志物（CEA、SCC、CA125）及超声检查。②每 6 个月行胸部、腹部及盆腔 CT 或 MRI 检查。③每年行宫颈 – 阴道液基细胞学检查及 HPV 检查。④必要时行 PET/CT 等检查。

（二）调护

合理地休息、良好的生活环境可以使患者心情愉悦，减少不良情绪的产生。宫颈癌患者经过正规治疗后一般体质都比较差，要根据自身实际情况劳逸结合，如散步、做些轻松的家务等。养成良好的饮食习惯，如食用富有营养的高蛋白、高维生素食物，多进食新鲜水果、蔬菜，忌烟酒、辛辣刺激、生冷、油腻厚味饮食。宫颈癌中医特色护理包括针刺疗法、拔罐、穴位敷贴、中药熏洗、微波、空气压力波，可有效预防下肢淋巴水肿的发生，提高患者生活质量，宫颈癌术后患者在常规护理的基础上实施中医护理干预，能够更好地预防尿潴留。

第三节　子宫内膜癌

子宫内膜癌（endometrial cancer，EC）是起源于子宫内膜腺体的恶性肿瘤，又称子宫体癌，为女性生殖器三大恶性肿瘤之一。临床以不规则阴道出血，月经紊乱，下腹疼痛，阴道异常排液，消瘦，贫血及恶病质等为主要表现。

子宫内膜癌多发生于围绝经期及绝经后妇女，高发年龄为 58 ～ 61 岁，约占女性恶性肿瘤的 7%，占生殖器恶性肿瘤的 20% ～ 30%。近年来，子宫内膜癌发病率持续上升，发病年龄也呈现年轻化趋势。国际癌症研究机构（IARC）发布的最新数据显示：2020 年，全球子宫内膜癌新发病例 417367 例，死亡病例 97370 例。我国国家癌症中心 2022 年发布数据显示：按照世界标准人口年龄构成计算，2016 年我国子宫内膜癌的发病率为 10.54/10 万，死亡率为 2.53/10 万。在部分发达城市，子宫内膜癌发病率已位居妇科恶性肿瘤首位。

传统中医文献中并无"子宫内膜癌"病名，根据其主要临床特点，可以归为"崩漏""石瘕""癥瘕""五色带下"等病症。如"妇人经行之后，淋沥不止，名曰经漏。经血忽然大下不止，名为经崩。"（《医宗金鉴·崩漏总括》）"更审其带久淋沥之物，或臭或腥秽，乃败血所化，是胞中病也。"（《医宗金鉴·五色带下总括》）"妇人癥痞，由饮食失节，脾胃亏损，邪正相搏，积于腹中，牢固不动，有可征验，故名曰癥，气道壅塞，故名曰痞，得冷则发，冷入子脏则不

孕，入胞络则月水不通。"(《证治准绳·女科》)

【中医病因病机】

子宫内膜癌的发生多是在正气亏损的基础上，因七情内伤，饮食不节，邪毒内侵致使五脏功能失调，气血不畅，湿热内生，瘀血内阻，日久癌毒蕴结胞宫而成瘤。

（一）病因

1. 七情内伤 平素抑郁，或愤怒过度，肝气郁结，气机阻滞，由气及血，血行不畅，脉络瘀滞，气机逆乱，生化失常，癌毒内生。如《灵枢·百病始生》记载："若内伤于忧怒，则气上逆，气上逆则六输不通，温气不行，凝血蕴里而不散，津液涩渗，着而不去，而积皆成矣。"

2. 饮食不节 饮食不节或暴饮暴食，嗜食肥甘厚味、辛辣刺激之品，损伤脾胃，脾失健运，湿浊内蕴，痰浊阻滞，冲任失调，癌毒内生。如《太平圣惠方·治食癥诸方》记载："夫人饮食不节，生冷过度……与脏气相搏，结聚成块，日渐生长，盘牢不移，故谓之食癥也。"

3. 外邪侵袭 寒、湿、热等邪气侵犯机体留而不去，导致脏腑失和，气血运行不畅，痰湿阻滞胞宫，酿生癌毒，日久形成癥瘕。如《灵枢·水胀》记载："石瘕生于胞中，寒气客于子门，子门闭塞，气不得通，恶血当泻不泻，衃以留止，日以益大，状如怀子，月事不以时下。"

4. 正气虚损 先天禀赋不足或后天失养，或久病伤脏，致肝肾亏虚，冲任诸脉失于调养，导致阴阳失调，气机逆乱，生化失常，癌毒内生。如《金匮要略·妇人杂病脉证并治》记载："妇人之病，因虚、积冷、结气。"又如《妇人大全良方·众疾门》记载："凡妇人三十六种病，皆由子脏冷热，劳损而挟带下，起于胞内也。"

（二）病机

本病的基本病机为肝肾阴虚，湿热、血瘀、癌毒互结，冲任二脉功能失调。病性多本虚标实，本虚为肝肾阴虚，标实为湿热、血瘀、癌毒蕴结胞宫。两者相互影响，互为因果，由虚而致积，因积而益虚。疾病初期以湿热、血瘀、癌毒等邪实为主；中期正虚渐显，邪实与正虚并存；晚期正气耗伤，以肝肾阴虚为主。

本病病位在胞宫，与肝、脾、肾和冲任二脉关系密切。盖因肝主疏泄，肝气郁结，则血脉不畅，瘀阻胞宫；脾主运化，脾失健运，则水湿不化，壅滞胞宫；肾藏精，为气血之根，肾气亏虚，化精乏源，肾虚血瘀，胞脉阻滞，冲任二脉皆起于胞宫，为经络之海，冲任损伤亦影响胞宫。

【西医病因病理】

（一）病因

子宫内膜癌多发生于围绝经期及绝经后妇女。其发病是多因素作用的结果，与雌激素刺激、家族遗传、月经失调及高危因素等密切相关，但具体的发病机制尚未完全阐明。

1. 雌激素刺激 长期持续雌激素刺激，包括内源性雌激素失衡及外源性雌激素应用。内源性雌激素失衡主要包括卵巢排卵功能障碍及卵巢疾病所致雌激素分泌等。外源性雌激素应用主要包括无孕激素保护的雌激素替代治疗等（包括选择性雌激素受体调节剂治疗，如他莫昔芬等）。

2. 遗传因素 约20%子宫内膜癌患者有家族史。有Lynch综合征的女性终身发生子宫内膜癌的风险高达 60%，建议每年进行子宫内膜活检以评估是否发生癌变。

3. 月经失调　初潮早、绝经迟、不孕等月经失调的妇女更易发生子宫内膜癌。晚绝经的妇女在后几年大多为无排卵月经，延长了无孕激素协同作用的雌激素刺激时间，提高了患子宫内膜癌风险。每次妊娠均可一定程度降低子宫内膜癌的发病风险。末次妊娠年龄越大，患子宫内膜癌的概率也越低。

4. 高危因素　肥胖、高血压及糖尿病是子宫内膜癌的高危因素。近年来，由于高脂、高热量饮食和低运动量生活方式的影响，子宫内膜癌在我国的发病率呈上升趋势。

（二）病理

1. 好发部位　子宫内膜癌可以发生于子宫内膜的任何部位，但好发于宫底部及子宫两角处。

2. 大体病理形态　按照肿瘤的生长方式，大体可分为两种类型。

（1）弥漫型　肿瘤沿子宫内膜广泛生长，可累及大部分甚至整个宫腔内膜，并突向宫腔。常伴有出血、坏死，肌层浸润发生较晚。当肿瘤向下蔓延至宫颈管甚至宫颈外口时，与宫颈癌侵犯宫体常难以鉴别。

（2）局限型　肿瘤在子宫内膜呈局限性生长，早期病灶小而表浅，呈菜花状或息肉状。肿瘤易向子宫肌层浸润，此类肿瘤出现症状较晚。

3. 组织学类型　子宫内膜癌主要包括以下几种病理类型：子宫内膜样癌、浆液性癌、透明细胞癌、未分化癌和去分化癌、子宫内膜混合型腺癌及子宫癌肉瘤。其中，子宫内膜样癌是最常见的组织学类型，占子宫内膜癌的 60%～80%。临床上可将子宫内膜癌分为Ⅰ型和Ⅱ型（Bokhman分型）。Ⅰ型为激素依赖型，病理类型以子宫内膜样癌为主，预后较好；Ⅱ型为非激素依赖型，主要包括浆液性癌、透明细胞癌和癌肉瘤等，预后较差。

【诊断】

（一）诊断要点

1. 临床表现

（1）症状　早期子宫内膜癌可无明显症状，病情发展到一定阶段可出现以下症状：①异常阴道出血：阴道出血是子宫内膜癌最主要的临床症状，80% 以上患者以此为主诉就诊。绝经患者表现为绝经后阴道出血，育龄期妇女则表现为经期紊乱、经期延长及经量增多等。严重者可能出现大出血。②阴道异常分泌物：约 25% 患者以此为主诉就诊。主要表现为阴道排水样或血性分泌物，合并感染时可出现脓性分泌物并伴有异味。此症状多见于绝经后患者，绝经前患者较为少见。③下腹疼痛：早期患者无此症状，疾病进展肿瘤阻塞宫颈内口，引起宫腔感染、积脓，则出现下腹胀痛或阵发性疼痛。伴随着肿瘤增长，子宫明显增大，浸润周围组织或压迫盆腔神经丛引起下肢或腰骶部疼痛。④全身症状：晚期患者出现消瘦、贫血、恶病质等全身衰竭表现。发生肺、肝、脑及骨等转移患者，则易出现咳嗽，咯血，肝区疼痛，头痛及骨痛等相关症状。

（2）体征　肿瘤生长到一定程度，妇科检查可发现子宫异常增大。若合并宫腔积脓，可有明显触痛。晚期肿瘤可出现子宫不规则，或子宫表面形成肿块。肿瘤浸润周围组织时，子宫活动受限，可在子宫旁扪及与子宫相连的包块。

2. 妇科检查　早期患者盆腔检查大多正常，有些患者子宫质地可稍软。晚期病变侵及宫颈、宫旁组织韧带、附件或淋巴结显著增大者，三合诊检查可触及宫颈或子宫颈管质硬或增大、子宫主韧带或子宫骶韧带增厚及弹性下降、附件肿物及盆壁处肿大固定的淋巴结。

3. 实验室检查 肿瘤标志物：子宫内膜癌无特异敏感的标志物。部分患者可出现 CA125、CA199、CA153 或 HE4 异常。晚期患者可出现血清 CA125 升高，但其特异性较差。HE4 的特异性较 CA125 高，与 CA125 联合检查有助于子宫内膜癌的诊断、肿瘤的评估、治疗效果的评估及随访监测。

4. 影像学检查

（1）超声检查 目前比较强调绝经后出血患者以超声进行初步检查。经阴道超声检查可以了解子宫大小、宫腔内有无赘生物、内膜厚度、肌层有无浸润、附件肿物大小及性质等，为最常用的无创辅助检查方法。

（2）MRI 盆腔 MRI 是子宫内膜癌的首选影像学检查方法。MRI 能够清晰显示子宫内膜及肌层结构，用于明确病变大小、位置、肌层侵犯深度、是否侵犯宫颈 / 阴道、是否侵犯子宫体外、阴道、膀胱及直肠，以及盆腔内的肿瘤播散，观察盆腔、腹膜后及腹股沟淋巴结转移情况。有助于肿瘤的鉴别诊断（如内膜息肉、黏膜下肌瘤及肉瘤等）、评价化疗的疗效及治疗后随诊。

（3）CT 盆腔 CT 对早期病变诊断价值有限。CT 优势在于显示中晚期病变，评价病变侵犯子宫外、膀胱及直肠情况，显示腹 / 盆腔、腹膜后及双侧腹股沟淋巴结转移，以及腹 / 盆腔其他器官及腹膜转移情况。对于有 MRI 禁忌证的患者应选择 CT 检查。

（4）PET–CT 较少用于子宫内膜癌初诊患者。但存在下列情况时，可推荐有条件者在治疗前行 PET–CT 检查：①有临床合并症不适合行手术治疗的患者。②怀疑存在非常见部位的转移，比如骨骼或中枢神经系统转移的患者。③活检病理提示为高级别肿瘤，包括低分化子宫内膜癌、乳头状浆液性癌、透明细胞癌和癌肉瘤。PET–CT 不推荐常规应用于子宫内膜癌治疗后的随访，仅当怀疑出现复发转移时考虑行 PET–CT 检查。

5. 病理学诊断

（1）细胞学检查 可通过后穹窿吸片法、宫腔吸化法、毛刷法及洗涤法等取材方法获取细胞学检查标本。但由于子宫内膜细胞在非月经期不易脱落，且脱落后容易溶解、变性，故通过细胞学检查诊断子宫内膜癌阳性率较低。

（2）组织病理学检查 是子宫内膜癌诊断的金标准，获取病理学标本的手段包括子宫内膜活检、子宫外转移灶活检及手术切除组织标本。

（3）分子病理检测 通过检测 POLE 基因突变、错配修复蛋白（MLH1、PMS2、MSH2 及 MSH6）表达情况和 / 或 MSI 状态、P53 蛋白表达及 TP53 基因突变状态，从而判断子宫内膜癌分子分型。

（二）鉴别诊断

1. 子宫内膜不典型增生 多数子宫内膜癌由子宫内膜不典型增生发展而来，早期子宫内膜癌的临床症状与子宫内膜不典型增生非常相似，但后者发病年龄较年轻，对可疑病灶行子宫内膜活检可以明确鉴别。

2. 宫颈癌 子宫内膜癌累及宫颈，使宫颈变硬、变粗，此时与原发性宫颈癌极难鉴别。可根据患者的年龄、病理类型、HPV 病毒感染情况及子宫大小等因素综合考虑鉴别。通常子宫内膜癌发病年龄较大，病理类型以子宫内膜样腺癌为主，HPV 感染相对较少，子宫可呈均匀性增大。宫颈癌病理类型通常以鳞癌为主，HPV 感染相对较多，两者之间鉴别主要依赖病理诊断。

3. 围绝经期功血 以月经紊乱、经量增多、经期延长及不规则阴道流血为主要表现，与子宫内膜症状相似，妇科检查常无异常发现，经阴道超声可帮助鉴别，必要时行分段诊刮取组织送病理检查以确诊。

4. 子宫黏膜下肌瘤 常出现经量增多及经期延长等症状，经阴道超声可鉴别诊断，若超声诊断困难，可行分段诊刮或宫腔镜检查。

（三）肿瘤分期

目前主要采用 AJCC TNM 分期系统（2017 年第 8 版）和国际妇产科联盟（FIGO）子宫内膜癌手术分期系统（2009 年版）。

（四）中医辨证

1. 肝郁血热证 临床表现：阴道突然大出血或出血淋漓，伴胸胁胀满，心烦喜怒，口干口苦，舌质红，苔薄黄，脉弦数。

2. 湿热下注证 临床表现：阴道不规则出血，或绝经后出血，带下色黄赤，臭秽难闻，小腹坠痛，或阴部瘙痒，口干口苦，或发热，或恶心，纳呆腹胀，小便黄浊，大便不畅，舌质红，苔黄腻，脉滑数。

3. 瘀毒内阻证 临床表现：阴道出血，色紫黑，有血块，小腹可触及肿块，部位固定，腹痛如针刺刀割样痛，入夜加重，舌质紫黯或有瘀斑，苔薄黄，脉涩或弦。

4. 肝肾阴亏证 临床表现：阴道不规则流血，量多少不一，色鲜红，下腹部隐痛，头晕目眩，两目干涩，耳鸣心悸，五心烦热，两颧红赤，腰酸膝软，失眠多梦，舌红少苔，脉细数。

【中西医治疗】

（一）中医治疗

1. 辨证论治

（1）肝郁血热证

治法：清肝泻火，凉血止血。

代表方：丹栀逍遥散（《内科摘要》）加减。

常用药：牡丹皮、栀子、柴胡、当归、赤芍、茯苓、白术、生地黄、薄荷、败酱草等。

加减：阴道出血量多者，加大蓟、小蓟、白茅根、墨旱莲凉血止血；肝郁化火较重者，加茜草、益母草清热凉血；胁肋胀痛者，加川楝子、郁金等行气解郁。

（2）湿热下注证

治法：清热利湿，解毒抗癌。

代表方：黄连解毒汤（《外台秘要》）加减。

常用药：黄连、黄芩、黄柏、栀子、牛膝、苍术、土茯苓、败酱草、白花蛇舌草、车前草及苦参等。

加减：腹胀甚者，加乌药、砂仁及豆蔻宽中行气；大便不畅者，加木香、厚朴行气导滞；心烦不寐者，加合欢花、郁金及莲子清心除烦。

（3）瘀毒内阻证

治法：活血化瘀，消癥止痛。

代表方：少腹逐瘀汤（《医林改错》）加减。

常用药：小茴香、延胡索、没药、川芎、肉桂、干姜、当归、赤芍、蒲黄、五灵脂、莪术及甘草等。

加减：纳呆不食者，加鸡内金、砂仁及焦三仙运化脾胃；出血量多者，加血余炭及仙鹤草收敛止血；少腹痛甚者，加露蜂房、郁金、紫草及桃仁化瘀止痛。

（4）肝肾阴虚证

治法：滋肾养阴，固冲止血。

代表方：左归丸（《景岳全书》）加减。

常用药：熟地黄、山茱萸、山药、菟丝子、枸杞子、龟板胶、女贞子、旱莲草及甘草等。

加减：头晕耳鸣者，加钩藤、石决明及珍珠母平肝潜阳；心烦不眠者，加酸枣仁、合欢花及黄连安神助眠；出血量多者，加茜草炭、黄芩炭及仙鹤草宁血止血。

2. 辨病用药

（1）苦参　味苦，性寒；归心、肝、胃、大肠及膀胱经；功效清热燥湿，杀虫，利尿。《神农本草经·中经》记载："主治心腹结气，症瘕，积聚……除痈肿。"药理研究显示苦参碱可抑制癌细胞增殖、阻滞细胞周期及诱导细胞凋亡。本品适用于子宫内膜癌湿热下注者，常用剂量4.5～9g，入汤剂。

（2）白花蛇舌草　味微苦、甘，性寒；归胃、大肠及小肠经；功效清热解毒，利湿通淋。《广西中药志·全草类》记载："治小儿疳积，毒蛇咬伤，癌肿。外治白泡疮，蛇癞疮。"药理研究显示白花蛇舌草可以抑制肿瘤细胞增殖、阻滞肿瘤细胞周期及诱导肿瘤细胞凋亡。本品适用于子宫内膜癌湿热下注者，常用剂量15～30g，入汤剂。

（3）莪术　味辛、苦，性温；归肝、脾经；功效行气破血，消积止痛。《妇人大全良方·妇人积年血症块方论第十三》记载："'三棱煎'：治妇人血癥、血瘕，食积痰滞。"药理研究显示莪术油能直接杀死肿瘤细胞，还能增强肿瘤细胞免疫原性，从而诱发或促进机体对肿瘤的免疫排斥反应。本品适用于子宫内膜癌瘀毒内阻者，常用剂量6～9g，入汤剂。

（二）西医治疗

1. 外科手术治疗　手术是早期子宫内膜癌首选的治疗方式。子宫内膜癌的分期有赖于手术病理分期，只有经过手术，才能真正明确分期。应根据疾病的临床分期、病理类型、细胞分化程度及患者具体情况制订个体化的手术方式。

子宫内膜样癌临床诊断为ⅠA期，可行筋膜外全子宫＋双侧卵巢及输卵管切除＋盆腔±腹主动脉旁淋巴结切除术，低危患者可保留卵巢。ⅠB期、Ⅱ期患者行筋膜外全子宫＋双侧卵巢及输卵管切除＋盆腔及腹主动脉旁淋巴结切除术。Ⅲ期、Ⅳ期可耐受手术且可能满意减瘤的患者推荐行全子宫＋双附件切除＋手术分期／减瘤术。

特殊病理类型的子宫内膜癌（浆液性癌、透明细胞癌、癌肉瘤），疾病局限于子宫者，行全面手术分期＋大网膜活检／切除；可疑宫外疾病者，行全面手术分期／减瘤术＋大网膜活检／切除；不适合手术者，行综合治疗后再评估外科手术治疗或放疗。

2. 放射治疗

放射治疗是子宫内膜癌最重要的治疗方式之一，对于消灭肿瘤病灶及预防局部复发有明确效果。

ⅠA期G1～2伴有危险因素（淋巴脉管浸润，年龄≥60岁）或G3的患者推荐选用阴道近距离放疗；ⅠB期G1～2推荐阴道近距离放疗，伴有危险因素或为G3则可选用盆腔体外放疗。

Ⅱ期患者建议行盆腔体外放疗 ± 阴道近距离放疗。Ⅲ期以上患者建议行体外放疗（盆腔区域和 / 或腹主动脉区域） ± 阴道近距离放疗。对于复发或转移的患者可根据复发状态选择不同放疗方式，局部复发（既往未接受放疗）推荐行体外放疗（盆腔区域和 / 或腹主动脉区域） ± 阴道近距离放疗，针对预期可完全切除的病灶可考虑术中放疗，部分患者可补充术后放疗；局部复发（既往接受放疗）可行再程放疗；转移患者可行局部放疗。

特殊病理类型子宫内膜癌（浆液性癌、透明细胞癌） Ⅰ A 期（无肌层浸润）且腹腔冲洗液（＋）患者推荐阴道近距离放疗； Ⅰ A 期（肌层浸润）及 Ⅰ B 期以上患者推荐行体外放疗 ± 阴道近距离放疗。癌肉瘤 Ⅰ ～Ⅳ 期可行体外放疗。

3. 化学治疗 Ⅰ、Ⅱ期子宫内膜样腺癌患者的治疗应以手术及放疗为主，不推荐辅助化疗。Ⅲ期子宫内膜样腺癌首选治疗为化疗，推荐方案为紫杉醇 + 卡铂。复发或转移的患者推荐行化疗。子宫内膜癌常用化疗方案见表 10-5。

特殊病理类型子宫内膜癌（浆液性癌、透明细胞癌） Ⅰ A 期（肌层浸润）及 Ⅰ B 期以上患者建议行化疗。癌肉瘤 Ⅰ ～Ⅳ 期推荐行化疗，首选方案为紫杉醇 + 卡铂。

表 10-5　子宫内膜癌常用化疗方案

方案	药物	推荐剂量	用法	用药时间	周期
TC	紫杉醇	175mg/m²	静滴	d1	q21d
	卡铂	AUC 5 ～ 6	静滴	d1	
AP	多柔比星	60mg/m²	静滴	d1	q21d
	顺铂	50mg/m²	静滴	d1	
DTX+CBP	多西他塞	60 ～ 75mg/m²	静滴	d1	q21d
	卡铂	AUC 5 ～ 6	静滴	d1	

4. 靶向治疗

（1）血管生成抑制剂　针对不可切除或转移性的，无微卫星高度不稳定（MSI-H）及错配修复基因缺陷（dMMR）的子宫内膜癌患者推荐应用仑伐替尼。

（2）抗 HER-2 靶向药物　对于Ⅲ / Ⅳ期和复发的子宫内膜浆液性癌 HER-2 表达阳性的患者可使用曲妥珠单抗。

（3）其他靶向治疗　NTRK 基因融合阳性的子宫内膜癌患者推荐应用拉罗替尼或恩曲替尼。

5. 免疫治疗　针对不可切除或转移性的 MSI-H 或 dMMR 的子宫内膜癌二线治疗，推荐应用帕博利珠单抗、替雷利珠单抗、恩沃利单抗及斯鲁利单抗。

6. 激素治疗　保留生育功能患者推荐应用口服高效孕激素。不适合口服高效孕激素的患者建议行基于 GnRH-a 的非口服孕激素方案。

复发和转移性子宫内膜癌激素治疗方案：对于低级别肿瘤或 ER/PR 阳性的患者，推荐醋酸甲地孕酮或醋酸甲羟孕酮单药，或与他莫昔芬交替应用，或应用芳香化酶抑制剂。

【中西医结合治疗模式】

外科手术和放疗是子宫内膜癌的主要治疗手段，中西医结合治疗可以进一步提高治愈率。子宫内膜癌中西医结合治疗模式见表 10-6。

表 10-6 子宫内膜癌中西医结合治疗模式

分期		子宫内膜癌中西医结合治疗模式	
Ⅰ~Ⅱ期		手术	中医协同手术
		放疗 ± 系统治疗	中医协同治疗
		随诊观察	中医防变治疗
Ⅲ~Ⅳ期	可耐受手术且可能满意减瘤	手术	中医协同手术
		辅助治疗	中医协同治疗
		随诊观察	中医防变治疗
	无法满意减瘤	新辅助治疗后评估是否可行手术	中医协同治疗
	无法耐受手术	系统治疗 ± 放疗	中医协同治疗
		带瘤生存	中医姑息治疗

1. 中西医协同治疗 子宫内膜癌中西医协同治疗时期，中医治疗以益气养血，健脾和胃，补肝益肾为主，兼清热利湿，祛瘀解毒，同时针对不同的西医治疗手段进行相应的中医减毒治疗以缓解相关不良反应。①子宫内膜癌术后应用补脾益肾，行气利水等治法防治尿潴留。②化疗期宜运用健脾和胃，补肾填精，益气养血等治法防治恶心呕吐、脱发、骨髓抑制等化疗药物副反应。③放疗期间运用益气养阴，清热解毒，凉血活血等治法防治放射性炎症。④内分泌治疗期应用疏肝理气，补益肝肾，调理冲任等治法防治内分泌药物不良反应。

2. 中医防变治疗 中医防变治疗适用于子宫内膜癌手术后未行辅助治疗或辅助治疗结束后的随访期，基本治法应以健脾益气，补益肝肾，调理冲任为主，兼以清热解毒、祛瘀解毒等，同时结合辨证论治，以期降低复发转移风险。

3. 中医姑息治疗 中医姑息治疗适用于Ⅳ期子宫内膜癌患者经西医治疗后病情稳定的带瘤生存期，基本治法以清利湿热，祛瘀解毒与健脾益气，补益肝肾为主，同时结合辨证论治，以期提高患者生存质量，延长生存期。

【预防调护】

（一）预防

1. 一级预防措施 开展防癌宣传科普，加强卫生医学知识。对更年期合并肥胖、高血压或糖尿病的妇女进行健康宣教，出现绝经后异常出血、阴道排液等症状，要提高警惕，及时就医。

2. 二级预防措施 积极治疗癌前病变，疗效不佳者及时行手术切除治疗。对子宫内膜有过度增生，特别是不典型增生患者，应积极关注，密切随诊。严格掌握雌激素使用的指征，更年期妇女使用雌激素进行替代治疗，应在医生指导下使用，同时应用孕激素以定期转化子宫内膜。

3. 随访 定期随访：①子宫内膜癌患者在系统治疗后应定期随访，及时发现疾病变化。子宫内膜癌系统治疗后 3 年内的疾病复发率为 75%～95%，故建议患者在系统治疗后 3～5 年内定期随访。②常规随访应包括详细病史（包括任何新的症状），盆腔的检查，阴道细胞学涂片，超声，血清 CA125、CA199、HE4 检测，血常规及血生化检验等，必要时可行 CT 及 MRI 检查，怀疑疾病复发转移的患者可考虑行 PET-CT 检查。③子宫内膜癌术后患者建议 2～3 年内，每 3～6 月随访一次，3 年后可每 6～12 个月随访一次。

（二）调护

患者要保持积极乐观的精神及生活态度，保持良好的心态应对压力，树立战胜疾病的信心。多进食营养丰富且易消化的食物及新鲜蔬菜瓜果，少食油腻刺激食物，提高机体免疫力，协助克服治疗引起的副作用。注意个人卫生，保持外阴部洁净，注意经期及性生活卫生，养成良好生活习惯，戒烟限酒，适当锻炼，保持身体健康有活力，注意劳逸结合。

扫一扫，查阅本章数字资源，含PPT、音视频、图片等

第一节 恶性淋巴瘤

恶性淋巴瘤（malignant lymphoma，ML）是原发于淋巴结或结外淋巴组织和器官的免疫细胞肿瘤的总称。可发生于身体的任何部位，淋巴结、扁桃体、脾和骨髓最易累及，按病理和临床特点分为霍奇金淋巴瘤（Hodgkin's lymphoma，HL）和非霍奇金淋巴瘤（non-Hodgkin's lymphoma，NHL）两大类。临床以进行性、无痛性淋巴结肿大，伴有肝脾肿大、相应器官压迫症状，以及发热、盗汗、体重减轻、皮肤瘙痒、乏力等为主要表现。

恶性淋巴瘤发达国家发病率高于发展中国家，北美和欧洲发病率＞10/10万人，中国约为5/10万人，可发生于任何年龄，男女之比为（1～2）：1。NHL和HL发病情况有显著差别，NHL发病随年龄增长呈持续上升趋势，发病年龄高峰为51～60岁，男性NHL发病率和死亡率均高于女性。HL在我国发病率较低，大致占全部淋巴瘤的10%～20%，常见于青壮年，发病年龄高峰在40岁左右。

中医文献无"淋巴瘤"病名，但有不少类似的记载，归属于中医学"失荣""石疽""恶核""瘰疬"等范畴。如"失荣者……其患多生面项之间，初起微肿，皮色不变，日久渐大，坚硬如石，推之不移，按之不动。"（《外科正宗·失荣症》）"此由寒气客于经络，与血气相搏，血涩结而成疽也。其寒毒偏多，则气结聚而皮厚，状如痤疖，坚如石，故谓之石疽也。"（《诸病源候论·石疽候》）"恶核者，肉里忽有核，累累如梅李，小如豆粒……此风邪挟毒所成。"（《诸病源候论·恶核肿候》）

【中医病因病机】

恶性淋巴瘤发病为禀赋不足、情志不遂、饮食不节、外邪侵袭等多种病因杂合，导致脏腑亏损、气血虚弱，痰浊、血瘀与癌毒凝结，日久而成。

（一）病因

1. 禀赋不足 先天禀赋薄弱，主要表现为元阴元阳不足。元阳不足，虚寒内生，寒性凝滞，血脉闭阻，水凝为痰，或阳气虚弱，气血运行缓慢而痰停瘀滞；元阴不足，百脉失养，阴虚生内热，热邪煎熬血液致瘀。

2. 情志不遂 七情刺激，情志不达，气机逆乱，如忧郁伤肝，思虑伤脾，积想伤心，致经络痞涩，郁久化火，炼津液为痰，气郁痰凝；或气滞血瘀，痰瘀搏结，聚结成核。如《外科枢

要·论瘤赘》载："郁结伤脾，肌肉消薄与外邪相搏，而成肉瘤。"

3. 饮食不节 平素恣食膏粱厚味，或进食寒凉生冷，或误食有毒药物，脾胃损伤，运化失司，以致湿热、寒湿、癌毒内生，痰凝血瘀，胶结不解；脾虚失于健运，水湿停聚，湿停酿痰，壅阻气血致瘀，痰瘀结聚，发为本病。

4. 外邪侵袭 六淫邪气乘虚而入，或外邪亢盛，直入脏腑，变生疾病。寒邪入侵，凝滞血脉，血液循行缓慢，或瘀阻脏腑、经脉，或热毒入侵，煎熬血液成块；湿邪入侵，聚而不散，久之转化为痰湿，流注经脉、肌肤之间，均可形成"痰核"或"瘰疬"。

（二）病机

本病的基本病机为脏腑虚损，痰瘀毒结，凝聚成核。疾病初期以痰为主，兼有血瘀、癌毒，中期痰瘀、癌毒相互交织，耗气伤血，正虚邪实，疾病后期诸虚不足，邪实仍存。病性局部属实，全身属虚，为本虚标实之病变，其虚以肝、脾、肾虚损为主，其实以痰、瘀、毒为主。两者相互影响，互为因果，由虚而致积，因积而益虚。

病位涉及五脏、六腑、经络、肌肤等全身各处，与肝、脾、肾关系密切。肝气郁滞，气机不畅，气滞气结，聚结成核；脾虚失运、肾失气化，水液失于输布，停聚成痰，壅阻气血致瘀，痰瘀、癌毒结聚，形成肿块。

【西医病因病理】

（一）病因

恶性淋巴瘤病因包括感染、免疫功能失调、家族遗传、理化因素、生活方式等，但具体的发病机制尚未完全阐明。

1. 感染因素 有证据表明包括细菌、病毒等感染与 NHL 的发生相关。幽门螺杆菌感染与胃黏膜相关淋巴瘤的发病密切相关；EB 病毒感染与地方性 Burkitt 淋巴瘤、慢性炎症与弥漫大 B 细胞淋巴瘤有关；人 T 淋巴细胞 I 型病毒与成人 T 细胞白血病、淋巴瘤有关。

2. 免疫因素 免疫功能失调与 NHL 发病密切相关，器官移植后长期服用免疫抑制剂，发生 NHL 的风险增加 2 ～ 15 倍。患有免疫缺陷疾病如干燥综合征、类风湿关节炎、桥本甲状腺炎、毛细血管扩张性共济失调、系统性红斑狼疮等的患者 ML 发病率高于普通人群。

3. 遗传因素 恶性淋巴瘤有时可见明显的家族聚集性。有恶性淋巴瘤家族史的人群患恶性淋巴瘤的概率较高，同胞兄弟姐妹患恶性淋巴瘤的人群发病率是一般人群的 2 倍多，父母有恶性淋巴瘤病史的人群发病率是一般人群的 1.6 倍。

4. 理化因素 某些物理、化学因素会增加患淋巴瘤的风险。过度暴露于紫外线下可增加患恶性淋巴瘤的风险；日本广岛和长崎在遭遇原子弹爆炸后的数年 NHL 的发病率明显增加；二氯二苯三氯乙烷（DDT）和多氯联苯（PCB）等有机氯化物曾是 NHL 发病风险研究的焦点。

5. 生活方式及其他因素 染发、吸烟等可增加患恶性淋巴瘤的机会。此外，长期服用某些药物，如苯妥英钠、去氧麻黄素等可诱发恶性淋巴瘤。

（二）病理

1. 好发部位 恶性淋巴瘤好发于淋巴结，绝大多数首先发生在颈部和 / 或锁骨上淋巴结，也可首先侵犯结外淋巴组织或器官。

2. 病理分类　淋巴瘤的病理分类非常复杂，目前采用 WHO 2016 年版分类标准。

（1）HL 的病理分类　HL 的恶性细胞为里德 – 斯德伯格氏细胞（reed-sternberg cell）及其变异细胞，简称 R-S 细胞。难以确定 R-S 细胞时，免疫组化可以帮助诊断。

1）结节性淋巴细胞为主型：占 HL 的 5%～6%。此型 HL 淋巴结结构基本消失，可见到少数残存的淋巴滤泡。特征性细胞为变异型 R-S 细胞，称"爆米花样细胞"，表达 B 细胞抗原（CD20$^+$），但典型 R-S 细胞的抗原阴性（CD30$^-$，CD15$^-$）。此型 HL 为成熟 B 细胞肿瘤，病变局限，单纯放疗即可取得良好疗效，15 年生存率＞90%。

2）经典型 HL：其中结节硬化型占 HL 的 50%～70%，好发于青壮年，尤其是女性，发病年龄多在 20～40 岁，早期上纵隔受侵比例高，预后相对较好。混合细胞型占 HL 的 25%～35%，病变介于淋巴细胞为主型和淋巴细胞消减型之间，病变组织内存在多种成分，预后一般。淋巴细胞消减型占 HL 的 5%，病变组织中淋巴细胞显著减少，肿瘤细胞比例较高，肿瘤细胞间变明显；可见于老年病人和发展中国家，常为晚期，结外受侵，病程呈进展性，预后较差。富于淋巴细胞型在组织形态上与结节性淋巴细胞为主型相似，但 R-S 细胞有经典 HL 的形态学和免疫表型（CD30$^+$、CD15$^+$、CD20$^+$），此型 HL 无后期复发特点，治疗原则与其他类型的经典型 HL 相似。

（2）NHL 的病理分类　NHL 病变淋巴结或组织结构有不同程度破坏，但某些类型的淋巴结结构可以完全保存。NHL 病理分类比较复杂，包括淋巴母细胞淋巴瘤 / 急性淋巴细胞白血病、成熟 B 细胞淋巴瘤、外周（成熟）T/NK 细胞淋巴瘤、移植后淋巴组织增生性疾病（PTLD）、组织细胞及树突细胞恶性肿瘤。每类再细分具体病理类型，如成熟 B 细胞淋巴瘤又分为滤泡性淋巴瘤、弥漫大 B 细胞淋巴瘤、套细胞淋巴瘤、伯基特淋巴瘤等。

【诊断】

（一）诊断要点

1. 临床表现

（1）症状　①淋巴结肿大：淋巴结肿大是最常见、最典型的临床表现。HL 的淋巴结受累多为连续性，依次侵及邻近部位淋巴结。NHL 受侵淋巴结部位呈跳跃性，无一定规律，结外淋巴组织或器官受侵者也较多见。淋巴结肿大特点为无痛性、表面光滑、扪之质韧、饱满、均匀，早期活动，晚期则互相融合，与皮肤粘连，不活动，或形成溃疡。淋巴结肿大多为渐进性，高度侵袭性的类型表现为淋巴结迅速增大，造成相应的局部压迫症状。②不同部位的症状：纵隔也是淋巴瘤好发部位之一。早期多无明显症状，随着肿瘤的逐渐增大，肿瘤压迫气管、食管、上腔静脉，可出现干咳、气短、吞咽困难，甚至发生上腔静脉综合征。淋巴瘤也可原发或继发于淋巴结外的器官或组织，均有相应临床表现。胃肠道是 NHL 最常见的结外病变部位，约占全部结外淋巴瘤的 50%，胃淋巴瘤早期多无症状，此后可出现消化不良、饱胀不适、上腹部包块，甚则呕血、黑便等症状。小肠淋巴瘤可表现为腹痛、腹部包块，甚则出现肠梗阻、肠穿孔、出血等急症。③全身症状：可出现发热、盗汗、贫血及消瘦等全身症状，其次还有食欲减退、疲劳等。HL 患者约 1/3 起病时伴有全身症状，NHL 患者全身症状多见于晚期。老年患者、免疫功能低下或多病灶者，全身症状较明显。临床分期中将不明原因发热（＞38℃），不明原因体重减轻（半年内体重减轻 10%）和盗汗称为"B"症状。

（2）体征　淋巴结肿大为本病特征，以颈部淋巴结肿大最为多见，其他如肝脾肿大、上腔静脉综合征等。如侵及肺部、胸膜、心包，出现胸腔积液、心包积液等，临床可见相应体征。

2. 实验室检查

（1）血常规 HL 患者常有轻或中度贫血，白细胞数正常或轻度增高，约 1/5 病例有嗜酸性粒细胞增多，晚期淋巴细胞减少；NHL 患者白细胞数多正常，伴有相对或绝对淋巴细胞增多，疾病进展期可见淋巴细胞减少。

（2）血生化检查 肝肾功能、$\beta 2-$ 微球蛋白、碱性磷酸酶、血清钙、甲状腺功能检查对疾病的预后评估与治疗均有意义。

（3）血沉 晚期患者常血沉增快，与疾病程度和复发有关。

（4）骨髓检查 骨髓活检可用于外周血细胞计数异常或伴有 B 症状者。在 HL 患者骨髓检查中发现 R-S 细胞，对诊断有帮助。

（5）染色体检查 90% 的 ML 有染色体异常，与组织学亚型和免疫表型有关，并在一定程度上与临床诊断、治疗和预后相关。ML 最常见的染色体结构变异发生在第 14 号染色体。

3. 影像学检查

（1）X 线检查 X 线检查对淋巴瘤诊断有参考价值，主要观察肺门、纵隔、肺内情况，也可根据临床症状和体征，进行可疑部位骨骼摄片。

（2）B 超检查 包括淋巴结、腹部、甲状腺、乳腺、盆腔等部位，常规超声及超声造影检查可为淋巴瘤诊断及治疗提供依据。

（3）CT 扫描 胸部 CT 扫描比常规 X 线片更具优势，有利于发现更小病变及胸腹腔内的病变。

（4）MRI MRI 在检查骨受侵方面非常敏感。当常规 X 线或 CT 发现不一致时可采用 MRI 检查。有可疑脑或脊椎受侵的，行脑或脊椎 MRI 检查。

（5）PET-CT 正电子发射计算机断层显像可弥补 CT 或 B 超的不足，有助于判断其恶性程度及预后。PET-CT 检查不仅可判断病变部位而且可分出病变部位的代谢活性如何，有助于疗效分析。PET-CT 敏感性与特异性高，已作为恶性淋巴瘤分期及疗效评价的重要指标。

4. 病理学检查

（1）细胞学检查 细针吸取细胞学检查不能作为本病的首诊依据，可用于疑似病例的初筛及确诊病例复发病灶的判断。

（2）组织病理学检查 恶性淋巴瘤首次确诊必须依据组织病理学检查，可以通过淋巴结完整切除、切取活检获取组织标本。

（3）分子病理检测 通过免疫组化可判断肿瘤细胞来源，CD3、CD4、CD8 常用于检测 T 细胞，CD19、CD20、CD22 常用于检测 B 细胞，CD45 用于鉴别淋巴细胞肿瘤和上皮性肿瘤。聚合酶链反应（PCR）、荧光原位杂交（FISH）、基因测序等手段可以用于淋巴瘤克隆性基因重排、非随机性染色体和基因异常、EBV 感染检测等。

（二）鉴别诊断

1.HL 和 NHL 的鉴别 二者治疗原则和预后不同，故诊断时应加以鉴别，见表 11-1。

表 11-1　HL 与 NHL 的鉴别

特征	HL	低度恶性NHL	其他NHL
发病部位	淋巴结	结外（＜10％）	结外（＜35％）
淋巴结发布	向心性	离心性	离心性
淋巴结播散	连续的	非连续的	非连续的
CNS 受侵	罕见（＜1％）	罕见（＜1％）	少见（＜10％）
肝受侵	少见	常见（＞50％）	少见
骨髓受侵	少见（＜10％）	常见（＞50％）	少见（＜20％）
骨髓受侵负向影响预后	是	否	是
可经化疗治愈	是	否	是

2. 淋巴结炎　急性炎症多有原发感染病灶，局部肿大的淋巴结有红、肿、热、痛等临床表现，急性期后淋巴结缩小，疼痛消失；慢性期淋巴结多无进行性肿大，形状较扁，体积较小，质地柔软。

3. 结核性淋巴结炎　多伴有肺结核，有结核性全身中毒症状，如低热、盗汗、消瘦、乏力等，结核菌素试验阳性，局部病变表现为淋巴结可有局限波动感或破溃，通常抗结核治疗有效。

4. 结节病　常见于肺门淋巴结对称性肿大，Kvein 试验 90％ 呈阳性，淋巴结活检呈上皮样细胞肉芽肿，无 R-S 细胞。

5.Castleman 病　病理检查可见淋巴结内血管增生伴管壁周围组织玻璃样变，淋巴细胞可环绕中心呈层状排列，呈透明血管型，或淋巴滤泡间组织有浆细胞浸润，呈浆细胞型，也可呈混合型。

6. 淋巴结转移性病变　颈部淋巴结转移癌常见于消化道和呼吸道恶性肿瘤，多位于颈部的锁骨上窝，质地坚硬，无压痛，不活动或活动度差，通过原发部位肿瘤相关的临床表现及淋巴结病理可鉴别。

（三）肿瘤分期

大多数类型淋巴瘤的分期参照 2014 年 Lugano 分期标准。

（四）中医辨证

1. 寒痰凝滞证　临床表现：颈项、耳下或腋下、鼠蹊等处肿核，不痛不痒，皮色如常，坚硬如石，兼见面色无华，形寒肢冷，神疲乏力，呕恶纳呆，舌质淡，苔薄白，脉沉或细。

2. 气郁痰结证　临床表现：颈项、耳下或腋下等处肿核，不痛不痒，皮色不变，坚硬如石，烦躁易怒，胸腹闷胀，或有胸胁满闷，纳呆，大便干结，舌质暗红，舌苔白腻或黄腻，脉弦或弦数。

3. 痰瘀毒结证　临床表现：颈项、耳下、腋下、鼠蹊等处肿核，或胁下痞块，时而疼痛，面色晦暗，形体消瘦，腹大如鼓，皮肤瘀斑，大便干结，或有黑便，舌质暗或有瘀斑，舌苔黄腻，脉细涩。

4. 气血两虚证　临床表现：颈项、耳下、腋下、鼠蹊等处肿核，或见内脏癥积，面色无华，语声低微，倦怠自汗，心悸气短，头目眩晕，失眠多梦，舌体胖大，舌质淡红，舌苔薄白，脉细弱或细数。

5. 肝肾亏虚证　临床表现：形体消瘦，消谷善饥，潮热汗出，五心烦热，口干咽燥，腰膝酸软，头晕耳鸣，两胁疼痛，兼见颈项、内脏多处肿核，舌质红绛，舌苔少或无苔，脉细数。

【中西医治疗】

（一）中医治疗

1. 辨证论治

（1）寒痰凝滞证

治法：温阳益肾，散寒通滞。

代表方：阳和汤（《外科证治全生集》）加减。

常用药：熟地黄、鹿角胶、白芥子、炮姜、肉桂、麻黄、甘草等。

加减：脘腹胀满者，加厚朴、枳实行气止痛；肿块坚硬者，加全蝎、土鳖虫、蜈蚣软坚散结；食欲不振者，加炒白术、神曲健脾消食。

（2）气郁痰结证

治法：疏肝解郁，化痰散结。

代表方：逍遥散（《太平惠民和剂局方》）加减。

常用药：柴胡、当归、白芍、白术、茯苓、煨姜、薄荷、白芥子、夏枯草、贝母等。

加减：烦躁易怒者，加郁金、栀子、牡丹皮清热泻火；胸胁满闷者，加香附、川楝子疏肝理气；口苦咽干者，加石斛、玄参、天冬养阴生津。

（3）痰瘀毒结证

治法：活血化痰，解毒散结。

代表方：膈下逐瘀汤（《医林改错》）加减。

常用药：当归、桃仁、红花、川芎、赤芍、牡丹皮、延胡索、五灵脂、乌药、香附、枳壳、甘草等。

加减：大便干结者，加酒大黄、火麻仁润肠通便；午后潮热者，加青蒿、地骨皮、鳖甲滋阴清热；癥积明显者，加三棱、莪术破血消癥。

（4）气血两虚证

治法：益气补血，兼清热解毒。

代表方：八珍汤（《瑞竹堂方》）加减。

常用药：人参、白术、茯苓、当归、川芎、白芍、熟地黄、生姜、大枣、鳖甲、甘草等。

加减：心悸者，加柏子仁、远志安神定悸；失眠不寐者，加酸枣仁、煅龙骨安神助眠。

（5）肝肾亏虚证

治法：滋补肝肾，软坚散结。

代表方：大补阴丸（《丹溪心法》）加减。

常用药：熟地黄、黄柏、知母、龟甲、鳖甲、枸杞子等。

加减：五心烦热者，加地骨皮、银柴胡滋阴清热；腰膝酸软者，加牛膝、续断补肾强筋；两胁疼痛者，加延胡索、红花活血止痛。

2. 辨病用药

（1）白花蛇舌草　味微苦、甘，性寒；归胃、小肠、大肠经；功效清热解毒，利湿通淋。本品适用于恶性淋巴瘤湿热蕴结者，常用剂量 15～30g，入汤剂。

（2）重楼　味苦，性微寒，有微毒；归肝经；功效清热解毒，消肿止痛，息风定惊。本品适用于恶性淋巴瘤湿热蕴结或毒瘀互结者，常用剂量 3 ～ 9g，入汤剂。

（3）土茯苓　味甘、淡，性平；归肝、胃经；功效清热解毒，除湿通络。《本草纲目·草部》："健脾胃，强筋骨，去风湿，利关节，止泄泻。治拘挛骨痛，恶疮痈肿。"本品适用于恶性淋巴瘤湿热蕴结者，常用剂量 15 ～ 30g，入汤剂。

（二）西医治疗

1. 化学治疗

（1）HL 的化疗　根据不同疾病分期，HL 患者将采取不同的治疗策略。不良因素将影响局限期患者的预后，进展期患者采用国际预后评分（IPS）来判断预后，包括：①白蛋白＜ 40g/L。②血红蛋白＜ 105g/L。③男性。④年龄≥ 45 岁。⑤Ⅳ期病变。⑥白细胞增多症（WBC ≥ 15.0×10^9/L）；⑦淋巴细胞减少（淋巴细胞总数少于白细胞总数的 8% 和 / 或淋巴细胞总数＜ 0.6×10^9/L）。

局限期 HL 的治疗原则是化放疗联合，合理的综合治疗可使患者的 5 年生存率达到 85% ～ 95%。进展期患者以全身化疗为主，5 年无病生存率可达到 30% ～ 85%。HL 最常用的一线化疗方案包括 ABVD、增加剂量的 BEACOPP 等方案，见表 11-2。

表 11-2　HL 常用化疗方案

方案	药物	推荐剂量	用法	用药时间	周期
ABVD	多柔比星	25mg/m²	静滴	d1、d15	q28d
	博来霉素	10 mg/m²	静滴	d1、d15	
	长春花碱	6 mg/m²	静滴	d1、d15	
	达卡巴嗪	375 mg/m²	静滴	d1、d15	
增加剂量的 BEACOPP	博来霉素	10 mg/m²	静滴	d8	q21d
	依托泊苷	200 mg/m²	静滴	d1 ～ 3	
	多柔比星	35 mg/m²	静滴	d1	
	环磷酰胺	1250 mg/m²	静滴	d1	
	长春新碱	1.4 mg/m²	静滴	d8	
	丙卡巴肼	100 mg/m²	口服	d1 ～ 7	
	泼尼松	40 mg/m²	口服	d1 ～ 14	
A+AVD	维布妥昔单抗	1.2mg/kg	静滴	d1、d15	q28d
	多柔比星	25 mg/m²	静滴	d1、d15	
	长春花碱	6 mg/m²	静滴	d1、d15	
	达卡巴嗪	375 mg/m²	静滴	d1、d15	

二线化疗方案选择的原则应根据复发的类型和既往治疗时的用药情况，高剂量化疗联合自体造血干细胞移植是复发患者可供选择的治疗方案。首次化疗结束后缓解时间超过 1 年的复发患者，应用一线治疗时使用过的化疗方案仍然能够取得良好的效果，并且能够达到第二次 CR。一线诱导化疗失败或者首次缓解后短时间内复发，则解救方案不应包括既往使用过的药物。

（2）NHL 的化疗　NHL 不同的类型有不同的治疗策略。侵袭性淋巴瘤的治疗，通常选择以化疗为基础的综合治疗模式；惰性淋巴瘤的治疗，则需要根据治疗指征来决定开始治疗的时机。结合患者的年龄、体力状况、淋巴瘤病理类型、分期及预后因素，在规范化治疗的原则下制定个体化的诊疗方案，NHL 的常用化疗方案，见表 11-3。

表 11-3　NHL 常用化疗方案

方案	药物	推荐剂量	用法	用药时间	周期
CVP	环磷酰胺	750mg/m²	静滴	d1	q21d
	长春新碱	1.4 mg/m²	静滴	d1	
	泼尼松	40 mg/m²	口服	d1～5	
CHOP	环磷酰胺	750 mg/m²	静滴	d1	q21d
	多柔比星	40～50 mg/m²	静滴	d1	
	长春新碱	1.4 mg/m²	静滴	d1	
	泼尼松	100mg	口服	d1～5	
CHOEP	长春新碱	1.4 mg/m²	静滴	d1	q21d
	泼尼松	100mg	口服	d1～5	
	环磷酰胺	750 mg/m²	静滴	d1	
	多柔比星	40～50 mg/m²	静滴	d1	
	依托泊苷	100 mg/m²	静滴	d1～3	
MINE	异环磷酰胺	1.33 g/m²	静滴	d1～3	q21d
	米托蒽醌	8 mg/m²	静滴	d1	
	依托泊苷	65 mg/m²	静滴	d1～3	
DICE	地塞米松	10 mg/m²	静滴	d1～4	q21d
	异环磷酰胺	1 g/m²	静滴	d1～4	
	顺铂	25 mg/m²	静滴	d1～4	
	依托泊苷	60 mg/m²	静滴	d1～4	
ICE	依托泊苷	100 mg/m²	静滴	d1～3	q21d
	卡铂	AUC=5	静滴	d2	
	异环磷酰胺	5 g/m²	静滴	d2	
FC	氟达拉滨	25 mg/m²	静滴	d1～3	q28d
	环磷酰胺	300 mg/m²	静滴	d1～3	

弥漫大 B 细胞淋巴瘤（DLBCL）是成人最常见的 ML，50% 的 DLBCL 通过常规治疗可以治愈，局限期（Ⅱ期）和进展期（Ⅲ、Ⅴ期）应该采取不同的治疗策略。即使局限期患者，也需根据是否伴有巨大肿块（≥ 10cm）（或）结外病变而采取不同的治疗。不伴有巨大肿块的局限期患者的不良预后因素包括：①LDH 升高。②Ⅱ期病变。③年龄＞ 60 岁。④ ECOG ≥ 2。如果无上述不良预后因素，则预后良好，给予 3～4 周期的 R-CHOP 方案联合受累野放疗。如果具有上述不良预后因素，则行 6～8 周期的 R-CHOP 方案治疗并可考虑受累野放疗。

慢性淋巴细胞白血病 / 小淋巴细胞淋巴瘤（LL/SLL）是同一个疾病的不同发展阶段，治疗原则相同，一线化疗方案包括氟达拉滨 ± 利妥昔单抗、苯丁酸氮芥 ± 泼尼松、环磷酰胺 ± 泼尼松、PC± 利妥昔单抗等。目前的常规治疗不能治愈 CLL/SLL，应鼓励病人参加合适的临床试验。

滤泡淋巴瘤（FL）分为 1、2、3 级，其中 3 级滤泡淋巴瘤的治疗与弥漫大 B 细胞淋巴瘤相同。不伴有巨大肿块的局限期（Ⅰ、Ⅱ期）患者受累野放疗就可能治愈，局部放疗后复发或初始治疗无效时，需按广泛期对待。伴有腹部巨大肿块的Ⅱ期患者应该进行治疗，Ⅲ、Ⅳ期的患者一般情况下可以采取观察等待，因为目前无确切证据表明全身化疗可以延长患者的总生存期。

边缘区淋巴瘤（MZL）包括黏膜相关淋巴组织结外边缘区 B 细胞淋巴瘤（MALT）和脾边缘区淋巴瘤，分为胃原发和非胃原发两种来源。通常均表现为惰性，大多为局限的Ⅰ、Ⅱ期，很少远处播散，最常发生的部位是胃。胃原发 MALT 淋巴瘤与幽门螺杆菌感染相关，抗幽门螺杆菌治疗可以使 2/3 的局限期胃 MALT 淋巴瘤达到完全缓解，但可远期复发，应长期随诊。Ⅲ、Ⅳ期患者临床并不常见，治疗原则与滤泡淋巴瘤相似。

套细胞淋巴瘤（MCL）具有惰性和侵袭性 NHL 的双重不良预后因素，常规化疗无法治愈，无病生存和总生存时间短，目前没有标准的治疗模式，鼓励患者参加临床试验。一线治疗可选择 R-Hyper CVAD 方案或 R-EPOCH 方案，如果条件允许，初次治疗缓解的患者应该进行造血干细胞移植。

2. 放射治疗 以放疗为主要手段的恶性淋巴瘤包括Ⅰ～Ⅱ期 1、2 级滤泡淋巴瘤，Ⅰ～Ⅱ期小淋巴细胞淋巴瘤，Ⅰ～Ⅱ期结外黏膜相关淋巴瘤和Ⅰ～Ⅱ期结节性淋巴细胞为主型 HL。对于某些特殊类型的侵袭性 NHL，如Ⅰ～Ⅱ期鼻腔 NK/T 细胞淋巴瘤，目前 HL 放疗多采用受累野照射。NHL 化疗后多采用受累野照射或局部扩大野照射。

3. 骨髓或造血干细胞移植 55 岁以下，重要脏器功能正常，缓解期短、难治易复发的 HL，化疗 4 个周期后淋巴结缩小超过 3/4 者，应考虑大剂量联合化疗后进行自体骨髓（或外周造血干细胞）移植。NHL 在常规治疗失败或缓解后复发的患者，应考虑自体造血干细胞移植。

4. 手术治疗 在 NHL 的治疗中很少采用手术治疗。脾原发 MALT 淋巴瘤出现下列情况的应该行脾切除术，包括：①伴有血细胞减少。②腹部饱胀。③上腹疼痛。④体重减轻。

5. 靶向治疗 随着分子靶向治疗药物的问世，淋巴瘤最终治愈已成为可能。以双特异性抗体、伊布替尼为代表的靶向药物在淋巴瘤的治疗领域取得了令人振奋的效果，也让我们看到了某些亚型淋巴瘤最终获得治愈的可能。目前常用的单克隆抗体维布妥昔单抗是 CD30 单克隆抗体偶联微管抑制剂，可诱导 HL 细胞凋亡。目前上市的小分子抑制剂有泽布替尼、伊布替尼、奥布替尼等，也有一些新的联合治疗方案正在开展研究。

6. 免疫治疗

（1）**细胞过继免疫治疗** 细胞过继免疫治疗是将自体或异体的免疫活性细胞分离，经体外激活或基因修饰后扩增至一定数量，再回输给患者，以放大患者体内的细胞免疫功能，直接杀伤肿瘤细胞或激发机体免疫应答，提高抗肿瘤效果。

（2）**基于抗体的免疫治疗** 双特异性 T 淋巴细胞抗体可同时识别和结合两种不同的抗原和表位，在恶性淋巴瘤的治疗中可协同 T 淋巴细胞介导的细胞毒作用和 ADCC，使免疫效应 T 淋巴细胞定向清除 B 淋巴细胞。

（3）**免疫检查点抑制剂** 目前最为热门的免疫治疗方法，常用的药物有纳武利尤单抗、帕博利珠单抗、信迪利单抗、替雷利珠单抗、奥妥珠单抗等。PD-1/PD-L1 抑制剂与现有化疗方案、靶向治疗，以及 CAR-T 疗法等免疫治疗的联合应用，将会取得更好的临床治疗效果。

【中西医结合治疗模式】

恶性淋巴瘤运用化疗、放疗、骨髓移植、靶向治疗、免疫治疗与中医药治疗等综合治疗以提高临床疗效。各种治疗方法均有优缺点，应结合个体差异，合理选择。恶性淋巴瘤中西医结合治疗模式，见表 11-4。

表 11-4　恶性淋巴瘤中西医结合治疗模式

分期	恶性淋巴瘤中西医结合治疗模式	
Ⅰ期、Ⅱ期	化疗 ± 放疗 / 靶向治疗 / 免疫治疗 / 干细胞移植	中医协同治疗
	随诊观察	中医防变治疗
Ⅲ、Ⅳ期	化疗 / 靶向治疗 / 免疫治疗	中医协同治疗
	带瘤生存	中医姑息治疗

1. 中西医协同治疗　恶性淋巴瘤中西医协同治疗时期，中医治疗以扶正补虚为主，兼祛邪解毒，同时根据不同西医治疗手段的干预进行中医减毒治疗以缓解相关不良反应。①化疗期运用健脾益肾、益气养血等治法以协同增强化疗效果、减轻毒副反应。②放疗期间运用益气养阴、清热解毒等治法以协同增敏减毒。③免疫治疗期运用益肾填髓、培元固本等治法调节机体免疫功能、减少免疫治疗相关不良反应。④骨髓或造血干细胞移植时期运用益气养阴、滋肾填精等治法，促进造血功能恢复、减少感染或出血等并发症发生。

2. 中医防变治疗　中医防变治疗适用于恶性淋巴瘤经西医根治性治疗结束后的随访期，基本治法以扶正补虚为主，兼祛瘀化痰解毒，同时结合辨证论治，以期降低复发转移风险。

3. 中医姑息治疗　中医姑息治疗适用于Ⅳ期恶性淋巴瘤患者经化放疗、靶向或免疫治疗后病情稳定的带瘤生存期，基本治法以化痰散结、祛瘀解毒兼健脾益气或补益肝肾并重，同时结合辨证论治，以提高生存质量、延长生存期。

【预防调护】

（一）预防

1. 一级预防措施　减少环境致癌因素接触，避免接触有害的理化因素。增加机体免疫力和抗病能力。保持健康的饮食习惯，改善饮食结构，减少红肉类及腌制品摄入，增加粗粮、蔬菜、水果等低脂肪、高纤维素食物的摄入。戒酒戒烟。

2. 二级预防措施　预防和积极治疗与本病发生可能相关的其他慢性疾病，如慢性淋巴结炎、自体免疫性疾病等。有恶性淋巴瘤家族史的人群定期专项体检。保持良好的心态，树立战胜疾病的信心。

3. 随访　可治愈型淋巴瘤，治疗结束后 1～2 年内每 3 个月随访一次，第 3～4 年每半年一次，5 年后每年一次，直至终生随访；不可治愈型淋巴瘤，每 3～6 个月随访一次；特殊淋巴瘤，如伯基特淋巴瘤，治疗后 1 年内每两月随访一次，两年内每半年一次，此后每年一次。根据病情可选择血常规、生化、B 超、CT/MRI 等检查手段。

（二）调护

适当活动，不做剧烈活动，避风寒，预防感冒。注意饮食卫生，多食清淡、易消化、富有营养食物，忌食辛辣、刺激、发物等食品。指导患者加强自我保护，预防感染和出血。保持心情舒畅，避免情绪刺激；及时与患者交流，了解心理状态。必要时进行心理辅导。对于巨脾患者，告知防止外伤和意外。

第二节　急性白血病

急性白血病（acute leukemia，AL）是造血干祖细胞的恶性克隆性疾病。发病时骨髓中异常的原始细胞及幼稚细胞（白血病细胞）大量增殖并抑制正常造血，可广泛浸润肝、脾、淋巴结等各种脏器，临床以贫血、出血、感染和浸润为主要表现。按照主要受累的细胞系，分为急性淋巴细胞白血病（acute lymphoblastic leukemia，ALL）和急性髓系白血病（acute myelogenous leukemia，AML）。

根据 2020 年全球癌症统计报告，白血病在全球范围发病率为 2.5%，致死率为 3.1%。据 2022 年国家癌症中心发布的最新数据，2016 年中国白血病发病率为 8.6/10 万人，排在所有癌症发病率的第 13 位。我国 AML 年发病率约为 2.57/10 万，且随着年龄增加而增高，以成人多见。ALL 发病率约为 0.69/10 万人，以儿童多见。急性白血病男女之比例为（1.25～2）：1，男性高于女性。

传统中医典籍中并无"白血病"病名，根据急性白血病的症状和体征，应属于中医学的"血证""温病"等范畴，又与"急劳""热劳""血枯"相似。如"论曰：热劳之证，心神烦躁，面赤头疼，眼涩唇焦，身体壮热，烦渴不止，口舌生疮，食饮无味，肢节酸疼，多卧少起，或时盗汗，日渐羸瘦者是也。"（《圣济总录·热劳》）"病至则先闻腥臊臭，出清液，先唾血，四肢清，目眩，时时前后血……病名曰血枯。"（《素问·腹中论》）2017 年，中华中医药学会血液病分会组织全国血液病专家讨论，确定"急髓毒"为其中医病名。

【中医病因病机】

急性白血病的发生主要是由于正气不足，先天已有"胎毒"内伏，复感瘟毒，由表入里，致脏腑受邪，骨髓受损，正虚邪实，耗伤气阴，气血亏损的动态病理过程。

（一）病因

1. 胎毒内伏　胎毒内伏是急性白血病发生的关键因素之一。母体感受邪毒，潜伏体内，遗传下代；或胎中失养，水谷精气乏源，导致禀赋薄弱而成。

2. 正气亏虚　正气充足，邪不得入。若因烦劳过度，饮食不节，七情失宜，或疾病失治、误治等皆可造成正气虚弱，气血、阴阳、津液亏虚或逆乱，脏腑功能失调，即生本病。

3. 外感邪毒　正气亏虚，无以抗邪，或因邪毒太盛，由表入里，侵及五脏，损及精血，造成毒聚脏腑、骨髓的病理变化；邪毒内侵，伤及营血，内陷心包引起急危重症。毒邪散发，累及全身则出现全身的症状。

4. 疫疹内陷　温热之邪袭于肌表，凝于咽部，乘虚内陷，蕴久化热、热熬津液成痰，蒸血耗气化瘀，痰瘀搏结，经脉阻遏，颌下及颈部形成痰核、瘰疬，质坚压痛，多见于小儿急淋。

（二）病机

本病基本病机为邪毒外袭、伤及营阴、骨髓受损，总以脾肾亏虚为本，邪毒炽盛为标。其病性总体为虚，但在疾病发生发展的过程中可出现痰浊、瘀毒等一系列实证。初期多以邪实为主，继之邪毒未祛而正气大伤，转为邪实正虚之证；若正不胜邪，则气血大伤，阴阳衰竭。

病位在骨髓，病变主要责之脾、肾两脏，日久病情发展可累及五脏。病在骨髓，进展迅速、变化多端。脾主统血，脾气亏损则血不循经而外溢。肾藏精，主骨生髓，精能化血，肾虚则精血无以化生。

【西医病因病理】

（一）病因

急性白血病的发病与电离辐射、化学接触、遗传因素、病毒感染等多种病因有关，但具体的发病机制尚待进一步阐明。

1. 辐射暴露　包括 X 射线、γ 射线等电离辐射存在致白血病的作用，且与放射剂量大小、放射部位及年龄等有关。研究表明，大面积和大剂量照射可使骨髓抑制和机体免疫力下降，DNA突变、断裂和重组，导致白血病发生。

2. 化学接触　苯的致白血病作用及毒性作用与剂量累积有关，潜伏期一般为 6 ~ 72 个月不等。此外，保泰松、氯霉素及细胞毒药物（如烷化剂）等可引起继发性白血病。

3. 遗传因素　某些遗传性疾病和免疫缺陷性疾病易发生白血病，如 Down's 综合征、Fanconi综合征、Bloom 综合征、遗传性毛细血管扩张症、共济失调及骨发育不全等。

4. 病毒感染　病毒感染机体后，作为内源性病毒整合并潜伏在宿主细胞内，一旦在某些理化因素作用下，即被激活表达而诱发白血病；或作为外源性病毒由外界以横向方式传播感染，直接致病。

（二）病理

白血病细胞增生和浸润为本病的特异性病理变化，主要发生于造血组织，如骨髓、脾、肝及淋巴结，也可累及全身组织。可发生出血、组织营养不良和坏死，出血部位可遍及全身，以皮下、口腔、鼻腔为常见。白血病细胞浸润可导致局部组织发生变性、坏死，也可发生感染。

【诊断】

（一）诊断要点

1. 临床表现

（1）症状　①贫血：常见面色苍白、心慌、气短等一般症状。②发热：部分患者以发热为早期表现，常伴畏寒、出汗等症状。③出血：出血部位可遍及全身，如皮下、牙龈、颅内、眼底等，部分患者起病时即有出血倾向。

（2）体征　①肝、脾、淋巴结肿大：多为轻至中度肿大，质地中等，无压痛。②骨关节疼痛：部位不固定，主要见于四肢骨、脊柱和骨盆，其中胸骨压痛较常见。③口腔和皮肤：常见于急性单核细胞白血病，出现牙龈增生、肿胀，皮肤出现局限性或弥漫性紫色突起硬结或斑块。

④中枢神经系统改变：轻者表现为头痛、头晕，重者有呕吐、颈项僵直，甚至抽搐、昏迷；也可能存在视乳头水肿、视网膜出血、颅神经麻痹，常侵及软脑膜，脑实质损伤少见。⑤睾丸肿大：多为睾丸无痛性肿大，质地坚硬无触痛；多为一侧性，另一侧虽无肿大，活检时往往也发现有白血病细胞浸润。⑥粒细胞肉瘤：常累及骨膜，以眼眶部位最常见，可引起眼球突出、复视或失明。

2. 实验室检查

（1）血常规　多数患者白细胞增多，20% 的病例白细胞 $> 10 \times 10^9$/L 以上。部分患者白细胞计数可正常，少数患者白细胞 $< 4.0 \times 10^9$/L，被称为白细胞不增多性白血病。多数患者血红蛋白、血小板计数低于正常值。

（2）外周血涂片　血涂片分类检查可见数量不等的原始和幼稚细胞，但白细胞不增多型病例血片上很难找到原始细胞。患者常有不同程度的正常细胞性贫血，少数患者血片上红细胞大小不等，可找到幼红细胞。

（3）骨髓形态学　骨髓细胞涂片及细胞化学染色是诊断 AL 的主要依据和必做检查。多数病例骨髓象有核细胞显著增生，以原始细胞为主。Auer 小体仅见于 AML，有独立诊断意义。细胞化学染色主要用于协助骨髓形态鉴别各类白血病。

3. 免疫学检查　应用单克隆抗体对急性白血病进行免疫分型，以确定其系列来源。

4. 染色体及分子学检查　白血病常伴有特异的染色体和基因突变，染色体核型分析、融合基因检测等检查可辅助诊断、确定 AL 分型、判断预后、指导治疗，并可用于检测微小残留病变。

5. 脑脊液检查　中枢神经系统白血病常有脑脊液压力升高、白细胞计数增加、蛋白质增多，而糖定量减少，可找到白血病细胞。

（二）鉴别诊断

1. 骨髓增生异常综合征　骨髓增生异常综合征是一种造血干细胞恶性克隆性的疾病，以骨髓造血功能衰竭致外周血细胞减少，一系或多系形态学病态造血（发育异常）为特征。主要表现为长期的进行性难治性血细胞减少，骨髓原始细胞不超过 20%。

2. 再生障碍性贫血　再生障碍性贫血以全血细胞减少为特征，应注意与低增生性白血病鉴别。再生障碍性贫血无肝、脾、淋巴结肿大，骨髓穿刺涂片或骨髓活检组织活检显示原始细胞百分比不高。

3. 类白血病反应　类白血病反应见于感染、药物、妊娠、恶性肿瘤、应激状态等。有相应与原发病相关的临床表现。白细胞可达 50×10^9/L 或以上，外周血中可见中、晚幼粒细胞，但少有原始细胞，也无嗜碱性粒细胞和嗜酸性粒细胞增多，原发病控制后血象恢复正常。Ph 染色体和BCR-ABL 融合基因均为阴性。

4. 传染性单核细胞增多症　传染性单核细胞增多症是由 EB 病毒所致的急性自限性传染病，通常通过唾液、飞沫途径散播。临床特征为发热，咽喉炎，淋巴结肿大，外周血淋巴细胞显著增多并出现异常淋巴细胞，嗜异性凝集试验阳性，感染后体内出现抗 EBV 抗体。一般无贫血及血小板减少，骨髓原始细胞和早期幼稚细胞不增高。

（三）疾病分型

目前，AL 临床并行使用法美英（FAB）分型和世界卫生组织（WHO）分型。

（四）中医辨证

1. 热毒炽盛证 临床表现：起病多急，壮热烦渴，头痛，唇焦，鼻衄或尿血、便血，皮肤瘀点瘀斑，尿赤，便秘，胸闷骨痛，甚则神昏谵语，或口舌生疮，咽喉肿痛，牙龈肿胀，咳嗽黄痰，或肛门肿痛，舌质红绛，苔黄腻，脉数。

2. 痰瘀毒蕴证 临床表现：面色晦暗或淡暗，肌肤甲错，痛有定处，瘰疬痰核，胁下痞块，坚硬胀满，口干苦，大便干结，舌绛苔黄，舌下青筋，脉滑数。

3. 气阴耗伤证 临床表现：低热不退，午后潮热，五心烦热，头晕耳鸣，汗出乏力，纳呆痞满，或恶心呕吐，腰膝酸软，皮下瘀点或瘀斑，鼻齿衄血，口咽干燥，身痛、骨痛，胁下痞块缩小或消失，舌质红或淡红，苔少，脉细数或虚数。

4. 气血衰败证 临床表现：面色萎黄或苍白无华，倦怠乏力，心悸气短，动则尤甚，汗出，四肢不温，唇甲色淡，纳呆或虚烦，或有瘀点瘀斑，舌质淡，舌体胖大或有齿痕，苔薄白，脉虚大或濡细。

【中西医治疗】

（一）中医治疗

1. 辨证论治

（1）热毒炽盛证

治法：清热解毒，凉血止血。

代表方：清瘟败毒饮（《疫疹一得》）加减。

常用药：生石膏、知母、水牛角、紫草、生地黄、牡丹皮、黄芩、栀子、玄参、赤芍、连翘等。

加减：若高热不退兼表证者，加金银花、板蓝根、柴胡以清热解毒；出血较甚者，加茜草、大小蓟以凉血止血；颅内出血者，口服或鼻饲安宫牛黄丸。

（2）痰瘀毒蕴证

治法：祛瘀解毒，化痰散结。

代表方：防风通圣散（《宣明论方》）合消瘰丸（《医学心悟》）或仙方活命饮（《校注妇人良方》）加减。防风通圣散以解毒祛瘀为主，消瘰丸以化痰散结为主，仙方活命饮以清热解毒为主。

常用药：防风、浙贝母、玄参、牡蛎、当归、白芍、防己、天花粉、马鞭草、薏苡仁、山慈菇、龙葵、金银花、半枝莲、白花蛇舌草等。

加减：内热炽盛者，加重楼、水牛角、生石膏、知母、黄芩以清热泻火、凉血解毒；津伤明显者，加知母、生地黄以养阴生津。

（3）气阴耗伤证

治法：益气养阴，兼除余邪。

代表方：生脉散（《医学启源》）或大补元煎（《景岳全书》）。前方以益气养阴为主，后方以补益气血为主。

常用药：麦冬、五味子、人参、山药、杜仲、当归、枸杞子、山茱萸、甘草等。

加减：若虚热内盛者，加青蒿、地骨皮、银柴胡以清虚热；气虚明显者，加黄芪、西洋参以大补元气、养阴润燥；恶心呕吐明显者，加陈皮、半夏、竹茹以和胃止呕。

（4）气血衰败证

治法：补气养血，扶正化毒。

代表方：拯阴理劳汤（《医宗必读》）或十全大补汤（《太平惠民和剂局方》）加减。前方以滋阴补虚为主，后方以气血双补为主。

常用药：人参、麦冬、五味子、当归、白芍、生地黄、龟甲、女贞子、薏苡仁、橘红、牡丹皮、熟地黄、黄芪、茯苓、白术、党参等。

加减：若血虚明显者，加龟甲胶、何首乌、龙眼肉、大枣以滋补阴血；阳气虚弱者，加附子、山茱萸以温补元阳；阳气暴脱者，加附子、肉桂以回阳固脱。

2. 辨病用药

（1）喜树果　味苦，性寒，有毒；归脾、胃、肝经；功效清热解毒、散结消癥。《中医大辞典·中药分册》："抗癌，清热，破血，杀虫。用于……慢性粒细胞性白血病、急性淋巴细胞性白血病。"药理研究显示羟基喜树碱可选择性的抑制拓扑异构酶 I，从而影响肿瘤细胞 DNA 的复制过程。本品可用于急性白血病热毒炽盛者，常用剂量 3 ～ 9g，入汤剂。

（2）三尖杉　味苦、涩，性寒，归肝、肺、脾、大肠经；功效败毒抗癌，驱虫消积。《中药大辞典》："三尖杉……抗癌。"高三尖杉碱可使白血病细胞停滞在 G1/G2 期，抑制 DNA 合成，从而诱导白血病细胞凋亡。同时也可通过上调促凋亡基因 bax 表达，加速 AML 细胞凋亡。本品可用于急性白血病热毒炽盛或痰瘀毒蕴者，一般提取其中生物碱制成注射剂使用，如高三尖杉酯碱注射液。

（3）八角莲　味甘、微苦；性凉，归肺、肝经；功效清热解毒，活血散瘀。《中医大辞典·中药分册》："八角莲……治蛇毒咬伤，肿毒疔疮，跌打损伤。"八角莲根和根茎含抗癌成分鬼臼毒素，可抑制微管聚合，使纺锤体不能形成，从而将细胞阻滞在有丝分裂中期。本品可用于急性白血病热毒炽盛或痰瘀毒蕴者，常用剂量 3 ～ 12g，入汤剂。

（二）西医治疗

1. 化学治疗

急性白血病的治疗分为诱导缓解治疗和完全缓解（CR）后巩固维持治疗两个方面。

（1）AML（非 APL）　AML 治疗方案的选择主要依据患者对治疗的耐受性、遗传学危险度分层及治疗后残留病灶进行选择，常用化疗方案，见表 11-5。

表 11-5　AML（非 APL）常用化疗方案

方案		药物	推荐剂量	用法	用药时间
诱导缓解治疗	IA	Ara-C	100 ～ 200mg/m²	静滴	d1 ～ 7
		IDA	10 ～ 12mg/m²	静滴	d1 ～ 3
	DA	Ara-C	100 ～ 200mg/m²	静滴	d1 ～ 7
		DNR	45 ～ 90mg/m²	静滴	d1 ～ 3
	HAD	HHT	2mg/m²	静滴	d1 ～ 7
		Ara-C	100mg/m²	静滴	d1 ～ 4
			1g/m²	静滴 q12h	d5 ～ 7
		DNR	40mg/m²	静滴	d1 ～ 3
巩固维持治疗	单药	Ara-C	3g/m²	静滴 q12h	6 个剂量

1）诱导缓解治疗：AML（非 APL）的标准诱导治疗方案为阿糖胞苷（Ara-C）联合蒽环类或蒽醌类药物。诱导治疗后恢复期（停化疗后第 21 ～ 28 天左右）复查骨髓以评价患者骨髓原始细胞残留情况，选择下一步治疗方案。

2）巩固维持治疗：依据患者个体化情况，选择合适剂量的 Ara-C 单药或联合蒽环 / 蒽醌类、HHT、鬼臼类等药物进行巩固强化治疗 3 ～ 6 个疗程。

（2）急性早幼粒细胞白血病（acute promyelocytic leukemia，APL） 首选全反式维甲酸（ATRA）＋砷剂 ± 化疗诱导、化疗巩固 3 个疗程、ATRA/ 砷剂维持 2 年方案。APL 常用化疗方案见表 11-6。

表 11-6　APL 常用化疗方案

	药物	推荐剂量	用法	用药时间
诱导缓解治疗	ATRA	$25mg/m^2$	静滴	直到 CR
	亚砷酸	$0.16mg/kg$	静滴	
	DNR	$45mg/m^2$	静滴	d2、d4、d6
	ATRA	$25mg/m^2$	静滴	直到 CR
	复方黄黛片	$60mg/kg$	口服	
	IDA	$8mg/m^2$	静滴	d2、d4、d6
巩固治疗	ATRA	$25mg/m^2$	静滴	d1 ～ 14
	亚砷酸	$0.16mg/kg$	静滴	d1 ～ 28
	DNR	$45mg/m^2$	静滴	d1 ～ 3
	ATRA	$25mg/m^2$	静滴	d1 ～ 14
	复方黄黛片	$60mg/kg$	口服	d1 ～ 28
	IDA	$8mg/m^2$	静滴	d1 ～ 3
	IDA	$8mg/m^2$	静滴	d1 ～ 3
维持治疗	ATRA	$25mg/m^2$	静滴	d1 ～ 14
	6-MP	$50 ～ 90mg/m^2$	静滴	d15 ～ 90
	MTX	$5 ～ 15mg/m^2$	静滴	qw

（3）ALL

1）诱导缓解治疗：ALL 患者的治疗应包括长春新碱或长春地辛、蒽环或蒽醌类药物、糖皮质激素为基础的方案进行诱导治疗。推荐方案为 VDP 联合门冬酰胺酶组成的 VD（C）LP 方案。诱导治疗第 28（+7）天后评估疗效，拟定下一步诊疗方案。

2）巩固维持治疗：应给予多疗程治疗，药物可选择诱导治疗所使用的药物、MTX、Ara-C、6-MP、ASP 等。对于 Ph⁺-ALL 的患者，在上述药物之外还应保证酪氨酸激酶抑制剂（TKI）的用药，且用药应至维持治疗结束。Ph⁻-ALL 患者维持治疗一般选择应以 MTX 为基础的方案，Ph⁺-ALL 患者维持治疗则选择以 TKI 为基础的方案。

表 11-7　ALL 常用化疗方案

方案		药物	推荐剂量	用法	用药时间
诱导缓解治疗	VDP	VCR	1.5mg/m²	静推	d1、8、15、22
		DNR	40mg/m²	静推	d1～3
		PDN	60mg/m²	口服	d1～14
	VP	VCR	1.5mg/m²	静推	d1、8、15、22
		PDN	60mg/m²	口服	d1～14
巩固维持治疗	6-MP +MTX	6-MP	60～75 mg/m²	口服	至少2年
		MTX	15～20 mg/m²	口服	

2. 免疫治疗　在巩固化疗的基础上应用免疫疗法，可延长患者缓解期。如疫苗接种、免疫调节药物来那度胺等。

3. 干细胞移植　符合适应证且有条件进行同种异基因干细胞移植者应尽早接受移植。

4. 放射治疗　符合放疗条件如中枢神经系统白血病患者应予以颅脑或脊髓放疗。

5. 靶向治疗　对于特殊类型的 AL 如 BCR-ABL1 样 ALL 或复发难治性 AL，可依据分子学特点选择相应靶向药物治疗。

【中西医结合治疗模式】

传统化疗仍是急性白血病的主要治疗手段，免疫治疗、靶向治疗、放疗和干细胞移植协同治疗以取长补短、优势互补。随着中医药的推广应用，中西医结合的综合治疗方式可以发挥更大的优势。急性白血病中西医结合治疗模式见表 11-8。

表 11-8　急性白血病中西医结合治疗模式

分期	AL中西医结合治疗模式	
诱导缓解期	化疗 ± 免疫 ± 靶向 ± 放疗	中医协同治疗
	随诊观察	中医防变治疗
巩固维持期	化疗 ± 免疫 ± 干细胞移植 ± 放疗 ± 靶向	中医协同治疗
	随诊观察	中医防变治疗

1. 中西医协同治疗　急性白血病中西医协同治疗时期，中医治疗以扶正固本为主、兼解毒祛邪，同时根据不同西医治疗手段进行中医减毒治疗以缓解相关不良反应。① AL 诱导缓解期药毒易致骨髓和脾胃受损，出现造血功能低下、出血、恶心呕吐、腹泻或便秘等临床表现，予以补气养血、健脾和胃之法以促进造血、养护脾胃，减轻化疗毒副反应。② AL 巩固维持期药毒蓄积致脏腑虚损，出现体虚乏力、面色苍白、心悸不适等临床表现，予以补益气血、养阴温阳之法以扶正固本。

2. 中医防变治疗　中医防变治疗适用于 AL 治疗后的随诊阶段，基本治法以扶正固本为主，同时辨证论治以兼清余毒，旨在增强体质，降低复发风险。

3. 中医姑息治疗　中医姑息治疗适用于复发难治性 AL 患者，基本治法以化痰祛瘀、祛邪解毒与补益脾肾、益气养血等并重，同时依据患者个体化情况辨证论治，以提高患者生存质量，延长生存期。

【预防调护】

（一）预防

1. 一级预防　避免接触有害化学物质、电离辐射等引起白血病的因素；戒烟戒酒；提倡优生优育，防止某些先天性疾病；注意饮食卫生，保持心情舒畅，劳逸结合，增强机体抵抗力。

2. 二级预防　依据患者的疾病分期和危险度、年龄、共存疾病和合并用药等因素选择恰当的药物并随访降低耐药及相关风险的发生。

3. 随访　疾病监测已成为白血病治疗中密不可分的组成，在白血病治疗期间应定期监测包括血液学、细胞遗传学、分子学等在内的相关指标。

（二）调护

适劳逸，避风寒，防外感；注意饮食卫生，多食清淡、高蛋白、富含维生素的食物，忌食生冷、过热、辛辣和坚硬食物；指导患者加强自我保护，预防感染、出血、压疮的发生；保证充足睡眠，保持心情舒畅，避免情绪刺激。

第三节　慢性髓性白血病

慢性髓性白血病（chronic myelogenous leukemia，CML）又称慢性粒细胞性白血病，简称慢粒，是一种以髓系增生为主的造血干细胞恶性疾病。部分患者无任何临床症状，因偶然发现血常规异常或脾大而诊断，也有患者表现为乏力、低热、盗汗、脾大、消瘦等典型症状和体征。

CML 占成人白血病的 15%，全球年发病率为（1～2）/10 万，发病率随年龄增长逐渐增加。亚洲中位诊断年龄为 40～50 岁，男女比例约为 1.4：1。随着 TKI 的应用，对于大多数患者 CML 已成为一种慢性可控的肿瘤。

中医经典古籍并无"慢粒"病名，结合 CML 临床症状，常将其归属为"干血痨""积聚""癥瘕"等范畴。《诸病源候论·癥瘕诸病凡十八门》曰："其病不动者，直名为癥。"2017 年 12 月中华中医药学会血液病分会组织全国部分血液病专家进行了讨论，确定用"慢髓毒"为其中医病名。

【中医病因病机】

慢性髓性白血病的发生多因先天禀赋不足，气血功能失调，邪毒内蕴骨髓；或后天失于调理，脏腑功能紊乱，邪毒入血伤络所致。

（一）病因

1. 毒邪内蕴　素体虚弱，邪毒入侵，轻者伤及气血，重者伤及骨髓，邪与营血相搏结，使气血流通失畅，脉络瘀阻，血瘀脏腑，故见胁下癥积。《张氏医通·积聚》云："李士材曰，按积之成也，正气不足，而后邪气踞之。"

2. 情志郁结　情志抑郁，肝气不舒，气机阻滞，脉络受阻，血行不畅，久积成块，发为本病。《金匮翼·积聚统论》云："凡忧思郁怒，久不待解者，多成此疾。"

3. 瘀血致痨　邪毒入血，伤及骨髓而致血瘀，瘀血不去，新血不生，邪毒与瘀血相搏结，结积于内，形成痞块，发为本病。《血证论·时复》云："失血何根，瘀血即其根也。"

（二）病机

本病起病隐匿，一般初病多实，久病多虚。其病机为正虚、邪毒、瘀血相互交织、衍生和转化，脉络瘀阻，久而成积。慢性期邪毒内伏、郁而待发，以气滞血瘀为主；加速期表现为邪毒壅盛、正气渐衰，以正虚瘀结为主，急变期邪毒实甚，热毒炽盛。

始发病位在骨髓，常侵犯肝脾二脏，并可累及五脏六腑、四肢百骸。其发病有一个渐进性过程，起病初期病势较轻，随着疾病进一步发展，毒邪、瘀血相互搏结，正气日虚，邪聚日重，其病势亦重。

【西医病因病理】

（一）病因

大剂量的放射线照射是 CML 较明确的致病因素。其他潜在风险因素主要有遗传因素、病毒感染、化学接触等。详细病因可参见本章急性白血病部分内容。

（二）病理

CML 以外周血白细胞异常升高及中性中、晚幼粒及成熟粒细胞、嗜酸性粒细胞、嗜碱性粒细胞增多为其特征。骨髓活检显示骨髓增生明显或极度活跃，脂肪组织明显减少，以粒系增生为主，可伴有巨核系增生，红系相对减少。

【诊断】

（一）诊断要点

1. 临床表现

（1）症状　初期发病隐匿，自觉症状不明显。部分患者有消瘦、脾大、盗汗、疲乏、低热、胸骨疼痛、左上腹胀满等症状。①消瘦：患者外周血细胞增多，代谢率升高，早期可出现怕热、盗汗、疲乏、体重持续减轻等症状。②脾大：患者在诊断时多有轻至中度的脾大和左上腹胀满感。③低热：与感染无明显相关性，抗白血病治疗后可改善。④疼痛：胸骨压痛较常见，通常局限于胸骨体。

（2）体征　脾大为最重要的临床体征，甚至发生脾梗死。腹部触诊通常无触痛，少数患者伴有肝脏肿大。淋巴结肿大、皮肤及其他组织浸润多见于进展期。

2. 实验室检查

（1）血常规　白细胞增多，可伴有血红蛋白下降或血小板增多。外周血白血病分类可见不成熟粒系细胞，嗜碱性粒细胞和嗜酸性粒细胞增多。

（2）骨髓形态学　骨髓增生极度活跃，以粒系增生为主，可伴有巨核系增生，相对红系增殖受抑。

（3）细胞遗传学分析　以显带法进行染色体核型，可见 Ph 染色体。

（4）分子学检测　外周血或骨髓标本经逆转录聚合酶链反应检测，确认是否存在 BCR-ABL 融合基因。若 BCR-ABL 融合基因为阴性，需检测 JAK2、CARL 和 MPL 突变等髓系增殖性肿瘤相关的基因突变。

3. 诊断标准 典型的临床表现，合并 Ph 染色体和（或）BCR-ABL 融合基因阳性即可确定诊断。

（二）鉴别诊断

1. 类白血病反应 见急性白血病部分。

2. 真性红细胞增多症 真性红细胞增多症以红细胞增多为突出表现，多有脾大等临床表现；白细胞、血小板可轻度增多，红细胞容量明显超过正常值。中性粒细胞碱性磷酸酶高，Ph 染色体或 BCR-ABL 融合基因为阴性，95% 患者检测到 JAK2V617F 突变。

3. 原发性血小板增多症 血小板增多 $\geq 450 \times 10^9/L$，骨髓中大而成熟的巨核细胞增殖，可检出 JAK2、CARL 或 MPL 突变或其他克隆性异常标志，但 Ph 染色体和 BCR-ABL 融合基因均为阴性。

4. 慢性髓性白血病与慢性淋巴细胞白血病 后者临床上多见于老年患者，晚期虽然有淋巴结、肝脾肿大，但后者脾肿大程度不如慢粒，白细胞通常在 $100 \times 10^9/L$，血象及骨髓分类以成熟淋巴细胞为主，偶有原淋、幼淋。

（三）疾病分期

CML 的诊断分期参照 WHO 2008 年造血和淋巴组织肿瘤诊断分期标准，分为慢性期（CP）、加速期（AP）和急变期（BP）三个阶段。

大部分 CML 患者就诊时处于慢性期，20% ～ 40% 的患者无症状，自然病程 3 ～ 5 年内可发展为进展期（加速期和急变期）。

（四）中医辨证

1. 瘀毒久羁型 临床表现：脘腹胀满，肋下有块，软而不坚，固定不移，按之硬痛，或有情志抑郁，急躁易怒，或有面色紫暗，皮肤青筋暴露。舌质紫暗或有瘀斑、紫点，脉弦或涩。

2. 正虚瘀结型 临床表现：积块坚硬，疼痛不移，神疲怠倦，不思饮食，消瘦形脱，面色萎黄或黧黑。自汗、盗汗，肌肤甲错，妇女闭经，头晕心慌，唇甲少华，舌质淡或紫暗，脉弦细或沉细。

3. 热毒炽盛型 临床表现：肋下肿块硬痛加剧，倦怠乏力，形体消瘦，面色晦暗，骨节剧痛，壮热持续，口渴喜冷饮，衄血紫斑，或便血、尿血或烦躁不安、谵语神昏，舌暗，苔灰黄，脉细。

【中西医治疗】

（一）中医治疗

1. 辨证论治

（1）瘀毒久羁型

治法：行气散结，解毒逐瘀。

代表方：鳖甲煎丸（《金匮要略》）合青黛雄黄散（《奇效良方》）加减。前方以软坚散结为主，后方以解毒凉血为主。

常用药：鳖甲胶、阿胶、土鳖虫、柴胡、黄芩、半夏、党参、白芍、桃仁、牡丹皮、大黄、葶苈子、青黛、雄黄。

加减：脘腹胀满较甚者，加厚朴、木香理气消胀；纳差者，加砂仁芳香开胃；五心烦热者，加白薇、地骨皮、青蒿清热除烦。

（2）正虚瘀结型

治法：益气养血，活血化瘀。

代表方：大黄䗪虫丸（《金匮要略》）或化癥回生丹（《温病条辨》）加减。前方以活血化瘀散结为主，后方以益气养血消癥为主。

常用药：黄芪、人参、大黄、土鳖虫、桃仁、延胡索、五灵脂、黄芩、熟地黄、白芍、没药、杏仁、川芎、鳖甲胶。

加减：阴血不足者，加生地黄、麦冬、枸杞子滋阴养血；自汗者，加五味子、煅牡蛎；盗汗者，加糯稻根、浮小麦；心悸眠差者，加酸枣仁、首乌藤安神定悸。

（3）热毒炽盛型

治法：清热解毒，凉血散瘀。

代表方：当归龙荟丸（《丹溪心法》）合牛黄解毒片（《咽喉脉证通论》）加减。前方以清泻肝火为主，后方以清热解毒为主。

常用药：当归、芦荟、青黛、大黄、龙胆、黄连、黄芩、栀子、黄柏、木香、人工牛黄、雄黄、桔梗、冰片。

加减：壮热不退者，加生石膏、知母、生甘草滋阴清热；便血者，加白及粉、三七粉化瘀止血；尿血加大蓟、小蓟凉血止血；齿衄加生藕节、白茅根清热凉血；烦躁不安、神昏谵语加服安宫牛黄丸（《温病条辨》）开窍醒神。

2. 辨病用药

（1）青黛　味苦、涩，性寒；入肝经；功效清热解毒，凉血消斑，泻火定惊。《本草纲目·草部》载其能"去热烦，吐血，咯血，斑疮，阴疮，杀恶虫"。药理研究显示青黛富含靛蓝、靛玉红、鞣酸等成分，其中靛玉红可通过降低 JAK2 的表达来干预白血病 K562 细胞增殖。本品可用于慢性髓性白血病热毒炽盛或瘀毒久羁者，常用剂量 1～3g，入胶囊冲服或入丸散用。

（2）雄黄　味辛，性温；入肝、大肠经；功效解毒杀虫，燥湿祛痰，截疟。《本草纲目·石部》曰："治症疾寒热，伏暑泻痢，酒饮成癖，惊痫，头风眩晕，化腹中瘀血，杀痨虫疳虫。"药理研究显示，雄黄能够上调 P-gp 和 BCRP 表达水平，抑制白血病 K562 细胞增殖，诱导白血病干细胞凋亡。本品可用于慢性髓性白血病热毒炽盛或瘀毒久羁者，常用剂量 0.05～0.1g，入丸、散用。

（3）蟾酥　味辛，性温；入心经；功效解毒，止痛，开窍醒神。《神农本草经疏·鱼虫部下品》："蟾酥，能发散一切风火抑郁、大热痈肿之候，为拔疔散毒之神药。"蟾酥能够下调 Bcl-XL/Bak 的比值，上调 P53 蛋白的表达，从而促进 CEM/VCR 细胞凋亡以逆转白血病多药耐药。本品可用于慢性髓性白血病热毒炽盛或正虚瘀结者，常用剂量 0.015～0.03g，多入丸散用。

（二）西医治疗

CML 的治疗目标包括延长生存期、控制疾病进展、改善生活质量和获得无治疗缓解。甲磺酸伊马替尼是首个 TKI 药物，作为一线治疗初发 CML-CP 患者，10 年生存率为 80%～90%，显著改善了 CML 患者生存期和生活质量。二代 TKI（如尼洛替尼、达沙替尼、博舒替尼和拉多替尼）、三代 TKI（如普纳替尼）的应用，为伊马替尼耐药及不耐受患者提供了更多选择。所有急变期患者和未获得最佳治疗反应的加速期患者均应在 TKI 或联合化疗获得反应后推荐异基因造血干细胞移植。

【中西医结合治疗模式】

在 CML 的临床治疗中 TKI 药物是首选一线治疗方案。疾病进展期患者病情缓解后应尽早行造血干细胞移植，有条件进行临床试验的可积极参与新药试验。中医药治疗可贯穿治疗全程，CML 中西医结合治疗模式见表 11-9。

表 11-9　CML 中西医结合治疗模式

分期		CML中西医结合治疗模式	
慢性期	病情缓解	靶向治疗	中医协同靶向治疗
		随诊观察	中医防变治疗
	病情稳定		中医姑息治疗
加速期		靶向治疗 ± 新药临床试验	中医协同治疗
		缓解后行干细胞移植	中医协同治疗
		随诊观察	中医防变治疗
急变期		靶向治疗 ± 新药临床试验	中医协同治疗
		缓解后行干细胞移植	中医协同治疗
		随诊观察	中医防变治疗

1. 中西医协同治疗　慢性髓性白血病中西医协同治疗时期，中医治疗根据 CML 病程不同阶段及不同的西医治疗手段干预，分别施以不同的治法，以达到增效减毒的目的。①慢性期治疗以散结逐瘀为主，兼以扶正，协助靶向药物以攻毒，减轻药物相关不良反应。②加速期患者毒邪壅盛、正气渐衰，治疗宜攻补兼施。③急变期患者正气大虚、毒瘀实甚，治疗以恢复正气为要。在造血干细胞移植期间，应用健补脾肾、益气养阴类中药可促进造血干细胞生长、增强机体免疫功能，有助于减少感染、出血等并发症。

2. 中医防变治疗　中医防变治疗适用于 CML 经靶向治疗后实现缓解的患者，基本治法以益气养阴为主，兼清热解毒，同时结合辨证论治，以巩固疗效，延长缓解期，降低复发风险。

3. 中医姑息治疗　中医姑息治疗适用于经靶向治疗后病情稳定的 CML 患者，基本治法以清热解毒、活血化瘀与健脾补肾并重，同时依据患者个体化情况辨证论治，以提高患者生存质量，延长生存期。

【预防调护】

见急性白血病部分。

扫一扫，查阅本章数字资源，含PPT、音视频、图片等

第一节 骨肉瘤

骨肉瘤（osteosarcoma）是指成骨间叶细胞产生的原发恶性骨或软组织肿瘤。其中经典型骨肉瘤为骨肉瘤中最常见的类型，即通常所指的骨肉瘤。临床以局部疼痛，骨端近关节处肿大，硬度不一，有压痛，局部温度高，静脉曲张，或伴病理性骨折为主要表现。

2010 年发布在《肿瘤学年报》（Annals of Oncology）的全球数据显示，骨肉瘤在一般人群中的年发病率为（2～3）/100 万，其中在 8～11 岁时年发病率达到（15～19）/100 万的峰值。根据 2019 年全国癌症统计数据显示，骨肿瘤发病率为 1.92/10 万，死亡率为 1.38/10 万，分别占全部恶性肿瘤的发病率和死亡率的第 21 位和第 20 位。其中经典型骨肉瘤（下文骨肉瘤均指经典型骨肉瘤）占原发骨肿瘤的 11.7%，发病率为（2～3）/100 万。骨肉瘤的发病率是双峰型的，在 18 岁和 60 岁时达到峰值，男女比例为 1.4：1。

传统中医典籍中并无"骨肉瘤"病名，根据骨肉瘤的临床表现，可将其归为"骨疽""骨瘤""石瘤""肉瘤"等范畴。"有所结，深中骨，气因于骨，骨与气并，日以益大，则为骨疽。"（《灵枢·刺节真邪》）"至于骨瘤、石瘤，亦生皮肤之上，按之如有一骨生于其中，或如石之坚，按之不疼者是也。"（《洞天奥旨》）

【中医病因病机】

骨肉瘤的发生多是在正气虚损基础上，因外邪侵袭、暴力伤骨等多因复合，致使脾肾两虚，气血凝结，经络受阻，伤筋蚀骨，最终癌毒蕴结成瘤。

（一）病因

1. 感受外邪 久居阴暗潮湿之所、涉水冒雨，导致寒湿之邪乘虚而入侵袭人体，流注经络，留滞骨骼或肌肉，使此处气血得寒而凝，而四周温煦之气血又无法到达，长此以往致使气血凝滞，积而不散，癌毒内生，日久成瘤。《诸病源候论·石痈候》曰："石痈者，亦是寒气客于肌肉，折于血气，结聚所成。"

2. 情志所伤 情志不畅，气机阻滞，内应脏腑，久之则脏腑失调，气血逆乱，湿浊内结，阴阳失调，癌毒内蕴，发为骨肉瘤。如《医学入门·外科》中记载："因七情劳欲，复被外邪，生痰聚癖，随气流注，故又曰瘤。"

3. 暴力伤骨 暴力损伤骨骼，易致气滞血凝，经络闭阻，如复感外邪，易诱发癌毒内生，毒

邪蕴结，耗伤阴液，腐骨蚀骼，聚结成瘤。

4. 正气亏虚　肾主骨生髓，肾气亏虚，肾精不足，骨髓空虚，外邪乘虚而入，日久蕴结成毒。肾精亏虚易致阴虚阳亢，虚热内生，化火为毒。毒攻于内，腐骨蚀骼，聚结成瘤。《外科枢要·论瘤赘》中记载："若伤肾水，不能荣骨而为肿者，其自骨肿起，按之坚硬，名曰骨瘤。"

（二）病机

本病的基本病机为脾肾虚弱，寒湿、痰瘀、癌毒结聚于骨。病性多属本虚标实，以脾肾虚弱为本，寒、湿、痰、瘀、毒结聚于骨为标。诸多因素交互影响，本虚是有形之积产生的基础，以癌毒为主的标实之邪进一步加重本虚。疾病初期以寒湿、痰瘀、癌毒等邪实为主，中期本虚标实并见，晚期病机以正气虚损为甚，其中以脾肾气虚或阴虚火旺为主。

病位在骨，与脾肾关系密切。肾主骨生髓，一旦肾精亏损，正气虚弱，卫外之气无从以生，外邪侵袭筋脉肌骨而发为本病。脾居中焦，为气机升降枢纽，若脾气亏虚则气机升降失常，势必出现气滞血瘀、痰湿癌毒留着之象。《活法机要·积聚》中记载："壮人无积，虚人则有之，脾胃怯弱，气血两衰，四时有感，皆能成积。"言明脾气虚与肿瘤的发生密切相关。

【西医病因病理】

（一）病因

西医对本病的病因尚未完全阐明，目前认为与某些特定的基因突变及遗传因素有一定的关系，接触放射线可能为诱发因素。另外，也可继发于多发性骨软骨瘤、Paget 骨病等良性骨病。

1. 遗传因素　患有家族性的视网膜母细胞瘤的患儿存在 Rb 基因缺陷，p53 基因的突变可引起 Li–Fraumeni 综合征，RECQL4 基因突变可引起 Rothmund–Thomson 综合征，这些基因缺陷或突变与骨肉瘤的发生密切相关。此外，也有报道 APC、PARK2、CDKN2D、VHL 等基因与骨肉瘤的发生发展相关，但尚缺乏有力证据。

2. 物理因素　放射相关性骨肉瘤好发于接受放疗的部位，通常有至少 3 年的潜伏期，常规治疗剂量的放疗所导致的骨肉瘤临床上很少发生，但是一旦发生却能造成很大的破坏。

3. 化学因素　治疗其他部位来源肿瘤所使用的蒽环类和烷化剂等抗肿瘤药物，以及接触 3–甲基胆蒽、氟化物等化学物质，常是导致继发恶性肿瘤尤其是骨肉瘤的病因之一。

4. 生物因素　有报道认为猴病毒 40（simian virus40，SV40）和骨肉瘤的发生之间可能存在联系，亦有研究者在动物实验中发现用病毒感染可诱发骨肉瘤，尽管这些结果大多数提示病毒性病因，但仍然缺少有力的证据。

5. 创伤　创伤是骨肉瘤的危险因素，在对创伤进行紧急医疗干预时，亦可发现骨肉瘤，但它只占到骨肉瘤病例非常小的一部分，创伤后短时间内发现骨肉瘤常能排除其作为病因的可能性。

6. 良性骨疾病恶变　多发性骨软骨瘤、Paget 骨病、动脉瘤性骨囊肿、骨巨细胞瘤、骨纤维瘤等良性骨疾病可恶变而发生骨肉瘤，亦称为继发性骨肉瘤。

（二）病理

1. 好发部位　80%～90% 的骨肉瘤发生在长管状骨，最常见的发病部位是股骨远端和胫骨近端，其次是肱骨近端，这 3 个部位大约占到所有肢体骨肉瘤的 85%。骨肉瘤主要发生部位是干骺端，发生于骺端和骨干的病例相对罕见。

2. 大体病理形态　肿瘤体积常较大（＞5cm），以干骺为中心，常破坏骨皮质形成软组织包块。肿瘤切面的质地和颜色取决于成骨、成软骨或成纤维哪个为主以及有无出血坏死。可呈灰褐色不规则颗粒状，可呈致密硬化偏黄白，也可呈鱼肉样或黏液样。

3. 组织学类型　肿瘤细胞一般是高度间变，多形性的，以梭形细胞为主，也可以是上皮样、浆细胞样、椭圆形、小圆形、透明细胞，单核或多核巨细胞。在大多数病例中常可见上述两种或两种以上细胞类型。在细胞之间可见嗜伊红非钙化的骨样基质，骨样基质形态不规则，可表现为致密均质小团块状，花边状，也可表现为薄如丝带状。还可产生不等量的软骨和／或纤维组织。根据基质类型可分为3种主要亚型：成骨型（50%）、成软骨型（25%）和成纤维型（25%）。

【诊断】

（一）诊断要点

1. 临床表现

（1）症状　疼痛是最早出现的临床症状，多明显而呈持续性，活动后疼痛加重，夜间疼痛较白天明显。早期压痛点位于骨端而不在关节间隙。此外，可有不同程度的全身症状，如消瘦、贫血、乏力、食欲减退等。

（2）体征　最常见的体征是肿块，在早期局限于肢体骨端的一侧，大小不等，常无明显界限，有压痛，质韧硬，与深部组织固定。与皮肤无粘连，温度略高，浅静脉可有怒张。较晚者肿胀明显，肢端周径变粗，皮肤发亮，偶可触及搏动，闻及杂音。当肿块明显增大时可出现邻近关节的反应性积液，关节呈半屈曲位，关节活动受限，肌肉萎缩。肿瘤晚期可有局部淋巴结肿大，一般为吸收所致的淋巴结炎，个别见于淋巴结转移，部分患者会出现病理性骨折。

2. 实验室检查　骨肉瘤有特殊诊断意义的实验室检查主要包括碱性磷酸酶（ALP）和乳酸脱氢酶（LDH）。骨肉瘤患者血清ALP和LDH可能升高。大量研究证实血清ALP与破骨细胞的活动有明显关系，而血清LDH升高在转移性疾病中的比例明显高于局限期。血清ALP和LDH为骨肉瘤患者的重要预后指标。

3. 影像学检查

（1）X线检查　包括病灶部位的正侧位X线，一般可表现为骨质破坏、骨膜反应、不规则新生骨。

（2）CT检查　包括病灶部位骨窗、软组织窗和软组织增强窗，可显示骨破坏状况、显示肿瘤内部矿化程度，强化后可显示肿瘤的血运状况、与血管的关系、在骨与软组织中的范围。

（3）MRI检查　MRI在显示肿瘤的软组织侵犯方面更具优势，能精确显示肿瘤侵及范围，与邻近肌肉、皮下脂肪、关节及主要神经血管束的关系。另外，MRI可以很好地显示病变远近端的髓腔情况，以及发现有无跳跃转移灶。

（4）骨扫描和PET-CT　作为功能成像检查，可反映肿瘤部位的代谢活跃程度，对于判断化疗效果也有指导意义，如骨扫描可以显示肿瘤部位的浓聚程度变化，PET-CT可以显示肿瘤部位的SUVmax值变化。两者不仅可以用于局部，如化疗前后的评估，还可用于全身筛查和评估。其中PET-CT不作为常规推荐，可根据具体情况决定是否进行。

4. 病理学诊断　组织病理活检是诊断骨肉瘤的金标准，对于骨肉瘤的诊断及后续治疗方案的制定具有决定性意义，治疗前一定要行活检术。通过病理学检查可以明确骨肉瘤的亚型及分化程度等。获取病理学标本的手段有活检取材、切开取材。不推荐进行细针活检，推荐带芯穿刺活检，带芯穿刺活检失败后推荐切开活检。

（二）鉴别诊断

1. 骨继发恶性肿瘤 大多数骨继发恶性肿瘤的病人有原发恶性肿瘤病史。一般多发生于中老年人，与骨肉瘤好发年龄在青少年不同。与骨肉瘤的鉴别主要依据发病年龄、发病部位及影像特征，最终确诊依据病理学检查。

2. 软骨肉瘤 发病年龄较大，好发于扁骨或长骨干骺端，呈不规则溶骨性破坏，边界不清，内多有钙化阴影，周围有软组织肿块。镜下所见软骨细胞呈分叶状，细胞分布均匀，胞核肥大，常可见双核细胞，偶见不规则形巨大的软骨细胞。二者的鉴别要点是软骨肉瘤发病年龄较大，病灶内无瘤骨，骨膜反应少见，病理学检查肿瘤内无骨样基质。

3. 纤维肉瘤 纤维肉瘤是起源于成纤维细胞的原发恶性肿瘤。30～50岁多发，骨内纤维肉瘤表现为疼痛逐渐加剧，X线表现为密度减低的穿透性破坏区，病理学检查显示其主要的细胞学特征是由大小、形态均匀的梭形细胞构成。细胞核深染，几乎没有胞浆，细胞膜不明显或缺如。细胞被胶原纤维间隔，交织排列，呈"鲱鱼骨"状。二者的鉴别要点是纤维肉瘤发病年龄较大，病灶内无瘤骨，骨膜反应少见，病理学检查肿瘤内无骨样基质。

4. 骨巨细胞瘤 骨巨细胞瘤好发年龄为20～40岁，常见于长骨骨端，偏心的圆形或椭圆形溶骨性破坏，逐渐向四周膨胀性发展，但以横向发展更明显。肿瘤膨胀改变后受侵骨皮质变薄，骨外膜在皮质外有新生骨形成，形成薄的骨包壳。包壳可呈分隔状、多房状，则X线片表现为多房样，包绕溶骨性破坏密度减低区，其内不见钙化或骨化致密影。

5. 骨纤维异常增殖症 病程长，无恶变征象，病损主要是纤维组织增生和骨质硬化。X线片可见病变不破坏骨皮质，仅使骨皮质膨胀变薄，无骨膜反应。

6. 尤文氏肉瘤 尤文氏肉瘤是儿童第二位常见的原发性骨肿瘤，常发生于长骨和骨盆，经常侵犯骨干。骨膜反应可呈葱皮样改变，但增生的骨膜中多可见到不规则的破坏，邻近软组织也往往有瘤组织侵入，CT和MRI可清楚显示。临床上多表现为疼痛剧烈，伴有发热、白细胞轻度升高。

（三）肿瘤分期

目前主要采用UICC/AJCC TNM分期标准（2017年第8版）。

（四）中医辨证

1. 寒凝经脉证 临床表现：骨瘤初起，酸楚疼痛，局部肿块，皮色不变，遇寒加重，压痛不著，病程较长，舌淡，苔白，脉细沉迟。

2. 湿毒留着证 临床表现：身困倦怠，四肢乏力，病变局部肿胀，疼痛，或破溃流液，功能失常，大便溏薄或不爽，舌体胖，有齿痕，舌质暗，苔白滑腻，脉滑。

3. 痰瘀互结证 临床表现：关节刺痛，掣痛，疼痛以夜间为甚，痛有定处，肢体麻木，不可屈伸，脘闷，腹胀，舌质紫黯，可见瘀斑、瘀点，苔白腻或黄腻，脉细涩。

4. 脾肾气虚证 临床表现：面色苍白无华，疲倦无力，唇甲淡白，动则出汗，纳差，消瘦，舌质淡，苔薄白，脉沉细无力。

5. 阴虚火旺证 临床表现：局部肿块肿胀疼痛，皮色暗红，疼痛难忍，朝轻暮重，身热口干，咳嗽，贫血消瘦，全身衰弱，舌暗唇淡，苔少或干，脉沉细无力而数。

【中西医治疗】

（一）中医治疗

1. 辨证论治

（1）寒凝经脉证

治法：温阳散寒，疏通经脉。

代表方：阳和汤（《外科证治全生集》）加减。

常用药：熟地黄、麻黄、白芥子、鹿角胶、炮姜、肉桂、生甘草、补骨脂、路路通、透骨草、川乌、草乌、蜈蚣、僵蚕。

加减：疼痛明显者，加全蝎、牡蛎、延胡索、川芎行气通络止痛；阳虚寒凝重者，酌加细辛、鹿角霜、紫河车、杜仲补肾助阳，散寒通络。

（2）湿毒留着证

治法：健脾化湿，解毒止痛。

代表方：四妙丸（《成方便读》）合四君子汤（《太平惠民和剂局方》）加减。前方以清热利湿为主，后方以健脾益气为主。

常用药：黄柏、苍术、牛膝、蜈蚣、土鳖虫、薏苡仁、党参、茯苓、白术、甘草。

加减：湿重，症见全身酸痛明显，舌苔厚腻，脉滑甚者，可用羌活胜湿汤（《内外伤辨惑论》）加秦艽、威灵仙等祛风胜湿止痛；纳呆、脘腹痞闷明显者，加砂仁、陈皮健脾和胃。

（3）痰瘀互结证

治法：化痰散结，活血祛瘀。

代表方：身痛逐瘀汤（《医林改错》）合二陈汤（《太平惠民和剂局方》）加减。前方以活血祛瘀为主，后方以化痰散结为主。

常用药：桃仁、红花、当归、川芎、牛膝、延胡索、地龙、乳香、没药、补骨脂、赤芍、土鳖虫、僵蚕、蜈蚣、牡蛎、半夏、橘红、茯苓、甘草。

加减：肢体麻痹疼痛者，加木瓜、伸筋草舒筋活络；局部肿胀甚者，加海藻、昆布软坚散结；乏力明显者，加党参、黄芪补益气血；发热者，加石膏、黄柏清热泻火。

（4）脾肾气虚证

治法：健脾补肾，扶正消瘤。

代表方：肾气丸（《金匮要略》）合六君子汤（《医学正传》）加减。前方以补肾助阳为主，后方以健脾益气为主。

常用药：生地黄、山药、山茱萸、泽泻、茯苓、牡丹皮、桂枝、陈皮、半夏、党参、白术、甘草。

加减：腰膝酸软者，加桑寄生、牛膝、续断补益肝肾，强健筋骨；肾阳虚甚者，加附子、肉桂、仙茅补肾助阳。

（5）阴虚火旺证

治法：滋补肾阴，解毒抗癌。

代表方：知柏地黄丸（《医宗金鉴》）加减。

常用药：知母、黄柏、生地黄、山茱萸、牡丹皮、女贞子、骨碎补、透骨草、续断、乳香、没药、全蝎、土鳖虫、蜈蚣。

加减：热毒内结而发热甚者，加栀子、水牛角清热凉血；口干、大便干燥者可加沙参、麦冬、柏子仁、火麻仁、天花粉养阴生津，润肠通便。

2. 辨病用药

（1）全蝎 味辛、性平；归肝经；功效息风止痉，攻毒散结，通络止痛。《医学衷中参西录》以本品焙焦，黄酒下，消颔下肿硬。《仁斋直指方》中用全蝎末配麝香末，温酒送服，有减轻疼痛之效。现代药理学研究表明，全蝎可以抑制骨破坏、缓解骨肿瘤引起的疼痛。本品适用于骨肉瘤疼痛明显者，本品有毒，用量不宜过大，煎服 3～6g，研末吞服每次 0.6～1g，外用适量。

（2）土鳖虫 味咸、性寒，有小毒；归肝经；功效续筋接骨，破血逐瘀。《本草经疏》中记载："治跌扑损伤，续筋骨有奇效。乃足厥阴经药也。咸寒能入血软坚，故主心腹血积，癥瘕血闭诸证。"现代药理学研究发现，土鳖虫具有抗肿瘤、抗凝血、促进骨折愈合等作用。本品适用于骨肉瘤瘀血阻络者，煎服 3～10g，研末服每次 1～1.5g，黄酒送服，外用适量。

（3）蜈蚣 味辛、性温，有毒；归肝经；功效息风镇痉、攻毒散结、通络止痛。《医学衷中参西录·蜈蚣解》中记载："蜈蚣，走窜之力最速，内而脏腑外而经络，凡气血凝聚之处皆能开之。"药理学研究发现，蜈蚣可以通过抑制肿瘤细胞的增殖、诱导肿瘤细胞的凋亡、抑制肿瘤形成新生血管和提高机体的免疫功能发挥其抗肿瘤的作用。本品适用于骨肉瘤经络阻滞者，因其具有毒性，临床中应严格把控其用量，煎服 3～5g，研末冲服每次 0.6～1g，外用适量。

（4）僵蚕 味咸、辛，性平；归肝、肺、胃经；功效息风止痉，祛风止痛，化痰散结。《本草纲目·虫部》："散风痰结核、瘰疬、头风、风虫齿痛，皮肤风疮，丹毒作痒……一切金疮，疔肿风痔。"药理研究发现，僵蚕黄酮类化合物和多糖可在体内诱导肿瘤细胞凋亡、抑制肿瘤细胞的增殖，具有显著的抗肿瘤活性。本品适用于骨肉瘤痰瘀互结者，煎服 5～9g，研末吞服每次 1～1.5g，外用适量。

（5）牡蛎 味咸、性微寒；归肝、胆、肾经；功效重镇安神，平肝潜阳，软坚散结，收敛固涩。《本草备要·鳞介鱼虫部》："咸以软坚化痰，消瘰疬结核，老血疝瘕。"药理研究表明，牡蛎活性肽有明显抑制肿瘤细胞增殖的作用。本品适用于骨肉瘤痰瘀互结者，煎服 9～30g。

（二）西医治疗

1. 外科治疗 骨肉瘤的治疗是以外科治疗为主，采用术前化疗－外科手术－术后化疗的综合治疗模式。成功的保肢手术是建立在安全的外科边界和良好的化疗反应上。如果化疗效果不佳，或未行化疗的患者，根治或广泛外科边界的截肢仍然是肿瘤局部控制的最好方法。因外科边界不够导致的局部复发将是灾难性的后果。根据不同的肿瘤部位、分期以及对新辅助化疗的反应，给予相应的推荐。

（1）ⅡA期肢体骨肉瘤 由于肿瘤位于间室内，因此首先推荐保肢手术。由于截肢手术是早期的外科治疗方式，仍可以有效安全去除肿瘤，因此而作为次选推荐。

（2）ⅡB期肢体骨肉瘤 建议术前新辅助化疗有效作为保肢手术的前提，此外，推荐行截肢手术。

（3）Ⅲ期肢体骨肉瘤 患者在局部病灶和转移瘤化疗均有效的前提下，推荐进行局部手术和转移瘤切除。术前化疗反应不好，预示患者疗效不好，不建议行局部根治术，推荐放疗。

（4）骨盆骨肉瘤 由于其复杂的解剖结构，毗邻重要脏器，血管及神经等结构使得难以获得和肢体骨肉瘤一样的外科边界。骨盆骨肉瘤手术出现盆腔脏器、神经及血管损伤、皮瓣坏死等的风险较大，同时肿瘤复发率高、预后差。化疗作为重要的辅助手段来获得全身和局部控制，如化疗无效且不能达到广泛的外科边界，不建议手术治疗。

（5）骶骨骨肉瘤 骶骨骨肉瘤由于解剖结构较深，涉及重要盆腔脏器和骶神经，以及血运丰富，外科治疗并发症和风险较高。对于化疗有效的骶骨骨肉瘤，有研究表明安全的外科边界切除有利于减少局部复发和提高无疾病生存。

（6）脊柱骨肉瘤 脊柱骨肉瘤为少见病变，临床有效证据少，安全有效的外科边界仍是治疗成功的关键。外科治疗选择需要根据术前化疗反应、病灶部位、是否存在脊髓及神经根压迫等因素来考虑。全椎体整块切除对局部复发控制明显优于分块切除。

2. 化学治疗

（1）新辅助化疗 需要详细评估患者的一般情况，评估其对治疗的耐受性，综合制定治疗方案。

1）Ⅰ期骨肉瘤患者可直接手术，一般预后可，无需行术前化疗。

2）ⅡA期、ⅡB期、Ⅲ期可切除的骨肉瘤患者建议行化疗 2 ～ 3 个月后，限期手术。

3）Ⅲ期不可切除及Ⅳ期的骨肉瘤患者，则建议行姑息性化疗。

骨肉瘤新辅助化疗推荐药物为甲氨蝶呤、多柔比星、顺铂、异环磷酰胺，给药方式可考虑序贯用药或联合用药，并保证足够的剂量强度。常用化疗方案见表 12-1。

（2）辅助化疗 制定化疗方案前需要进行评估，内容包括术前化疗疗效评估（结合临床及影像学）和患者自身状况评估（结合病史、体格检查、血液学检查、重要脏器功能评估、术前化疗毒性评估）。根据评估结果综合制定治疗方案。骨肉瘤辅助化疗推荐药物亦为大剂量甲氨蝶呤、多柔比星、顺铂、异环磷酰胺，给药方式可考虑序贯用药或联合用药。建议骨肉瘤患者术后化疗维持总的药物剂量强度，用药时间 6 ～ 10 个月。已行术前化疗且疗效好（肿瘤坏死率 TNR ≥ 90%）的患者，术后可维持术前化疗药物种类和剂量强度。已行术前化疗但疗效不好（TNR ＜ 90%）的患者，过去认为应该换用新的方案，但是通过更换方案来改善预后的尝试尚未成功。因此，除非一线化疗药物使用不充分或者剂量不足时可以在一线化疗药物中调整化疗方案，否则还是推荐维持原化疗方案。术前未进行化疗的，术后进行一线常规化疗。

（3）姑息性化疗 一线治疗方案同术前化疗；二线药物治疗方案循证医学证据力度均较弱，多缺乏较大病例研究及与其他化疗方案比较的临床数据。常用的方案包括：吉西他滨 ± 多西他赛、环磷酰胺和依托泊苷、环磷酰胺和托泊替康等。由于暂无总体生存率获益的二线治疗方案，骨肉瘤患者一线化疗失败后，参加临床试验是获得更好疗效或者最新治疗的机会。

表 12-1 骨肉瘤常用化疗方案

方案	药物	推荐剂量	用法	用药时间	周期
MAP	甲氨蝶呤	12g/m²	静滴	d1	
	多柔比星	75mg/m²	持续滴注 48h	d1 ～ 2	q21d
	顺铂	120mg/m²	持续滴注 72h	d1 ～ 3	
AP	多柔比星	75mg/m²	静滴	d1	q21d
	顺铂	100mg/m²	持续滴注 24h	d2	
ADM+DDP +IFO+MTX	多柔比星	45mg/m²	静滴	d1 ～ 2	
	顺铂	120mg/m²	静滴	d3	q21d
	异环磷酰胺	3g/m²	静滴	d1 ～ 2	
	甲氨蝶呤	12g/m²	静滴	d1	

续表

方案	药物	推荐剂量	用法	用药时间	周期
GEM+TXT	吉西他滨	$1000mg/m^2$	静滴	d1, d8	q21d
	多西他赛	$100mg/m^2$	静滴	d8	
CTX+VP-16	环磷酰胺	$4mg/m^2$	静滴	d1	q21～28d
	依托泊苷	$100mg/m^2$	静滴，每日2次	d2～4	
CTX+TPT	环磷酰胺	$250mg/m^2$	静滴	d1～5	q21～28d
	托泊替康	$0.75mg/m^2$	静滴	d1～5	
IFO+CBP+VP-16	异环磷酰胺	$1.8g/m^2$	静滴	d1～5	q21d
	卡铂	$400mg/m^2$	静滴	d1～2	
	依托泊苷	$100mg/m^2$	静滴	d1～5	
MTX+IFO+VP-16	大剂量甲氨蝶呤	$1.6g/m^2$	静滴	d10～14	q21d
	异环磷酰胺	$2.5mg/m^2$	静滴	d1～3	
	依托泊苷	$150mg/m^2$	静滴	d1～3	

3. 放射治疗 骨肉瘤对放疗不敏感，单纯放疗效果差，可以作为综合治疗的一种手段，用于以下情况：①因内科疾病不可外科手术的骨肉瘤。②不可或难以手术切除部位（如骶骨/骨盆/脊柱等）的骨肉瘤。③切缘阳性的骨肉瘤。

放疗范围应尽可能结合更多的影像学资料准确地判断病变累及的范围及边界，并在可见肿瘤范围的基础上外放一定的体积作为亚临床病灶区域。放疗剂量建议如下：①近切缘但切缘阴性：56～60Gy（2Gy/次）。②切缘阳性：60～68Gy（2Gy/次）。③未手术：≥68Gy（2Gy/次）。

4. 靶向治疗

靶向治疗可用于骨肉瘤复发或进展后的全身治疗，不要求行基因检测，主要包括以下两类药物。

（1）靶向多种激酶 能够同时抑制多种存在于肿瘤细胞并参与肿瘤发生、肿瘤血管生成、肿瘤转移和肿瘤免疫等病理过程的细胞内激酶，也可以抑制细胞表面激酶。国内外批准治疗骨肉瘤的多靶点激酶抑制剂包括索拉非尼、瑞戈非尼。

（2）靶向mTOR mTOR是一种关键丝氨酸 - 苏氨酸激酶，在一些人体肿瘤中活性上调。mTOR信号通路的抑制可干扰细胞周期、血管新生、糖酵解等相关蛋白的翻译和合成。依维莫司是目前可用于骨肉瘤治疗的靶向mTOR的选择性抑制剂。

5. 免疫治疗 免疫治疗虽然在实体瘤中广为使用并取得了确切疗效，但在骨肉瘤治疗中尚在探索阶段，需要进一步开展临床研究证实。目前证据级别稍高的PD-1抑制剂为帕博利珠单抗，适用于无法切除或有远处转移、肿瘤具有高度微卫星不稳定性（MSI-H）或错配修复缺陷（dMMR）、既往治疗后进展且没有替代治疗方案的肿瘤患者。

【中西医结合治疗模式】

新辅助化疗＋外科治疗＋辅助化疗是骨肉瘤的主要治疗模式。但单纯西医的治疗手段存在诸多弊端，综合治疗可以发挥更大的作用。骨肉瘤中西医结合治疗模式见表12-2。

表 12-2 骨肉瘤中西医结合治疗模式

分期		骨肉瘤中西医结合治疗模式	
I 期	手术		中医协同手术
	随诊观察		中医防变治疗
II 期	新辅助化疗		中医协同化疗
	手术		中医协同手术
	辅助化疗		中医协同化疗
	随诊观察		中医防变治疗
III 期	可切除	新辅助化疗	中医协同化疗
		手术 ± 放射治疗	中医协同治疗
		辅助化疗	中医协同化疗
		随诊观察	中医防变治疗
	无法切除	靶向治疗 ± 姑息化疗 ± 免疫治疗 ± 放射治疗	中医协同治疗
		带瘤生存	中医姑息治疗
IV 期	靶向治疗 ± 姑息化疗 ± 免疫治疗 ± 放射治疗		中医协同治疗
	带瘤生存		中医姑息治疗

1. 中西医协同治疗 骨肉瘤中西医协同治疗时期，中医治疗以健脾补肾为主，兼温阳化湿、祛瘀解毒，同时结合不同西医治疗手段制定具有针对性的中医治法，发挥减毒增效的作用。①骨肉瘤围手术期，术前可运用疏肝行气、健脾补肾的治法，缓解患者术前紧张焦虑的情绪，增强患者对手术的耐受能力；术后可运用补益气血、活血化瘀的治法，促进骨肉瘤术后气血恢复及创口愈合。②化疗期间可运用健脾益肾、温中化湿、消食和胃等治法，缓解化疗期间常见的恶心呕吐、骨髓抑制等不良反应，有利于化疗的顺利进行。③放疗期间可运用益气养阴、清热解毒等治法减少放射性损伤的发生。④靶向或免疫治疗期间可运用疏风清热、滋阴养血等法治疗药物相关性皮疹，运用燥湿健脾等法治疗药物相关性腹泻等。

2. 中医防变治疗 中医防变治疗适用于 I～III 期骨肉瘤术后辅助治疗结束后的随访期，基本治法以健脾补肾为主，兼化湿祛瘀解毒，同时结合患者的临床症状进行辨证论治，以期降低复发转移风险。

3. 中医姑息治疗 中医姑息治疗适用于 III～IV 期不可手术切除且经靶向、化疗或免疫治疗后病情稳定的骨肉瘤患者的带瘤生存期，基本治法以温化痰湿、祛瘀解毒与健脾益气、补脾益肾并重，同时针对患者的临床症状，进行辨证论治，以提高生存质量、延长生存期。

【预防调护】

（一）预防

1. 一级预防措施 改变不良的饮食习惯，忌烟酒及辛辣刺激食物，少吃或不吃霉变、腌制、油煎、肥腻食物，不偏食。对于正处于骨骼发育时期的青少年，避免接触放射性物质、蒽环类和烷化剂等抗肿瘤药物，避免外伤。对于带有家族性的视网膜母细胞瘤、Li-Fraumeni 综合征、Rothmund-Thomson 综合征等遗传风险因素者，应定期检查，及时发现可能发生的病变。

2. 二级预防措施 某些良性骨病变可转变为骨肉瘤，如骨软骨瘤、Paget 骨病、骨纤维瘤等。对于有这些良性骨病变史的患者，应定期复查。如有疼痛等早期症状，应进行详细的检查，必要时可行组织活检，以便及时发现疾病，及时治疗。

3. 随访 定期复查随访：第 1～2 年，每 3 个月一次；第 3 年，每 4 个月一次；第 4～5 年，每 6 个月一次；5 年后，每年一次。随访内容包括局部检查：体格检查、X 线、B 超、肢体功能/功能评分；全身检查：胸部 CT、全身骨扫描及实验室检查（碱性磷酸酶、乳酸脱氢酶）。

（二）调护

肿瘤位于四肢的患者，应避免剧烈活动。肿瘤巨大或肿瘤对骨质破坏较大者，必要时应卧床休息、限制活动，防止病理性骨折及肿瘤内出血。肿瘤位于脊柱的患者，应维持脊柱生理弯曲，翻身时，保持头肩、腰、臀在一条直线上，防止脊柱扭曲和屈曲，造成或加重截瘫。长期卧床的患者，应训练其在床上大小便、翻身及有效咳嗽等，以防止肺炎、便秘等并发症的发生。

第二节　恶性黑色素瘤

恶性黑色素瘤（malignant melanoma，MM）是一种好发于皮肤和黏膜，由于神经嵴黑色素细胞恶变产生的一种高度恶性肿瘤，简称恶黑。临床以色素痣棕色至黑色不等，深浅不一，色泽不均，边缘不规则，逐渐扩大，隆起成结节、斑块或肿块，甚至溃破、出血为主要表现。

恶性黑色素瘤是仅次于基底细胞癌和鳞状细胞癌的第三大常见皮肤恶性肿瘤，是皮肤恶性肿瘤导致死亡的主要原因。国际癌症研究机构（IARC）发布的最新全球癌症数据显示，2020 年皮肤黑色素瘤新发病例约 32 万，呈现明显的地域和人种差异。2022 年发布的《中国皮肤黑色素瘤疾病负担研究》报告显示，1990 至 2019 年，中国 MM 患病率上升了 7.19%，发病率上升了 1.30%。恶黑预后多数较差，Ⅳ期的恶黑患者 5 年生存率不到 10%。

传统中医典籍中无"恶性黑色素瘤"病名，但类似症状描述见于"脱疽""黑子""黑疔""翻花""恶疮""失荣"等范畴。如"疽者，上之皮夭以坚，上如牛领之皮。"（《灵枢·痈疽》）"黑子，痣名也。此肾中浊气混滞于阳，阳气收束，结成黑子，坚而不散。"（《外科正宗·黑子》）

【中医病因病机】

恶性黑色素瘤的发生多是因先天不足、外邪侵袭、情志不遂等多因复合造成郁邪阻滞，日久为虚，致使肺脾肾功能失调，虚损日久而化生病理产物，痰湿内生，瘀血内阻，寒痰瘀毒胶结。虚郁之体导致病理浊邪搏结，终成癌毒发为本病。

（一）病因

1. 先天不足 恶性黑色素瘤多为黑痣恶变所致（占 60%），部分黑痣为先天存在，先天禀赋不足，脏腑功能衰弱，黑痣更易生变发为本病。

2. 六淫侵袭 风、热、暑、湿、燥、火外邪侵袭肌肤，久而毒郁脏腑，进而导致脏腑虚损，无力推动气血运行，最终导致气滞血瘀，寒痰湿毒胶结，积久而发为本病。《诸病源候论·黑痣候》谓："黑痣者，风邪搏于血气，变化所生也。"

3. 六郁致癌　忧思恼怒易致气郁，血行不畅，气血郁结则会相继产生湿郁、痰郁、食郁、火郁，严重影响脏腑功能。如《医学正传·郁证》言："又气郁而湿滞，湿滞而成热，热郁而成痰，痰滞而血不行，血滞而食不消化，此六者皆相因而为病者也。"郁结日久蕴成热毒，内损脏腑，灼伤阴液，致经络阻塞或血热搏结，可酿成癌毒；"诸气膹郁，皆属于肺"，肺因郁致虚，宣发失常，最终玄府闭塞，无力将毒邪从皮毛排出，加之气滞血瘀，痰湿邪毒胶结瘀滞于体表发为本病。

4. 正气虚损　年老体虚或久病不愈，正气亏虚，致外邪更易入侵，肺脾肾功能失调，则水液运化失司致湿聚痰凝，气血运行不调致气滞血瘀，痰瘀互结，癌毒内生，日久形成肿块。《诸病源候论·黑痣候》谓："夫人血气充盛，则皮肤润悦，不生疵瘕，若虚损则黑痣变生。"

（二）病机

本病的基本病机为六郁致虚，痰浊瘀毒胶结于皮毛或黏膜。病性多为本虚标实，以肺脾肾虚弱为本，"气、血、痰、湿、食、火"六郁造成痰瘀毒蕴结皮肤为标。两者相互影响，因郁致虚，因虚益郁。疾病初期以痰浊、血瘀、癌毒等邪实为主，中期正气受损兼有邪实，晚期正气衰弱，以脾肾两虚为主。

病位在皮毛与膜，与肺脾肾关系密切，涉及肝。因六郁致脏腑虚弱，肾为先天之本，主一身之阳；脾主四肢肌肉，为后天之本；脾肾不足则皮肤肌肉失养。肺主皮毛，肺郁致宣发肃降功能失常，导致局部的经络不通，癌毒更易蓄积于皮肤。又由于肝主疏泄，调畅气机，肝失疏泄，会进一步加重六郁的病理状态。具体恶黑病位与脏腑联系：脾主四肢肌肉，故肢端恶黑可以从脾来论治；原发于黏膜，如直肠、肛门、外阴、口鼻咽等部位的恶黑皆为足少阴肾经脉循行之地，这类黏膜恶黑可以从肾为核心来论治；而皮毛为肺之所主，故皮肤恶黑可以从肺为核心来论治。

【西医病因病理】

（一）病因

恶性黑色素瘤的确切病因尚不清楚，可能与以下因素有关。

1. 黑痣恶变　黑痣恶变为恶黑常见病因，其主要特征为痣呈杂色，即在粉红色的基础上，同时伴有红色、棕褐色和黑色。直径＞5mm，边界不光整，局部刺痒或外观呈橘皮样有渗出。大型先天性痣，超过2cm者恶变危险性增高。凡有以上表现者应引起注意。

2. 日光照射　有学者认为白人的恶性黑色素瘤发病率明显高于黑人，原因是白人的黑色素细胞受紫外线作用而易致恶变，而黑人的黑色皮肤保护了黑色素细胞免受紫外线照射而减少其发病。不同纬度居民发病率的差异，也是紫外线致病的又一佐证。

3. 遗传因素　国外研究资料表明，有家族史的人群中发病率比无家族史者高1.7倍，证明该病与遗传因素有关。大多数恶黑的遗传学和信号转导与丝裂原活化蛋白激酶（MAPK）和PI3K/AKT/PTEN信号通路的激活密切相关。

4. 内分泌因素　内分泌因素对恶性黑色素瘤的发生、发展有一定影响，近年来发现恶性黑色素瘤细胞内存在雌激素受体，但雌激素对该病的确切影响还存在争议。

5. 痣发育不良综合征　这是一种常染色体遗传病，患此症者周身布满大、扁、平、外形不整、菲薄、颜色不一的痣，其中的一个或几个在多数患者衍生为恶性黑色素瘤。有此综合征，但无遗传倾向者，亦应密切观察，警惕恶性黑色素瘤的出现。

6.局部外伤　对于先前存在的黑痣，外伤及不良刺激也是导致恶变的因素。

（二）病理

1.好发部位　在亚洲，非洲和西班牙裔患者中，原发于肢端的黑色素瘤约占50%，常见的原发部位多见于足底、足趾、手指末端及甲下等肢端部位；原发于黏膜，如直肠、肛门、外阴、眼、口鼻咽部位的黑色素瘤占20%～30%。而对于白种人来说，原发于皮肤的黑色素瘤约占90%，原发部位常见于背部、胸腹部和下肢皮肤；原发于肢端、黏膜的黑色素瘤分别只占5%、1%。

2.大体病理形态　表皮和真皮内可见较多分散或巢状分布的黑素瘤细胞，沿水平和垂直方向扩展，深达真皮和皮下。黑素瘤细胞呈异型性，细胞大小、形态不一，胞核大，可见到核分裂及明显核仁，胞质内可含有色素颗粒，对多巴和酪氨酸酶呈强阳性反应。黑素瘤细胞形态可呈多样性，以梭形细胞和上皮样细胞为主。

3.组织学类型　最常见的4种组织学类型为表浅播散型、恶性雀斑型、肢端雀斑型和结节型；少见组织学类型包含促结缔组织增生性黑色素瘤、起源于蓝痣的黑色素瘤、起源于巨大先天性痣的黑色素瘤、儿童黑色素瘤、痣样黑色素瘤。

【诊断】

（一）诊断要点

1.临床表现　黑色素瘤好发于皮肤，因此视诊是早期诊断的最简便手段。原发病变、受累部位和区域淋巴结的视诊和触诊是黑色素瘤初步诊断的常用手段。症状：皮肤黑色素瘤多由痣发展而来，痣的早期恶变症状可总结为ABCDE法则。

A 非对称（asymmetry）：色素痣的一半与另一半看起来不对称。

B 边缘不规则（border irregularity）：边缘不整或有切迹、锯齿等，不像正常色素痣边缘是整齐的圆形或椭圆形轮廓。

C 颜色改变（color variation）：正常色素痣通常为单色，而黑色素瘤主要表现为污浊的黑色，也可有褐、棕、棕黑、蓝、粉、黑甚至白色等多种不同颜色。

D 直径（diameter）：色素痣直径＞6mm或色素痣明显长大时要注意，黑色素瘤通常比普通痣大，对直径＞1cm的色素痣最好做活检评估。

E 隆起（elevation）：一些早期的黑色素瘤，整个瘤体会有轻微的隆起。

同样的，甲下黑色素瘤的临床大体特征也有ABCDEF法则，其含义如下。

A 代表年龄较大的成年人或老年人（age），亚洲人和非裔美国人好发（Asian or African-American race）。

B 代表纵向黑甲条带颜色从棕色到黑色，宽度＞3mm（brown to black）。

C 代表甲的改变或病甲经过充分治疗缺乏改善（change）。

D 代表指/趾端最常受累顺序，依次为大拇指＞大蹈趾＞示指，单指/趾受累＞多指/趾受累（digit）。

E 代表病变扩展（extension）。

F 代表有个人或家族发育不良痣及黑色素瘤病史（family history）。

2. 皮肤镜检查 皮肤镜检查对于相当多的黑色素瘤有诊断价值，可表现为不对称、色素不均匀、不规则条纹 / 小点 / 球、污斑及蓝白幕等。

3. 实验室检查 恶黑尚无特异的血清肿瘤标志物，目前不推荐肿瘤标志物检查。此外，尽管乳酸脱氢酶并非检测转移的敏感指标，但能提示预后。

4. 影像学检查

（1）超声检查 临床怀疑区域淋巴结转移时，首选淋巴结超声检查，可观察淋巴结的结构和血流分布，淋巴结转移的超声特征性表现为淋巴结呈类圆形，髓质消失，边缘型血流。

（2）全身骨扫描、MRI 或 CT 检查 有助于判断患者有无远处转移，以及协助术前评估。如原发灶侵犯较深，局部应行 CT、MRI 检查。

（3）PET-CT PET-CT 是一种更容易发现亚临床转移灶的检查方法。大多数检查者认为对于早期局限期的黑色素瘤，用 PET-CT 发现转移病灶并不敏感，受益率低。对于 Ⅲ 期患者，PET-CT 扫描更有用，可以帮助鉴别 CT 无法明确诊断的病变，以及常规 CT 扫描无法显示的部位（比如四肢）。

5. 病理学诊断

（1）组织病理学检查 组织病理学检查是确诊恶性黑色素瘤的最主要手段，皮肤黑色素瘤的组织标本来源包括切除活检、切取活检和环钻活检，一般不采取削刮和穿刺活检。

（2）分子病理检测 常用的黑色素细胞特征性免疫组化标志物包括 S-100、Sox-10、Melan-A、HMB45、Tyrosinase、MITF 等。其中 S-100 敏感度最高，是黑色素瘤的过筛指标；但其特异度较差，一般不能用作黑色素瘤的确定指标。Melan-A、HMB45 和 Tyrosinase 等特异度较高，但肿瘤性黑色素细胞可以出现表达异常，敏感度不一，因此建议在需要进行鉴别诊断时需同时选用 2～3 个上述标记物，再加上 S-100，以提高黑色素瘤的检出率。此外，建议所有恶性黑素瘤患者均做基因检测，目前成熟的靶点是 BRAF、CKIT 和 NRAS，基因检测结果与分子分型、治疗及预后相关。

（二）鉴别诊断

1. 基底细胞癌 基底细胞癌是上皮细胞的恶性肿瘤。由表皮的基底层向深部浸润，癌巢周围为一层柱状或立方形细胞。癌细胞染色深，无一定排列，癌细胞内可含黑色素。

2. 脂溢性角化病 病灶呈乳头瘤增生，表皮下界限清楚，角化不完全，粒层先增厚，后变薄甚或消失，增生的表皮细胞内可有少量或较多的黑色素。

3. 结构不良痣 结构不良痣属于恶性黑色素瘤的癌前病变。患者常有恶性黑色素瘤的家族史，该痣主要特征是色杂，粉红色基础上伴有红色、棕褐色或黑色，直径＞ 6mm，界不光整，全身痣数目常＞ 100 个。

（三）肿瘤分期

采用 AJCC 第 8 版 TNM 分期标准。

（四）中医辨证

1. 热毒炽盛证 临床表现：常见于发病初期，肿块乌黑，或红肿，周围瘙痒，灼热疼痛，糜烂渗液，可伴身热口渴，口干口苦，大便干结，小便黄赤，舌质红，苔黄腻，脉滑数。

2. 气滞血瘀证 临床表现：常见于发病初期，肿块坚硬，凹凸不平，疼痛明显，夜间加重，胸胁胀满，嗳气吞酸，纳呆腹胀，舌质暗，有瘀点瘀斑，苔薄白，脉沉细或涩。

3. 痰湿蕴结证　临床表现：常见于发病中期，肿块呈结节隆起，质地较硬，按之略痛，或有少量破溃渗液伴瘙痒，常伴有肢体困倦，胸闷咳喘，恶心纳差，舌质淡，舌体胖，苔厚腻，脉濡缓。

4. 阴寒凝结证　临床表现：常见于发病中期，肿块酸楚疼痛，肿块皮色不变，受寒加重，压痛不明显，舌淡，苔薄白，脉细沉迟。

5. 脾肾两虚证　临床表现：常见于发病晚期，肿块局部破溃，流液清稀，神倦乏力，形寒肢冷，口淡纳呆，便溏溲清，舌质淡，舌体胖边有齿痕，苔白滑腻，脉沉细。

【中西医治疗】

（一）中医治疗

1. 辨证论治

（1）热毒炽盛证

治法：清热解毒，活血消肿。

代表方：五味消毒饮（《医宗金鉴》）合仙方活命饮（《校注妇人良方》）加减。前方以清热解毒为主，后方以消散活血为主。

常用药：金银花、蒲公英、野菊花、紫花地丁、紫背天葵、白芷、防风、皂角刺、浙贝母、天花粉、乳香、没药、赤芍等。

加减：肿块溃烂流血不止者，加地榆炭、仙鹤草、蒲黄炭收敛止血；肿块流污黄水，苔厚腻者，加茵陈、薏苡仁、苍术、车前草利水渗湿；热象明显者，加白花蛇舌草、半枝莲、重楼清热解毒；大便干结者，加火麻仁、酒大黄泄热通腑。

（2）气滞血瘀证

治法：活血化瘀，理气止痛。

代表方：柴胡疏肝散（《证治准绳》）合桃红四物汤（《医宗金鉴》）加减。前方以疏肝行气为主，后方以活血祛瘀为主。

常用药：赤芍、川芎、羌活、柴胡、香附、秦艽、桃仁、红花、生地黄、当归、五灵脂、牛膝、地龙等。

加减：体倦乏力明显者，加党参、黄芪补中益气；心悸多梦，头晕兼血虚者，加熟地黄、阿胶养血滋阴。

（3）痰湿蕴结证

治法：燥湿理气，除痰散结。

代表方：二陈汤（《太平惠民和剂局方》）合海藻玉壶汤（《外科正宗》）。前方以燥湿化痰为主，后方以软坚散结为主。

常用药：陈皮、清半夏、海藻、昆布、浙贝母、茯苓、苍术、青皮、厚朴、泽泻、山慈菇、甘草等。

加减：胸腹满闷，纳呆腹胀者，加白术、山药、枳壳健运中焦；肿块隐痛或溃疡流黄水者，加夏枯草、重楼、薏苡仁清热利湿；兼有血瘀者，加丹参、桃仁、三七、生山楂活血化瘀；咳痰多者，加胆南星、瓜蒌化痰止咳。

（4）阴寒凝结证

治法：温阳开凝，通络化滞。

代表方：阳和汤（《外科证治全生集》）加减。

常用药：熟地黄、生麻黄、白芥子、姜炭、肉桂、鹿角霜、生甘草、补骨脂、蜂房等。

加减：瘀肿甚者，加三七、桃仁、红花活血消肿；纳差食少者，加山楂、神曲、麦芽健脾和胃助运；湿浊阻滞脾胃者，加藿香、佩兰芳香化湿。

（5）脾肾两虚证

治法：温肾健脾，补阳扶正。

代表方：四君子汤（《太平惠民和剂局方》）合金匮肾气丸（《金匮要略》）。前方以益气健脾为主，后方以补肾助阳为主。

常用药：党参、白术、熟地黄、山药、山茱萸、泽泻、茯苓、菟丝子、白花蛇舌草、制附子、肉桂、炙甘草等。

加减：肿块破溃，流液不止者，加地榆炭、仙鹤草、蒲黄炭收敛固涩；余毒未清者，加山慈菇、半枝莲、龙葵清热解毒；恶心纳差，肢体困倦者，加益智仁、豆蔻、渗湿健脾。

2. 辨病用药

（1）白花蛇舌草　味微苦、甘，性寒；归胃、大肠、小肠经；功效清热解毒，利湿通淋。《泉州本草》中记录白花蛇舌草可治疗痈疽疮疡、瘰疬，具有清热散瘀，消痈解毒作用。药理研究显示白花蛇舌草总黄酮能有效抑制黑色素瘤增殖，诱导细胞凋亡。本品可用于恶性黑色素瘤热毒炽盛者，常用剂量 15 ～ 30g，入汤剂。

（2）姜黄　味辛、苦，性温；归脾、肝经；功效活血，行气，通经，止痛。《新修本草》记载其能"除风热，消痈肿，功力烈于郁金，则正以入血泄散，故痈疡之坚肿可消"。药理研究显示姜黄素可抑制黑素瘤细胞的增殖、迁移和侵袭。本品可用于恶性黑色素瘤阴寒凝结者，常用剂量 3 ～ 10g，入汤剂。

（3）龙葵　味苦微甜，性寒，有小毒；归肺、肝、胃经；功效清热解毒，活血消肿。《本草纲目》记载龙葵可治疗诸疮恶肿。药理研究显示龙葵碱具有抑制恶性黑色素瘤细胞的迁移和侵袭能力，可诱导恶黑细胞凋亡。本品适用于恶性黑色素瘤热毒炽盛兼血瘀者，常用剂量 9 ～ 30g，入汤剂。

（二）西医治疗

1. 手术治疗　早期黑色素瘤在活检确诊后应尽快做原发灶扩大切除手术。扩大切除的安全切缘是根据病理报告中的肿瘤浸润深度（Breslow 厚度）来决定的：①病灶厚度 ≤ 1.0mm 时，安全切缘为 0.5 ～ 1cm。②厚度在 1.01 ～ 2mm 时，安全切缘为 1 ～ 2cm。③厚度在 2.01 ～ 4mm 时，安全切缘为 2cm。④当厚度 ＞ 4mm 时，安全切缘为 2cm。对于活检病理未能报告明确深度，或病灶巨大的患者，可考虑直接扩大切除 2cm。特殊部位黑色素瘤的手术切缘可根据患者具体的原发病灶解剖结构和功能对切缘进行调整。颜面部黑色素瘤外科完整切除即可，不硬性要求切缘范围。肢端型黑色素瘤完整切除术后，一般根据病理分期决定扩切范围。

2. 放射治疗　一般认为黑色素瘤对放射治疗不敏感，但在某些特殊情况下放疗仍是一项重要的治疗手段。放疗包括：不能耐受手术、手术切缘阳性但是无法行第二次手术患者的原发病灶根治性放疗；原发灶切除安全边缘不足，但无法再次扩大切除手术患者的原发灶局部术后辅助放疗；淋巴结清扫术后辅助、脑和骨转移的姑息放疗以及小型或中型脉络膜黑色素瘤的治疗。

3. 化学治疗　传统的细胞毒性药物，包括达卡巴嗪（DTIC）、替莫唑胺、福莫司汀、紫杉醇、白蛋白紫杉醇、顺铂和卡铂等。DTIC 是治疗恶黑的主要化疗药物，单药有效率 15%～20%，中位缓解期 4 个月。DTIC 的类似物替莫唑胺具有可透过血 – 脑脊液屏障、口服等优势，疗效与 DTIC 类似，可预防脑转移出现。亚硝脲类药的有效率为 10%～20%，顺铂为 10%～15%，紫杉醇为 15%。两药联合方案有效率为 20%～30%，三药联合方案可达 30%～40%，缓解期 6 个月左右。

4. 靶向治疗　近年来恶黑在靶向药物治疗方面取得显著进步，使人们看到了恶黑治疗的希望。目前国内上市的黑色素瘤靶向药物主要包括：BRAF 抑制剂（维莫非尼、达拉非尼）、MEK 抑制剂（曲美替尼）、KIT 抑制剂（伊马替尼、尼洛替尼）。其他靶向药物治疗方案包括 NTRK1、NTRK2、NTRK3 抑制剂（larotrectinib、entrectinib）、ALK、ROS1 抑制剂（crizotinib，entrectinib）。

5. 免疫治疗　黑色素瘤是一种免疫原性肿瘤，近年来在其发生的分子机制和信号通路方面取得了显著进展，目前国内获批的黑色素瘤免疫治疗药物主要包括 PD-1 单抗（帕博利珠单抗、特瑞普利单抗）。其他免疫治疗药物包括纳武利尤单抗，CTLA-4 抑制剂伊匹木单抗等。

【中西医结合治疗模式】

外科手术治疗是早期恶黑的主要治疗手段。但单一手术治疗已不能提高治愈率，综合治疗可以发挥更大的作用。恶性黑色素瘤中西医结合治疗模式见表 12-3。

表 12-3　恶性黑色素瘤中西医结合治疗模式

分期			恶性黑色素瘤中西医结合治疗模式	
0～Ⅰ期			手术	中医协同手术
			随诊观察	中医防变治疗
Ⅱ期			手术 ± 干扰素	中医协同治疗
			随诊观察	中医防变治疗
Ⅲ、Ⅳ期	可切除		手术 + 辅助治疗	中医协同治疗
			随诊观察	中医防变治疗
	无法切除	PS 0～2	全身治疗 ± 局部治疗	中医协同治疗
			带瘤生存	中医姑息治疗
		PS 3～4		单纯中医治疗

1. 中西医协同治疗　恶性黑色素瘤中西医协同治疗时期，中医治疗以开郁补虚为主，兼化湿祛瘀、清热解毒或温阳解毒，同时根据不同西医治疗手段进行中医减毒治疗以缓解相关症状。①恶性黑色素瘤围手术期运用健脾补肾、益气养血等治法，促进恶黑术后正气恢复。②化疗期运用健脾和胃、降逆止呕、益气养血等治法以协同增强化疗效果、减轻毒副反应。③放疗期间运用益气养阴、清热解毒等治法以协同增敏减毒。④靶向或免疫治疗期可以运用补肺健脾、滋补肝肾、调气活血等法促进阴阳平复、气血和顺，预防药物产生的副反应等。

2. 中医防变治疗　中医防变治疗适用于Ⅰ～Ⅳ期恶性黑色素瘤患者术后辅助治疗结束后的随诊期，基本治法以开郁补虚为主，兼化湿、祛瘀、解毒，同时结合辨证论治，以期降低复发转移风险。

3. 中医姑息治疗　中医姑息治疗适用于Ⅲ～Ⅳ期恶性黑色素瘤患者经西医治疗后病情稳定的

带瘤生存期，基本治法以化湿、祛瘀、解毒与补益脾肾并重，同时结合辨证论治，以提高生存质量、延长生存期。

【预防调护】

（一）预防

加强对一般群众和专业人员的教育，特别是对那些高危人群的防癌宣教，是提高三早（即早发现、早诊断、早治疗）的关键，对于提高恶性黑色素瘤的治愈率和降低死亡率至关重要。

1. 避免过度日光暴晒和紫外线、X线等各种射线照射，加强对职业性毒害的高风险人群的普查。

2. 避免长期接触煤焦油物质和化学致癌物。

3. 提高医患对恶性黑色素瘤的警惕性，特别是对早期恶性黑色素瘤及癌前病变的识别能力。

4. 平时多食新鲜蔬菜、水果，节制烟酒，控制情绪，加强体育锻炼。

（二）调护

在调护方面，注意生活、饮食等方面的调摄，对于提高恶性黑色素瘤的疗效有非常积极的意义。

1. 生活护理 适度的康复运动可以增强机体的免疫功能。对于晚期黑色素瘤患者，应理解患者及家属的焦虑心态，积极引导，常常安慰，把患者的消极心理转化为积极心理，通过让其享有安全感、舒适感而减少抑郁与焦虑。生活环境舒适，生活习惯要改善，杜绝吸烟喝酒等不良嗜好。

2. 饮食调理 均衡饮食，做到荤素搭配。

（1）手术后饮食 恶黑术后，耗气伤血，可多食补气养血之品，如大枣、龙眼、山药、粳米、豆类等。

（2）化疗中饮食 化疗药物多伤及脾胃，饮食应以清淡、易消化为宜，可选用新鲜蔬菜，如白菜、菠菜等，适当进食一些高蛋白的食物，如鱼、鸡肉、豆制品等，以增强营养。

（3）肿瘤非常时期的饮食 即手术后的1年内，或肿瘤的进展期，应注意忌口。忌口食物如大虾、螃蟹及无鳞鱼（如鳝鱼）等。对于应该忌口的食物，应该尽量少吃或不吃，以减少肿瘤的复发和转移的机会。

第十三章
肿瘤的常见并发症

扫一扫，查阅本章数字资源，含PPT、音视频、图片等

第一节 癌性疼痛

癌性疼痛（carcinomatous pain）是指恶性肿瘤、恶性肿瘤相关性病变及抗肿瘤治疗引起的疼痛，是恶性肿瘤患者的常见症状。临床以躯体各种性质的疼痛伴乏力、食欲减退为主要表现。

《癌症疼痛诊疗规范》（2018年版）显示初诊癌症患者的疼痛发生率约为25%，而晚期癌症患者的疼痛发生率可达60%～80%，其中1/3的患者为重度疼痛。患者的肿瘤病理分期越晚，中、重度疼痛的发生可能性越大，给病人造成了极大的身心负担，严重影响生活质量。

传统中医典籍中无"癌性疼痛"病名记载，但是散见于类似肿瘤病证里关于"疼痛"的描述中。如"胃病者，腹（膜）胀，胃脘当心而痛，上肢两胁，膈咽不通，食饮不下。"（《灵枢·邪气脏腑病形》）"食噎者，食无多少，惟胸中苦塞，常痛，不得喘息。"（《备急千金要方·噎塞第六》）"治卒暴症，腹中有物如石，痛如刺，昼夜啼呼。"（《肘后备急方·治卒心腹症坚方第二十六》）

【中医病因病机】

癌性疼痛是由癌毒内蕴、七情内伤、饮食失当、久病正虚等多种因素，致使脏腑经络阻滞不通或失于濡养而形成的。

（一）病因

1.癌毒内蕴 肿瘤患者癌毒蕴于体内，胶着不去，阻滞气血津液运行，痰瘀内生，与癌毒互结，闭阻脉络，壅塞不通，形成癌痛。

2.七情内伤 癌毒内郁，情志不遂，肝气郁滞，疏泄失调，气行不畅，血行障碍，津液失输，结聚不行，致痰瘀凝结，经络受阻，不通则痛，发为癌痛。

3.饮食失当 饮食不当，过食膏粱厚味，或嗜烟酒腌炸等，损伤脾胃，运化失司，痰浊内生与癌毒胶结，气血运行障碍，不通则痛；或脾失健运，气血生化不足，脏腑经络失养不荣，发为虚痛。

4.久病正虚 肿瘤患者素体本虚，若久病不愈，癌毒稽留不去，夺精微自养，则正气耗损，脏腑功能失调，气血阴阳虚损，经络失荣，可发为癌痛。

（二）病机

本病的基本病机为癌毒内蕴，气滞血瘀，脏腑经络阻滞不通，不通则痛或癌毒久留，气血亏虚，脏腑经络失于濡养，不荣则痛。病性可分为虚实两类，两者互相影响，互为因果。肿瘤初期、中期气滞、血瘀、痰湿、癌毒等邪实明显，疼痛以实痛为主；肿瘤晚期，癌毒暗耗气血，脏腑经络失于荣养，疼痛以虚痛为主，或虚实并见。

病位涉及多个脏腑经络。临证可根据脏腑生理功能、通应的官窍及相联的五体以明确疼痛部位所属的脏腑，亦可以根据疼痛部位的经络循行路线进行经络定位。

【西医病因与发病机制】

（一）病因

癌性疼痛是由恶性肿瘤本身、肿瘤治疗及肿瘤并发症等多种原因造成的复杂、反复出现的病症，其发病原因与以下 3 点有关。

1. 恶性肿瘤直接导致　恶性肿瘤直接引起疼痛是癌性疼痛的主要病因，是大多数肿瘤患者最早出现且最常见的疼痛原因。恶性肿瘤局部侵及神经、骨膜、血管等造成癌性疼痛，如乳腺癌侵及肋骨、肋间神经等。或者肿瘤发展压迫邻近组织，产生炎症、水肿、缺血、坏死，或内脏包膜膨胀等引发疼痛。

2. 恶性肿瘤治疗导致　恶性肿瘤手术、化疗、放疗等治疗后会导致疼痛，是恶性肿瘤治疗的常见并发症。如手术后切口瘢痕、神经损伤、脏器粘连、幻肢痛等；化疗药物外渗引起的局部组织坏死、化疗药物导致的周围神经炎可引起手臂肿胀疼痛；放疗造成的放射性炎症、组织纤维变性、放射性脊髓炎等。

3. 恶性肿瘤并发症　恶性肿瘤的进展造成的并发症会引发疼痛，如消化系统肿瘤合并消化道梗阻、穿孔，恶性肿瘤骨转移导致病理性骨折等，均会引起肿瘤患者剧烈疼痛。

（二）发病机制

癌性疼痛发生机制复杂，可能与以下机制有关：①恶性肿瘤细胞及其相关的基质细胞会分泌多种活性物质，如内皮素、TNF-α、IL-6 等，能直接激动或敏化初级感觉神经元上的特异性受体而导致癌痛的产生和持续。②恶性肿瘤生长浸润，体积不断增大，局部组织压力升高，可压迫神经纤维末梢，致其机械损伤及缺血而引发神经病理性疼痛。③恶性肿瘤刺激机体的破骨细胞增殖和活化，引起骨溶解及骨再生失衡，产生溶骨性破坏和肿瘤组织浸润，损伤支配骨髓的感觉神经，可导致骨转移癌痛发生。

【诊断】

（一）诊断要点

1. 临床表现

（1）症状　癌性疼痛多为慢性疼痛，常表现为刺痛、灼痛、钝痛等，可因疼痛原因不同而有不同的症状特点：①躯体痛：疼痛部位明确，往往表现为针刺样痛、跳痛甚至刀割样疼痛。②内脏痛：疼痛定位不明确，一般表现为急慢性钝痛、绞痛，中空脏器梗阻时疼痛呈痉挛性。③神经痛：周围神经受累造成的神经病变呈烧灼样、针刺样，并向一定部位放射或类似电击。

（2）体征　不同类型恶性肿瘤所致癌性疼痛有着相应的体征，如浅表肿瘤可在疼痛部位扪及包块并伴有压痛，肝癌引发的癌性疼痛可伴有肝区叩击痛，骨转移导致的癌性疼痛会伴有肢体活动受限或障碍。

2. 癌痛评估　疼痛是患者的一种主观感受，因此疼痛强度的评估并没有客观的医疗仪器可供选择，主要通过患者的主诉进行全面、动态评估。疼痛评估方法如下。

（1）视觉类比量表（visual analogue scale，VAS）　即视觉模拟画线法。用一长 10cm 的直线，左端代表无痛，右端代表最剧烈疼痛。由患者在最能代表其疼痛程度处画一交叉线标明，如图13-1 所示。

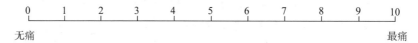

无痛 ———————————————————————————————— 最痛

图 13-1　视觉类比量表

（2）数字评估表（numerical rating scale，NRS）　应用 0 ～ 10 的数字代表不同程度的疼痛，0 为无痛，10 为最剧烈疼痛，让患者自己圈出一个最能代表其疼痛的数字，如图 13-2 所示。

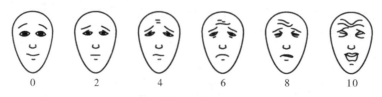

图 13-2　数字评估表

（3）疼痛强度简易描述量表（verbal rating scale，VRS）　将疼痛程度分为无痛、轻度、中度及重度 4 种，如表 13-1 所示。

表 13-1　疼痛强度简易描述量表

疼痛程度	表现
0 级	无痛
Ⅰ级（轻度）	虽有疼痛但可以忍受，能正常生活，睡眠不受干扰
Ⅱ级（中度）	疼痛明显，不能忍受，入眠浅，易疼醒，要求服用止痛剂
Ⅲ级（重度）	疼痛剧烈，不能忍受，需要服用止痛剂，睡眠受到严重干扰，可伴有自主神经紊乱或被动体位

（4）Wong-Banker 面部表情量表法　通过患者面部表情判断疼痛程度，有助于表达困难患者癌痛评估。如图 13-3 所示。

0　　　2　　　4　　　6　　　8　　　10

图 13-3　面部表情量表

（二）鉴别诊断

癌性疼痛应与非肿瘤性的普通疼痛相鉴别，需要根据病史及影像学检查来确定。如肿瘤患者发生腰痛需排除腰椎椎体或椎间盘等非肿瘤性病变所致，与骨转移相鉴别；又如肝癌患者肝区疼痛需要排除肝脓肿、胆囊炎等感染性疾病造成的疼痛。一般来说，普通疼痛程度一般较轻，患者通常可以忍受，或者通过改变体位、休息或者使用针对性药物治疗可以缓解；癌性疼痛程度比较严重，一般呈持续性疼痛，患者常常因疼痛无法入睡，治疗困难，严重影响患者的身心健康。

（三）中医辨证

1. 气机郁滞证　临床表现：疼痛而胀，走窜不定，时轻时重，精神抑郁，情绪不宁，善太息，脘闷嗳气，舌苔薄白或黄，脉弦。

2. 瘀血阻络证　临床表现：疼痛剧烈如针刺，痛有定处，拒按，面色晦暗，肌肤甲错或有瘀斑，或伴吐衄，舌质青紫，舌下脉络迂曲，脉细涩。

3. 痰湿凝聚证　临床表现：疼痛呈钝痛，黏滞重着，神疲身重，胸脘痞满，眩晕胸闷，肢体麻木，舌质淡胖，舌苔白腻，脉濡缓或滑。

4. 热毒内蕴证　临床表现：痛势较剧呈灼痛，得冷稍减，或见局部红肿，口干口渴，便秘尿赤，烦躁易怒，舌质红绛，苔黄燥少津或无苔，脉数。

5. 气血双亏证　临床表现：痛势隐隐，绵绵不休，疲劳后尤剧，形体瘦弱，面色无华，神疲懒言，语音低微，舌淡，苔白，脉细弱。

【中西医治疗】

（一）中医治疗

1. 辨证论治

（1）气机郁滞证

治法：疏肝理气，宽中止痛。

代表方：柴胡疏肝散（《证治准绳》）加减。

常用药：柴胡、陈皮、枳壳、白芍、炙甘草、香附、川芎、延胡索、郁金、白术、佛手、川楝子等。

加减：躁烦不宁、睡眠不安者加合欢皮、薄荷、珍珠母解郁安神定惊；属脾胃气滞、中焦气机不运者，加木香、八月札、炒莱菔子行气健脾消食。

（2）瘀血阻络证

治法：活血化瘀，通络止痛。

代表方：血府逐瘀汤（《医林改错》）加减。

常用药：桃仁、红花、当归、川芎、赤芍、郁金、牛膝、桔梗、柴胡、枳壳、甘草、延胡索、桂枝等。

加减：肿块坚硬而痛者，加三棱、莪术、土鳖虫破血消癥；疼痛不解兼有气滞者加乳香、没药、佛手行气活血定痛；疼痛而兼血虚者加熟地黄、丹参、鸡血藤活血补血止痛。

（3）痰湿凝聚证

治法：化痰除湿，通络止痛。

代表方：二陈汤（《太平惠民和剂局方》）合涤痰汤（《奇效良方》）加减。

常用药：半夏、橘红、茯苓、甘草、生姜、乌梅、茯苓、石菖蒲、竹茹、生姜、甘草等。

加减：疼痛遇冷加剧者，加仙茅、淫羊藿、巴戟天补肾祛寒；胸闷脘痞者，加佩兰芳化湿邪。

（4）热毒内蕴证

治法：清热泻火，解毒止痛。

代表方：清瘟败毒饮（《疫疹一得》）加减。

常用药：生石膏、生地黄、黄连、栀子、芦根、黄芩、半枝莲、知母、赤芍、牡丹皮、玄参、连翘、生甘草、竹叶等。

加减：关节灼痛者，加桑枝、秦艽、木瓜舒筋活络；烦躁易怒、溲黄便赤者，加夏枯草、龙胆草清泻肝火。

（5）气血双亏证

治法：双补气血，调理阴阳。

代表方：十全大补丸（《太平惠民和剂局方》）加减。

常用药：人参、白术、茯苓、当归、白芍、川芎、熟地黄、黄芪、肉桂、甘草、延胡索、枳壳、木香、生姜、大枣等。

加减：口干咽燥、盗汗明显者，加龟甲、鳖甲、女贞子滋补肾阴；畏寒肢冷、小便清长者，加鹿茸、菟丝子、淫羊藿、肉苁蓉温补肾阳。

2. 辨病用药

（1）延胡索　味辛、苦，性温；归肝、脾经；功效活血，行气，止痛。《本草纲目·草部》记载该药能"活血利气，止痛"。药理研究显示延胡索中含有多种原小檗碱型生物碱，有明显的止痛、镇静作用。本品为常用止痛药物，癌性疼痛无论何种证型均可以配伍使用。入汤剂常用剂量为 3～10g；研末吞服，一次 1.5～3g。

（2）乳香　味辛、苦，性温；入心、肝、脾经；功效调气活血，定痛等。《本草纲目·木部》云："乳香香窜，能入心经，活血定痛，故为痈疽疮疡、心腹痛要药。"药理研究显示乳香具有镇痛、抗炎、抗血小板黏附等多种药理作用。本品适用于癌性疼痛气滞血瘀者，内服一般用量 3～5g，常研末外敷痛处。

（3）蟾酥　味辛，性温；有毒；归心经；功效解毒，止痛，开窍醒神。《中国药典》（2020年版）记载该药能"解毒，止痛，开窍醒神"。药理研究显示蟾酥具有抗肿瘤、抗炎、镇痛、强心升压、免疫调节等作用。本品适用于癌性疼痛痰湿凝聚者；内服常用剂量 0.015～0.03g，多入丸、散用；亦可以适量研末调敷或掺膏药内贴患处。

（二）西医治疗

1. 病因治疗　癌痛的主要原因包括恶性肿瘤本身及其并发症等，针对肿瘤侵犯引起的疼痛，应该进行相应的抗肿瘤治疗，包括手术、化疗、放疗等。

2. 药物治疗

（1）药物治疗原则　WHO 提出的三阶梯止痛方案是一个在国际上已被广泛接受的癌痛药物治疗方法，治疗中需遵守以下原则。

1）口服给药：此法方便、经济，既可免除创伤性给药的不适，又能增加患者的独立性。若患者不能口服，则可选用其他给药途径。

2）按阶梯给药：指止痛药物的选择应根据疼痛程度由弱到强按顺序提高。第一阶梯：非甾体类抗炎药（如阿司匹林、对乙酰氨基酚等）± 辅助药物。第二阶梯：弱阿片类止痛药（如可待因、曲马多等）± 非阿片类药物 ± 辅助药物。第三阶梯：重度癌痛或第二阶梯治疗无效者，可采用强阿片类药物（如吗啡、芬太尼等）± 非阿片类药物 ± 辅助药物。

3）按时给药：即止痛药应有规律地按规定间隔给予，而不是等患者疼痛发生再按需给药。这样可保证疼痛连续缓解，减少患者不必要的痛苦及对药物的耐受性。

4）个体化给药：对麻醉药品的敏感度个体间差异很大，凡能使疼痛得到缓解且副反应最低的剂量就是最佳剂量。

（2）WHO 推荐的基本止痛药物

1）非甾体类抗炎药（NSAIDs）：NSAIDs 可以抑制致痛物质前列腺素的合成，常用于轻度癌痛患者，或与阿片类药物联合用于中重度癌痛。常见的非甾体类抗炎药有：阿司匹林、布洛芬等。

2）阿片类药物：根据止痛作用强度分为弱阿片类药物和强阿片类药物。弱阿片类药物包括可待因、曲马多和盐酸布桂嗪等，通常用于轻中度疼痛，常与非甾体类抗炎药合用。强阿片类药物以吗啡为代表，包括芬太尼、美沙酮、二氢吗啡酮等，主要用于治疗重度癌痛。

【中西医结合治疗模式】

中西医结合治疗癌性疼痛属于肿瘤中西医协同治疗模式，具有缓解疼痛症状，增强三阶梯用药效果，同时减轻止痛药物不良反应，提高用药依从性的作用。对于轻度癌性疼痛患者，中医药治疗具有独特优势，应根据患者疼痛具体性质，结合全身情况辨证施治，综合运用疏肝理气、活血化瘀、化痰除湿、清热解毒、益气养血等治法。对于中度及重度癌性疼痛患者，应以西医三阶梯止痛方案为主，配合中药增强止痛效果。

此外，中药对于缓解西医止痛药物相关不良反应具有重要作用。如针对恶心、呕吐等消化道反应，常治以健脾和胃、降逆止吐，配合针灸合谷、内关、足三里等穴位可加强止呕效果；针对阿片类药物导致的便秘，治疗总体以通下为原则，在辨明寒热虚实的基础上，运用温阳、益气、生津、润肠及泻下等不同治法，配合中药灌肠、穴位贴敷等不同途径收效甚佳。

第二节 癌性发热

癌性发热（neoplastic fever）指恶性肿瘤患者出现的与肿瘤有直接关系的非感染性发热，广义的癌性发热还包括针对恶性肿瘤的治疗如化疗引起的发热。临床上以低中度发热，多于午后发生，热型呈间歇性或不规则性，抗感染治疗无效为主要临床表现。

据统计约 2/3 的恶性肿瘤患者病程中伴有癌性发热，多发生在肿瘤进展期。临床常见的各种恶性肿瘤均可能出现癌性发热，无病种特异性，但恶性淋巴瘤、白血病、软组织肉瘤、肝癌、肺癌等部分肿瘤更容易发生。

传统中医典籍中无"癌性发热"病名，根据其临床表现可归属于"内伤发热"的范畴。如"虚劳而热者，是阴气不足，阳气有余，故内外生于热，非邪气从外来乘也。"（《诸病源候论·虚劳热候》）"内伤劳役发热，脉虚而弱，倦怠无力，不恶寒，乃胃中真阳下陷，内生虚热，宜补中益气汤。"（《医学入门·发热》）"有表证而身热者，外感表热也。无表证而身热者，内伤里热也。"（《证治汇补·外体门》）

【中医病因病机】

癌性发热是由癌毒蕴结、久病体虚、饮食失宜、情志失调等多种内伤病因，致使脏腑经络阻滞不通或失于濡养而形成的。

（一）病因

1. 癌毒蕴结　癌毒蕴于体内，影响气机运行，郁而化火生热；血行不畅成瘀，或手术等治疗后，机体瘀血内停，瘀热内生；癌毒久稽不去，影响脾胃运化，痰湿内生，壅遏化热。

2. 久病体虚　肿瘤久病不愈或素来体虚，失于调理，加之手术、放化疗等长期消耗、正气亏损，以致机体的气、血、阴、阳亏虚，脏腑功能失调，阴阳失衡而引起发热。

3. 饮食失宜　饮食失调使脾胃受损，中气不足，阴火内生；或脾胃亏虚，阴血无以化生，而引起发热；或脾胃运化失职，痰湿内生，壅遏不去，郁而化热。

4. 情志失调　平素忧思太过，肝气不能条达，气机郁结化火；或恼怒过度，肝火内盛，失于疏泄，壅于体内而导致发热。

（二）病机

本病的基本病机是癌毒内蕴，气郁、血瘀、痰湿壅遏化热；或癌毒久留，气、血、阴、阳亏虚而发热。病性可分为虚实两类，两者互相影响，互为因果，亦可相互夹杂。疾病初期以气郁、血瘀、痰湿等邪实为主，病久机体形质受损，脏腑功能失调，损及气、血、阴、阳，往往由实转虚，或成为虚实兼夹之证。

病位涉及多个脏腑，包括肺、脾（胃）、心、肝、肾，而以肝、脾、肾为主。盖因肝主疏泄，调畅全身气机，肝失调达，则气郁化火；脾主运化，气血生化之源，脾气亏虚，则中气不足，阴火内生；肾主藏精，五脏阴阳之本，肾气亏虚，则阴不配阳，阳气亢盛而发热。

【西医病因病理】

（一）病因

癌性发热是恶性肿瘤常见的并发症，其发生与恶性肿瘤本身或恶性肿瘤治疗方式等因素有关。

1. 恶性肿瘤直接导致　恶性肿瘤本身引起发热是癌性发热的主要病因，与感染、药物等其他因素无关。几乎所有血液肿瘤及实体肿瘤均会引起癌性发热，尤其是肿瘤进展期尤为常见。另外恶性肿瘤转移至肝脏影响致热原的代谢，或转移至颅脑影响体温调节中枢，均会引起癌性发热。

2. 恶性肿瘤治疗导致　在恶性肿瘤治疗过程中，放疗、化疗等造成肿瘤细胞短时间内大量坏死，抗原物质大量入血，成为致热源，引起发热。

（二）发病机制

癌性发热的发病机制较为复杂，尚不确切，可能与以下机制有关：①恶性肿瘤生长迅速，肿瘤组织相对缺血缺氧，造成组织坏死，或经放化疗、消融等治疗引起肿瘤细胞大量坏死，释放炎症介质或毒性产物而致发热。②肿瘤细胞分泌的一些活性物质，如类癌产生 5-羟色胺、嗜铬细胞瘤产生儿茶酚胺、肝癌细胞产生甲胎蛋白，以及部分肿瘤产生异位激素，引起免疫反应而发热。③肿瘤侵犯或影响体温调节中枢，也可导致中枢性发热。

【诊断】

（一）诊断要点

1.临床表现 癌性发热以发热为主要症状，具有以下特点：①癌性发热常以低中度热为主，体温多在 37.5 ～ 38.8℃上下波动，或仅觉身热，而体温并不高，少数发热也可高达 40℃，但通常不出现中毒症状。②癌性发热的热型以间歇热或不规则热为主，较少患者会出现弛张热甚至稽留热。通常表现为午后发热，发作时间相对固定，而发热持续时间常较长，可达数周以上，发热时轻时重。③癌性发热的伴随症状较少，可能伴有乏力、自汗盗汗、食欲减退等消耗性症状。④癌性发热对退热药物治疗效果较好，常常能汗出热退，但对抗生素等抗感染治疗无效，部分肿瘤患者经抗感染治疗后，体温有所下降，但始终不能降至正常，往往是感染与肿瘤因素兼而有之所致。恶性肿瘤患者出现发热且具备以上 4 个特点时，需要考虑癌性发热的诊断可能。

2.辅助检查 临床上缺乏癌性发热的特异性检查，必要的检查包括血、尿、粪便、痰、脑脊液和胸腹水培养，以及胸片、CT 和 MRI 等。

3.诊断步骤 尚无可靠临床方法可将癌性发热与其他原因所致发热区别开，因此癌性发热主要依靠排除性诊断，即对恶性肿瘤患者发热进行详细评估，在排除感染性发热、中枢性发热等其他原因导致的发热后，方可诊断为癌性发热。诊断步骤见图 13-4。

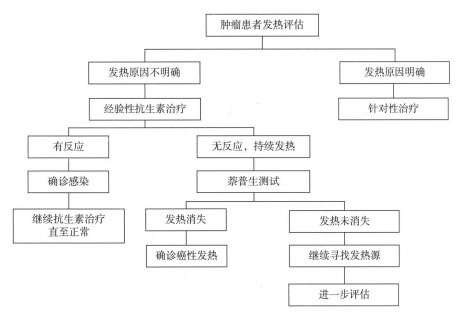

图 13-4 癌性发热的诊断步骤

（二）鉴别诊断

1.感染性发热 感染所致的发热多以高热为主，可伴有寒战、畏寒或感染部位相应症状体征，外周血白细胞计数明显升高或显著降低，血、尿或痰等体液培养中可检出致病菌，抗生素治疗多有效。

2.药物性发热 药物治疗过程中出现的发热，需要排除药物性发热的可能。可引起发热的药物包括抗生素、抗真菌药和别嘌醇等。药物性发热可通过发热与用药的时间关系，皮疹或药物诱发的脏器功能异常等因素，经全面检查排除其他原因加以鉴别。

3. 其他慢性疾病发热　需结合病史和相应的检查检验，与肺结核发热、慢性肾盂肾炎发热、艾滋病发热、甲状腺功能亢进发热、神经功能性低热等加以鉴别。

（三）中医辨证

1. 气郁发热证　临床表现：低热或潮热，热势随情绪波动而起伏，或心烦易怒，胸胁胀闷，喜叹息，口苦咽干，舌红，苔黄，脉弦或弦数。

2. 血瘀发热证　临床表现：但热不寒，体内有固定肿块，按之不移，面色黧黑，舌质紫黯或有瘀点、瘀斑，脉弦细或细涩。

3. 痰湿发热证　临床表现：身热不扬，汗出不退，头重身困，胸脘痞闷，渴不欲饮，大便黏滞不爽，小便短赤，舌质红，苔黄腻，脉滑数。

4. 气虚发热证　临床表现：身热，热势时高时低，多于劳累后发作明显，头晕倦怠，气短懒言，食少便溏，甚则心悸，自汗出，舌质淡，边有齿痕，苔薄白，脉沉细无力。

5. 血虚发热证　临床表现：低热多见，头晕眼花，面色无华，爪甲色白，心悸不宁，夜卧不安，小便短黄，大便干结，舌质淡，脉细或数。

6. 阴虚发热证　临床表现：低热多见，午后至夜间加重，手足心热，口干咽燥，烦渴欲饮，盗汗，舌质红，或有裂纹，苔少甚至光剥无苔，脉细数或虚数无力。

7. 阳虚发热证　临床表现：畏寒发热，面色㿠白，四肢不温，少气懒言，倦怠嗜卧，大便溏泄，小便清长，舌质淡胖，苔白润，脉沉细无力。

【中西医治疗】

（一）中医治疗

1. 辨证论治

（1）气郁发热证

治法：理气解郁泄热。

代表方：丹栀逍遥散（《内科摘要》）加减。

常用药：柴胡、黄芩、牡丹皮、白术、白芍、茯苓、当归、炙甘草、栀子等。

加减：气滞甚者，加川芎、川楝子、佛手、香橼皮理气行滞；嗳气、呕吐者，加旋覆花、代赭石、清半夏降逆止呕；呕吐痰涎者，加陈皮、厚朴、苍术燥湿化痰。

（2）血瘀发热证

治法：活血化瘀泄热。

代表方：血府逐瘀汤（《医林改错》）加减。

常用药：桃仁、红花、赤芍、当归、川芎、丹参、柴胡、枳壳、甘草等。

加减：血瘀甚者，加三棱、莪术、水蛭、地龙破血逐瘀；热势较甚者，加青蒿、白薇、牡丹皮清热凉血；肿块坚硬者，加石见穿、鳖甲、海藻、昆布、山慈菇软坚散结。

（3）痰湿发热证

治法：化痰燥湿清热。

代表方：三仁汤（《温病条辨》）加减。

常用药：杏仁、豆蔻、薏苡仁、通草、滑石、厚朴、半夏、茯苓、泽泻等。

加减：湿热蕴结肝胆者，合茵陈蒿汤（《伤寒论》）清热利湿退黄；湿热下注膀胱者，合八正散（《太平惠民和剂局方》）清热泻火通淋；湿热下注胞宫者，合易黄汤（《傅青主女科》）清热祛湿止带。

（4）气虚发热证

治法：补中益气除热。

代表方：补中益气汤（《内外伤辨惑论》）加减。

常用药：党参、黄芪、炒白术、炙甘草、山药、柴胡、升麻等。

加减：自汗明显者，加五味子、麻黄根、浮小麦、糯稻根固表敛汗；大便溏泄者，加诃子、肉豆蔻涩肠止泻；气阴两虚者，合生脉散（《医学启源》）益气养阴。

（5）血虚发热证

治法：益气养血除热。

代表方：归脾汤（《重订严氏济生方》）加减。

常用药：白术、茯神、黄芪、龙眼肉、酸枣仁、人参、木香、炙甘草、当归、远志、生姜、大枣。

加减：血虚较甚者，加熟地黄、阿胶、枸杞子补益精血；热势较甚者，加青蒿、白薇、地骨皮清热泻火；大便干结者，合润肠丸（《脾胃论》）润燥通便。

（6）阴虚发热证

治法：滋阴降火清热。

代表方：青蒿鳖甲汤（《温病条辨》）加减。

常用药：鳖甲、青蒿、知母、生地黄、牡丹皮、麦冬、银柴胡、地骨皮等。

加减：津液亏虚者，加北沙参、芦根、石斛益胃生津；心烦失眠者，加酸枣仁、夜交藤、合欢皮养心安神；便秘者，加玄参、柏子仁润肠通便。

（7）阳虚发热证

治法：温肾助阳除热。

代表方：肾气丸（《金匮要略》）加减。

常用药：桂枝、附子、生地黄、山茱萸、薯蓣、茯苓、牡丹皮、泽泻等。

加减：气虚阳微者，加人参大补元气；畏寒较甚者，加淫羊藿、巴戟天、仙茅补肾壮阳；小便频数者，合缩泉丸（《魏氏家藏方》）温肾缩尿。

2. 辨病用药

（1）柴胡　味辛、苦，性微寒；归肝、胆、肺经；功效疏散退热，疏肝解郁，升举阳气。《本草纲目·草部》记载："若劳在肝、胆、心及包络有热，或少阳经寒热者，则柴胡乃手足厥阴、少阳必用之药；劳在脾胃有热，或阳气下陷，则柴胡乃引清气退热必用之药。"药理研究显示柴胡水提物可有效抑制发热中枢正调节介质环磷酸腺苷（cAMP）升高、促进精氨酸加压素（AVP）释放、抑制炎症因子和升温介质释放。本品适用于癌性发热往来寒热者，常用剂量3～10g，入汤剂。

（2）生石膏　味辛、甘，性大寒；归肺、胃经；功效清热泻火，除烦止渴。《本草经疏辑要·石金水土部》言："本解实热，祛暑气，散邪热，止渴除烦之要药。"药理研究显示生石膏可能是依靠调控 PGE2 的含量及降低 Na^+/Ca^{2+} 的比值来发挥清热作用。本品适用于癌性发热热势较高者，常用剂量 15～60g，入汤剂宜先煎。

（3）地骨皮　味甘，性寒；归肺、肝、肾经；功效凉血除蒸，清肺降火。《本草正·竹木部》

谓："凡不因风寒而热在精髓阴分者最宜。"药理研究表明地骨皮的乙醇提取物、水提取物及乙醚残渣水提取物等均有显著的解热作用。本品适用于癌性发热热势不高、夜间发作者，常用剂量9～15g，入汤剂。

（4）水牛角　味苦，性寒；归心、肝经；功效清热凉血，解毒，定惊。《日华子本草蜀本草·兽部》载："水牛角，煎，治热毒风并壮热。"药理研究显示牛角粉及提取液均有明显的解热、镇静、抗惊厥作用。本品适用于癌性发热热势较高者，常用剂量15～30g，入汤剂宜先煎3小时以上；或磨粉冲服，每次1.5～3g，每日2次。

（二）西医治疗

1.解热镇痛药　解热镇痛药可以有效缓解癌性发热，如萘普生、吲哚美辛、布洛芬、双氯芬酸、对乙酰氨基酚等。萘普生较其他药物显效更快，且在鉴别癌性发热和非肿瘤性发热时具有诊断价值。有些患者在停用萘普生后再次出现发热，应重新评估，排除感染和其他原因的发热。吲哚美辛栓剂可以通过纳肛给药，可供不能口服的患者使用。

2.糖皮质激素　糖皮质激素类药物以泼尼松及地塞米松为主，但激素的副反应较多，如免疫抑制、消化性溃疡、应激性出血等，且有利于细菌的生长与扩散，所以根据病情需与抗生素同时使用。解热镇痛药与激素同时应用会明显加重对胃肠道黏膜的刺激，应警惕消化性溃疡及出血的发生。

【中西医结合治疗模式】

中西医结合治疗癌性发热属于肿瘤中西医协同治疗模式，具有退热效果佳、作用持久及标本兼治的优势。癌性发热反复发作，热势不高者，应以中医药治疗为主，根据患者发热特点，结合全身情况辨证施治，具体运用理气解郁、活血化瘀、化痰除湿等治法以祛邪解毒，补气、养血、滋阴、温阳等治法以扶正补虚，同时配以青蒿、白薇、地骨皮、银柴胡等清热之品增强退热之效。热势较高者，遵循"急则治其标"原则，应使用解热镇痛药、糖皮质激素等西药快速退热，防止高热惊厥的发生。但患者迅速退热常伴有大汗出，使津伤更甚，虚火更旺，以致病势缠绵，故在使用西药退热的同时应当配合中药西洋参、生地黄、麦冬、天冬、五味子等益气养阴之品以固护津液，避免气津耗伤。

此外，因肿瘤发生部位的不同，发热时所伴随的症状亦各不相同，故还应注重中医引经药物的使用，这是中医退热的独特优势。如肝癌可选用柴胡、黄芩、青蒿以疏解肝热；肺癌可选用生石膏、知母、鱼腥草以清泄肺热；结直肠癌可选用黄柏、黄连、败酱草以清热燥湿解毒等。

第三节　癌性胸水

癌性胸水（malignant pleural effusion，MPE）又称恶性胸水或恶性胸腔积液，主要是指恶性肿瘤的胸膜转移或胸膜本身恶性肿瘤所致的胸腔积液，是晚期恶性肿瘤的常见并发症。临床以呼吸困难，胸痛，胸闷，气喘，咳嗽等为主要表现。

据统计晚期癌症患者大约15%会伴发癌性胸水，成人胸腔积液38%～52%为癌性胸水，癌性胸水多见于肺癌、乳腺癌、淋巴瘤、卵巢癌等癌症，此类患者大多数病期较晚，治疗困难，生活质量下降，生存期缩短。

古代中医文献中无"癌性胸水"病名，根据其临床表现归属于中医"悬饮"的范畴。如"饮后水流在胁下，咳唾引痛，谓之悬饮。"（《金匮要略·痰饮咳嗽病脉证并治》）"悬饮，谓饮水过多，留注胁下，令胁间悬痛，咳唾引胁痛，故云悬饮。"（《诸病源候论·悬饮候》）

【中医病因病机】

癌性胸水的发生多是在正气虚损的基础上，因邪毒外侵、饮食不当、情志不畅等多因复合，致使肺、脾、肝、肾功能失调，使三焦气化失宣、水液代谢失常，痰、瘀、水、毒结聚并留滞胸胁而致癌性胸水。

（一）病因

1. 癌毒蕴结 肿瘤患者癌毒蕴结体内，久羁不去，致脏腑气血阴阳失调，津液气化失常，痰、瘀、水、毒互结于胸胁，发为癌性胸水。

2. 饮食不当 恣食肥甘厚味，或嗜酒过度，或喜热饮烫食，或食入霉变或有毒不洁食物，或暴饮暴食，饥饱不调，均致脾胃损伤，水湿内停，湿毒壅滞，水饮、邪毒壅结于胸胁，而成癌性胸水。

3. 情志不畅 肿瘤患者情志不畅，肝气郁结，气机不利，一方面导致气血津液失于输布，痰、瘀、水、毒邪互结于胸胁；另一方面，肝气横逆犯脾，脾胃受克，运化失常，水湿、邪毒不得排泄输布，停聚于胸胁，日久不化，形成癌性胸水。

4. 正气虚损 癌肿日久不愈或年老体弱，耗伤正气，正虚无力抗邪，易致外邪入侵，脏腑功能失调，三焦水道壅闭，导致脉络不畅、气机不利，水气上迫于肺，肺气下行受阻，痰、瘀、水、毒停聚于胸胁，日久而成癌性胸水。

（二）病机

癌性胸水的基本病机为肺、脾、肝、肾气机不畅，气化功能失调，三焦水道不通，痰、瘀、水、毒互结，饮停胸胁而为病。本病多属本虚标实，以正气虚弱为本，以痰、瘀、水、毒结聚为标。标本相互影响，互为因果，由虚而致癌性胸水，因癌性胸水而益虚。癌性胸水初期邪盛而正虚不显，以痰、瘀、水、毒互结实证为主，中期癌性胸水日渐耗伤人体正气，邪实与正虚并存，晚期正气衰弱，以肺、脾、肾虚损为主。

病位在胸胁，与肺关系密切，涉及脾、肝、肾。盖因肺主宣降，通调水道；脾主运化，运行水液；肝主疏泄，调畅气机；肾主水，调节水液。若肺、脾、肝、肾对气血津液输布失职，三焦气化失宣，特别是肺失宣降，不能布散津液、通调水道，以致痰、瘀、水、毒停积胸胁而致癌性胸水，可见癌性胸水的形成与多脏腑相关。

【西医病因与发病机制】

（一）病因

1. 恶性肿瘤胸膜转移 转移性胸膜肿瘤发生率远远高于原发性胸膜肿瘤。约50%转移性胸膜肿瘤合并癌性胸水。据统计，肺癌、乳腺癌、淋巴瘤转移至胸膜引起癌性胸水，占全部癌性胸水病例的75%，依次为30%、25%、20%；转移性卵巢癌占6%，恶性黑色素瘤占3%，此外还有6%有恶性胸水的病人未找到原发癌。

2. 原发性胸膜肿瘤 原发性胸膜肿瘤临床上极少见，主要为恶性胸膜间皮瘤。恶性胸膜间皮瘤可侵犯整个胸膜，广泛分布于壁层胸膜上，亦可侵及脏层胸膜，呈大小不等的结节，随着病情进展，病人可出现气短、咳嗽和消瘦，并有大量黏稠的癌性胸水。

（二）发病机制

目前已知癌性胸水的发病机制包括：① 肿瘤阻塞淋巴管，导致淋巴系统回流障碍。② 肿瘤影响血管或阻塞支气管，使毛细血管通透性增高。③ 肿瘤转移至心包膜引起心包积液，影响肺循环而使静水压增高。④ 肿瘤患者蛋白丢失，营养物质消耗使得血浆胶体渗透压降低。

【诊断】

（一）诊断要点

1. 临床表现

（1）症状　癌性胸水一般与原发肿瘤同时发生或在其后出现，少数病人以胸水为首发症状。癌性胸水的症状因起病缓急和积液量多少而异，症状严重程度与胸腔积液增长速度的关系比与积液量多少的关系更为密切。①少量胸水或起病缓慢时可无症状。②缓慢增长的中等量胸水活动后常出现气急，心悸。③进展迅速或大量积液时，患者常有明显的呼吸困难，胸闷及心动过速，有些患者可有咳嗽，胸痛，伴随纳差，乏力，体重减轻等全身症状，病情常在短期内恶化。

（2）体征　①少量胸水时，无明显体征，少部分患者可触及胸膜摩擦感、闻及胸膜摩擦音。②中－大量胸水时，患侧胸廓饱满，可伴有气管、纵隔、心脏移向健侧，触觉语颤减弱，局部叩诊浊音，听诊呼吸音减低或消失。

2. 实验室检查

（1）外观　癌性胸水通常为洗肉水样或静脉血样，并且这种血性胸水不会凝固，这也是鉴别血性胸水与血液的要点。但也有部分癌性胸水外观呈淡黄色。

（2）性质　一般癌性胸水为渗出液，比重＞1.018，胸水白细胞＞1×10^9/L。

（3）胸水生化检测　对胸水进行黏蛋白定性试验、蛋白定量试验、葡萄糖测定、乳酸测定、乳酸脱氢酶测定、腺苷脱氨酶测定等有助于区别胸水性质，帮助诊断。

（4）胸水肿瘤标志物检测　癌胚抗原（CEA）在恶性胸水中早期即升高，且比血清更显著。若胸水CEA＞20μg/L或胸水/血清CEA＞1，常提示为恶性胸水，其敏感性40%～60%，特异性70%～88%。胸水端粒酶测定与CEA相比，敏感性和特异性大于90%。此外，还可以进行CA125、CA199、NSE、CYFRA21-1等多种肿瘤标志物检测，可作为鉴别诊断的参考。

3. 影像学检查

（1）X线胸片　可以判断有无胸腔积液，其诊断的敏感度与积液量、是否存在包裹或粘连有关。

（2）胸腔超声　胸腔超声检查探测胸腔积液的敏感度更高，便于诊断性胸腔穿刺，但胸腔超声无法准确的鉴别渗出液和漏出液，且对鉴别良恶性胸腔积液的价值有限。

（3）胸部CT　可以显示肺内、胸膜、膈肌、肺门和纵隔等部位的病变，有助于病因诊断。胸部CT有助于评估胸腔积液的部位、积液量以及是否有胸膜增厚或结节，但不应该仅靠CT的影像学特征来判断良恶性疾病及是否进行胸膜活检。

（4）PET-CT　PET-CT在评价胸膜转移方面具有较高的临床价值，并且PET-CT在胸膜病变的良恶性鉴别、胸部以外病变的检出率及纵隔淋巴结分期等方面优于 CT。

4.细胞病理学检查　胸水脱落细胞学检查找到肿瘤细胞仍是确诊癌性胸水的金标准，也是最佳的首选检查。多数患者首次胸水检查可确诊，少数情况下需多次送检胸水脱落细胞方可明确诊断，但未查到肿瘤细胞也不能排除恶性肿瘤。如果有必要进一步确诊，胸膜针吸活检、内科胸腔镜、开胸活检术可进一步明确诊断并获得病理学诊断。

（二）鉴别诊断

1.良恶性胸水　良恶性胸水的鉴别一般通过既往史、临床症状特点、胸水性质、胸水细胞学检查、肿瘤标志物检查等可初步鉴别，实体瘤可通过 X 线、超声、CT、MRI、PET-CT 等影像学检查及胸膜活检和胸腔镜探查来寻找转移灶和原发病灶进行鉴别诊断。

2.结核性胸水　结核性胸水多见于青壮年，患者典型症状为咳嗽，胸痛，呼吸困难，低热，发病早期症状常不典型，影像学检查特异性低，其诊断主要依赖于实验室检查在胸水或胸膜活检组织标本中发现结核分枝杆菌可确诊结核性胸水。

3.肺炎旁胸腔积液（parapneumonic effusion，PPE）/脓胸　肺炎旁胸腔积液常继发于细菌性肺炎、肺脓肿或支气管扩张症合并感染。胸腔积液呈脓性诊断为脓胸。PPE 的诊断需结合患者的临床表现、胸部影像学和胸腔积液的生化检查来综合判断，胸腔积液微生物学培养结果阳性是诊断复杂性 PPE 和脓胸的金标准。

（三）中医辨证

1.痰饮内停证　临床表现：胸闷，气短，咳唾引痛，胸胁胀满，呼吸困难，不能平卧，舌质淡红，苔白腻，脉弦滑或沉弦。

2.痰热阻肺证　临床表现：胸部胀满疼痛，咳嗽，咯黄色黏稠痰，烦躁，口干，舌质红，苔黄腻，脉滑数。

3.瘀水互结证　临床表现：胸闷气促，胸部刺痛，痛处固定不移，咳嗽及深呼吸时疼痛加重，舌质紫暗有瘀点，脉沉涩。

4.肺脾两虚证　临床表现：咳嗽痰多，胸闷，气怯声低、食欲不振，腹胀便溏，舌质淡，苔薄白，脉沉弱。

5.脾肾阳虚证　临床表现：胸胁支满，卧床不起，气息短促，怯寒肢冷，呕吐清水痰涎，小便不利，大便溏泄，舌质淡或胖大，苔白腻，脉沉细弱。

【中西医治疗】

（一）中医治疗

1.辨证论治

（1）痰饮内停证

治法：攻逐水饮。

代表方：葶苈大枣泻肺汤（《金匮要略》）加减。

常用药：葶苈子、大枣、车前子、泽泻、猪苓、龙葵、半枝莲等。

加减：痰浊偏盛者，加瓜蒌、杏仁、苍术化痰降浊；悬饮日久难去，体弱、食少者，加桂枝、白术、茯苓、甘草通阳健脾化饮。

（2）痰热阻肺证

治法：清热、化痰、逐饮。

代表方：桑白皮汤（《景岳全书》）加减。

常用药：桑白皮、半夏、苏子、杏仁、贝母、栀子、黄连、桔梗、前胡等。

加减：身热者，加生石膏、黄芩、知母以清热；口渴咽干者，加沙参、天花粉、玄参养阴生津；大便干结者，加全瓜蒌、火麻仁、郁李仁以润肠通便；痰中带血者，加白及、仙鹤草、茜草根、蒲黄以收敛止血。

（3）瘀水互结证

治法：活血利水。

代表方：血府逐瘀汤（《医林改错》）加减。

常用药：当归、生地黄、桃仁、红花、枳壳、赤芍、柴胡、甘草、桔梗、川芎、牛膝、葶苈子、龙葵、半枝莲等。

加减：胸痛甚者，加延胡索、三七粉以祛瘀止痛；胸胁胀痛者，加香附、郁金、延胡索以理气活血止痛；痰浊壅盛者，加法半夏、杏仁以清肺化痰。

（4）肺脾两虚证

治法：益肺健脾。

代表方：补肺汤（《永类钤方》）合六君子汤（《医学正传》）加减。

常用药：人参、黄芪、熟地黄、五味子、紫菀、桑白皮、茯苓、白术、陈皮、半夏等。

加减：痰多咳吐不利者，加川贝母、百部化痰肃肺；神疲、乏力、纳呆者，加鸡内金、焦三仙以健脾开胃；心悸、不寐者，加酸枣仁、远志、首乌藤、柏子仁以养心安神；大便溏薄者，加白扁豆、山药健脾化湿以止泻。

（5）脾肾阳虚证

治法：温阳化饮。

代表方：苓桂术甘汤（《金匮要略》）合真武汤（《伤寒论》）加减。

常用药：茯苓、桂枝、白术、甘草、白芍、生姜、炮附子、党参、葶苈子等。

加减：痰从寒化，色白清稀，畏寒者，加干姜、细辛温化寒痰；乏力、气短声弱者，加人参大补元气；喘促、汗出，脉虚浮而数者，加红参、黄芪以补气固表；若阳虚甚，气息微弱，汗出肢冷，加肉桂、干姜温肾回阳。

2. 辨病用药

（1）**龙葵**　味苦，性寒，有小毒；归肺、肝、胃经；功效清热解毒，利水消肿。药理研究显示龙葵碱有抗核分裂作用，并抑制肿瘤细胞增殖或使其向正常逆转。本品可用于癌性胸水患者，常用剂量9～30g，入汤剂。

（2）**半边莲**　味辛，性平；归心、肺、小肠经；功效清热解毒，利水消肿。药理研究半边莲有显著而持久的利尿作用，尿中氯化物排泄量大为增加。本品可用于癌性胸水患者，常用剂量9～15g，鲜品倍量，入汤剂或捣敷外用。

（二）西医治疗

癌性胸水的治疗，首先要积极治疗原发病，在此基础上，进行一般对症治疗及胸水的局部治疗。

1. 癌性胸水的一般治疗　加强营养，进低盐饮食，避免引起水钠潴留，加重积液，进食易消化和高蛋白饮食，必要时补充白蛋白，注意电解质及酸碱平衡，同时可使用利尿剂药物治疗。

2. 癌性胸水的局部治疗 癌性胸水局部治疗的主要目的是缓解患者胸闷、呼吸困难等症状，减轻患者的痛苦，提高患者生存质量，延长生存期。局部治疗包括胸腔穿刺引流、腔内给药、局部放疗、胸膜固定术、胸腔镜胸膜剥脱手术、胸膜切除术及热灌注化疗等方法。常用的胸腔灌注药物有铂类、博来霉素、氟尿嘧啶、紫杉醇等。

【中西医结合治疗模式】

中西医结合治疗癌性胸水属于肿瘤中西医协同治疗模式，可发挥增效减毒的作用。中医以扶正祛邪为基本治则，根据癌性胸水的具体病机，通过补肺、健脾、益肾以扶正，化痰、活血、解毒、逐水以祛邪，综合采用中医药内治、外治法，联合西医治疗达到消除、减少、控制癌性胸水，改善患者临床症状、提高生活质量的目的。

同时中医药可减轻西医治疗癌性胸水引起的不良反应，弥补西医治疗的不足。如癌性胸水胸腔引流后容易发生胸膜粘连，常见胸胁针刺样疼痛、呼吸转侧时加重、迁延不愈等症状，中医在辨证论治的基础上加入理气活血、通络止痛之品，可使气血调和、经络通畅，取得较好疗效。

第四节 癌性腹水

癌性腹水（malignant ascites，MA）又称恶性腹水或恶性腹腔积液，是指原发性腹膜肿瘤或其他由恶性肿瘤侵犯腹膜引起的腹腔内体液的异常积聚，是恶性肿瘤晚期常见并发症之一。临床以腹胀，腹痛，恶心，呕吐及呼吸困难为主要表现，严重影响患者生活质量。

腹水患者中 10% ～ 30% 为癌性腹水。癌性腹水中，男性患者以胃肠道恶性肿瘤多见，尤以胃癌常见，女性则以卵巢癌多见，其他肿瘤如肺癌、乳腺癌、结直肠癌、恶性腹膜间皮瘤、恶性淋巴瘤、肝癌等也可引起癌性腹水。

古代中医文献中无"癌性腹水"病名，根据其临床表现归属于中医"鼓胀"范畴。如"鼓胀何如？岐伯曰：腹胀，身皆大，大与肤胀等也。色苍黄，腹筋起，此其候也。"（《灵枢·水胀》）"有病心腹满，旦食则不能暮食……名为鼓胀。"（《素问·腹中论》）

【中医病因病机】

癌性腹水的发生是正气虚损基础上，因邪毒侵袭、饮食失调、情志不遂等多种因素，致使肝、脾、肾功能失调，水湿、血瘀、邪毒聚于腹中而成。

（一）病因

1. 癌毒蕴结 肿瘤病人癌毒内蕴于体内，虽经手术、放化疗等多种治疗仍难以尽除，久之脏腑功能失调，气血津液输布失调，水湿、瘀血、癌毒结聚于腹，发为癌性腹水。

2. 饮食失调 暴饮暴食，饥饱不调，或饮食偏嗜，嗜酒过度，或饮食不洁，均致脾胃损伤，运化无权，水湿内生，伤及气血，湿聚血瘀，与邪毒壅结于腹，日久而成癌性腹水。

3. 情志不遂 情志不畅，肝气郁结，失于疏泄，气血津液运行失常，络脉瘀阻；肝气横逆，克伐脾胃，脾运失健，水湿内停，与血瘀、邪毒壅结于腹，日久不化而成癌性腹水。

4. 正气虚损 癌病日久不愈或年老体弱，导致正气亏虚，诸邪乘虚而入，脏腑功能失调，气血津液失于疏布，邪毒不得排泄，水湿、血瘀、邪毒积聚于腹中，日久而成癌性腹水。

（二）病机

癌性腹水的基本病机为肝、脾、肾三脏功能失调，三焦决渎无权，而致水湿、瘀血、癌毒结聚于腹，鼓形于外，外似有余，内实不足。病性多为本虚标实，虚实夹杂，以脾胃虚弱为本，水湿、瘀血、癌毒结聚于腹为标。两者互为因果，由虚而致癌性腹水，因癌性腹水而益虚。癌性腹水早期以水湿、瘀血、邪毒实邪为主，中期癌性腹水日渐耗伤人体正气，邪实与正虚并存，晚期正气衰弱，以肝、脾、肾三脏俱亏为主。

病位在腹，与肝、脾、肾密切相关。盖脾主运化水湿，脾失健运，则水湿内停；肝主疏泄，通调水道，肝失疏泄，则血运不畅、津液失输；肾主水，调节水液，肾气化不利，水湿停滞不去。

【西医病因与发病机制】

（一）病因

1. 恶性肿瘤腹膜转移　腹膜转移癌为其他部位肿瘤通过直接蔓延、表面种植、血行转移或淋巴道转移，或手术时癌细胞脱落进入腹腔所致，临床上较常发生。除原发肿瘤的临床表现外，癌性腹水是最常见且较早出现的症状。

2. 原发性腹膜肿瘤　原发于腹膜的恶性肿瘤临床上较为少见，主要包括腹膜假黏液瘤和间皮瘤。腹膜假黏液瘤多由卵巢黏液性囊腺瘤或囊腺癌破裂引起，偶尔也由阑尾黏液囊肿破裂引起。腹膜间皮瘤的病因可能与石棉粉尘、遗传、腹部放射线照射以及腹腔纱布遗留等因素有关。原发性腹膜肿瘤主要体征是腹部包块与腹水，腹水增长迅速，多为血性。

（二）发病机制

目前已知的癌性腹水发病机制包括：①肿瘤阻塞淋巴管，导致淋巴回流受阻。②肿瘤侵犯血管，损伤血管内皮，血管内皮通透性增加。③患者营养消耗，蛋白丢失，使得血浆胶体渗透压降低加重腹腔积液形成。

【诊断】

（一）诊断要点

1. 临床表现

（1）症状　癌性腹水可迅速发生，也可以缓慢形成，但随着腹水初步产生，其进展速度一般较快。①在腹水量较少或起病初期，患者可无自觉症状或为原发肿瘤表现所掩盖而不被注意，或有腹胀、腹部饱胀不适感，纳差，恶心等。②当腹水增加到一定程度时，由于腹膜被牵拉而出现腹胀加重及轻微腹痛，并可能发现腹围增加。③腹水增长较快或大量腹水时，患者可出现呼吸困难，此系膈肌上抬所致。④腹水压迫胃肠道可引起明显的恶心，呕吐，食欲不振，饱胀感。⑤大量腹水压迫静脉及淋巴系统引起回流障碍，患者常伴有下肢水肿。

（2）体征　细致的体检是诊断腹水最简单有效的方法。腹部叩诊有移动性浊音是腹水体征的重要特点，但一般腹水在 1000～1500mL 以上才能明确叩出有移动性浊音。肘膝位叩诊法能发现 200mL 左右腹水的存在。腹部有大量腹水时，可有液波震颤现象。

2. 实验室检查

（1）外观　癌性腹水通常为洗肉水样、血样，甚至乳糜样，也有部分癌性腹水是淡黄色。血性腹水高度提示癌性腹水和肿瘤转移的存在。

（2）性质　一般癌性腹水为较稠厚的渗出性液体，比重 > 1.018，腹水白细胞 > 1×10^9/L。

（3）腹水生化检测　对腹水进行黏蛋白定性试验、蛋白定量试验、葡萄糖测定、乳酸测定、乳酸脱氢酶测定、腺苷脱氨酶测定等有助于区别腹水性质，帮助诊断。腹水乳酸脱氢酶（LDH）/ 血清比值 > 10 高度提示恶性腹水。

（4）腹水肿瘤标志物检查　在不同的恶性肿瘤所致的腹水中，其相应的肿瘤标志物通常也会增高。目前临床中常用的检测腹水中的肿瘤标志物有 CEA、CA199、CA50、CA125、CA153、AFP、端粒酶等。

3. 影像学检查

（1）B 超　是检查腹水的可靠方法，可以准确判断腹水的有无，定量与定位，帮助确定穿刺的部位、进针方向及深度。

（2）腹部 CT　可以诊断腹水，并且还能了解腹腔内肿物的位置、腹腔淋巴结及周围脏器的情况。此外，CT 引导下腹膜活检对不明原因腹水性质的鉴别诊断，尤其是在腹膜转移瘤与结核性腹膜炎的鉴别中具有非常重要的临床价值。

（3）PET-CT　对不明原因腹水性质鉴别诊断和寻找恶性腹水原发灶中具有显著的优势，可用于腹水原因不能确定尤其疑为恶性腹水患者。

（4）腹腔镜检查　腹腔镜检查的最大优势就是能在直视下对异常病灶进行活检，能够清晰地观察腹膜的结节、肿块分布以及肝脏、脾脏表面和盆腔等常见腹水的病变部位，在恶性腹水的诊断中具有较高的临床价值。

4. 细胞病理学检查

腹水脱落细胞学检查找到恶性肿瘤细胞仍是确诊癌性腹水的金标准，但阳性率不高，为 30 ~ 50%。若必要进一步确诊可通过腹膜活检和腹腔镜探查获取病理学诊断。

（二）鉴别诊断

1. 良性腹水　良性腹水指非恶性肿瘤因素所致的腹水，如心源性、肝源性、肾源性及营养不良性腹水。良恶性腹水的鉴别一般通过既往史、临床症状特点、腹水常规检查、腹水生化检查、腹水脱落细胞学检查、肿瘤标志物检查可初步鉴别，实体瘤可通过 B 超、CT、MRI、PET-CT 等影像学检查以及通过腹膜活检和腹腔镜探查来寻找转移灶和原发病灶进行鉴别诊断。

2. 肝硬化腹水　肝硬化腹水为肝硬化失代偿所致，有慢性肝病史，腹水为漏出液，血清 - 腹水白蛋白梯度 ≥ 0.011g/dL。

3. 自发性细菌性腹膜炎　自发性细菌性腹膜炎导致的腹水呈漏出性或介于渗、漏出液之间，腹水检查白细胞计数 > 500 个 /mm^3，多形核白细胞 ≥ 0.25×10^9/L，腹水细菌培养阳性，可以确诊。

4. 结核性腹水　结核性腹水常见于中青年，女性较多，多继发于其他部位结核病。患者常起病缓慢，有乏力，纳差，腹胀，盗汗，低热，也可有腹痛，腹泻等症状。腹水检查大多数为渗出液，腹水细胞检查以淋巴细胞为主。腹水中腺苷酸脱氨酶活性 > 33U/L，腹水中找到结核菌可协助确诊，但阳性率低。当与恶性腹水鉴别诊断困难时，做腹膜活检，有利确诊。

（三）中医辨证

1. 寒湿困脾证 临床表现：腹大胀满，按之如囊裹水，脘腹痞闷，得热稍舒，精神困倦，怯寒懒动，小便少，大便溏泄，舌苔白腻，脉缓。

2. 湿热中阻证 临床表现：腹大坚满，硬而拒按，脘腹撑急疼痛，烦热口苦，渴不欲饮，小便赤涩，大便秘结或溏垢，或有面目皮肤发黄，舌边尖红，苔黄腻或兼灰黑，脉弦数。

3. 瘀阻肝络证 临床表现：腹大胀满，胸胁或腹部疼痛，痛处固定，面色黧黑，纳差，食后作胀，小便短少，大便不畅，舌质紫暗，或有瘀斑，脉沉细涩。

4. 脾肾阳虚证 临床表现：腹大胀满，朝宽暮急，脘闷纳呆，神倦怯寒，面色苍黄，肢冷浮肿，小便短少不利，舌质胖淡紫，脉沉细无力。

5. 肝肾阴虚证 临床表现：腹大胀满，甚则青筋暴露，形体消瘦，面色晦滞，口干舌燥，心烦失眠，或齿衄、鼻衄，小便短少，舌质红绛少津，脉弦细数。

【中西医治疗】

（一）中医治疗

1. 辨证论治

（1）寒湿困脾证

治法：温阳散寒，化湿利水。

代表方：实脾饮（《重订严氏济生方》）加减。

常用药：附子、干姜、白术、茯苓、木瓜、木香、槟榔、甘草、厚朴、草果等。

加减：水湿过重，加肉桂、车前子以温阳利水；胸胁胀痛者，加郁金、香附理气止痛；气虚者，加黄芪、党参健脾益气。

（2）湿热中阻证

治法：清热利湿，攻下逐水。

代表方：中满分消丸（《兰室秘藏》）合茵陈蒿汤（《伤寒论》）加减。

常用药：黄芩、黄连、茵陈、厚朴、泽泻、知母、枳实、茯苓、猪苓、熟大黄等。

加减：小便赤涩不利者，加瞿麦、滑石以利尿通淋；如热迫血溢，证情危重者，可用犀角地黄汤（《外台秘要》）加仙鹤草、地榆炭；湿热蒙闭心窍，神昏谵语者可用安宫牛黄丸（《温病条辨》）或至宝丹（《灵苑方》）。

（3）瘀阻肝络证

治法：行气化瘀，利水消胀。

代表方：柴胡疏肝散（《证治准绳》）合调营饮（《证治准绳》）加减。

常用药：柴胡、陈皮、川芎、赤芍、白芍、枳壳、当归、莪术、香附、炙甘草、大腹皮、延胡索、葶苈子、丹参等。

加减：若疼痛明显者，加延胡索、石见穿以活血止痛；大便色黑加侧柏叶、三七以止血散瘀；水胀满过甚者可暂用十枣汤（《伤寒论》）以攻逐水饮。

（4）脾肾阳虚证

治法：温补脾肾，化气利水。

代表方：附子理中汤（《三因极一病证方论》）合五苓散（《伤寒论》）加减。

常用药：炮附子、人参、白术、炮姜、炙甘草、泽泻、猪苓、茯苓、桂枝、车前子等。

加减：若神疲乏力，少气懒言，纳少，便溏者，可加黄芪、山药以健脾益气；若面色苍白，腰膝酸冷疼痛者，可加仙茅、淫羊藿以温补肾阳；下肢浮肿，小便短少者，可加济生肾气丸。

（5）肝肾阴虚证

治法：滋养肝肾，化湿利水。

代表方：六味地黄丸（《小儿药证直诀》）加减。

常用药：熟地黄、山药、茯苓、牡丹皮、泽泻、山茱萸、枸杞子、黄柏、知母、白术、大腹皮、香附、枳壳、车前子等。

加减：若内热口干者，加玄参、麦冬养阴生津；小便短赤者加猪苓、白茅根以清热利尿；神昏谵语者急用紫雪丹（《外台秘要》）、安宫牛黄丸（《温病条辨》）。

2. 辨病用药

（1）半边莲　味辛，性平；归心、小肠、肺经；功效清热解毒，利水消肿。《陆川本草·半边莲》载："解毒消炎，利尿，止血生肌。治腹水，小儿惊风，双单乳蛾……"药理研究显示半边莲具有显著而持久的利尿作用。本品用于癌性腹水属湿热中阻者，常用剂量 9～15g，入汤剂，鲜品倍量。

（2）大腹皮　味辛，性微温；归脾、胃、大肠、小肠经；功效行气宽中，行水消肿。《本草品汇精要·木部中品之下》记载："气之厚者，阳也。臭朽。主除膨胀，利水肿。"药理研究显示大腹皮具有兴奋胃肠道平滑肌、促进胃肠动力等作用。本品可用于治疗癌性腹水，常用剂量 5～10g，入汤剂。

（二）西医治疗

对于癌性腹水的治疗，首先要积极治疗原发病，在此基础上，进行一般对症治疗以及腹水的局部治疗。

1. 癌性腹水的一般治疗　癌性腹水的治疗以舒缓治疗为主，患者应进低盐饮食（不超过 2g/d）、易消化和高蛋白饮食，必要时补充白蛋白，注意电解质平衡。

2. 癌性腹水的局部治疗　目前局部治疗已成为西医控制癌性腹水的主要手段，当一般治疗无效时多采用腹腔穿刺引流、腹腔灌注给药，并可应用腹腔热灌注、加压腹腔内气溶胶化疗等技术，可提高近期疗效和患者生活质量。常用的腹腔灌注药物有铂类、紫杉醇、氟尿嘧啶，其中以铂类最为常用。

【中西医结合治疗模式】

中西医结合治疗癌性腹水属于肿瘤中西医协同治疗模式。以中医扶正祛邪理论为依据，根据癌性腹水的形成病机，以健脾、疏肝、益肾等治法以扶正，以化瘀、利湿、解毒、逐水等治法以祛邪，协同西医治疗，达到增效减毒的目的。经西医对症治疗而疗效欠佳的癌性腹水患者，根据病情具体情况可协同使用内服、贴敷、针灸等中医疗法，化瘀通络，利水消癥，解毒抗癌，发挥消除、减少、控制腹水的作用，增强控制肿瘤的效果，有利于改善生存质量，提高患者生存期。

癌性腹水患者使用化疗药物腔内给药时，可能导致腹痛、腹胀，或局部皮肤、黏膜损伤等不良反应，可使用中药行气活血、解毒止痛，或配合穴位贴敷、针灸等中医外治法以行气止痛、通腑导滞，改善患者症状，提高生存质量。

第五节 癌因性疲乏

癌因性疲乏（cancer-related fatigue，CRF）是一种与癌症或癌症治疗相关的疲乏感觉，是癌症患者最为常见的伴随症状。临床以一种令人痛苦的、持久的、主观的、有关躯体、情感或认知的疲乏感，与近期活动量不成比例，妨碍日常活动为主要表现。

癌因性疲乏贯穿肿瘤患者的整个患病周期，肿瘤诊断时发生率达40%，治疗期间发生率为62%～85%，其中30%～60%在治疗期间出现中度至重度疲劳，甚至导致治疗中断，60%以上的患者持续6个月以上。

古代中医文献中无"癌因性疲乏"病名，但根据其临床表现可归于祖国医学的"虚劳""虚损"范畴。如"夫虚劳者，五劳、六极、七伤是也。"《诸病源候论·虚劳候》"盖虚损之谓，或有发见于一证，或有困惫于暂时，凡在经在脏，但伤元气，则无非虚损病也。"（《景岳全书·虚损》）

【中医病因病机】

癌因性疲乏是由癌毒损正、手术损伤、药毒攻伐、饮食失常、情志失调等多种因素，致使脏腑功能虚损、气血阴阳不足而形成的。

（一）病因

1.癌毒损正 肿瘤本身癌毒内蕴，邪气偏盛，易损正气，导致脏气渐衰。一脏受累，五脏俱损，尤以脾肾虚损为主，脾虚失健，气血乏源，肾气不充，阴阳亏损；加之肿瘤久病，迁延不愈，气血阴阳损耗愈重，体虚成劳。

2.手术损伤、药毒攻伐 罹患肿瘤后机体受手术创伤、气血亏虚，或受化疗、靶向药物等药毒攻伐、脾胃损伤，均会导致气血俱虚，脏腑、筋脉失于濡养，可见疲倦乏力、少气懒言、肢体困重、失眠、毛发失容等虚象。

3.饮食失常 长期饮食过少，摄入不足，气血来源不充，脏腑失养；或饮食偏嗜，嗜食生冷、炙煿之品损伤脾胃，导致脾气亏损，胃气衰败，运化功能失常，不能腐熟五谷，久则气血亏虚。

4.情志失调 肿瘤患者长期郁郁寡欢，肝气不舒，气血逆乱，脉络阻滞，脏腑失和；或积思不解，久则伤及心神，致心失所养，脾失健运，心脾两虚，气血不足，日久成劳。

（二）病机

癌因性疲乏的基本病机为癌毒损正，脏腑功能虚损、气血阴阳不足。病性多属本虚标实，但以本虚为主，表现为气、血、阴、阳亏虚，同时兼见痰、湿、瘀、毒阻滞脏腑为标。本病以慢性虚弱证候为特征，病程较长，因虚而致实，因实而愈虚，正虚邪实错杂，恶性循环。疾病初期以机体气、血、阴、阳亏虚为主，随着病程进展，痰、湿、瘀、毒等实邪丛生，阻滞脏腑功能，导致正气渐衰、疲乏更甚。

病位涉及五脏，可互相传变，但以脾肾为主。《医宗必读·虚劳》曰："夫人之虚，不属于气，即属于血，五脏六腑，莫能外焉。而独举脾、肾者，水为万物之元，土为万物之母，二脏安和，一身皆治，百疾不生。"脾为后天之本、气血生化之源，主运化，主肌肉；肾为先天之本、寓元阴元阳，主藏精、主骨生髓。肿瘤多为久病痼疾，患者先天、后天之本受损，脾肾亏虚，脏腑失养，日久不复而成劳。

【西医病因与发病机制】

（一）病因

关于癌因性疲乏的病因尚无明确解释，大量研究表明与恶性肿瘤、治疗、并发症、心理社会因素相关。

1.恶性肿瘤直接影响　癌因性疲乏可能由恶性肿瘤产生并成为其直接症状，因肿瘤细胞能释放炎症因子如 IL-2、IL-6、TNF 等，而这类细胞因子在影响正常细胞代谢的同时，也刺激癌细胞生长，造成机体机能下降，从而产生疲乏。

2.恶性肿瘤治疗方式　肿瘤手术治疗引起机体组织创伤，化疗药物引起胃肠道反应、影响能量摄入，以及放疗、生物治疗等其他治疗方式均会对癌因性疲乏造成不同程度的影响。

3.恶性肿瘤并发症　恶性肿瘤合并贫血、营养不良、疼痛、睡眠障碍、甲状腺功能减退等，都会引发癌因性疲乏。

4.社会心理因素　肿瘤患者出现的抑郁、焦虑、害怕、沮丧等一系列精神心理不良反应，会促进和加重疲乏。

（二）发病机制

目前已知的癌因性疲乏发病机制包括：①肿瘤及肿瘤治疗（手术、放疗、化疗、靶向治疗及免疫治疗）激活免疫系统释放促炎因子，影响中枢神经系统，出现严重疲乏、食欲减退、发热等症状。②肿瘤或其治疗直接或间接扰乱下丘脑 - 垂体 - 肾上腺轴，引起躯体内分泌功能失衡、激素失调、代谢紊乱，从而引起机体疲乏。③肿瘤患者能量摄入不足，使三磷酸腺苷（ATP）生成不足，导致肌肉正常功能受损。

【诊断】

（一）诊断要点

1.临床表现　癌因性疲乏已被纳入国际疾病分类标准第 10 版（ICD-10），其临床表现为在过去一个月内持续 2 周及以上，每天或几乎每天出现以下症状或情形。

（1）在最近的活动水平上，有明显的疲劳感、无力或需要更多的休息，亦或有不成比例的变化，同时伴有如下症状中的 5 个及以上：①全身无力或肢体沉重。②不能集中注意力。③情绪低落，兴趣减退。④失眠或嗜睡。⑤睡眠后仍感到精力未恢复。⑥活动困难。⑦存在情绪反应进而感觉疲乏，如悲伤、挫折感或易激惹。⑧不能完成原先能胜任的日常活动。⑨短期记忆减退。⑩疲乏症状持续数小时不能缓解。

（2）临床症状对社交、职业或其他重要功能性领域造成显著的困扰和损害。

（3）有既往史、体检报告及实验室检查报告，证明癌因性疲乏症状是由癌症或癌症治疗所引发的。

（4）癌因性疲乏症状并不是主要来自肿瘤及其治疗伴发的精神紊乱，如重度抑郁症、躯体性疾患或谵妄。

2. 癌因性疲乏评估

（1）单维度评估量表　单维度评估量表为简易疲乏量表（brief fatigue inventory，BFI）。BFI 包括 9 个条目，每个条目从 0 ～ 10 进行评分，疲乏分值为总分除以 9 所得的数值，分值越高表明疲乏程度越重；其中 0 分表示无疲乏，1 ～ 3 分为轻度疲乏，4 ～ 6 分为中度疲乏，7 ～ 9 分为重度疲乏，10 分表示能想象的最严重疲乏。此量表简单、易于理解，且能区分疲乏的严重程度，但受测量维度的限制，不能测量生活质量等方面。

（2）多维度评估量表　多维度评估量表为 Piper 疲乏修订量表（revised Piper fatigue scale，PFS-R）。PFS-R 是在 Piper 疲乏量表基础上删减条目形成，包括 22 个条目，从行为、情感、感觉及认知 4 个方面进行评估，每个条目从 0 ～ 10 进行评分，疲乏总分为 0 ～ 220 分，平均分值为总分除以 22 所得到的数值，得分越高，疲乏越重；此外，还有 3 个开放式问题。此量表条目较少，容易完成，目前在临床上广泛应用。

（二）中医辨证

1. 气血亏虚证　临床表现：少气懒言，身困乏力，头晕目眩，面色淡白或萎黄，自汗，心悸不安，失眠多梦，眼睛干涩，爪甲色淡，舌淡而嫩，脉细弱。

2. 阴虚火旺证　临床表现：身倦乏力，低热或烘热，心烦，少寐，多梦，颧红，盗汗，口干咽燥，大便干结，尿少色黄，舌质干红或有裂纹，无苔或少苔，脉细数。

3. 脾肾阳虚证　临床表现：乏力纳差，面色㿠白，畏寒肢冷，腰酸无力，下腹冷痛，久泻久痢，或五更泄泻，完谷不化，或久痢赤白，或浮肿、少尿，舌质淡胖，舌苔白滑，脉迟缓。

4. 脾虚痰湿证　临床表现：神疲嗜睡，体胖困重，头重如裹，颈项酸痛，关节肿痛，面目四肢浮肿，胸脘痞闷，食少腹胀，大便稀溏，舌质淡胖，舌苔白腻，脉濡缓。

5. 正虚瘀毒证　临床表现：身倦乏力，少气懒言，面色淡白或晦滞，形体消瘦，皮肤干涩，或肌肤甲错，或腹露青筋，腹胀纳差，舌质紫暗，或有瘀点，舌下络脉曲张，脉涩或弦。

【中西医治疗】

（一）中医治疗

1. 辨证论治

（1）气血亏虚证

治法：健脾益气，养血补血。

代表方：八珍汤（《瑞竹堂方》）加减。

常用药：当归、白芍、川芎、熟地黄、人参、白术、茯苓、甘草等。

加减：心悸、失眠者，加阿胶、龙眼肉、远志、酸枣仁养心安神；自汗明显者，加浮小麦、煅龙骨敛汗固摄。

（2）阴虚火旺证

治法：滋阴补肾，清热降火。

代表方：大补阴丸（《丹溪心法》）加减。

常用药：熟地黄、龟甲、黄柏、知母等。

加减：骨蒸潮热者，加地骨皮、牡丹皮滋阴清热；大便干结、排便困难者，加火麻仁、郁李仁润肠通便。

（3）脾肾阳虚证

治法：健脾补肾，温阳散寒。

代表方：健脾补肾汤（《古今名方》）加减。

常用药：党参、续断、白术、茯苓、白芍、当归、五味子、菟丝子、厚朴、香附等。

加减：畏寒肢冷者，加附子、桂枝温阳散寒通络；五更泄泻或下利清谷者，加补骨脂、肉豆蔻、诃子温阳固摄止泻。

（4）脾虚痰湿证

治法：健脾和中，燥湿化痰。

代表方：二陈汤（《太平惠民和剂局方》）加减。

常用药：半夏、橘红、茯苓、甘草、生姜、乌梅等。

加减：面目四肢浮肿者，加茯苓皮、大腹皮利水消肿；纳差食少者，加炒薏苡仁、炒神曲、炒麦芽健脾消食。

（5）正虚瘀毒证

治法：扶正补虚，祛瘀解毒。

代表方：八珍汤（《瑞竹堂方》）和桃红四物汤（《医宗金鉴》）加减。前方以补益气血为主，后方以活血化瘀为主。

常用药：人参、茯苓、白术、甘草、桃仁、红花、当归、川芎、生地黄、芍药等。

加减：胸腹肿块者，加莪术、三棱破血散结；疼痛剧烈者，加延胡索、丹参等理气活血止痛。

（二）西医治疗

1. 非药物治疗

（1）心理干预　癌因性疲乏治疗中，对肿瘤患者心理干预（参见《中国肿瘤心理临床实践指南》）可分为临床医护人员能做的心理干预及专业的心理干预，临床医护人员能做的心理干预包括支持性干预和教育性干预。专业性的心理干预方法需专业的心理治疗师进行干预，包括认知行为疗法、正念减压训练等多种干预方法。

（2）营养管理　恶性肿瘤患者由于化疗、放疗等原因，往往进食困难、食欲下降、营养摄入不足，导致营养不良，严重影响患者癌症治疗效果和生活质量。有效的营养风险筛查与评估有利于对营养问题做到早发现、早诊断和早治疗。肿瘤患者原则上需以清淡、易消化及高营养饮食为主，若患者通过饮食摄入仍不能有效达到营养目标时，建议口服营养补充剂。

（3）睡眠管理　睡眠障碍可加重患者癌因性疲乏症状，属于可治疗因素。可行的干预措施包括：营造安静、舒适的环境帮助患者入睡；适当减少白天睡眠时间，避免夜间难以入睡；入睡前避免饮用咖啡、浓茶等刺激性饮料；培养良好的睡眠习惯，不要在床上做与睡眠无关的活动等。

（4）运动锻炼　鼓励正在接受抗肿瘤治疗或治疗后的患者进行一定强度运动。最佳的运动形式是有氧运动，每周进行3～7次有氧运动（如快走、跑步、骑自行车、游泳等），每次持续时间为10～90min，有利于减轻癌因性疲乏。除有氧运动外，每周进行3次渐进性抗阻力训练（如举重、杠铃训练等）能改善肌肉力量和耐力。具体的运动计划应根据患者的年龄、性别、肿瘤类型、接受治疗的情况及身体状况来定，应循序渐进，并根据患者的具体情况适时调整。

2. 药物性干预措施

（1）中枢兴奋剂　中枢兴奋剂哌甲酯化学结构与具有中枢兴奋作用的拟交感胺类苯丙胺相

似，但拟交感作用很弱，中枢兴奋作用温和，可解除轻度抑制及疲乏感。肿瘤患者在排除其他原因（癌痛、贫血等）引起的重度疲乏后，可考虑使用哌甲酯，但需注意哌甲酯的不良反应如焦虑、眩晕、食欲减退、恶心等。

（2）皮质类固醇 泼尼松或地塞米松可短期缓解患者癌因性疲乏，提高其生活质量。但考虑到皮质类固醇长期使用的不良反应，仅推荐用于终末期肿瘤患者，尤其是合并厌食症者。

【中西医结合治疗模式】

中西医结合治疗癌因性疲乏属于肿瘤中西医协同治疗模式。癌因性疲乏发病率较高，由于西医治疗癌因性疲乏多以对症处理为主，效果有限，且副反应明显，故相对于西医治疗，中医基于整体观念和辨证论治，对癌因性疲乏治疗具有明显优势和良好疗效，占据主体治疗地位。针对癌因性疲乏的基本病机，中医发挥攻补兼施、调理脏腑、平衡阴阳的作用，运用益气养血、健脾补肾法以扶正补虚、化痰祛湿、活血化瘀法以祛邪解毒，在肿瘤病程的各个阶段均可以辨证应用。同时，中医针灸、耳穴、火罐等经络腧穴疗法通过刺激人体穴位、调节阴阳平衡，有助于改善癌因性疲乏的症状，具有简便易行、疗效显著的优势。此外，在肿瘤患者日常调护中，中医亦注重使用情志调畅、中医食疗、传统养生功法等中医特色调护方法，以改善肿瘤患者体力状况。

西医手术、放疗、化疗、靶向治疗等"杀伤性"治疗手段，往往会导致机体功能下降、加重疲乏程度。在恶性肿瘤治疗过程中，中医药全程参与可以缓解西医治疗的不良反应，有效减少肿瘤治疗造成的癌因性疲乏的发生，提高生存质量。

第六节　癌性恶病质

癌性恶病质（cancer-associated cachexia，CAC）是指一种与癌症或癌症治疗相关的以骨骼肌质量进行性降低、传统营养支持不可完全逆转及进行性功能障碍为特征的多因素综合征。临床以极度消瘦、肌肉萎缩、食欲减退、饱胀感、乏力、贫血、水肿、衰竭等为主要表现，严重的体重下降往往危及生命。

癌性恶病质是恶性肿瘤常见并发症之一，发病率为 50% ～ 80%，肿瘤中晚期多见，胰腺癌、胃癌等患者发生率较高，占恶性肿瘤患者直接死亡原因的 20% 以上。癌性恶病质严重影响患者生活质量、增加治疗副作用、降低治疗效果、缩短生存期。

传统中医典籍中并无"癌性恶病质"病名，但根据其临床表现可归于中医学"虚劳""劳瘵"范畴。如"大骨枯槁，大肉陷下，胸中气满，喘息不便，其气动形，期六月死……"（《素问·玉机真藏论》）"五劳虚极羸瘦，腹满不能饮食……内有干血，肌肤甲错，两目黯黑。"（《金匮要略·血痹虚劳病脉证并治》）"损伤精血……倦怠无力，饮食少进，甚则痰涎带血……肌肉消瘦，此名劳瘵。"（《明医杂着·痨瘵》）

【中医病因病机】

癌性恶病质是由癌毒耗伤、手术损伤、药毒攻伐、饮食失节、情志内伤等多种因素，致使脏腑气血阴阳亏虚而形成的。

（一）病因

1.癌毒耗伤 肿瘤晚期，癌毒壅盛，损伤正气，导致脏腑功能虚损。先天精气无以资助，后天精气无以化生，脏腑失于荣养，加之肿瘤久病，迁延不愈，损伤气血阴阳，渐成大骨枯槁、大肉陷下、形销骨立等癌性恶病质的表现。

2.手术损伤、药毒攻伐　肿瘤晚期，经历手术创伤、气血亏虚，或受化疗、靶向药物等药毒攻伐、脾胃损伤，患者脏腑功能虚极，气血阴阳大亏，可见形体消瘦、骨消肉脱、少气懒言、疲倦乏力等虚象。

3.饮食失节　肿瘤晚期，饮食过少，摄入不足，脾胃衰败。脾为后天之本、气血生化之源，脾胃虚则气血生化乏源，肌肉萎缩，常伴随食欲下降、肢体倦怠、便溏、舌淡胖等症状。

4.情志内伤　肿瘤患者多情志抑郁，肝气郁结，气血逆乱，脉络阻滞，脏腑失和；或忧思不解，损伤脾胃，日久导致痰湿内生。痰瘀互结，阻滞气机，耗伤正气，出现脏腑气机逆乱，气血化生无源，出现形体消瘦、面色萎黄、声低气怯、情绪低落等症状。

（二）病机

癌性恶病质的基本病机为癌毒损正，脏腑功能衰败，气血阴阳耗竭。病性多属本虚标实，但以本虚为主，表现为气、血、阴、阳耗损，同时兼见痰、湿、热、瘀、毒阻滞脏腑为标，因病致虚，因虚致病，恶性循环。癌性恶病质初期以机体气、血、阴、阳耗损为主，随着病程进展，痰、湿、热、瘀、毒等实邪丛生，导致脏腑功能逐渐衰败，最终出现阴阳离决之恶境。

因肿瘤部位不同，癌性恶病质涉及脏腑亏损各有偏重，整体以脾、胃、肾虚损为主。脾主运化，为气血生化之源、后天之本；胃主受纳，为五脏六腑之海；肾藏精，寓元阴元阳，为先天之本。肿瘤多为久病痼疾，患者先天、后天之本受损，脏腑失养，气血、阴阳渐衰，日趋恶病。

【西医病因与发病机制】

（一）病因

关于癌性恶病质的病因尚无明确解释，大量研究表明与恶性肿瘤、治疗、并发症、心理社会因素相关。

1.恶性肿瘤直接影响　癌性恶病质可能由恶性肿瘤产生，主要影响患者的能量摄入与代谢。恶性肿瘤局部压迫可能引起厌食症，减少能量摄入。肿瘤组织本身或诱导机体释放的活性物质、炎症反应及相关细胞因子的分泌，均会导致高分解代谢，引起体重减轻。患者的总摄入减少，总代谢增加，逐渐发展成为癌性恶病质。

2.恶性肿瘤治疗方式　抗肿瘤治疗产生的不良反应会导致胃肠道不良反应的产生，如化疗引起恶心、呕吐，放疗造成肠道狭窄，手术后出现肠梗阻等，均可导致机体营养摄入不足和吸收障碍，加重消瘦、乏力等癌性恶病质程度。

3.恶性肿瘤并发症　恶性肿瘤发展到晚期往往伴随多器官功能衰竭及电解质紊乱，出现味觉改变、下丘脑功能障碍、饱感调节机制异常等。患者体内常出现糖、脂质、蛋白质三大物质的代谢异常，机体不能获取必需的营养物质而出现消瘦、乏力等症状。

4.社会心理因素　癌性恶病质患者常因忧虑、无助等不良情绪，引起心理改变，从而改变进食习惯，或是产生厌食，导致体重下降。心理与病灶部位相关，如头颈部肿瘤患者存在社会隔离感；心理与家庭环境相关，家人与患者对于进食的认识差异，也是导致癌症患者情绪低落的原因之一，从而影响进食。

（二）发病机制

癌性恶病质发病机制极其复杂，目前已知的机制包括：①代谢：肿瘤增殖过程中，调节骨骼肌合成、分解代谢平衡的复杂网络被打破。包括神经－内分泌激素如胰岛素抵抗、肌肉生长抑制素、活化素 A、血管紧张素 Ⅱ 等失调，特殊代谢因子如脂肪动员因子、蛋白水解诱导因子等分泌增加，导致厌食症的发生和骨骼肌的消耗。②炎症：免疫系统相关的机体慢性炎症，产生促炎细胞因子，如肿瘤坏死因子 –α（TNF–α）、白介素如 IL-1、IL-6 等，参与消耗肌肉、降低食欲等癌性恶病质发生过程中。

【诊断】

（一）诊断要点

癌性恶病质诊断依据中国抗癌协会肿瘤营养专业委员会制订的《肿瘤恶液质临床诊断与治疗指南》（2020 年版）。

（1）无节食条件下，6 个月内体质量减轻 ＞ 5%。

（2）身体质量指数（body mass index，BMI）＜ 20kg/m^2（欧美人）、BMI ＜ 18.5kg/m^2（中国人）和 6 个月内任何程度的体质量减轻 ＞ 2%。

（3）四肢骨骼肌指数符合肌肉减少症标准（男性 ＜ 7.26kg/m^2，女性 ＜ 5.45kg/m^2）和任何程度的体质量减轻 ＞ 2%（采用欧洲姑息治疗研究协会标准）。

（4）均需摄食减少 / 系统性炎症。

（二）中医辨证

1. 气虚痰湿证　临床表现：形体消瘦，咳嗽痰多，胸闷气短，脘腹胀满，纳差食少，大便溏，神疲乏力，懒言少语，舌质淡胖有齿痕，舌苔白腻，脉濡缓或濡滑。

2. 阴虚内热证　临床表现：形体消瘦，咳嗽无痰，咽干舌燥，面色潮红，五心烦热，或午后低热，心烦失眠，大便干燥，小便短赤，舌质红，舌苔花剥，或光绛无苔，脉细数。

3. 气阴两虚证　临床表现：形削骨瘦，咳声低微，气短懒言，口燥咽干，纳差食少，大便干燥，排便无力，五心烦热，舌质或光红，或胖大有齿痕，苔白厚腻，或厚而燥，脉细弱。

4. 气虚血瘀证　临床表现：日渐消瘦，多卧床，双目无神，身困无力，少气懒言，胸背疼痛，痛有定处，皮肤干涩，或肌肤甲错，或腹露青筋，腹胀纳差，舌质紫黯，或有瘀斑瘀点，舌下络脉曲张，脉弦或涩。

5. 正虚毒结证　临床表现：骨枯肉脱，少气懒言，神疲倦怠，口淡无味，纳呆拒食，便溏不爽，肠鸣泄泻，腰背酸痛，肢冷畏寒，面色淡白或晦滞，舌质紫黯或有瘀斑，苔薄黄，脉虚，或涩或弦。

【中西医治疗】

（一）中医治疗

1. 辨证论治

（1）气虚痰湿证

治法：健脾益气，化痰祛湿。

代表方：香砂六君子汤（《古今名医方论》）加减。

常用药：人参、白术、茯苓、陈皮、半夏、砂仁、木香、甘草等。

加减：湿阻中焦、纳差食少者，加苍术、炒麦芽、神曲、鸡内金化湿消食；气机阻滞、脘腹胀满者，加枳壳、厚朴、莱菔子行气导滞。

（2）阴虚内热证

治法：滋阴补肾，清热润燥。

代表方：知柏地黄丸（《医宗金鉴》）加减。

常用药：知母、黄柏、山药、熟地黄、山茱萸、茯苓、牡丹皮、泽泻等。

加减：失眠不寐者，加炒酸枣仁、阿胶、鳖甲滋阴养血安神；口干舌燥者，加沙参、麦冬、玄参滋阴清热；大便干燥者，加火麻仁、郁李仁润肠通便。

（3）气阴两虚证

治法：益气养阴，清热生津。

代表方：生脉饮（《医学启源》）加减。

常用药：人参、麦冬、五味子等。

加减：五心烦热者，加生地黄、玄参、知母滋阴清热；纳差食少者，加炒白术、神曲、炒麦芽健脾消食；大便困难、排便无力者，加枳壳、厚朴、火麻仁行气导滞、润肠通便。

（4）气虚血瘀证

治法：活血化瘀，通络止痛。

代表方：血府逐瘀汤（《医林改错》）加减。

常用药：桃仁、红花、当归、生地黄、牛膝、川芎、桔梗、赤芍等。

加减：腹中触及肿块疼痛者，加三棱、莪术消积止痛；胸痛者，加红景天、丹参活血止血。

（5）正虚毒结证

治法：扶正补虚，抗癌解毒。

代表方：薯蓣丸（《金匮要略》）加减。

常用药：薯蓣、当归、桂枝、生地黄、西洋参、白花蛇舌草等。

加减：纳呆拒食者，加白术、陈皮、焦三仙健脾益气；腹胀泛酸严重者，加柴胡、枳壳、白芍疏肝健脾理气；肠鸣泄泻者，加生黄芪、太子参、生姜补气温中。

（二）西医治疗

1. 营养干预 营养干预可以逆转或减轻患者体质量减轻和肌肉丢失，改善恶病质相关症状，提高整体生存质量，甚至延长生存期。

（1）营养咨询和饮食指导 由专业营养师配合临床医师进行的密切随访，内容包括关注营养状况、营养咨询和饮食指导等。

（2）肠内营养 在癌性恶病质患者同意的前提下，建议给予肠内营养。肠内营养是经胃肠道提供代谢需要的营养物质及其他各种营养素的营养支持方式，途径包括口服及管饲，后者主要有鼻胃管、鼻肠管、经皮内镜下胃造瘘置管和经皮内镜下胃空肠造瘘置管等。

（3）肠外营养 癌性恶病质患者，若无法实施肠内营养，建议给予全肠外营养或补充性肠外营养，包括 ω-3 脂肪酸、支链氨基酸、维生素、矿物质和其他膳食补充剂等。

2. 药物治疗

（1）孕激素类似物 孕激素类药物能增加患者食欲及进食量、增加体质量，改善营养指标。

醋酸甲地孕酮是一种人工合成的、具有口服活性的孕激素衍生物，可以通过增加正氮平衡，显著增加了患者的蛋白质及脂肪合成，使患者达到低体液性体重增加，从而改善癌性恶病质。

（2）糖皮质激素　糖皮质激素可以改善食欲，程度与甲地孕酮相似。因为缺乏足够的证据来推荐最有效的皮质类固醇药物、剂量和治疗持续时间，糖皮质激素通常作为食欲刺激剂仅应用于预期寿命为几周至几个月的患者。

3.体力锻炼　癌性恶病质存在个体差异性，导致患者的运动能力差异很大，需要秉承着循序渐进、适度、适量的原则，制订个体化运动处方。以客观测量的运动能力为起点的临床综合评估，将有助于制订个性化的运动处方并确定运动能力的上限，提高患者的依从性和安全性。指南推荐每天30分钟的有氧运动，如中等强度的步行，或每周2次的抗阻力运动，如靠墙静蹲、坐位抬腿等可显著改善癌性恶病质状态。

4.心理社会干预　心理社会干预是恶病质多模式治疗的一部分，有可能缓解患者痛苦和家庭冲突，为患者提供心理支持，减少社会孤立并鼓励患者坚持治疗。卫生保健人员关注患者及家属的社会心理困扰情况，必要时定期进行评估和干预。根据患者恶病质疾病阶段提供个性化的健康教育，帮助患者及其家属了解疾病性质、病程和生物学机制，对体质量下降、食欲下降、早期饱腹感等疾病的消极影响，有深入认知，从而提高其对疾病现状及早期多学科干预必要性的认知意识。

【中西医结合治疗模式】

中西医结合治疗癌性恶病质属于肿瘤中西医协同治疗模式。西医治疗癌性恶病质，主要依靠肠内、肠外营养干预及药物治疗等对症处理手段，尤适用于恶性肿瘤患者急需快速改善营养状况者，具有"急则治标"的特点。中医治疗癌性恶病质，则是基于整体观念和辨证论治，针对其邪盛而正气虚极、多脏受累的病机，攻补兼施、调节气血、平衡阴阳以恢复患者脏腑功能，具有"标本兼治"的优势，尤其适用于癌性恶病质慢性病程阶段。

中医以补益脾胃、培补肝肾为重点，根据气血阴阳亏损的具体情况分别施以益气、养血、滋阴、温阳之品，同时运用抗癌解毒、清热润燥、活血化瘀、化痰祛湿等治法以祛邪解毒。临床应用时需分清轻重缓急，若患者病情尚不危重，宜先重建中气，扶助脾肾，调节气血，促进阴阳合和；若病情急重，则用干姜、附子、肉桂等温阳救逆，回阳固脱。此外，综合运用针灸、贴敷、推拿等经络腧穴疗法，配合情志调畅、药膳食疗、传统功法等中医特色调护法，有助于恶性肿瘤患者不适症状的改善。

总之，恶性肿瘤的治疗既要注重控制局部肿瘤的进展，也要关注整体状态的盛衰，防治癌性恶病质的出现或是进展。中西医结合管理治疗癌性恶病质，可以在治疗控制肿瘤基础上，维持改善患者的生存状况，提高恶性肿瘤患者的生存质量，延长生存期。

常用化疗药物缩写及中英文名称

缩写	英文全称	中文名称
5-Fu	Fluorouracil	氟尿嘧啶
6-MP	Mercaptopurine	硫嘌呤
6-TG	Thioguanine	硫鸟嘌呤
ADM	Adriamycin, Doxorubicin	多柔比星
ANA	Anastrozole	阿那曲唑
Ara-C	Cytarabine	阿糖胞苷
BCNU	Carmustine	卡莫司汀
BEV	Bevacizumab	贝伐珠单抗
BLM	Bleomycin	博来霉素
C225	Cetuximab	西妥昔单抗
CAP	Capecitabine	卡培他滨
CBP	Carboplatin	卡铂
CCNU	Lomustine	洛莫司汀（环己亚硝脲）
CDX	Bicalutamide	比卡鲁胺
COL	Colchicine	秋水仙碱
CPT-11	Irinotecan	伊立替康
CTX	Cyclophosphamide	环磷酰胺
DDP	Cisplatin	顺铂
DNR	Daunorubicin	柔红霉素
DTIC	Dacarbazine	达卡巴嗪
EPI	Epirubicin	表柔比星
EXE	Exemestane	依西美坦
FMT	Formestane	福美司坦
FT-207	Tegafur	替加氟
GEM	Gemcitabine	吉西他滨
HCPT	Hydroxycamptothecin	羟基喜树碱
HU	Hydroxyurea	羟基脲
IFO	Ifosfamide	异环磷酰胺
IDA	Idarubicin	伊达比星

缩写	英文全称	中文名称
LEP-ETU	Paclitaxel Liposome	紫杉醇脂质体
LBP	Lobaplatin	洛铂
L - PAM	L - phenylalaninemustard	苯丙氨酸氮芥
LTZ	Letrozole	来曲唑
LV	Leucovorin	亚叶酸钙
MeCCNU	Semustine	司莫司汀
MITX	Mitoxantrone	米托蒽醌
MMC	Mitomycin	丝裂霉素
MPA	Medroxyprogesterone	甲羟孕酮
MTX	Methotrexate	甲氨蝶呤
Nab-P	Nab-paclitaxel	白蛋白紫杉醇
NVB	Navelbine，Vinorelbine	长春瑞滨
OXA	Oxaliplatin	奥沙利铂
PCB	Procarbazine	甲基苄肼
PEM	Pemetrexed	培美曲塞
PTX	Paclitaxel	紫杉醇
TAM	Tamoxifen	他莫昔芬
THP	Pirarubicin	吡柔比星
TMZ	Temozolomide	替莫唑胺
TOR	Toremifene	托瑞米芬
TPT	Topotecan	拓扑替康
TXT，DTX	Taxotere，Docetaxel	多西他赛（多西紫杉醇）
UTD1	Utidelone	优替德隆
VCR	Vincristine	长春新碱
VDS	Vindesine	长春地辛
VLB	Vinblastine	长春碱
VM-26	Teniposide	替尼泊苷
VP-16	Etoposide	依托泊苷

术 语 表

缩写	英文名称	中文名称
ACTH	adrenocorticotropic hormone	促肾上腺皮质激素
ADC	antibody-drug conjugate	抗体偶联药物
ADCC	antibody dependent cell-mediated cytotoxicity	抗体依赖的细胞介导的细胞毒作用
ADT	androgen-deprivation therapy	雄激素剥夺治疗
AFP	alpha-fetal protein	甲胎蛋白
AJCC	American Joint Committee on Cancer	美国癌症联合委员会
AL	acute leukemia	急性白血病
ALK	anaplastic lymphoma kinase	间变性淋巴瘤激酶
ALL	acute lymphoblastic leukemia	急性淋巴细胞白血病
ALP	alkaline phosphatase	碱性磷酸酶
AML	acute myelogenous leukemia	急性髓系白血病
AP	accelerated phase	加速期
APL	acute promyelocytic leukemia	急性早幼粒细胞白血病
ATC	anaplastic thyroid carcinoma	甲状腺未分化癌
AVP	arginine vasopressin	精氨酸加压素
BC	bladder cancer	膀胱癌
BC	blastic crisis	急变期
BC	breast cancer	乳腺癌
BCG	bacillus calmette-guerin	卡介苗
BCLC	Barcelona clinic liver cancer	巴塞罗那肝癌分期
BFI	brief fatigue inventory	简易疲乏量表
BMI	body mass index	体质指数
BRAF	vrafmurine sarcoma viral oncegene homolog B	V-raf 鼠肉瘤病毒癌基因同源体 B
BRCA	breast cancer susceptibility gene	乳腺癌抑癌基因
CA 125	carbohydrate antigen 125	糖类抗原 125
CA 153	carbohydrate antigen 153	糖类抗原 153
CA 199	carbohydrate antigen 199	糖类抗原 199
CA 724	carbohydrate antigen 724	糖类抗原 724
CAC	cancer-associated cachexia	癌性恶病质

缩写	英文名称	中文名称
cAMP	cyclic adenosine monophosphate	环磷酸腺苷
CAR-T	chimeric antigen receptor T cells	T 细胞嵌合抗原受体
CC	cervical cancer	宫颈癌
CC	cholangio carcinoma	胆管癌
CDK4/6	cyclin-dependent kinase 4 and 6	细胞周期蛋白依赖性激酶 4 和 6
CDT	complex decongestion therapy	综合消肿治疗
CEA	cancer embryonic antigen	癌胚抗原
CEUS	contrast-enhanced ultrasound	超声造影
cHCC-CCA	combined hepatocellular- cholangiocarcinoma	混合型肝细胞癌 - 胆管癌
CLL	chronic lymphocytic leukemia	慢性淋巴细胞白血病
CML	chronic myelogenous leukemia	慢性髓性白血病
CNLC	China liver cancer staging	中国肝癌分期
CNS	central nervous system	中枢神经系统
CP	chronic phase	慢性期
CRC	colorectal carcinoma	结直肠癌
CRF	cancer-related fatigue	癌因性疲乏
CRPC	castration resistant prostatecancer	去势抵抗前列腺癌
CSF	cerebrospinal fluid	脑脊液
CT	computed tomography	计算机体层成像
CTA	CT angiography	CT 血管造影
CTAP	CT arterial portography	经动脉门静脉造影 CT
CTLA-4	cytotoxic T lymphocyte-associated antigen-4	细胞毒 T 淋巴细胞相关抗原 4
Ctn	serum calcitonin	血清降钙素
CTPA	CT pulmonary angiography	肺动脉 CT 血管造影
CYFRA 21-1	cytokeratin 19 fragment antigen 21-1	细胞角蛋白 19 片段抗原 21-1
DDT	dichlorodiphenyltrichloroethane	二氯二苯三氯乙烷
dMMR	deficient mismatch repair	错配修复缺陷
DNA	deoxyribonucleic acid	脱氧核糖核酸
DSA	digital substraction angiography	数字减影血管造影
DTC	differentiated thyroid cancer	分化型甲状腺癌
EA	early antigen	早期抗原
EBRT	external beam radiation therapy	体外放射治疗
EC	endometrial cancer	子宫内膜癌
EC	esophageal carcinoma	食管癌
ECC	extrahepatic cholangiocarcinoma	肝外胆管细胞癌
ECT	emission computed tomography	发射型计算机断层扫描仪
EGFR	epidermal growth factor receptor	表皮生长因子受体
ELISA	enzyme linked immunosorbent assay	酶联免疫吸附测定
EMR	endoscopic mucosal resection	内镜下黏膜切除术

续表

缩写	英文名称	中文名称
ER	estrogen receptor	雌激素受体
ERCP	endoscopic retrograde cholangio-pancreatography	经内镜逆行性胰胆管造影
ESD	endoscopic submucosal dissection	内镜下黏膜剥离术
EUS	endoscopic ultrasonography	内镜超声
FAP	familial adenomatous polyposis	家族性腺瘤性息肉病
FIGO	International Federation of Gynecology and Obstetrics	国际妇产科联盟
FISH	fluorescence in situ hybridization	荧光原位杂交
FL	follicular lymphoma	滤泡淋巴瘤
fMRI	functional magnetic resonance imaging	功能磁共振成像
FNA	fine needle aspiration	细针穿刺细胞学
FSH	follicle-stimulating hormone	促卵泡激素
FTC	follicular thyroid carcinoma	甲状腺滤泡状癌
GC	gastric carcinoma	胃癌
γ-GT	gamma-glutamyl transferase	γ-谷胺酰转移酶
GH	growth hormone	生长激素
GOG	Gynecologic Oncology Group	美国妇科肿瘤学组
GTH	gonadotrophic hormone	促性腺激素
HAIC	hepatic arterial infusion chemotherapy	肝动脉灌注化疗
HBV	hepatitis B virus	乙型肝炎病毒
HCC	hepatocellular carcinoma	肝细胞癌
HCG	human chorionic gonadotropin	绒毛膜促性腺激素
HCV	hepatitis C virus	丙型肝炎病毒
HDAC	histone deacetylase	组蛋白去乙酰化酶
HE4	human epididymal protein 4	人附睾蛋白4
HER-2	human epidermal growth factor receptor 2	人表皮生长因子受体-2
HL	Hodgkin's lymphoma	霍奇金淋巴瘤
HLA	human leukocyte antigen	人类白细胞抗原
HNPCC	hereditary nonpolyposis colorectal cancer	遗传性非息肉病性结直肠癌
HP	helicobacter pylori	幽门螺杆菌
HPRCC	hereditary papillary RCC	家族性肾乳头状癌
HPV	human papillomavirus	人乳头瘤病毒
HRD	homologous recombination deficiency	同源重组缺陷
HV	herpesvirus	疱疹病毒
IARC	International Agency for Research on Cancer	国际癌症研究机构
ICC	intrahepatic cholangiocarcinoma	肝内胆管癌
ICIs	immune checkpoint inhibitors	免疫检查点抑制剂
IGRT	image guided radiation therapy	影像引导放疗
IMRT	intensity modulated radiation therapy	调强放疗

续表

缩写	英文名称	中文名称
INF	interferon	干扰素
IVU	intravenous urography	静脉尿路造影
KRAS	Kirsten rat sarcoma viral oncogene homolog	Kirsten 大鼠肉瘤病毒癌基因同源物
LC	lung cancer	肺癌
LDH	lactic dehydrogenase	乳酸脱氢酶
LH	luteinizing hormone	促黄体生成素
MA	malignant ascites	癌性腹水
MALT	mucosa-associated lymphoid tissue	黏膜相关淋巴组织
MAPK	mitogen activated protein kinase	丝裂原活化蛋白激酶
MCL	mantle cell lymphoma	套细胞淋巴瘤
MET	mesenchymal-epithelial transition factor	间质上皮细胞转化因子
MIBC	muscle invasive bladder cancer	肌层浸润性膀胱癌
ML	malignant lymphoma	恶性淋巴瘤
MM	malignant melanoma	恶性黑色素瘤
MMR	mismatch repair	错配修复
MPE	malignant pleural effusion	癌性胸水
MRA	magnetic resonance angiogram	磁共振血管造影
MRCP	magnetic resonance cholangio-pancreatography	磁共振胰胆管造影
MRI	magnetic resonance imaging	磁共振成像
MRS	magnetic resonance spectroscopy	磁共振波谱分析
MSI	microsatellite instability	微卫星不稳定性
MSI-H	microsatellite instability-high	微卫星高度不稳定
MSI-L	microsatellite instability-low	微卫星低度不稳定
MSS	microsatellite stability	微卫星稳定
MTC	medullary thyroid carcinoma	甲状腺髓样癌
mTOR	mammalian target of rapamycin	哺乳动物雷帕霉素靶蛋白
MZL	marginal zone lymphoma	边缘区淋巴瘤
NHL	non-Hodgkin's lymphoma	非霍奇金淋巴瘤
NMIBC	non-muscle invasive bladder cancer	非肌层浸润性膀胱癌
NPC	nasopharyngeal carcinoma	鼻咽癌
NRS	numerical rating scale	数字评估表
NSAIDs	non-steroid anti-inflammatory drug	非甾体类抗炎药
NSCLC	non-small cell lung cancer	非小细胞肺癌
NSE	neuron spectific enolase	神经特异性烯醇化酶
NSS	nephron sparing surgery	保留肾单位手术
NTRK	neurotrophic tyrosine receptor kinase	神经营养因子受体酪氨酸激酶
OC	oral cancer	口腔癌
OC	ovarian cancer	卵巢癌

续表

缩写	英文名称	中文名称
PALB2	partner and localizer of brca 2	乳腺癌易感基因相关蛋白 2
PARPi	poly ADP-ribose polymerase inhibitors	多聚腺苷二磷酸核糖聚合酶抑制剂
PC	pancreatic cancer	胰腺癌
PC	prostate cancer	前列腺癌
PCB	polychlorinated biphenyl	多氯联苯
PCR	polymerase chain reaction	聚合酶链反应
PD-1	programmed cell death protein 1	程序性细胞死亡受体 1
PDGFR	platelet-derived growth factor receptor	血小板源性生长因子受体
PD-L1	programmed cell death-ligand 1	程序性细胞死亡因子配体 1
PDTC	poorly differentiated thyroid carcinoma	甲状腺低分化癌
PE	parapneumonic effusion	肺炎旁胸腔积液
PET-CT	positron emission tomography CT	正电子发射计算机断层成像
PFI	platinum-free interval	无铂期
PFS-R	revised Piper's fatigue scale	Piper 疲乏修订量表
pMMR	proficient mismatch repair	错配修复功能完整
PR	progesterone receptor	孕激素受体
PRL	prolactin	泌乳激素
ProGRP	pro-gastrin-releasing peptide	胃泌素释放肽前体
PS	performance status	体力活动状态
PSA	prostate specific antigen	前列腺特异性抗原
PTC	papillary thyroid carcinoma	甲状腺乳头状癌
PTC	percutaneous transhepatic cholangiography	经皮肝穿刺胆管造影
PTCD	percutaneous transhepatic cholangiodrainage	经皮肝穿刺胆汁引流术
PTLD	post-transplant lymphoproliferative disorder	移植后淋巴组织增生性疾病
qPCR	real-time quantitative PCR	实时荧光定量 PCR
RCC	renal cell carcinoma	肾癌
RN	radical nephrectomy	根治性肾切除术
ROS1	c-ros oncogene 1-receptor tyrosine kinase	C-ros 原癌基因 1- 受体酪氨酸激酶
SBRT	stereotactic body radiation therapy	立体定向放疗
SCC	squamous cell carcinoma	鳞状上皮癌
SCLC	small cell lung cancer	小细胞肺癌
SLL	small lymphocytic lymphoma	小淋巴细胞淋巴瘤
SLNB	sentinel lymph node biopsy	前哨淋巴结活检术
SPECT	single-photon emission computed tomography	单光子发射计算机断层成像术
SSD	source to surface distance	固定源皮距
SV40	simian virus 40	猴病毒 40
TACE	transcatheter arterial chemoembolization	经导管动脉栓塞化疗
TAI	transcatheter arterial infusion	经导管动脉灌注

缩写	英文名称	中文名称
TC	thyroid carcinoma	甲状腺癌
TCT	thin-prep cytologic test	薄层液基细胞学检测
Tg	thyroglobulin	甲状腺球蛋白
TgAb	thyroglobulin antibody	甲状腺球蛋白抗体
TKI	tyrosine kinase inhibitor	酪氨酸激酶抑制剂
TMB	tumor mutation burden	肿瘤突变负荷
TNF	tumor necrosis factor	肿瘤坏死因子
TOMO	tomotherapy	螺旋断层放射
TPA	tissue polypeptide antigen	组织多肽抗原
TPO	thrombopoietin	促血小板生成素
TPOAb	thyroid peroxidase antibodies	甲状腺过氧化物酶抗体
TRAb	thyroid stimulating hormone receptor antibody	TSH 受体抗体
TRUS	transrectal ultrasonography	经直肠超声检查
TSH	thyroid stimulating hormone	促甲状腺激素
TURBT	transurethral resection of bladder tumor	经尿道膀胱肿瘤电切除术
TVUS	transvaginal ultrasound	经阴道超声检查
UICC	Union for International Cancer Control	国际抗癌联盟
VALG	Veterans Administration Lung Study Group	美国退伍军人肺癌协会
VAS	visual analogue scale	视觉类比量表
VCA	viral capsid antigen	壳抗原
VEGF	vascular endothelial growth factor	血管内皮生长因子
VEGFR	vascular endothelial growth factor receptor	血管内皮生长因子受体
VHL	von Hippel – Lindau syndrome	希佩尔 – 林道综合征
WHO	World Health Organization	世界卫生组织

主要参考书目

［1］程海波 . 癌毒：中医病机创新理论研究与应用［M］. 北京：中国中医药出版社，2019.

［2］崔慧娟，贾立群 . 实用中西医结合肿瘤内科学［M］. 第2版 . 北京：中国中医药出版社，2016.

［3］樊代明 . 中国肿瘤整合诊治指南（CACA）［M］. 天津：天津科学技术出版社，2022.

［4］樊代明 . 整合肿瘤学（临床卷）［M］. 北京：科学出版社，2021.

［5］周岱翰 . 中医肿瘤学［M］. 北京：中国中医药出版社，2011.

［6］林洪生 . 恶性肿瘤中医诊疗指南［M］. 北京：人民卫生出版社，2014.

［7］陈湘君，张伯礼 . 中医内科学（案例版）［M］. 北京：科学出版社，2007.

［8］陈湘君 . 中医内科常见病证辨证思路与方法［M］. 北京：人民卫生出版社，2004.

［9］汤钊猷 . 现代肿瘤学［M］. 第3版 . 上海：复旦大学出版社，2011.

［10］周仲瑛 . 实用中医内科学［M］. 北京：中国中医药出版社，2012.

［11］贾英杰 . 中西医结合肿瘤学［M］. 北京：华中科技大学出版社，2009.

［12］李和根，吴万垠 . 中医内科学·肿瘤分册［M］. 北京：人民卫生出版社，2020.

［13］刘嘉湘 . 实用中医肿瘤手册［M］. 上海：上海科技教育出版社，1996.

［14］柳文，王玉光 . 中医临床思维［M］. 北京：人民卫生出版社，2015.

［15］万德森 . 临床肿瘤学［M］. 北京：科学出版社，2015.

［16］魏于全 . 肿瘤学［M］. 北京：人民卫生出版社，2015.

［17］徐瑞华，万德森 . 临床肿瘤学［M］. 第5版 . 北京：科学出版社，2019.

［18］徐向英，曲雅勤 . 肿瘤放射治疗学［M］. 第3版 . 北京：人民卫生出版社，2017.

［19］赫捷 . 肿瘤学概论［M］. 第2版 . 北京：人民卫生出版社，2018.

［20］邵志敏，沈镇宙，郭小毛 . 肿瘤医学［M］. 上海：复旦大学出版社，2019.

［21］杨宇飞，陈俊强 . 临床肿瘤康复［M］. 北京：人民卫生出版社，2018.

［22］凌昌全，李柏 . 肿瘤康复指南［M］. 北京：人民卫生出版社，2021.

［23］林海 . 中医内科学［M］. 北京：中国中医药出版社，2015.

［24］黄立中 . 中西医结合肿瘤病学［M］. 北京：中国中医药出版社，2020.

［25］许玲，孙建立 . 中医肿瘤学概论［M］. 上海：上海交通大学出版社，2017.

［26］陈锐深 . 现代中医肿瘤学［M］. 北京：人民卫生出版社，2003.

［27］徐振晔 . 中医治疗恶性肿瘤［M］. 北京：人民卫生出版社，2007.

［28］张勤修，陈文勇，中西医结合耳鼻咽喉科学［M］. 第4版 . 北京：中国中医药出版社，2021.

［29］赫捷，毛友生，沈铿等.临床肿瘤学［M］.北京：人民卫生出版社，2016.

［30］田思胜.朱丹溪医学全书［M］.北京：中国中医药出版社，2006.

［31］李志庸.张景岳医学全书［M］.北京：中国中医药出版社，1999.

［32］冯利.简明中西医结合肿瘤病学［M］.北京：科学技术文献出版社，2008.

［33］詹华奎.诊断学［M］.第4版.北京：中国中医药出版社，2016.

［34］陈孝平，汪建平，赵继宗.外科学［M］.第9版.北京：人民卫生出版社，2018.

［35］步宏，李一雷.病理学［M］.第9版.北京：人民卫生出版社，2018.

［36］那彦群，叶章群，孙光.中国泌尿外科疾病诊断治疗指南［M］.北京：人民卫生出版社，
2011.

［37］吴小亮，梁文华，张荣欣.肿瘤靶向治疗及免疫治疗进展［M］.北京：科学出版社，2020.

［38］张之南，郝玉书，赵永强，等.血液病学［M］.第2版.北京：人民卫生出版社，2011.

［39］侯丽，田劭丹，李平，等.中西医结合肿瘤学［M］.北京：人民卫生出版社，2016.

［40］陈信义，杨文华.中医血液病学［M］.北京：中国中医药出版社，2019.

［41］黄礼明，马武开.白血病的中医药诊治［M］.北京：科学出版社，2010.

［42］邓成珊，周霭祥.当代中西医结合血液病学［M］.北京：中国医药科技出版社，1997.

［43］葛均波，徐永健，王辰.内科学［M］.第9版.北京：人民卫生出版社，2018.

［44］李东涛.中医肿瘤学［M］.北京：化学工业出版社，2019.

［45］田伟.实用骨科学［M］.北京：人民卫生出版社，2016.

［46］刘亚娴.中西医结合肿瘤病学［M］.北京：中国中医药出版社，2017.

［47］李雁，朱为康.中医肿瘤临证精编［M］.北京：人民卫生出版社，2020.

［48］郭勇.恶性肿瘤及并发症中西医结合治疗［M］.第2版.北京：人民军医出版社，2014.

［49］李萍萍.肿瘤常见症状中西医处理手册［M］.北京：中国中医药出版社，2015.

［50］李冠涛.实用内科学新进展［M］.第1版.长春：吉林科学技术出版社，2017.

［51］陈振东，孙燕，王肇炎.实用肿瘤并发症诊断治疗学［M］.合肥：安徽科学技术出版社，
1997.

［52］李佩文.恶性肿瘤的术后治疗［M］.北京：人民卫生出版社，2002.

全国中医药行业高等教育"十四五"规划教材
全国高等中医药院校规划教材（第十一版）

教材目录

注：凡标☆号者为"核心示范教材"。

（一）中医学类专业

序号	书　名	主　编		主编所在单位	
1	中国医学史	郭宏伟	徐江雁	黑龙江中医药大学	河南中医药大学
2	医古文	王育林	李亚军	北京中医药大学	陕西中医药大学
3	大学语文	黄作阵		北京中医药大学	
4	中医基础理论☆	郑洪新	杨　柱	辽宁中医药大学	贵州中医药大学
5	中医诊断学☆	李灿东	方朝义	福建中医药大学	河北中医药大学
6	中药学☆	钟赣生	杨柏灿	北京中医药大学	上海中医药大学
7	方剂学☆	李　冀	左铮云	黑龙江中医药大学	江西中医药大学
8	内经选读☆	翟双庆	黎敬波	北京中医药大学	广州中医药大学
9	伤寒论选读☆	王庆国	周春祥	北京中医药大学	南京中医药大学
10	金匮要略☆	范永升	姜德友	浙江中医药大学	黑龙江中医药大学
11	温病学☆	谷晓红	马　健	北京中医药大学	南京中医药大学
12	中医内科学☆	吴勉华	石　岩	南京中医药大学	辽宁中医药大学
13	中医外科学☆	陈红风		上海中医药大学	
14	中医妇科学☆	冯晓玲	张婷婷	黑龙江中医药大学	上海中医药大学
15	中医儿科学☆	赵　霞	李新民	南京中医药大学	天津中医药大学
16	中医骨伤科学☆	黄桂成	王拥军	南京中医药大学	上海中医药大学
17	中医眼科学	彭清华		湖南中医药大学	
18	中医耳鼻咽喉科学	刘　蓬		广州中医药大学	
19	中医急诊学☆	刘清泉	方邦江	首都医科大学	上海中医药大学
20	中医各家学说☆	尚　力	戴　铭	上海中医药大学	广西中医药大学
21	针灸学☆	梁繁荣	王　华	成都中医药大学	湖北中医药大学
22	推拿学☆	房　敏	王金贵	上海中医药大学	天津中医药大学
23	中医养生学	马烈光	章德林	成都中医药大学	江西中医药大学
24	中医药膳学	谢梦洲	朱天民	湖南中医药大学	成都中医药大学
25	中医食疗学	施洪飞	方　泓	南京中医药大学	上海中医药大学
26	中医气功学	章文春	魏玉龙	江西中医药大学	北京中医药大学
27	细胞生物学	赵宗江	高碧珍	北京中医药大学	福建中医药大学

序号	书名	主编		主编所在单位	
28	人体解剖学	邵水金		上海中医药大学	
29	组织学与胚胎学	周忠光	汪涛	黑龙江中医药大学	天津中医药大学
30	生物化学	唐炳华		北京中医药大学	
31	生理学	赵铁建	朱大诚	广西中医药大学	江西中医药大学
32	病理学	刘春英	高维娟	辽宁中医药大学	河北中医药大学
33	免疫学基础与病原生物学	袁嘉丽	刘永琦	云南中医药大学	甘肃中医药大学
34	预防医学	史周华		山东中医药大学	
35	药理学	张硕峰	方晓艳	北京中医药大学	河南中医药大学
36	诊断学	詹华奎		成都中医药大学	
37	医学影像学	侯键	许茂盛	成都中医药大学	浙江中医药大学
38	内科学	潘涛	戴爱国	南京中医药大学	湖南中医药大学
39	外科学	谢建兴		广州中医药大学	
40	中西医文献检索	林丹红	孙玲	福建中医药大学	湖北中医药大学
41	中医疫病学	张伯礼	吕文亮	天津中医药大学	湖北中医药大学
42	中医文化学	张其成	臧守虎	北京中医药大学	山东中医药大学
43	中医文献学	陈仁寿	宋咏梅	南京中医药大学	山东中医药大学
44	医学伦理学	崔瑞兰	赵丽	山东中医药大学	北京中医药大学
45	医学生物学	詹秀琴	许勇	南京中医药大学	成都中医药大学
46	中医全科医学概论	郭栋	严小军	山东中医药大学	江西中医药大学
47	卫生统计学	魏高文	徐刚	湖南中医药大学	江西中医药大学
48	中医老年病学	王飞	张学智	成都中医药大学	北京大学医学部
49	医学遗传学	赵丕文	卫爱武	北京中医药大学	河南中医药大学
50	针刀医学	郭长青		北京中医药大学	
51	腧穴解剖学	邵水金		上海中医药大学	
52	神经解剖学	孙红梅	申国明	北京中医药大学	安徽中医药大学
53	医学免疫学	高永翔	刘永琦	成都中医药大学	甘肃中医药大学
54	神经定位诊断学	王东岩		黑龙江中医药大学	
55	中医运气学	苏颖		长春中医药大学	
56	实验动物学	苗明三	王春田	河南中医药大学	辽宁中医药大学
57	中医医案学	姜德友	方祝元	黑龙江中医药大学	南京中医药大学
58	分子生物学	唐炳华	郑晓珂	北京中医药大学	河南中医药大学

（二）针灸推拿学专业

序号	书名	主编		主编所在单位	
59	局部解剖学	姜国华	李义凯	黑龙江中医药大学	南方医科大学
60	经络腧穴学☆	沈雪勇	刘存志	上海中医药大学	北京中医药大学
61	刺法灸法学☆	王富春	岳增辉	长春中医药大学	湖南中医药大学
62	针灸治疗学☆	高树中	冀来喜	山东中医药大学	山西中医药大学
63	各家针灸学说	高希言	王威	河南中医药大学	辽宁中医药大学
64	针灸医籍选读	常小荣	张建斌	湖南中医药大学	南京中医药大学
65	实验针灸学	郭义		天津中医药大学	

序号	书 名	主 编	主编所在单位	
66	推拿手法学☆	周运峰	河南中医药大学	
67	推拿功法学☆	吕立江	浙江中医药大学	
68	推拿治疗学☆	井夫杰 杨永刚	山东中医药大学	长春中医药大学
69	小儿推拿学	刘明军 邰先桃	长春中医药大学	云南中医药大学

（三）中西医临床医学专业

序号	书 名	主 编	主编所在单位	
70	中外医学史	王振国 徐建云	山东中医药大学	南京中医药大学
71	中西医结合内科学	陈志强 杨文明	河北中医药大学	安徽中医药大学
72	中西医结合外科学	何清湖	湖南中医药大学	
73	中西医结合妇产科学	杜惠兰	河北中医药大学	
74	中西医结合儿科学	王雪峰 郑 健	辽宁中医药大学	福建中医药大学
75	中西医结合骨伤科学	詹红生 刘 军	上海中医药大学	广州中医药大学
76	中西医结合眼科学	段俊国 毕宏生	成都中医药大学	山东中医药大学
77	中西医结合耳鼻咽喉科学	张勤修 陈文勇	成都中医药大学	广州中医药大学
78	中西医结合口腔科学	谭 劲	湖南中医药大学	
79	中药学	周祯祥 吴庆光	湖北中医药大学	广州中医药大学
80	中医基础理论	战丽彬 章文春	辽宁中医药大学	江西中医药大学
81	针灸推拿学	梁繁荣 刘明军	成都中医药大学	长春中医药大学
82	方剂学	李 冀 季旭明	黑龙江中医药大学	浙江中医药大学
83	医学心理学	李光英 张 斌	长春中医药大学	湖南中医药大学
84	中西医结合皮肤性病学	李 斌 陈达灿	上海中医药大学	广州中医药大学
85	诊断学	詹华奎 刘 潜	成都中医药大学	江西中医药大学
86	系统解剖学	武煜明 李新华	云南中医药大学	湖南中医药大学
87	生物化学	施 红 贾连群	福建中医药大学	辽宁中医药大学
88	中西医结合急救医学	方邦江 刘清泉	上海中医药大学	首都医科大学
89	中西医结合肛肠病学	何永恒	湖南中医药大学	
90	生理学	朱大诚 徐 颖	江西中医药大学	上海中医药大学
91	病理学	刘春英 姜希娟	辽宁中医药大学	天津中医药大学
92	中西医结合肿瘤学	程海波 贾立群	南京中医药大学	北京中医药大学
93	中西医结合传染病学	李素云 孙克伟	河南中医药大学	湖南中医药大学

（四）中药学类专业

序号	书 名	主 编	主编所在单位	
94	中医学基础	陈 晶 程海波	黑龙江中医药大学	南京中医药大学
95	高等数学	李秀昌 邵建华	长春中医药大学	上海中医药大学
96	中医药统计学	何 雁	江西中医药大学	
97	物理学	章新友 侯俊玲	江西中医药大学	北京中医药大学
98	无机化学	杨怀霞 吴培云	河南中医药大学	安徽中医药大学
99	有机化学	林 辉	广州中医药大学	
100	分析化学（上）（化学分析）	张 凌	江西中医药大学	

序号	书 名	主 编		主编所在单位	
101	分析化学（下）（仪器分析）	王淑美		广东药科大学	
102	物理化学	刘 雄	王颖莉	甘肃中医药大学	山西中医药大学
103	临床中药学☆	周祯祥	唐德才	湖北中医药大学	南京中医药大学
104	方剂学	贾 波	许二平	成都中医药大学	河南中医药大学
105	中药药剂学☆	杨 明		江西中医药大学	
106	中药鉴定学☆	康廷国	闫永红	辽宁中医药大学	北京中医药大学
107	中药药理学☆	彭 成		成都中医药大学	
108	中药拉丁语	李 峰	马 琳	山东中医药大学	天津中医药大学
109	药用植物学☆	刘春生	谷 巍	北京中医药大学	南京中医药大学
110	中药炮制学☆	钟凌云		江西中医药大学	
111	中药分析学☆	梁生旺	张 彤	广东药科大学	上海中医药大学
112	中药化学☆	匡海学	冯卫生	黑龙江中医药大学	河南中医药大学
113	中药制药工程原理与设备	周长征		山东中医药大学	
114	药事管理学☆	刘红宁		江西中医药大学	
115	本草典籍选读	彭代银	陈仁寿	安徽中医药大学	南京中医药大学
116	中药制药分离工程	朱卫丰		江西中医药大学	
117	中药制药设备与车间设计	李 正		天津中医药大学	
118	药用植物栽培学	张永清		山东中医药大学	
119	中药资源学	马云桐		成都中医药大学	
120	中药产品与开发	孟宪生		辽宁中医药大学	
121	中药加工与炮制学	王秋红		广东药科大学	
122	人体形态学	武煜明	游言文	云南中医药大学	河南中医药大学
123	生理学基础	于远望		陕西中医药大学	
124	病理学基础	王 谦		北京中医药大学	
125	解剖生理学	李新华	于远望	湖南中医药大学	陕西中医药大学
126	微生物学与免疫学	袁嘉丽	刘永琦	云南中医药大学	甘肃中医药大学
127	线性代数	李秀昌		长春中医药大学	
128	中药新药研发学	张永萍	王利胜	贵州中医药大学	广州中医药大学
129	中药安全与合理应用导论	张 冰		北京中医药大学	
130	中药商品学	闫永红	蒋桂华	北京中医药大学	成都中医药大学

（五）药学类专业

序号	书 名	主 编		主编所在单位	
131	药用高分子材料学	刘 文		贵州医科大学	
132	中成药学	张金莲	陈 军	江西中医药大学	南京中医药大学
133	制药工艺学	王 沛	赵 鹏	长春中医药大学	陕西中医药大学
134	生物药剂学与药物动力学	龚慕辛	贺福元	首都医科大学	湖南中医药大学
135	生药学	王喜军	陈随清	黑龙江中医药大学	河南中医药大学
136	药学文献检索	章新友	黄必胜	江西中医药大学	湖北中医药大学
137	天然药物化学	邱 峰	廖尚高	天津中医药大学	贵州医科大学
138	药物合成反应	李念光	方 方	南京中医药大学	安徽中医药大学

序号	书名	主编		主编所在单位	
139	分子生药学	刘春生	袁 媛	北京中医药大学	中国中医科学院
140	药用辅料学	王世宇	关志宇	成都中医药大学	江西中医药大学
141	物理药剂学	吴 清		北京中医药大学	
142	药剂学	李范珠	冯年平	浙江中医药大学	上海中医药大学
143	药物分析	俞 捷	姚卫峰	云南中医药大学	南京中医药大学

（六）护理学专业

序号	书名	主编		主编所在单位	
144	中医护理学基础	徐桂华	胡 慧	南京中医药大学	湖北中医药大学
145	护理学导论	穆 欣	马小琴	黑龙江中医药大学	浙江中医药大学
146	护理学基础	杨巧菊		河南中医药大学	
147	护理专业英语	刘红霞	刘 娅	北京中医药大学	湖北中医药大学
148	护理美学	余雨枫		成都中医药大学	
149	健康评估	阚丽君	张玉芳	黑龙江中医药大学	山东中医药大学
150	护理心理学	郝玉芳		北京中医药大学	
151	护理伦理学	崔瑞兰		山东中医药大学	
152	内科护理学	陈 燕	孙志岭	湖南中医药大学	南京中医药大学
153	外科护理学	陆静波	蔡恩丽	上海中医药大学	云南中医药大学
154	妇产科护理学	冯 进	王丽芹	湖南中医药大学	黑龙江中医药大学
155	儿科护理学	肖洪玲	陈偶英	安徽中医药大学	湖南中医药大学
156	五官科护理学	喻京生		湖南中医药大学	
157	老年护理学	王 燕	高 静	天津中医药大学	成都中医药大学
158	急救护理学	吕 静	卢根娣	长春中医药大学	上海中医药大学
159	康复护理学	陈锦秀	汤继芹	福建中医药大学	山东中医药大学
160	社区护理学	沈翠珍	王诗源	浙江中医药大学	山东中医药大学
161	中医临床护理学	裘秀月	刘建军	浙江中医药大学	江西中医药大学
162	护理管理学	全小明	柏亚妹	广州中医药大学	南京中医药大学
163	医学营养学	聂 宏	李艳玲	黑龙江中医药大学	天津中医药大学
164	安宁疗护	邸淑珍	陆静波	河北中医药大学	上海中医药大学
165	护理健康教育	王 芳		成都中医药大学	
166	护理教育学	聂 宏	杨巧菊	黑龙江中医药大学	河南中医药大学

（七）公共课

序号	书名	主编		主编所在单位	
167	中医学概论	储全根	胡志希	安徽中医药大学	湖南中医药大学
168	传统体育	吴志坤	邵玉萍	上海中医药大学	湖北中医药大学
169	科研思路与方法	刘 涛	商洪才	南京中医药大学	北京中医药大学
170	大学生职业发展规划	石作荣	李 玮	山东中医药大学	北京中医药大学
171	大学计算机基础教程	叶 青		江西中医药大学	
172	大学生就业指导	曹世奎	张光霁	长春中医药大学	浙江中医药大学

序号	书名	主编		主编所在单位	
173	医患沟通技能	王自润	殷越	大同大学	黑龙江中医药大学
174	基础医学概论	刘黎青	朱大诚	山东中医药大学	江西中医药大学
175	国学经典导读	胡真	王明强	湖北中医药大学	南京中医药大学
176	临床医学概论	潘涛	付滨	南京中医药大学	天津中医药大学
177	Visual Basic 程序设计教程	闫朝升	曹慧	黑龙江中医药大学	山东中医药大学
178	SPSS 统计分析教程	刘仁权		北京中医药大学	
179	医学图形图像处理	章新友	孟昭鹏	江西中医药大学	天津中医药大学
180	医药数据库系统原理与应用	杜建强	胡孔法	江西中医药大学	南京中医药大学
181	医药数据管理与可视化分析	马星光		北京中医药大学	
182	中医药统计学与软件应用	史周华	何雁	山东中医药大学	江西中医药大学

（八）中医骨伤科学专业

序号	书名	主编		主编所在单位	
183	中医骨伤科学基础	李楠	李刚	福建中医药大学	山东中医药大学
184	骨伤解剖学	侯德才	姜国华	辽宁中医药大学	黑龙江中医药大学
185	骨伤影像学	栾金红	郭会利	黑龙江中医药大学	河南中医药大学洛阳平乐正骨学院
186	中医正骨学	冷向阳	马勇	长春中医药大学	南京中医药大学
187	中医筋伤学	周红海	于栋	广西中医药大学	北京中医药大学
188	中医骨病学	徐展望	郑福增	山东中医药大学	河南中医药大学
189	创伤急救学	毕荣修	李无阴	山东中医药大学	河南中医药大学洛阳平乐正骨学院
190	骨伤手术学	童培建	曾意荣	浙江中医药大学	广州中医药大学

（九）中医养生学专业

序号	书名	主编		主编所在单位	
191	中医养生文献学	蒋力生	王平	江西中医药大学	湖北中医药大学
192	中医治未病学概论	陈涤平		南京中医药大学	
193	中医饮食养生学	方泓		上海中医药大学	
194	中医养生方法技术学	顾一煌	王金贵	南京中医药大学	天津中医药大学
195	中医养生学导论	马烈光	樊旭	成都中医药大学	辽宁中医药大学
196	中医运动养生学	章文春	邬建卫	江西中医药大学	成都中医药大学

（十）管理学类专业

序号	书名	主编		主编所在单位	
197	卫生法学	田侃	冯秀云	南京中医药大学	山东中医药大学
198	社会医学	王素珍	杨义	江西中医药大学	成都中医药大学
199	管理学基础	徐爱军		南京中医药大学	
200	卫生经济学	陈永成	欧阳静	江西中医药大学	陕西中医药大学
201	医院管理学	王志伟	翟理祥	北京中医药大学	广东药科大学
202	医药人力资源管理	曹世奎		长春中医药大学	
203	公共关系学	关晓光		黑龙江中医药大学	

序号	书 名	主 编		主编所在单位	
204	卫生管理学	乔学斌	王长青	南京中医药大学	南京医科大学
205	管理心理学	刘鲁蓉	曾 智	成都中医药大学	南京中医药大学
206	医药商品学	徐 晶		辽宁中医药大学	

（十一）康复医学类专业

序号	书 名	主 编		主编所在单位	
207	中医康复学	王瑞辉	冯晓东	陕西中医药大学	河南中医药大学
208	康复评定学	张 泓	陶 静	湖南中医药大学	福建中医药大学
209	临床康复学	朱路文	公维军	黑龙江中医药大学	首都医科大学
210	康复医学导论	唐 强	严兴科	黑龙江中医药大学	甘肃中医药大学
211	言语治疗学	汤继芹		山东中医药大学	
212	康复医学	张 宏	苏友新	上海中医药大学	福建中医药大学
213	运动医学	潘华山	王 艳	广东潮州卫生健康职业学院	黑龙江中医药大学
214	作业治疗学	胡 军	艾 坤	上海中医药大学	湖南中医药大学
215	物理治疗学	金荣疆	王 磊	成都中医药大学	南京中医药大学